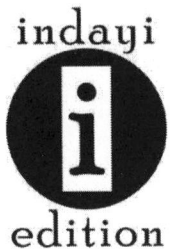

Was wäre, wenn Krebs gar keine richtige Krankheit wäre, sondern nur ein Symptom?

Was wäre, wenn die Faktoren, die die Zellen schädigen und Krebs auslösen oder zumindest begünstigen, die echte Krankheit wären und nicht das Krankheitsbild Krebs selbst? Würde man dann den Krebs nicht anders bekämpfen und eher auf Vorbeugung und nicht erst auf Medikamente setzen?

Krebs heilen bedeutet: Verhindern, dass Krebs entsteht, bzw. verhindern, dass es im Körper überhaupt dazu kommt, dass er uns solche Krebszeichen sendet. Das ist zum Beispiel möglich durch eine gesunde Ernährung, einen gesunden Lebensstil, eine gesunde, positive, geistige und seelische sowie spirituelle Einstellung, dem Vermeiden von Chemikalien und einer innigen Selbstliebe.

Besuche uns im Internet:

www.indayi.de

Bibliografische Information der Deutschen Nationalbibliothek:
Die Deutsche Nationalbibliothek verzeichnet diese Publikation in der Deutschen Nationalbibliografie; detaillierte bibliografische Daten sind im Internet über http://dnb.d-nb.de abrufbar.

© indayi edition, Darmstadt, August 2019

Alle Rechte vorbehalten. Das Werk darf – auch teilweise – nur mit Genehmigung des Verlages wiedergegeben werden.

Bildnachweise: Moringa amazingwellnessmag.com, Ölflasche Pixelio Uwe Wagschal, Palmöl oneVillage Initiative, via Wikimedia Commons, Zwiebel Amada44, via Wikimedia Commons, Ingwer Mgmoscatello, via Wikimedia Commons, Knoblauch Dubravko Sorić Sora, via Wikimedia Commons, Bananensammlung TimothyPilgrim via wikimedia commons, Himbeere Theo Crazzolara via wikimedia commons, Safou http://www.rohkostwiki.de/wiki/Safu, Graviola Muhammad Mahdi Karim via Wikimedia Commons, Zitrusfrüchte http://www.besserhaushalten.de/rezepte-kochen/kochtipps/vitaminkick-durch-zitrusfruechte.html, Mango http://www.afribiz.info/wp-content/uploads/2012/01/rsz_wild-mango_kuini_asit_ftg-wikimedia-1.jpg, Bitacola http://www.stylishranchgirl.com/wp-content/uploads/2014/09/kola-nut.jpg, Guave https://commons.wikimedia.org/wiki/File:Psidium_guajava_fruit.jpg, Baobab Lix via Wikimedia Commons, Habanero http://www.habanerosocial.com/wp-content/uploads/2013/12/habanero-peppers-1.jpg, Yams http://www.fraichacademy.fr/ligname/, Maniok Anneli Salo via Wikimedia Commons, Kokosnuss und Kokosöl http://www.jenny.gr/h-epidrash-tou-coconut-oil-sto-alzheimer/, Sheabutter https://simplesoaparie.files.wordpress.com/2015/07/shea-butter-in-bowl.jpg, gebratene Kochbanane Dmitri via Wikimedia Commons

Umschlaggestaltung, Satz und Lektorat: Birgit Pretzsch

Printed in Germany

ISBN-13: 978-3-947003-73-0

Dantse Dantse

Der Sieg über KREBS

Wenn Krebs aufhört eine Krankheit zu sein und zu einem Symptom wird, steht die Macht der Ernährung im Zentrum

überraschende Fakten — innovatives Wissen

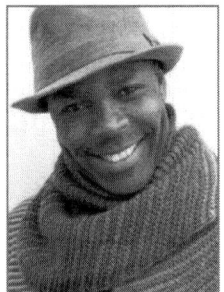

Über den Autor

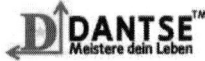

Dantse Dantse ist gebürtiger Kameruner, hat in Deutschland studiert und lebt seit über 25 Jahren in Darmstadt. Er ist Vater von fünf Kindern, eine Art von Mensch, die man üblicherweise Lebenskünstler nennt. Unkonventionell, frei in seiner Person und in seiner Denkweise, unabhängig von Etabliertem, das er aber voll respektiert.

Als Kind lebte er mit insgesamt 25 Kindern zusammen. Sein Vater hatte drei amtlich verheiratete Frauen gleichzeitig, alle lebten in einer Anlage zusammen. Da bekommen Werte, wie Geben, Teilen, Gefühle, Liebe, Eifersucht, Geduld, Verständnis u.v.m. andere Akzente, als in einer sogenannten „normalen" Familie. Diese Kindheitserlebnisse, seine afrikanischen Wurzeln, der europäische Kultureinfluss auf ihn und seine jahrelangen Coachingerfahrungen lassen ihn manches anders sehen, anders handeln und anders sein, das hat etwas Erfrischendes.

Als erster Afrikaner, der mit indayi edition einen Buchverlag in Deutschland gegründet hat und der als unkonventioneller Autor schreibt, veröffentlicht er gerne Bücher, die seine interkulturellen Erfahrungen widerspiegeln. Es sind Bücher über Werte und über Themen, die die Gesellschaft nicht gerne anspricht und am liebsten unter den Teppich kehrt, die aber Millionen von Menschen betreffen, wie zum Beispiel Homosexualität in Afrika, weibliche Beschneidung, Sexualität, Organhandel, Rassismus, psychische Störungen, sexueller Missbrauch usw. Er schreibt und publiziert Bücher, die das Ziel haben, etwas zu erklären, zu verändern und zu verbessern – seien es seine Ratgeber, Sachbücher, Romane, Kinderbücher oder politischen Blog-Kommentare.

Inspiriert von seinen Erkenntnissen und Kenntnissen aus Afrika, die er in vielen Lehren gelernt hat, von seinen eigenen extremen Erfahrungen und Experimenten – wie z.B. der übertriebenen Aufnahme von Zucker, um die Wirkung auf die Psyche zu untersuchen – von wissenschaftlichen Studien und Forschungen und von Erfahrungen aus anderen Teilen der Welt hilft er durch sein Coaching sehr erfolgreich Frauen, Männern und Kindern in den Bereichen Ernährung, Gesundheit, Karriere, Stress, Burnout, Spiritualität, Körper, Familie und Liebe. Mit Dantse Dantse meistert man sein Leben!

Sein unverwechselbarer Schreibstil, geprägt von seiner afrikanischen und französischen Muttersprache, ist sein Erkennungsmerkmal und wurde im Text erhalten und nur behutsam lektoriert.

DantseLOGIK™
Meistere dein Leben

DantseLOGIK™
Meistere deine Beziehung

DantseLOGIK™
Meistere deine Familie

DantseLOGIK™
Meistere dein Gewicht

DantseLOGIK™
Meistere deine Gesundheit

DantseLOGIK™
Meistere deine Karriere

DantseLOGIK™
Meistere deine Kommunikation

DantseLOGIK™
Meistere deine Krise

DantseLOGIK™
Meistere deinen Stress

DantseLOGIK™
Meistere deine Männlichkeit

DantseLOGIK™
Meistere deine Weiblichkeit

Alle Marken von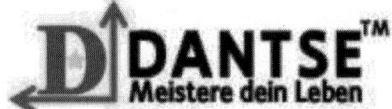

Coaching, das wie Magie wirkt — das ist das Motto der

DantseLOGIK™
Meistere dein Leben

- DantseLOGIK. Logik, die Wunder wirkt.
- DantseLOGIK. Logik, die bewegt.
- DantseLOGIK. Logik, die glücklich macht.
- DantseLOGIK. Die Kraft zum Erfolg.
- DantseLOGIK. Heilt. Wirkt. Garantiert.

Erklärung: Warum dieses Buch?

In nur zwei Wochen Ernährungsumstellung, von der westlichen Ernährung auf die afrikanische Ernährung, zeigten in einer wissenschaftlichen Studie die amerikanischen Probanden erste Zeichen einer Risikoverminderung an Darmkrebs zu erkranken.

Wie ist das möglich in nur zwei Wochen?

Bei dieser Studie, wie auch bei zahlreichen davor und danach, zeigt sich, dass Lebensmittel eine wichtige Rolle bei der Entstehung oder Bekämpfung von Krebs spielen.

Viele Dinge, die du in diesem Buch lesen wirst, kennt die Pharmaindustrie, denn sie bedient sich an ihnen, um Medikamente herzustellen. Dass die afrikanischen Lebensmittel zum Teil Wunder bewirken können, weiß sie genau. Alle diese afrikanischen Lebensmittel sind tiefgreifend erforscht worden und ihre Heilkraft ist bekannt und dokumentiert. Aber es wird erst darüber gesprochen und das Wissen verbreitet, wenn man daraus ein patentiertes Medikament erstellt hat. Erst, wenn man Geld damit machen kann, wird auf einmal die Heilkraft der Substanzen bekannt gemacht. Beispiele sind die Yamswurzel oder der Ingwer und ihre Wirkung gegen Krebs. Erst als man Kapseln und Tees daraus gemacht hat, wurde auf einmal die Wirkung dieser Pflanzen auch an antikanzerogen bekannt, obwohl viele Naturmediziner in Kamerun und in vielen anderen Ländern die Heilstoffe dieser Wurzeln seit jeher benutzen.

Als ich vor 20 Jahren mit Menschen in Deutschland über die Heilkraft des Ingwers sprach, wurde ich belächelt. Aber heute sind Ingwerprodukte ein großes Geschäft und auf einmal spricht jeder davon. Genauso verhält es sich mit vielen anderen Lebensmitteln, die uns helfen und viele Krankheiten heilen können, der breiten Masse aber unbekannt sind.

Deswegen habe ich mich entschieden, ein Buch über diese hässliche Krankheit Krebs zu schreiben, in dem ich die Menschen an diesen Erkenntnissen und Geheimnissen, die sich die Pharmaindustrie angeeignet hat und die zum Teil aus Afrika kommen, teilhaben lasse. Es ist kein Zufall, dass es Kontinente wie Afrika gibt, wo in bestimmten Gegenden Krebserkrankungen quasi unbekannt sind. Dies hat mit der Ernährung zu tun, wie die Studie im folgenden Kapitel zeigt.

Studie: Afrikanische Ernährung zeigte Krebsrisikoverminderung in nur zwei Wochen

In nur zwei Wochen Ernährungsumstellung von der westlichen auf die afrikanische Ernährung, zeigten, laut einer wissenschaftlichen Studie, Afro-Amerikaner erste Anzeichen einer Risikoverminderung an Darmkrebs zu erkranken. Darmkrebs ist eine der häufigsten Krebserkrankungen in den westlichen Ländern und die zweithäufigste tödliche Krebserkrankung.

Eine Studie über den Zusammenhang zwischen der westlichen Ernährungsart und Krebs wurde mit Afro-Amerikanern und Afrikanern durchgeführt. Die Afro-Amerikaner haben eine vielfach höhere Darmkrebsrate als die Afrikaner aus dem ländlichen Süden Afrikas. Dieser Unterschied war laut der Untersuchung weitgehend durch Unterschiede in der Ernährung zu erklären. Insbesondere bei Risikopersonen kann eine ballaststoffreiche Ernährung eine äußerst positive Wirkung auf das Darmkrebsrisiko haben.

Für die Studie wurden Menschen beider Gruppen zur Untersuchung herangezogen. Die Afro-Amerikaner, mit ihrem westlich orientierten Essen (viele tierische Proteine und tierisches Fett) und die Afrikaner, mit ihrer ballaststoffreichen Ernährung.

Amerikanische und britische Wissenschaftler begannen damit, die Ernährung von 20 Afro-Amerikanern und 20 Afrikanern in der Provinz KwaZulu-Natal in Südafrika zu studieren. Sie stellten fest, dass Afro-Amerikaner zwei bis drei Mal mehr Fett und tierisches Eiweiß zu sich nehmen als die Afrikaner. Dazu aßen sie viel weniger Ballaststoffe als die Menschen in Afrika.

Die Forscher analysierten dann die Darmflora der beiden Gruppen. Sie fanden heraus, dass die amerikanische und die afrikanische Ernährungsart mit sehr unterschiedlichen Populationen von Darmbakterien assoziiert werden. Die Afrikaner hatten mehr Bakterien, die sich durch Kohlenhydrat-Gärung vermehren und andere, die Butyrit-Säure produzieren. Die Amerikaner hatten mehr Bakterien, die Gallensäuren zerlegen. Die Koloskopie zeigte bei 9 Amerikanern die Präsenz von Polypen, die sich manchmal in Tumore verwandeln können. Diese Polypen sah man bei keinem Afrikaner.

Die Wissenschaftler baten dann die beiden Gruppen, ihre Ernährung für zwei Wochen zu tauschen. Statt ihrer normalen Gerichte, die reich an Ballaststoffen sind, haben die Afrikaner sich mit viel Fett, Pommes, Kuchen, Burgern und mit vielem tierischem Eiweiß, wie Würstchen, ernährt. Die Afro-Amerikaner haben eine fettarme Ernährung, reich an Ballaststoffen, bestehend aus Hülsenfrüchten, Gemüse und Obst zu sich genommen.

Nach zwei Wochen hat das Team der University of Pittsburgh und dem Imperial College London die Ergebnisse analysiert. Sie fanden heraus, dass die Afro-Amerikaner signifikant weniger Entzündungen des Dickdarms hatten, und dass die Krebs-Biomarker vermindert waren. Anders bei den Afrikanern. Sie schienen Anzeichen für ein erhöhtes Krebsrisiko zu haben (Vermehrung von Entzündungen).

„Wir waren von dem Ausmaß der Veränderungen beeindruckt. Wir dachten, wir würden ein paar Veränderungen hier und da finden, aber das, was wir fanden, war völlig unerwartet", sagte Stephen

O'Keefe, der Leiter der Studie. **„Die Ergebnisse legen nahe, dass es nie zu spät ist, um das Risiko von Darmkrebs zu reduzieren"**, fügte er hinzu.

Die Änderungen des Krebsrisikos fielen mit dramatischen Veränderungen in der Darmbakterien-Population zusammen. Mit der ballaststoffreichen Ernährung produzieren Darmbakterien mehr Buttersäure, während die westliche Ernährung zu einer erhöhten Produktion von Gallensäuren, die das Krebsrisiko erhöhen kann, führt. Viele andere Studien haben gezeigt, dass eine Ernährung, die an Ballaststoffen reich ist, das Risiko an Darmkrebs zu erkranken reduziert, ohne dass man bisher genau erklären konnte, wie der Mechanismus abläuft.

Diese Studie legt nahe, dass die Ernährung eine Wirkung auf das Krebsrisiko haben kann, dank der Veränderung der Darmflora und der freigesetzten Substanzen im Darm.

Quelle: http://www.nature.com/articles/ncomms7342 (Veröffentlicht April 2015)

Vorwort Teil 1:
Eine falsche, schlechte und ungesunde Ernährung verursacht Krebs

Es wird geschätzt, dass für ein Drittel aller Krebserkrankungen in industrialisierten Ländern Ernährungseinflüsse mitverantwortlich sind. In der westlichen Welt ist Krebs eine angstmachende Krankheit, denn sie ist nach Herz-Kreislauf-Erkrankungen die zweithäufigste Todesursache. Aber das war nicht immer so. Krebs war früher eine seltene Krankheit, die nur wenige Menschen betraf. Noch vor 100 Jahren starben sehr wenige Menschen an Krebs.

In Deutschland erkranken jedes Jahr fast 500.000 Menschen erstmals an Krebs, davon stirbt mehr als die Hälfte, rund 224.000 Menschen. Die häufigste Krebsart bei Männern ist Prostatakrebs, bei Frauen Brustkrebs, bei Kindern Leukämie.

Insgesamt kann man sagen, dass Krebs eine Krankheit der sogenannten Wohlstandsnationen ist. Laut Studien traten 2008 40% der Neuerkrankungen in Ländern mit sehr hohem Entwicklungsstand auf, obwohl sie nur 15 Prozent der Weltbevölkerung bilden. Aber auch in den Schwellen- und Entwicklungsländern ist Krebs im Vormarsch, denn viele Menschen dort haben ihre alten Lebensweisen und Ernährungsgewohnheiten aufgegeben, um die der sogenannten westlichen Nationen zu übernehmen.

Vor 4 Jahren, als ich mich entschied, das Buch „Verkrebste Generationen" zu schreiben, redete ich mit vielen Medizinern aus beiden Richtungen (Schul- und Naturmediziner) in Kamerun, die Krebspatienten betreuen. Ich stellte fest, dass viele der Patienten, die sie behandelten, Menschen waren, die einen bestimmten

Lebensstandard erreicht hatten. Viele dieser Menschen kauften häufig im Supermarkt und aßen übermäßig oft Dosennahrung aus Europa. Das Frühstück enthielt nun überzuckerte Nestlé-Dosen-Kondensmilch, oder Milchpulver voller Chemikalien, Wurstwaren, importierte Hähnchen, die so viel Hormone enthielten, dass Männer nach nur einigen Monaten Busen bekamen, usw. Diese Tendenz war noch klarer bei den Kindern zu erkennen. Immer mehr afrikanische Kinder erkranken an Krebs, seitdem viele Zutaten in der Kindernahrung und in Getränken aus China kommen. Manche Limonaden in Kamerun sind quasi Gift. Dieses kolorierte Wasser enthält bis zu 90% künstlichen Zucker und die Kinder lieben es. Für Fachleute dort – seien sie Naturmediziner oder Schulmediziner – war klar, dass die Veränderungen der Essgewohnheiten in Kamerun die Krebsentstehung fördern. Dem entsprach auch die Tendenz der weltweiten wissenschaftlichen Erkenntnisse. Diese waren weitere starke Indizien, dass falsche Ernährung das Krebsrisiko erhöht.

Krebs kann bis zu einem gewissen Grad vermeidbar sein. Richtige Ernährung und ein gesunder Lebensstil können zahlreiche Krebserkrankungen verhindern, schlechte Ernährung und ein ungesunder Lebensstil können sie verbreiten. Die richtige Ernährung bedeutet nicht nur „gesund" oder „bio" zu essen. Richtige Ernährung bedeutet auch, die richtigen Lebensmittel zu sich zu nehmen. Genauso bedeutet falsche Ernährung, die falschen Lebensmittel zu sich zu nehmen, bzw. auf bestimmte Lebensmittel zu verzichten. Der Einfluss der Ernährung auf die Krebsentstehung liegt somit hauptsächlich in ihrem Potential, durch falsche Lebensmittelauswahl Krebserkrankungen zu fördern.

Ich verbrachte viel meiner Freizeit mit Naturmedizinern und sah, wie sie Menschen halfen und ihnen erklärten, wie wertvoll die kamerunischen Lebensmittel sind, was sie bekämpfen, beseitigen und heilen können und genauso, warum die westliche Ernährung Krebs anregt.

Welche Lebensmittel und Stoffe in der Nahrung lassen Krebserkrankungen entstehen oder erhöhen das Risiko? Ich habe aus vielen Studien, Erkenntnissen aus Afrika und meinem Coaching bestimmte Fakten zusammengestellt, die ich in diesem Buch zeige.

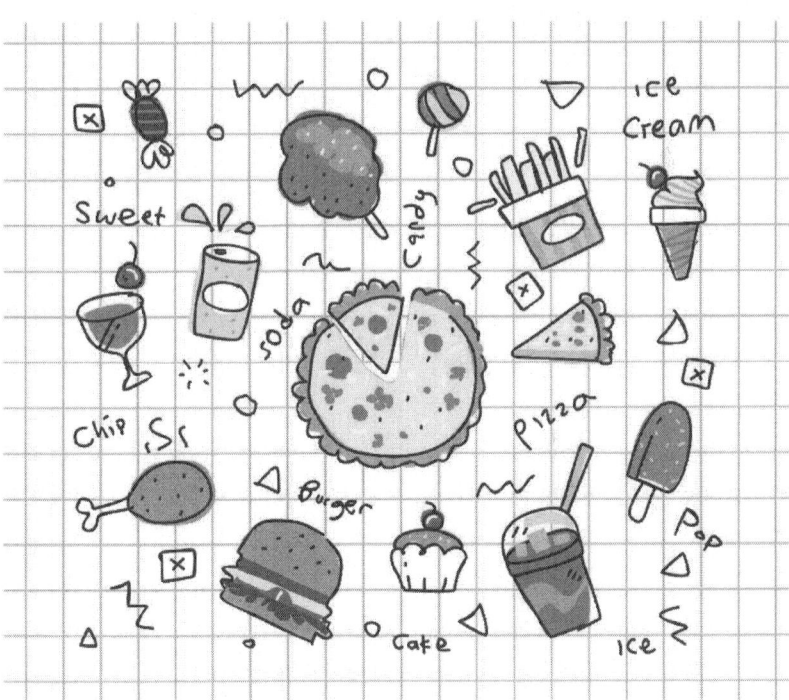

Vorwort Teil 2:
Vor Krebs knien wir nicht nieder

Eine gezielte afrikanische Ernährung kann den Krebs sowohl erfolgreich bremsen, als auch erfolgreich bekämpfen.

Ein französischer Arzt sagte zu meinem Vater: „Die Wirkstoffe vieler Medikamente, die wir hier in Europa patentiert haben, stammen aus afrikanischen Pflanzen und Lebensmitteln. Die afrikanischen Lebensmittel sind eine ganzheitliche Apotheke und wir machen Milliarden damit."

Wenn die Medikamente nicht viel Geld und Gewinn erzeugen würden, könnten wir heute mit Hilfe der Natur viele chronische Krankheiten heilen. Unser Pech ist aber, dass mit den Medikamenten so viel Geld gemacht wird. Eine Pflanze ist erst dann wertvoll, wenn die Pharmaindustrie ihren Wirkstoff patentiert hat und verkaufen kann. Große Teile von dem, was wir aus der Apotheke schlucken, um gesund zu sein, stammen aus der Natur. Die besten Freunde der Naturheilmittel sind nicht nur die Naturmediziner. Auch die Schulmedizin bedient sich zu einem großen Teil an Erkenntnissen aus der Natur und bei dem, was Lebensmittel sind und was sie machen können.

Inspiriert von meinen Erkenntnissen und Kenntnissen aus Afrika, die ich durch viele Lehren gesammelt habe, von meinen eigenen Erfahrungen und Experimenten, von der Analyse wissenschaftlicher Studien und Forschungen und von Erfahrungen aus anderen Teilen der Welt, helfe ich als Ernährungsberater durch mein Coaching Frauen, Männern und Kindern, gesünder zu werden. Um diese tollen Erkenntnisse an mehr Menschen zu bringen und mehr Menschen zu helfen, habe ich mich entschieden, diese Buchreihe zu schreiben.

Du wirst generell erstaunt sein, wie viele deiner Beschwerden eine Ernährungsumstellung beseitigt und dich gesund macht. Du wirst außerdem staunen, wieviel du dabei abnimmst, wie viele Muskeln du aufbaust und wie viel vitaler und glücklicher du bist. Das ist fast magisch.

Viele Lebensmittel haben vorbeugende und vor allem nachhaltige Wirkung gegen den Krebs. Wichtig ist es, verschiedene Lebensmittel gleichzeitig zu sich zu nehmen und eine gesunde Ernährung als Grundbasis der Essgewohnheit zu übernehmen.

Wenn du auch nur einen Teil der Hinweise in diesem Buch befolgst, wirst du sehen, wie schnell es dir besser geht. Du wirst erfreut feststellen, dass viele deiner Beschwerden rasch verschwinden. Ich bin mir sehr sicher! Wenn nicht, nimm Kontakt mit mir auf und gemeinsam werden wir sehen, warum es nicht klappt.

In diesem Buch erhältst du allgemeine Hinweise, wie du deine Gesundheit ganzheitlich mit natürlichen Lebensmitteln stärkst, schützt, oder wiedererlangst und wie du ab jetzt dem Krebs vorbeugen kannst. Oder, wenn du an Krebs erkrankt bist, wie du mit Lebensmitteln seine Ausbreitung eindämmen oder sogar stoppen kannst.

Dieses Buch ersetzt in keiner Weise ärztliche Konsultationen oder Arztbesuche, aber es hilft dir, deine Gesundheit zu stärken, Krankheiten vorzubeugen und die medizinische Therapie zu unterstützen. Es gibt dir wieder ein schönes Gefühl, stärkt dein Selbstvertrauen und fördert einen besseren Kontakt zu dir. Denn die Natur bist du und du bist die Natur. Sich mit natürlichen Lebensmitteln und anderen natürlichen Mitteln auseinanderzusetzen, heißt, sich selbst besser zu verstehen. Wer sich gut kennt und sich gut versteht, lebt gesünder, glücklicher und friedlicher, so sagt ein afrikanisches Sprichwort.

Ich erweitere dein Wissen und bereichere dich mit sehr vielen neuen Informationen und mit exklusiven Erkenntnissen über neue Stoffe und Lebensmittel, wie du es selten in einem Buch lesen wirst. Dies ist nur möglich, weil ich vieles aus Afrika mitbringe, neue Lebensmittel mit erstaunlichen Heilkräften, die zwar manchen Forschern oder der Wissenschaft bekannt sind, aber noch nicht dem normalen Menschen.

Dieses Buch ist einfach geschrieben und für jeden leicht zu verstehen; hier findest du viele nützliche und ausführliche Informationen an einem Ort versammelt:

- **Eine Liste aller Vitamine und Mineralstoffe: wo sie vorkommen, ihre Antikrebs-Funktion, was ein Mangel verursacht**
- **Eine Liste der Anti-Krebs-Vitamine und -Mineralstoffe**
- **Eine Liste der Gifte und Chemikalien in Lebensmitteln, die Krebs erzeugen und Gegenmaßnahmen**
- **Basische, bittere, säuerliche Lebensmittel und wie sie gegen Krebs wirken**
- **Alles über Antioxidantien, in welchen Lebensmitteln sie vorkommen und wie sie Krebszellen töten**
- **Eine Liste einiger Tropenlebensmittel mit starker Anti-Krebs-Heilkraft**
- **Eine Liste afrikanischer Wunder-Kohlenhydrate, effektivste Anti-Krebs-Kämpfer**

- **Eine detaillierte Auflistung vieler Anti-Krebs-Lebensmittel nach Nahrungsmittelbereichen: Anti-Krebs-Obst, Anti-Krebs-Nüsse, Anti-Krebs-Gemüse, Anti-Krebs-Fette und viele mehr**
- **Erklärung, warum pflanzliches Öl unverzichtbar ist im Kampf gegen Krebs**
- **Wie man die Darmflora gesund bekommt und warum dies die Basis des erfolgreichen Kampfes gegen Krebs ist**
- **Wie die Sonne Krebs verhindert und Krebszellen hemmt**
- **Natürliche Antibiotika**
- **Afrikanisch inspirierte Kochrezepte für eine komplette Woche, die wirksam Krebs vorbeugen und die Entwicklung von Krebszellen verhindern**
- **Und noch vieles mehr**

Das Buch ist bewusst frei von komplizierten Fachwörtern und Fachdefinitionen, die sowieso niemand richtig versteht, damit du direkt, ohne viel zu überlegen, handeln kannst und verstehst, was dir guttut.

Ein Einstiegsbuch für jede Frau und jeden Mann, damit du selbst weitersuchst und verstehst, wie sehr das, was du isst, deine Gesundheit bestimmt.

Diese Mischung aus Wissenschaft, meinem ganzheitlichen Coaching und meinen Kenntnissen aus Afrika, macht dieses Buch zu einem Wissensschatz für ein gesundes Leben und tut Menschen, die sich mit Krebs beschäftigen, gut.

Erklärung: Warum dieses Buch? 8
Studie: Afrikanische Ernährung zeigte Krebsrisikoverminderung in nur zwei Wochen 10
Vorwort Teil 1: Eine falsche, schlechte und ungesunde Ernährung verursacht Krebs 13
Vorwort Teil 2: Vor Krebs knien wir nicht nieder 16

Die Besonderheit meiner Bücher und meiner Wissenslogik: Warum helfen meine Bücher so sehr? 37

Meine Bücher sind wie sofort wirkende Medikamente oder Therapien - warum? 38

DantseLogik: Es gibt keine Wunder, keine Magie, sondern nur Phänomene, deren Ablauf wir nicht verstehen 40

Warum lässt man uns an Magie glauben? 54

Die Formel der inneren geistigen Einstellung: Das magische DantseLogik Erfolgsgesetz für eine positive mentale Einstellung 56

Die DantseLogik-Lehre: Sei immer Täter, um dich zu heilen und zu befreien 61

Wissenschaftlich, ja oder nein? Am Ende ist alles Wissenschaft 65

Das Geschäft mit den wissenschaftlichen Studien 77

Teil 1: Wie Ernährung Krebs auslöst............85

A. So macht uns die Ernährung krank und Weißmehl blöd............86

Einführung............86

A1. Allgemeine Zusammenhänge zwischen Krankheit und Ernährung: Was ist Krankheit und warum werden wir krank?............88

A2. Wenn Krebs aufhört eine Krankheit zu sein und zum Krankheitssymptom für schlechte Ernährung, Chemikalien und Lebensstil wird............89

A3. Die häufigsten Ursachen von Krankheiten finden sich in schlechter Ernährung............93

A4. Darmstörungen und eine ungesunde Darmflora verhindern das Abnehmen und verursachen Krankheiten............96

    A4.1. Kranke Darmflora, Gesundheit und Krebs............98

A5. Welche Lebensmittel schaden der Gesundheit? 102

A5.1. Milch und Milchprodukte: Eine Gefahr für die Gesundheit 102
A5.1.1. Milchprodukte fördern die Krebsentstehung 104

A5.2. Weizen verursacht Krebs — Weißmehl macht depressiv 112
A5.2.1. Weizen-Wahnsinn — Mein Experiment: wie Weißmehl mich depressiv machte 114
A5.2.2. Krebserregende Stoffe in Getreide (Mehl, Reis, Soja, Mais, Weizen usw.), Brot, raffiniertem Mehl 119

A5.3. Raffinierte und künstliche Zucker und Krebs 120

A5.4. Fleisch: Überkonsum von tierischem Protein kann Krebs verursachen 124

A5.5. Fertiggerichte und Tiefkühlessen 126

A5.6. Krebserregende Stoffe in Pommes, Chips, Popcorn, Donuts 128

A5.7. Schlechtes Öl, schlechtes tierisches Fett, Transfette 131

A5.8. Obst ist gut und gesund, aber zu viel Obst kann auch krank und dick machen 133

A5.9. Diät Lebensmittel, Light-Produkte und Nahrungsergänzungsmittel 135

A5.10. Fettmangel: zu wenig gutes Öl und zu wenige pflanzliche Fette 138
A5.10.1. Ölmangel kann auch Krebs fördern 139

A5.11.	Säuerliche Lebensmittel machen dick und krank: Übersäuerung des Körpers ist Ursache vieler chronischer Krankheiten und Krebs	140
A5.12.	Liste säuerlicher Lebensmittel	142
A5.13.	Wasser und Mineralwasser	144
A5.14.	Tee	148
A5.15.	Kaffee	150
A5.16.	Reine Säfte	152
A5.17.	Alkohol — höchstes krebsförderndes Potenzial	155
A5.18.	Kohlensäurehaltige Süßgetränke wie Cola und Limonaden	158
A5.19.	Synthetisches Salz	164
	A5.19.1. Salz und Nitrosamine: Zu viel Salz fördert die Krebsentstehung	165
A6.	Vitaminarme Ernährung ist die Ursache von vielen Beschwerden und Krebs: Liste von Beschwerden je nach Vitaminmangel	167
A7.	Mineralienarme Ernährung verursacht viele Krankheiten: Liste der Beschwerden, je nach Mineralstoffmangel	170
A8.	Plastikverpackungen: Kunststoffteile im Essen	173
A9.	Chemikalien und Gift in der biologischen Landwirtschaft	175
A10.	Freie Radikale	177

A11. Entzündungen werden auch durch ungesunde Ernährung ausgelöst 179

A12. Tabellen krankmachender, krebserregender und gefährlicher Zusatzstoffe in Lebensmitteln 180

    A12.1. Tabelle gefährlicher Farbstoffe (E 100-180) 182

    A12.2. Tabelle gefährlicher Konservierungsstoffe in Lebensmitteln (E 200-298) 186

    A12.3. Tabelle gefährlicher Antioxidationsmittel in Lebensmitteln (E 300-321) 189

    A12.4. Tabelle gefährlicher Emulgatoren, Stabilisatoren, Verdickungsmittel und Geliermittel in Lebensmitteln (E 322-495) 191

    A12.5. Tabelle der Rieselhilfen und Säureregulatoren in Lebensmitteln (E500-586) 194

    A12.6. Tabelle gefährlicher Geschmacksverstärker und Glutamate in Lebensmitteln (E 620-650) .. 195

    A12.7. Tabelle gefährlicher Süßstoffe in Lebensmitteln (E420, E 900-1520) 196

    A12.8. Tabelle der Schadstoffe, Gifte und krebserregenden Substanzen in Lebensmitteln: Wo kommen sie vor und welche Krankheiten verursachen sie? 198

A13. Weitere Schadstoffe: Nitrat, Nitrit, Dioxine, PCB und Metalle 207

A14. Liste der häufigsten durch schlechte Ernährung bedingten Krankheiten 210

A15. Übergewicht: Krankheiten, die von Übergewicht verursacht oder verstärkt werden 212

B. Ernährungsbedingte Krebserkrankungen 214

B1. Was ist Krebs? 214
B2. Was kann Krebs auslösen? 215
B3. Krebs in Zahlen: Rasante Todesraten durch Krebs — westliche Länder sind am stärksten betroffen 218
B4. Spezielles Milieu, das Krebsentwicklung begünstig 220
B5. Über- und Untergewicht fördern Krebsentstehung 221
B6. Welche Lebensmittel fördern Krebs? 222
B7. Krebserregende Chemikalien und Gifte in Lebensmitteln, im Haushalt, in der Landwirtschaft 226
    B7.1 Krebserregende Zusatzstoffe in Lebensmitteln 228

B7.2	Tabelle giftiger und krebserregender Chemikalien in Lebensmitteln	239
B7.3	Krebserregende Schwermetalle in Nahrungsmitteln	248
B7.4	Krebserregende Stoffe in Milch und Milchprodukten	250
B7.5	Krebserregende Stoffe in Muttermilch	252
B7.6	Krebserregende Stoffe in Babynahrungsmitteln	254
B7.7	Krebserregende Stoffe in Fleisch und Fleischerzeugnissen	257
B7.8	Krebserregende Stoffe in Fisch	261
B7.9	Krebserregende Stoffe in Geflügelfleisch und Geflügelerzeugnissen, Ente, Hähnchen, Hähnchen-Nuggets, Eiern	265
B7.10	Krebserregende Stoffe in Getreide (Mehl, Reis, Soja, Mais, Weizen usw.), Brot, raffiniertem Mehl	265
B7.11	Krebserregende Stoffe in Pommes, Chips, Popcorn, Donuts, Hot Dogs	267
B7.12	Krebserregende Stoffe in Gemüse, Speisepilzen, Obst	270
B7.13	Top 10 der am stärksten hormonell belasteten Obst- und Gemüsesorten und Top 10 der häufigsten hormonellen Pestizidrückstände	273
B7.14	Krebserregende Stoffe in trockenen Früchten und Nüssen	274

B7.15	Krebserregende Stoffe in Gewürzen, Kräutern, Suppen	275
B7.16	Krebserregende Stoffe in Butter, Margarine und Öl	275
B7.17	Krebserregende Stoffe in Getränken: Bier, Wein, Wasser, Spirituosen, Säfte, Limonade, Cola	280
B7.18	Krebserregende Stoffe in Zucker, Süßstoffen, Süßigkeiten Schokolade, Honig	285
B7.19	Krebserregende Stoffe in Tees, Baby-Tees und: Ist Kaffee krebserregender als ein Pestizid?	291
	B7.19.1. Tee	291
	B7.19.2. Krebserregende Stoffe in Kräuter- und Bio-Baby-Tees	292
	B7.19.3. Kaffee	293
B7.20	Krebserregende Stoffe in Fertig- und Tiefkühlgerichten — Krebscocktail im Industrieessen	297
B7.21	Diät Lebensmittel, Light-Produkte und Nahrungsergänzungsmittel	298
B7.22	Genveränderte Lebensmittel	301
B7.23	Chemikalien und Gift in der biologischen Landwirtschaft	304
B7.24	Krebserregende Stoffe über Lebensmittelverpackungen: Plastik in unserem Essen	306
B7.25	Lebensmittel-Imitate, neue Krebsquellen?	310
B8.	**Welche Krankheiten werden noch durch schlechte Ernährung gefördert?**	**311**

Teil 2: Wie Ernährung Krebs heilt 313

Lebensmittel und eine afrikanisch inspirierte Ernährung, die dich vor Krebs schützen und ihn bekämpfen! 313

Einführung: Zusammenhang zwischen Ernährung, Lebensmitteln und der Gesundheit — eine kleine, persönliche Geschichte 314

Was entscheidend ist für die natürliche Wirkungskraft der Lebensmittel gegen Krebs ... 317

C. Gesunde Ernährung — Basis des Kampfes gegen den Krebs 318

C1. Grundvoraussetzung für eine Ernährungsart, die heilt 318

C2. Gesunde Darmflora: Erste Voraussetzung für ein gesundes Abnehmen und erfolgreiche Krankheitsvorbeugung 318

C3. Welche Lebensmittel machen uns gesund und wirken wie Tabletten? 322

- **C3.1.** Vitaminreiche Lebensmittel: Tabelle wichtiger Vitamine mit ihren Funktionen und eine Liste mit Lebensmitteln, in denen sie zu finden sind ... 322
- **C3.2.** Mineralienreiche Lebensmittel: Tabelle wichtiger Mineralien und Spurenelemente und in welchen natürlichen Lebensmitteln sie enthalten sind 329
- **C3.3.** Antioxidantienreiche Lebensmittel bekämpfen die Ursache von chronischen Entzündungen wie Krebs 335
  - C3.3.1. Vorkommen natürlicher Antioxidantien 336
  - C3.3.2. Synthetische Antioxidantien 336
- **C3.4.** Omega-3-Fettsäuren — wichtige Bestandteile der Nahrung: Welche Lebensmittel enthalten die mehrfach ungesättigten Fettsäuren? 339
- **C3.5.** Reichlich pflanzliches Öl ist gesund und ein wirksames Anti-Krebs-Mittel 341
- **C3.6.** Natürliche Antibiotika, natürliche Lebensmittel, die antibakteriell und wie Antibiotika wirken 347
- **C3.7.** Ingwer, Zwiebel, Knoblauch: Drei magische, unterirdische, geheime Waffen für die Gesundheit, gegen das Übergewicht und anti-Krebs 349
- **C3.8.** Bittere Lebensmittel und Stoffe sind gut für unsere Gesundheit und helfen beim Abnehmen, bitter macht fit und schlank 352

C3.9. Basische Lebensmittel, basische Ernährung: Die Basis für einen gesunden, ausgeglichenen und starken Körper und für die Beseitigung von Krankheiten 355

C3.9.1. Tabellen basischer Lebensmittel und guter säurebildender Lebensmittel 356

1 Tabelle basenbildenden Obstes 356
2 Tabelle basischer Kräuter und Salate 357
3 Tabelle basischer Sprossen und Keime 358
4 Tabelle basischer Nüsse und basischer Samen 359
5 Tabelle basischen Eiweißes und basischer Nudeln 359
6 Gute säurebildende Lebensmittel 360
7 Tabelle der Nährwerte basischer Lebensmittel 361

C3.10. Einige Tropenlebensmittel mit starker Heilkraft 372

C3.10.1. Moringabaum (Moringa Oleifera) — Der Wunderbaum 372
C3.10.2. Okra, ein weiteres Wunder (Heil-) Lebensmittel 376
C3.10.3. Djansang, Heilkraut aus Kamerun 378
C3.10.4. Palmöl, besser als viele Anti-Krebs-Medikamente? 380

Palmöl und Brustkrebs 383

C3.10.5. Kokosöl und Kokosnuss 384
C3.10.6. Ananas: Gute-Laune-Frucht, Anti-Krebs-Frucht, ideal für Gehirn und ein Antidepressivum 386

Ananas und Krebs 388

C3.10.7. Papaya, die Alleskönnerin 389
C3.10.8. Avocado gegen das Cholesterin und Leukämie 391
C3.10.9. Die Safou — der unbekannte Reichtum der afrikanischen Küche 393
C3.10.10. Corossol, Graviola-Frucht: Gegen Krebs par excellence? Besser als Chemo? 394
C3.10.11. Zitrusfrüchte: Zitrone, Orange, Grapefruit 395
C3.10.12. Ungezüchtete afrikanische Mango und Wildmango 397
Mango anti-Krebs 398
C3.10.13. Bitacola-Nuss/Kolanuss 401
C3.10.14. Guave 403
C3.10.15. Affenbrot, starkes Heilmittel bei chronischen Krankheiten 404
C3.10.16. Scharfe Chilischoten, ein starkes Anti-Krebs-Gemüse und eines der besten Medikamente überhaupt 405
Scharfe Chilischoten gegen Krebs 406
C3.10.17. Kürbis und Kürbiskerne aus Afrika gegen Prostatakrebs 409
C3.10.18. Afrikanische Kohlenhydrate: Die effektivsten Anti-Krebs-Lebensmittel 410
Wurzeln und Knollen 411

C4. SEX und Bewegung: Keine Lebensmittel, aber als natürliche Mittel helfen sie auch gegen psychische und körperliche Krankheiten 420

C5. Gifte in Lebensmitteln, Gegenmaßnahmen und Alternativen 421

C6. Tipps für Veganer und Vegetarier 430

D. Ernährung gegen ernährungsbedingte Krebserkrankungen 437

D1. In unserer Ernährung und in unserer Psyche steckt die Prävention gegen Krebs: Was man beachten sollte 438

D2. Auch die Sonne ist eine „Nahrung" gegen Krebs 440

D3. Sport kann auch ein „Nahrungsmittel" gegen Krebs sein 441

    D3.1. Bewegung und Sport bei Brustkrebs................ 444

    D3.2. Bewegung und Sport bei Prostatakrebs............. 444

    D3.3. Bewegung und Sport bei Magen- und Darmkrebs................445

    D3.4. Bewegung und Sport bei Leukämie- und Lymphomerkrankungen................ 446

D4. Die Anti-Krebs-Lebensmittel: Welche Lebensmittel helfen gegen Krebs, bzw. beugen vor?................447

    D4.1. Basische Lebensmittel 447

    D4.2. Bittere Lebensmittel, wie Grünkohl, Brokkoli und Co.................. 448

D4.3.	Anti-Krebs-Gewürze und Kräuter	449
D4.4.	Anti-Krebs-Obst und Früchte	450
	D4.4.1. Tropisches Obst	450
	D4.4.2. Weiteres Obst	454
D4.5.	Anti-Krebs-Gemüse	458
D4.6.	Anti-Krebs-Salate	458
D4.7.	Anti-Krebs-Nüsse	459
D4.8.	Anti-Krebs-Fleisch	459
D4.9.	Anti-Krebs-Fische	461
D4.10.	Anti-Krebs-Fette	461
D4.11.	Anti-Krebs-Getränke und Tees	466

D5. Die wichtigsten Anti-Krebs-Vitamine 468

D6. Anti-Krebs-Mineralstoffe 478

D7. Essentielle Fettsäuren und Öle gegen Brustkrebs? 479

D8. Welche Lebensmittel gegen welchen Krebs? 481

D9. Afrikanisch-inspirierte Kochrezepte für eine Woche: Essen, das heilt 482

Montag: Spinat, gebraten mit Lachs und Nudeln (oder auch gebratener Kochbanane) 484

Dienstag: Kürbiskern-Sauce mit Fisch/Rind und Yamswurzel 487

Mittwoch: Grünkohl mit ungerösteten Mandeln (Erdnüssen) und Kochbananen. Nationalgericht in Kamerun 490

Donnerstag: Djansang in Tomaten, Hähnchen und Maniok 493

Freitag: Eintopf Macabo mit Palmöl und getrocknetem Fisch 495

Samstag: Kochbananen-Brei mit Kidneybohnen und Palmöl 496

Sonntag: Okrasauce mit Fufu aus Maniok oder Klößen .. 498

Gebratener Grünkohl 501

Suppen 501

Makossa hot rotic, die magische scharfe Sauce mit Ingwer, Knoblauch, Zwiebel und mehr 503

ACHTUNG:

Die in diesem Buch und in allen meinen Büchern für dich bereitgestellten Gesundheits- und Medizininformationen ersetzen keine ärztliche Beratung oder Behandlung.

Die Besonderheit meiner Bücher und meiner Wissenslogik: Warum helfen meine Bücher so sehr?

Alleinstellungsmerkmal: Meine Bücher sind nicht konventionell wissenschaftlich, sondern natürlich

Direkt auf den Punkt kommen, ohne das Buch durch viele Fachbegriffen aufzubauschen, im Versuch es aufzuwerten. Das ist es, was meine Leser wollen. Sie wollen Tipps, die man sofort anwenden kann, ohne dass man beim Lesen selbst schon wieder Stress hat den Inhalt zu verstehen. Die meisten Menschen wissen selbst schon sehr gut, was mit ihnen los ist, an welcher Krankheit sie leiden. Was ihnen fehlt, sind **Lösungen, die wirklich helfen** können. Sie wollen praktische Bücher und weniger Erklärungen, Definitionen und wissenschaftliche Studien, die man heute mit Google überall lesen kann (viele davon sind sowieso manipuliert – lies das Kapitel. „Das Geschäft mit den wissenschaftlichen Studien"). Da ich kein Arzt bin, passt diese Bitte und dieser Wunsch meiner Leser sehr gut zu meiner Philosophie:

Bücher, die wie Sofort-Medikamenten sind!

Meine Bücher sind wie sofort wirkende Medikamente oder Therapien - warum?

Ich werde dich in diesem Buch nicht belästigen mit vielen Fachbegriffen, komplizierten wissenschaftliche Demonstrationen, Beweisen, Erklärungen und Zusammenhängen, die viele Autoren benutzen, um ihre Bücher aufzuwerten. Wenn du zu einem behandelnden Therapeuten gehst (sei er Schulmediziner oder alternativer Heiler), interessieren dich weniger die wissenschaftlichen Studien oder Fachpublikationen über eine Krankheit, die du hast oder vor der du dich schützen willst. Dich bringt es weiter, dass der Arzt/Heiler das richtige für dich tut, damit du geheilt oder geschützt bist, ohne dass er dich mit vielen Erklärungen noch mehr durcheinanderbringt. Deswegen nennt man den Ort, an dem sie dich behandeln, „Praxis". Das ist griechischen Ursprungs und bedeutet *Tat, Handlung, Verrichtung*, aber auch *Durchführung, Vollendung und nicht Diskussion, Gerede, Schule, Lernen* usw. ... Ja, es geht darum, dass du dort bekommst, was dir hilft.

> **GENAUSO SIND MEINE BÜCHER. SIE KOMMEN BEI DEN LESERN GUT AN, WEIL ICH IN EINER „EINFACHEN" UND DEUTLICHEN SPRACHE BEDEUTENDES WISSEN ZUR VERFÜGUNG STELLE, DAS IHNEN DIREKT HILFT.**

Zum Beispiel schrieb mir eine Leserin mit einem total kaputten Immunsystem, dass sie die Sauce DIFO – DANTSE IMMUN FORTE aus meinem Buch „Am Anfang war der Darm" (ISBN 978-3-947003-12-9) verwendet habe und ihr Immunsystem innerhalb von 3 Wochen viel stabiler geworden sei. Das bestätig, dass es richtig ist, dass ich allen Menschen diese Gesundheitsinformationen zur Verfügung stelle. Wenn ich der Meinung bin, dass Quelleangaben wichtig sind, dann nenne ich die Quellen. Aber im Allgemeinen sind sie mir nicht wichtig, weil viel von dem Wissen, das ich hier weitergebe, kann ich nicht wissenschaftlich belegen. Ich habe es bei meinen Lehren in Afrika und auf anderen Wegen gewonnen. Nicht umsonst suchen mich immer öfter Fachleute auf, um das eine oder das andere von mir zu lernen, weil sie es in einem meiner Bücher gelesen haben oder ihre Patienten voller Begeisterung über mich gesprochen haben.

In diesem Sinne sind meine Bücher zu verstehen und zu „verkosten". Wer wirklich tiefer und wissenschaftlicher in ein Thema einsteigen möchte, kann dies gerne mit anderen Büchern von Fachautoren tun. Dort bekommt man dann detaillierte wissenschaftliche Erkenntnisse.

> **AUS DIESER LOGIK HABE ICH MICH NUN ENTSCHIEDEN EINE GANZE REIHE VON BÜCHERN ZUR SELBSTHEILUNG ZU SCHREIBEN, DIE ICH „SELBSTHEILUNG MIT DEM CHARME DER DANTSELOGIK" NENNE.**

DantseLogik:
Es gibt keine Wunder, keine Magie, sondern nur Phänomene, deren Ablauf wir nicht verstehen

Wie zu jedem Topf ein Deckel passt, so gibt zu jedem Problem immer eine Lösung.

DantseLogik – die Welt der Lösungen:

DantseLogik – Logik, die Wunder wirkt.

DantseLogik – Logik, die bewegt.

DantseLogik – Logik, die glücklich macht.

DantseLogik – die Kraft zum Erfolg.

DantseLogik – heilt. Wirkt. Garantiert.

DantseLogik – berührt Herzen.

DantseLogik – öffnet die Augen.

DantseLogik – erweitert den Horizont.

DantseLogik – beeinflusst das Leben.

DantseLogik – löst Probleme.

DantseLogik – beseitigt Sorgen und Ängste.

DantseLogik – macht glücklich.

DantseLogik – sieht in allem die Möglichkeiten, das Gute, die „Chance".

> **DantseLogik ist die Lehre, nach der alles zusammenhängt, nichts zufällig ist, alles eine logische Erklärung hat, die wir nur manchmal nicht imstande sind zu verstehen. Findet man die Logik hinter einer Sache, lässt dies die Macht, welche diese Sache über uns hat, verschwinden und Lösungen kommen nun einfacher bzw. können einfacher gefunden oder gesehen werden. DantseLogik ist eine Logik, die dich und die Welt der Lösungen verändert. Alles was dir passiert, konkurriert nur um dein Wohlergehen.**

Wissen vertreibt Wunderglaube, da Wissen Wahrheit ist

Die DantseLogik ist die gesamte Logik meiner Lehre, meiner Philosophie, die zeigt, wie man durch Logik Dinge und Phänomene, die als Wunder bezeichnet werden, entzaubert und die Struktur und Logik dahinter versteht. Viele Menschen glauben an **Magie oder an Wunder**: DantseLogik, die von mir entwickelte therapeutische Lehre, demonstriert, dass es aber keine Wunder, keine Magie, keine Zauberei gibt, sondern nur Dinge, deren Vorgang die große Mehrheit von uns nicht imstande sind zu verstehen, weil wir das nötige Wissen nicht haben.

DantseLogik ist eine Lehre des Wissens, nach der alles zusammenhängt und mit dem Umfeld und der Umwelt verbunden ist. Nichts passiert isoliert, zufällig oder einfach so. Alles hat eine logische (biologische, mathematische, physikalische, spirituelle) Erklärung. DantseLogik macht es möglich, dass du **dich selbst therapieren und coachen kannst** und Erfolge erreichst, die man als unmöglich abgestempelt hätte. DantseLogik lässt dich „unmögliche" Ergebnisse schaffen, weil du nicht weißt, dass sie unmöglich sind. Gerade, weil du nicht mehr weißt, dass es unmöglich ist, wird alles auf einmal möglich. Weil du nicht weißt, dass es unmöglich ist, tust du es einfach und schaffst es auch.

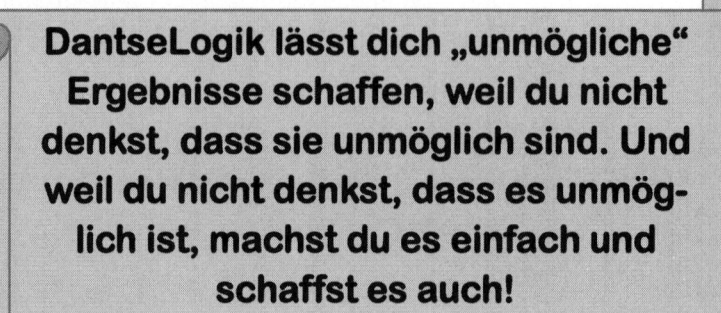

> **DantseLogik lässt dich „unmögliche" Ergebnisse schaffen, weil du nicht denkst, dass sie unmöglich sind. Und weil du nicht denkst, dass es unmöglich ist, machst du es einfach und schaffst es auch!**

Erschaffe dir das, was du brauchst und du hast es.
Gott hat uns dazu befähigt. Wir haben die Fähigkeit, zu bekommen, was wir wollen, wann wir wollen, wenn wir alle unsere inneren Ressourcen abrufen können. Diese Zusage hat uns Gott persönlich gegeben.

Es steht in der **Bibel**, dass Gott den Menschen nach seinem Bild geschaffen hat. Ich sehe in diesem Bekenntnis ein spirituelles, ein energetisches Bild. Es bedeutet:

> **Wenn der Mensch nach dem Bild Gottes geschaffen ist, dann kann er auch viele Dinge, die Gott kann und die wir Wunder nennen.**

Ab dieser Erkenntnis sind diese Dinge keine Wunder mehr, sondern Realität. Zum Beispiel kann Gott sich zwischen den Dimensionen bewegen und sich an verschiedenen Orten aufhalten. Der Mensch kann das auch. Manche, die das Wissen dazu haben, tun das jeden Tag, aber **wir nennen es fälschlicherweise Magie**. Jesus sagt in Johannes 8:32:

> „Ihr werdet die Wahrheit erkennen, und die Wahrheit wird euch frei machen."

Auf Englisch heißt es:

> „You will know the truth, and the truth will set you free."

Und auf Französisch:

> „Vous connaîtrez la vérité, et la vérité vous affranchira."

Wahrheit ist das höchste Wissen, absolutes Wissen. Dann würde ich den Satz Jesu auch so verstehen können:

> „Ihr werdet das Wissen erkennen und das Wissen wird euch frei machen."

Wissen befreit von Wunder und Magieglaube.

Gott kann uns sehen und mit uns reden, ohne technische Geräte zu benötigen, er weiß, was wir denken, ohne uns zu fragen, er kann uns nur durch seine Energie, seine Liebe, sein Wort heilen. Wie können wir dann ähnliche Taten, wenn sie von Menschen ausgeführt werden, Magie nennen? Wunder? Wenn der, der uns geschaffen hat, all das kann und uns gesagt hat, er hat uns nach seinem Abbild geschaffen? Wenn du weißt, wie es geht, kannst du ohne Geräte fliegen oder kommunizieren (auditiv, visuell usw.), **du kannst ohne Medikamente heilen**, du kannst, wie Gott gesagt hat, Berge durch deinen Glauben versetzen. Und hier können wir das Wort „Glauben" durch das Wort „Wissen" ersetzen.

> **Damit wollte Gott den Menschen klarmachen, welche bombastischen Fähigkeiten er (Gott) in ihn (den Menschen) gesteckt hat, damit er fast alles schafft und erreicht, was er will, wenn er nur daran arbeitet.**

Gott öffnet sich uns und zeigt uns alles, was möglich ist. Indem er es selbst vormacht, zeigt er uns den Weg, damit wir es auch schaffen können wie er, denn wir sind sein Abbild. Aber **durch unsere Art zu denken, haben wir uns selbst Berge vor der Tür gebaut**. Wir haben uns selbst blind gemacht. Wir haben in unserem Kopf das Wort **„UNMÖGLICH"** eingepflanzt und vertrauen nur noch auf einen Bruchteil dessen, was wir eigentlich können.

Die sehr wenigen Menschen, die das verstanden haben, regieren die Welt. Ein paar hundert, tausend Menschen, die um das unerschöpfliche Wissen wissen, regieren über das Leben von Milliarden Menschen und bestätigen somit das Gesetz Gottes, der Menschen mit den Fähigkeiten erschaffen hat, über alles zu herrschen. Ja, tatsächlich tun dies nur ein paar Menschen. **Du selbst könntest es tun.** Du hast diese Möglichkeit. Sie liegt in allen Menschen. Du musst sie nicht erfinden (denn niemand erfindet), **du musst es nur entdecken in dir.**

> **Das bedeutet, nur wenige intelligente Menschen glauben an „Magie", an „Wunder". Oder besser gesagt, wer nicht an Dinge glaubt, nur weil er sie nicht erklären kann, weil er sie nicht versteht, ist wenig intelligent.**

Das ist eine rein logische Denkweise und darauf ist meine ganze Lehre aufgebaut, die ich **DantseLogik** nenne. Alles ist Logik, sobald du verstehst, wie es (ab)läuft.

> **Ich bin kein Arzt, aber ich heile.**
> **Ich bin kein Heilpraktiker, aber ich heile.**
> **Ich bin kein Techniker, aber ich repariere technische Geräte.**
> **Ich bin kein Wirtschaftsberater, aber ich rette Firmen.**
> **Ich bin kein Psychiater, aber ich beseitige hartnäckige psychische Probleme.**

Ich bringe Menschen vorwärts und bringe sie zu „unmöglichen" Veränderungen bis hin zu neuen, höheren Bewusstseinszuständen, obwohl ich kein Geistlicher bin. All das ohne Medikamente, ohne magische Amulette. Ich stelle kein Heilmittel her, ich mische keine Kräutertinkturen, die ich verabreiche, ich gehe nicht jeden Tag in die Kirche. **Alles, was ich schaffe, ist möglich, weil ich die Logik hinter den Dingen immer tiefer und besser verstehe.** Die Menschen, die mir begegnen sind erstaunt, wie ich vieles sehe, erkenne, verstehe und dass ich in wenigen Minuten Lösungen finde, wo sie manchmal 15 Jahre Therapie umsonst gemacht haben. Manche heilsamen Veränderungen erscheinen fast sofort.

Viele kommen und **erwarten, dass ich Magie praktiziere**, dass ich magische Wörter benutze, dass ich ihnen von mir gemischte Heilmittel gebe. **Aber sie finden nichts als eine Logik.** Eine Logik, die Zusammenhänge, Abläufe,

Verbindungen erkennen lässt. **Diese Logik heilt nicht, sondern bringt den Menschen dazu, sich selbst zu heilen.** Diese Logik schafft, dass du die Fähigkeiten in dir aufdeckst und nun selbst dein „Wunder" erschaffst, wie Gott dich auch erschaffen hat. Du musst es nur erschaffen und so die Macht über das, was du erschaffen hast erlangen.

Erschaffe dir deine Heilung und du bist geheilt.

Erschaffe dir dein Glück und du bist glücklich.

Erschaffe dir dein Geld und du bist reich.

Erschaffe dir die Liebe und du wirst geliebt.

Erschaffe dir den Erfolg und du bist erfolgreich.

Das ist DantseLogik, die Logik des Erschaffens. Die Logik, die dich dazu bringt, alles zu erschaffen, was du willst.

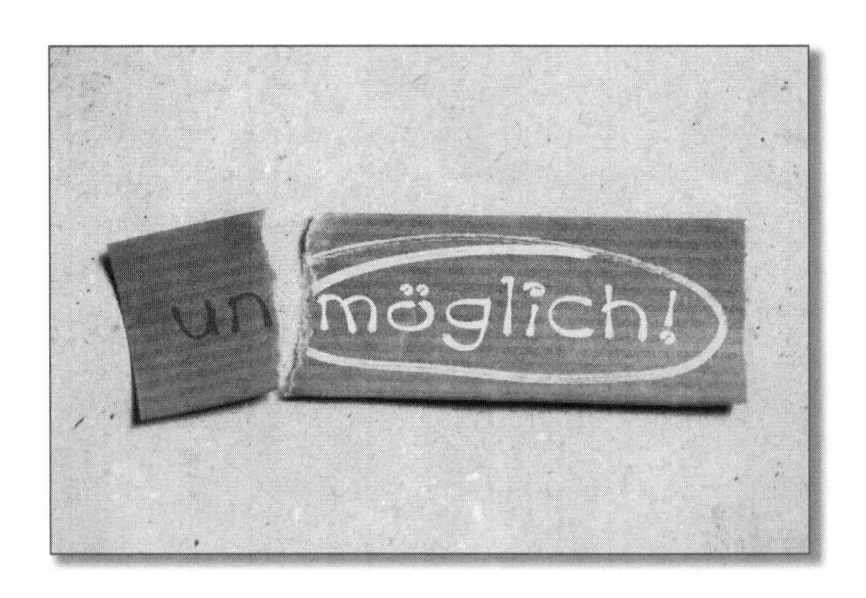

Diese Logik erklärte ich auch einem Mann, der mich aufsuchte, weil er Probleme hatte. **Ein Beispiel aus der Praxis:**

> Der 28jährige türkische Mann kam vor einigen Jahren zu mir, um sich beraten zu lassen. Er hatte gehört, dass ich, wie er sagte, „Wunder" vollbringe. Wir trafen uns eines Morgens im Sommer 2014 und gingen gemeinsam joggen. Ich erklärte ihm zuerst, dass nur Gott und die Propheten Wunder vollbringen konnten. Aber ich bin weder das eine noch das andere. Für mich als Menschen gibt es kein Wunder. Es gibt nur Phänomene, die wir nicht verstehen. Wir verstehen sie nicht, nicht weil sie nicht logisch sind, sondern weil wir sie nicht verstehen *können*, genauso wie Geometrie für ein Kindergartenkind Magie und Wunder ist. Weil das Kind die Lehre der 7. Klasse noch nicht versteht,

bedeutete das für es, dass es so etwas nicht gibt. Für das Kind sind es Spinnereien, die es da auf dem Papier sieht. Wenn das Kind dann aber in der 7. Klasse ist und Geometrie lernt, wird sie auf einmal zu einem normalen, völlig logischen Vorgang. Und das Kind vergisst, dass es dieses Wissen und diese Realität noch vor 5 oder 6 Jahren als Spinnerei abgetan hatte. So erklärte ich es dem jungen Geschäftsmann. Wie diese Geschichte weitergeht, kannst du unter dem Titel *„100 Stück am Tag? Unmöglich! Ich schaffe es nicht einmal, 10 Stück im Monat zu verkaufen!* Dann sah er das Wunder!" in diesem Buch nachlesen, das im Juni 2019 erscheint:
„Dinge passieren nicht einfach so..."
(ISBN 978-3-947003-22-8)

Wir sind oft nicht imstande, Dinge zu verstehen, weil wir unser Gehirnvermögen nur auf das Sichtbare, das Rationale, das Physische reduziert haben. Das ist, als würde man von einem Geldstück nur eine Seite betrachten und ignorieren, dass es auf der anderen Seite auch noch etwas gibt. Dadurch haben wir uns selbst verdummt. **Wir haben unsere Intelligenz stark reduziert und nutzen deswegen nur einen kleinen Teil unseres Gehirnvermögens.** Alle Menschen, die diese Welt geprägt haben, sind über ihre rationale Intelligenz gegangen und haben gewusst, wie sie das, was andere nicht sehen materialisieren können.

Es gibt nichts, was es noch nicht gab, sei es nur als Idee, als Energie. Deswegen gibt es Menschen in verschiedenen Teilen der Welt, die sich nicht kennen, die aber im gleichen Moment an dieselbe Entdeckung denken und daran arbeiten. Ich nenne diesen Vorgang nicht *Erfindung*, denn sie erfinden nichts, alles gibt es schon, deswegen konnten sie einfach *empfangen* und *entdecken*. Wie bei der Entstehung eines Kindes: Eine Frau *gebärt* ein Kind, aber sie hat es nicht erfunden.

Genauso ist es mit Dingen, die wir Wunder, Magie nennen. **Alles hat eine logische und mathematische Erklärung**, die man ganz einfach versteht, sobald man das richtige Wissen dafür bekommen hat. Hätte man uns vor Jahrzehnten von Smartphones erzählt, mit denen man ohne Schnur telefonieren und gleichzeitig die Person auch noch sehen kann, hätte niemand daran geglaubt. Es wäre pure afrikanische Magie, Voodoo gewesen, wie ein Franzose in den 70er Jahren zu meinem Vater sagte.

Wir lebten damals in Ostkamerun und mein Vater war ein regionaler Präfekt, der Franzose war Ingenieur bei einer Holzfirma. Der Franzose verbrachte sehr viel Zeit bei uns mit meinem Vater und sie tauschten sich sehr intensiv über **philosophische Themen** aus. Dabei kamen sie auch auf Themen wie Magie oder Voodoo. Mein Vater erzählte ihm von den Fähigkeiten seiner Urgroßeltern. Sie konnten ohne Schnur telefonieren und sich dabei sogar gegenseitig sehen. Mein Vater sagte, dass diese Technik wiederkommen werde. Der Franzose sagte ihm, dass „ja im Voodoo, alles möglich ist", und machte sich lustig über ihn. Und heute ist diese „Voodoo" so normal, dass niemand sich fragt, wie es funktioniert. Alles, was wir nicht kennen, nicht können, nicht verstehen ist für uns zuerst unmöglich und wird als magisch abgestempelt.

➡️ **Es gibt keine Wunder, keine Magie, außer du willst das so bezeichnen. Das zeigt die DantseLogik. DantseLogik bringt dich dazu, dir Dinge zu ermöglichen, die wir Menschen als unmöglich, nicht machbar gelernt haben. Aber Gott ermöglicht uns kostenlos, all dies zu können. Wir haben die Fähigkeit, zu bekommen, was wir wollen, wann wir es wollen, wenn wir auf alle unseren inneren Ressourcen zugreifen können.**

> **D**er sehr fleißige türkische Mann traf sich übrigens häufiger mit mir, erzählte mir seinen Wunsch und bat mich, ihm zu helfen, diesen Wunsch zu realisieren. Ich sagte ihm immer, dass er auf gutem Wege wäre, und dass seinem Wunsch normalerweise entsprochen würde, wenn es das wäre, was ihn und die Menschen um ihn glücklich machen könnte. Er müsse nur sehr aufmerksam sein, um die Zeichen Gottes (bzw., für Leute, die den Name Gottes nicht hören wollen: die Zeichen seines unsichtbaren Beschützers), zu erkennen und anzunehmen und den Mut haben, diese sofort umzusetzen.

In meinem Buch **DANTSELOG – Die revolutionäre Selbst-Dialog-Kommunikations-Technik zum Lösen von Problemen. Teil 1: Die Dantselog-Lehre** (ISBN 978-3-947003-26-6) lernst du, wie du „Wunder" nur durch innovative Selbstgespräche ermöglichen kannst.

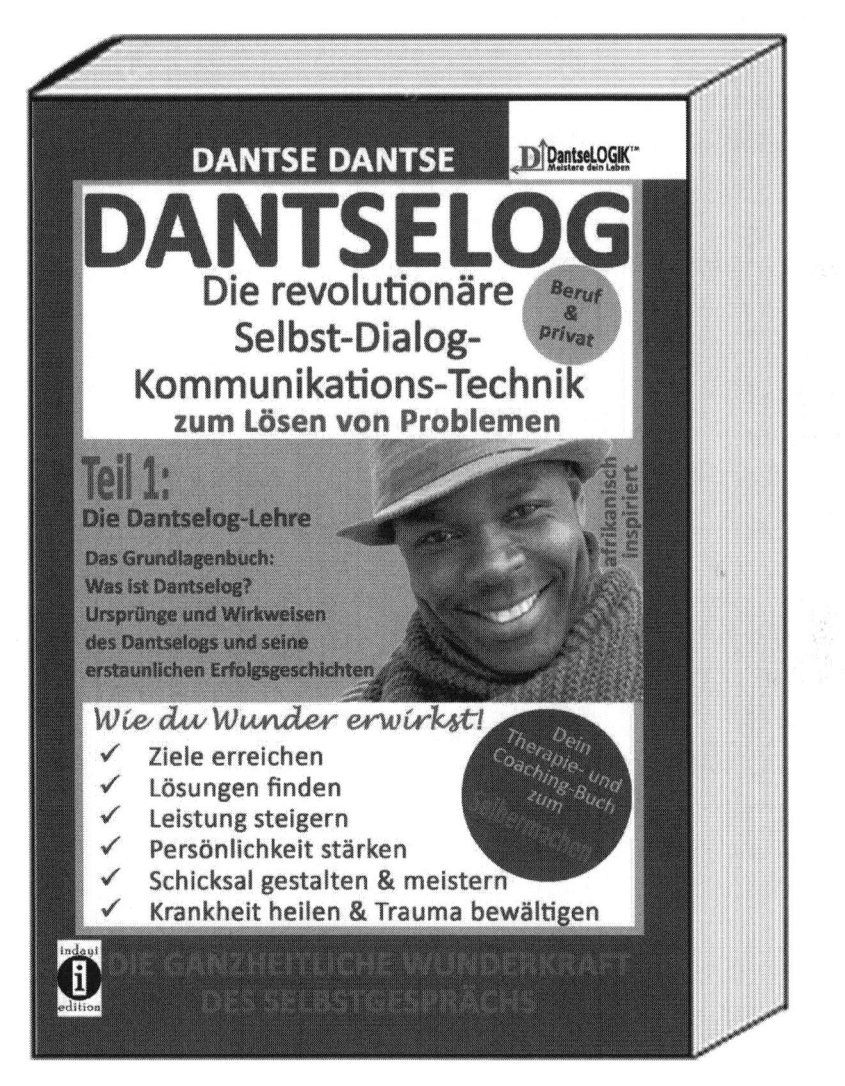

Warum lässt man uns an Magie glauben?

Besonders in Afrika, während meiner Forschungen und Lehren, aber auch bei meinen Recherchen in vielen Wissenslogen Europas habe ich Dinge gesehen, die man uns als **Magie und Wunder** verkauft, deren Entstehen aber zu 100% nach einem ganz normalen logischen Prozess des Wissens abläuft. Viele Dinge, die wir – auch ich – Magie nennen, sind **einfache, logische Prozesse**, die jeder von uns durchführen kann, wenn wir wüssten, wie es geht, das bedeutet, wenn wir es gelernt haben.

Es ist kein Zufall, dass man die Menschen im Glauben an Wunder und Magie lässt. Das schafft ein **Mysterium-Denken**. Um dieses Mysterium zu bewahren, muss der Wunder und Magie-Glaube unterhalten und ihm freier Lauf gelassen werden. All das verfolgt mehrere Ziele, wobei das wichtigste ist, die **Kontrolle über die Menschen** zu behalten.

Der Glaube an Wunder oder Magie lässt Menschen, die Macht haben und über andere Menschen entscheiden, die volle Freiheit, ihre Pläne für **totale Macht, Manipulation und Kontrolle** (Selbstbewusstsein, Denken, Gefühle, Persönlichkeit usw.), aufzustellen und auszuführen. Das Verbreiten vom Glauben des Geheimnisses lässt Raum für alle Glaubensrichtungen sowie Religionen, Sekten usw., dass sie ihre **dogmatischen, trügerischen, phantasmagorischen und unlogischen Lehren** als mystisch darstellen und sie durchsetzen können. Diese Erkenntnis zu verbergen und Wunder und Magieglaube zu fördern lässt zu, dass mächtige Menschen und Institutionen Unwissenheit, Lüge, Dummheiten verbreiten, dass sie lügen, um Menschen geschickt zu manipulieren. Dieser Obskurantismus führt zum Auftauchen von Logen, Sekten, Gurus, Demagogen in der ganzen Welt und es ist für jeden Geschmack etwas dabei. **Jeder gewinnt** etwas dabei: die **Politik**, die immer als Ziel hatte Menschen zu führen, sie so zu orientieren, dass sie sich kaum noch den Entscheidungen von oben widersetzen. Es ist ein Gewinn für die **Wirtschaft und Wissenschaft**, die dann zufällig irgendwann viele dieser Geheimnisse patentieren, sich Ruhm, gesellschaftliches Ansehen sichern und den „Wunderglaube" zu Geld machen. Auch **Sekten und Gurus** profitieren davon, von diesen verlorenen Menschen, die ihre Seele suchen.

> **Wissen vertreibt den Aberglauben und den Wunderglauben und wird somit ein Feind. Wissenschaftliche Beweise dienen manchmal dazu, tieferes Wissen zu verbergen und Menschen, die nicht bestimmten Kreisen angehören, zu bremsen. Das hat zum Verlust großer Mengen Wissen beigetragen und die Menschen weniger klug gemacht. Die Menschheit wäre viel weiter, wenn man das Mysterium entmythisiert hätte, wenn es weniger Geheimnisse gäbe. Man hätte mehr Freiheit und weniger Kontrolle.**

Die Formel der inneren geistigen Einstellung: Das magische DantseLogik Erfolgsgesetz für eine positive mentale Einstellung

> **Alles was dir passiert konkurriert nur zu deinem Wohlergehen. Nichts ist gegen dich, alles ist für dich.**

Es gibt wahrlich eine höhere Macht (Gott für mich, etwas anderes für andere Menschen), die über uns wacht und immer alles daransetzt, dass es uns gut geht. Diese innerliche mentale Annahme ist das Beste, was du für dich tun kannst, um dein Leben zu erleichtern, es ohne, bzw. mit wenig, Angst und Sorge zu leben. Das ist eine aktive mentale Einstellung. Eine mentale Einstellung die hilft, heilt, Lösungen findet, Frieden bringt, Angst und Sorge sowie Druck und Blockaden beseitigt, zuversichtlich und selbstbewusst macht. Und vor allem, eine Einstellung die dir **FREIHEIT** und **LIEBE** ermöglicht.

**FREIHEIT und LIEBE
sind die größte Güte, die Gott uns gratis
(aber nicht umsonst) gegeben hat.**

DIE MAGISCHE DantseLogik ERFOLGSFORMEL

„Alles und alle um mich herum und in mir tragen dazu bei, dass ich mein Ziel erfolgreich erreiche und glücklich bin.

Alles, was mir passiert, trägt zu meiner Gesundheit, Befreiung, Freiheit, meinem Erfolg und Glücklichsein bei.

So war es immer gewesen, so ist es immer geplant worden, auch diesmal wird es so sein, so wird es geschehen, so ist es geschehen, so sei es. Danke!"

Diese Formel ist das A und O für deinen Erfolg. Du sollst daran **fest glauben und festhalten**. Dabei ist es egal was passiert, weil dieses Gesetz die Wahrheit ist. Sogar **deine Feinde helfen dir, dein Ziel zu erreichen**, ohne es zu wissen. Auch was wir Unglück nennen passiert nicht ohne Grund: Ein Schmerz will dir sagen, dass etwas zu ändern ist. Übergewicht will dir sagen, dass du dich schlecht ernährst. Diabetes will dir sagen, dass dein Körper überzuckert und überfettet ist.

Alles was dir passiert, auch Unglück und Pech, **konkurrieren zu deinem Wohlergehen**, jetzt oder später. Dieses Gesetz ist die Wahrheit, kein anderes Gesetz kann dieses **göttliche Gesetz** ersetzen oder verändern oder ergänzen. Es findet sich versteckt in der Bibel:

> **WIR WISSEN ABER, DASS DENEN, DIE GOTT LIEBEN, ALLE DINGE ZUM BESTEN DIENEN, DENEN, DIE NACH DEM VORSATZ BERUFEN SIND.**
> **RÖMER 8:28**

Alles, wirklich alles, was mit uns passiert, ist **immer eine positive Mitteilung**. Nur die Deutung durch uns kann diese Mitteilung zu etwas Negativem machen. Da dieses Gesetz eine Wahrheit ist, ist es automatisch eine **Kraft und transportiert somit Energie**, die auf alle anderen Handlungen positiv wirken. Der Glaube daran kann nur noch eines mit sich bringen: **deinen Erfolg**.

Diese mentale Einstellung wird dich **mit dem Guten synchronisieren**. Es kommen nur Dinge zu dir, die am Ende positive (Aus-)Wirkung haben. Diese Wahrheit ist so stark, dass man sie in der Erziehung der Kinder als einen zentralen Punkt übernehmen müsste. Ein Mensch mit so einer mentalen Einstellung ist automatisch ein **Gewinner**. Nicht, dass er nicht erlebt, was wir Menschen Niederlage, Scheitern, Schwierigkeit nennen, sondern, weil sie ihm keine Angst mehr machen, keine Macht über ihn haben und ihm keine Energie entziehen. **Er weiß, dass alles gut wird** und deswegen ist er auch auf dieses Gute fokussiert. Das führt dazu, dass er so handelt und sich so verhält, dass dieses Gute tatsächlich zu ihm kommt. Er ist mit dem Guten synchronisiert.

> **Synchronisiere deine Gedanken mit dem Guten und dem Positiven in allen Dingen und das Gute wird dich verfolgen.**
>
> **DU WIRST NIEMALS EIN VERSAGER, EIN VERLIERER SEIN, EGAL WAS PASSIERT. DU BLEIBST FÜR IMMER EIN GEWINNER, AUCH WENN DU VOR SCHMERZEN WEINST.**

➡️ **Jedesmal, wenn du unsicher bist, wenn du zweifelst, wenn etwas dir Angst und Sorge macht, wenn etwas Schmerzhaftes passiert, wenn du krank bist, wenn du gemobbt wirst, wenn ein „Unglück"** passiert, wenn du eine „Niederlage" erleidest, wenn du scheiterst oder versagst oder wenn du verlassen bist, sage dir einfach dieses Erfolgsgesetz auf und glaube fest daran und du wirst sehen, was mit dir passiert.

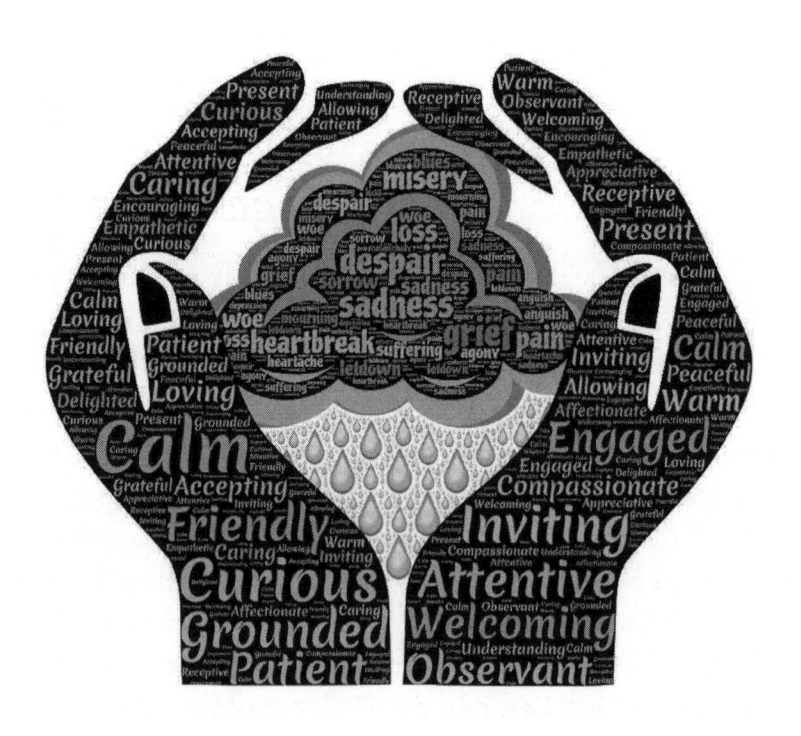

Die DantseLogik-Lehre: Sei immer Täter, um dich zu heilen und zu befreien

Sei in allen Situationen und bei allem, was dir passiert immer der Täter bzw. nimm immer die Täterrolle ein. Sei bei einer Tat niemals, auch wenn sie gegen dich gerichtet ist, das Opfer, sondern der **Autor deines Wohlergehens**, der Autor deines glücklichen Endes.

> **DIESE EINSTELLUNG, DIE DIE MEISTEN VON UNS ALS „UNFAIR ODER „UNGERECHT" BEZEICHNEN WERDEN, IST EINE DER BESTEN THERAPIE, DIE ES GIBT.**
> **DAMIT KANNST DU AUCH SCHLIMME KRANKHEITEN UND TRAUMATA HEILEN ODER BEKÄMPFEN.**

Das **Opfer** einer Tat ist wahrscheinlich an seiner persönlichen zukünftigen Zerstörung **schuldiger** als der echte Täter selbst, wenn es als Opfer mit dem wahren Täter in Verbindung steht. Als Opfer **übergibst du dem Täter die Macht** über dich und über das Geschehen, was die Tat mit dir machen soll. Denn in einer solchen Verbindung hängt die (Opfer-) Befreiung oder Heilung sehr häufig von der Art ab, wie man diesen schuldigen Täter behandelt hat. Damit ist das **Opfer emotional abhängig vom Täter** und ist somit (auch energetisch) Gefangener von ihm. Viele Menschen fühlen sich schließlich befreit, wenn ein Täter entweder identifiziert oder verhaftetet wurde oder gestanden hat und verurteilt wurde oder er Details über seine Tat preisgibt. Das heißt, wenn du Opfer bist oder in der Opferrolle bleibst, wirst du **Sklave oder Gefangener des wahren Täters**, der dich bindet. So wirst du am Ende gegen dich selbst der Täter deines Schmerzes und Leidens sein und nicht mehr die ursprüngliche Tat und ihr Urheber.

Von dem Moment an, an dem du akzeptierst, dass etwas nicht zufällig passiert ist, dass es passieren musste und deswegen einen **Sinn hat und zu etwas Positivem beitragen kann** (auch wenn du noch nicht weißt wie), siehst du die Möglichkeiten, alles zu deinen Gunsten oder zu deinem Besten nutzen zu können. Auf einmal wirst du mit dieser Denklogik aus der DantseLogik zum **Meister und Autor (Urheber) des Weges**, den du, verschuldet durch die Handlungen anderer, gehen wirst. Du bist nun derjenige, der entscheidet, wie es weitergeht, welche Richtung die erlebte Tat nimmt, welche Handlung zu ergreifen ist, welche Macht diese Tat auf dich haben wird oder nicht.

> **DU ÜBERLÄSST DER NATUR DIE MACHT ÜBER DEN WAHREN TÄTER UND SEINE TAT UND DU ÜBERNIMMST DIE MACHT ÜBER DIE FOLGEN DER TAT AUF DICH. ES GIBT KEINE BESSERE GESTE ZUR SELBSTLIEBE UND ZUM SELBSTSCHUTZ.**

Wenn du dich weigerst, der Autor zu sein (nicht der Schuldige), bist du dir selbst undankbar. Du tust nicht etwa Gutes für den Täter, indem du ihn in den Mittelpunkt des Geschehens stellst, ihn ständig verurteilst, dich ständig über ihn ärgerst, du tust dir etwas Gutes, wenn du **seine Macht über dich auf null reduzierst**, ihn ignorierst, seine Entschuldigung nicht brauchst (denn du hast ihm schon verziehen). Als Täter bist du dir selbst dankbar, denn **du entscheidest allein**, wie du die Tat verarbeiten wirst und wie du sie zu einem guten Ende für dich bringen könntest.

Obwohl wir alle **das Recht** haben (und das ist auch gesund so) **auch mal deprimiert zu sein**, zu weinen, traurig zu sein, zu jammern und uns zu beklagen, schlapp und faul zu sein, Ungerechtigkeit oder schlechte Behandlung uns gegenüber anzuprangern und gegebenenfalls zu bekämpfen, ist es aber viel wichtiger zu wissen, wann dies unsere Sicht auf das Leben negativ beeinflusst. Du musst dir immer sagen, dass du nicht der einzige mit den Problemen bist, aber **du kannst nur Dinge ändern, wenn du handelst**.

Opfer sein und bleiben macht dich abhängig vom Täter und am Ende bist du Täter deiner Schmerzen aus dem Geschehen. Selber zum „Täter" (Autor) werden, das macht dich unabhängig und mächtig. Es lässt dir die Macht, selbst zu entscheiden, wie die Auswirkung einer Tat auf dich positiv sein wird.

Aus einer Tat gegen dich wird eine Chance für dich.

Sei niemals Opfer. Opfer sein bedeutet, dass der andere oder die Sache, die Situation die Macht über dich hat und dann deine Reaktion und deine Gefühle bestimmt. **Wenn du Opfer einer Person bist und es bleibst** (auch wenn sie dir tatsächlich und bewiesenermaßen geschadet hat), **gibst du ihr die Macht** gleich mit. Das heißt, du hast nicht mehr die Macht, die Kraft und die Motivation etwas zu ändern bzw. Veränderungen herbeizuführen. Du gibst das Kommando und Lenkrad zur Veränderung an diese Person oder Sache ab. Du bist **von dieser Person abhängig** und kannst nur mehr um Veränderung betteln. Das führt zu einem Gefühl der Ohnmacht und Hilflosigkeit und macht total unglücklich.

➡ **Sei in allen Dingen immer Täter. Täter dafür, wie du dein Leben gestalten willst, egal was passiert ist, welche Richtung dein Leben nehmen soll und muss, wie deine Reaktion auf eine Aktion sein wird, damit die Aktion wenig bzw. kaum negativen Einfluss auf dich hat und dich unglücklich macht. Gib die Opfermentalität auf. Trage die Verantwortung, um die Macht über die Dinge zu haben. Wer die Macht hat, kann viel ändern und verändern.**

Wissenschaftlich, ja oder nein?
Am Ende ist alles Wissenschaft

Diese Erkenntnisse allein verändern die Wissenschaft gravierend:

„Es ist überheblich, arrogant, ein Mangel an Demut, fehlender (Selbst)-Respekt gegenüber dem Wissen und letztendlich Zeichen von wenig Intelligenz, zu sagen oder zu glauben, dass es das, was man nicht erklären kann, nicht gibt. Die heutige wissenschaftliche Methodik ist die banalste und ungenialste Methode, um das Wissen verstehen zu wollen. Sie reicht einfach nicht, um das ganze Wissen zu erklären."
Mein Feu-Vater

„Je mehr der Mensch sich von seiner Spiritualität und der spirituellen, nicht sichtbaren Welt entfernt, desto einfacher wird er und am Ende wird er dumm. Dieser Mensch wird ein Spielball derer, die spirituell sind und wissen, dass die reale Welt nur die Umsetzungswelt ist. Die Labor ist aber ganz woanders."
Mein Wissenslehrer in Kamerun

„Die subtilen Qualitäten des Gehirns sind nicht notwendigerweise rational und unsere Vernunft ist nicht stark genug, um unsere direkte Kenntnis der Tatsachen zu ergänzen. Die Intuition hat ein Feld, das größer ist als das der Vernunft, und der religiöse Glaube, rein intuitiv, bildet einen menschlichen Hebel, der wirksamer ist als die Wissenschaft und die Philosophie. Es ist die Überzeugung, die dich zum Handeln bringt, nicht das Wissen."
Pierre Lecomte von Noüy, französischer Mathematiker, Biophysiker, Schriftsteller und Philosoph (1883-1947).

„Alles, was du denkst, gibt es schon. Es existiert bereits. Wenn es dies nicht gäbe und es nicht existieren würde, würdest du es auch nicht anziehen. Du würdest nicht daran denken. Nun musst du es nur noch materialisieren und nicht neu erfinden."
Dantse nach einem Gespräch mit einem kamerunischen Genie, das im Urwald lebt und nie Kontakt mit der Außenwelt hatte.

„Du kannst dich nicht Erfinder nennen. Jeder, der sich Erfinder nennt usurpiert den Titel. Er gehört ihm nicht. Du erfindest nichts Neues, denn es gibt schon alles."
Das Urwald-Genie aus Kamerun

Meine Bücher sind nicht „wissenschaftlich", sondern natürlich und voller Wissen. Ich sehe mich als einen unabhängigen Berichterstatter, der den Dingen neutral auf den Grund geht und der das, was er weiß und gefunden hat, den Menschen weitergibt.

Viele Leser melden sie bei mir, um zu fragen, warum dies oder das nicht woanders zu finden ist, warum manche Thesen nicht wissenschaftlich bewiesen bzw. gestützt sind. Meine Bücher sind nicht wissenschaftlich in dem Sinne, wie wir wissenschaftlich definieren. Wenn du nur solche Bücher suchst und nur an dem, was wissenschaftlich bewiesen ist, interessiert bist, wenn du glaubst, dass nur wissenschaftlich Bewiesenes die einzige Wahrheit ist, wenn du nicht glaubst, dass viele Dinge, die erst heute wissenschaftlich bewiesen sind, gestern schon längst bekannt waren und genutzt wurden, dann musst du jetzt damit aufhören, dieses Buch weiter zu lesen. Wenn du einer von denen bist, die nur an das glauben, was sie sehen und hören, und denken alles andere existiere nicht, dann höre jetzt damit auf, dieses Buch zu lesen, **denn ich bin kein wissenschaftlicher Forscher im klassischen Sinne.**

Wenn du dich aber entscheidest weiter zu lesen, lies und setze meine Tipps einfach um, auch wenn du nicht daran glaubst, auch wenn du daran zweifelst, dass sie dir helfen können. Das Ergebnis wird dir den Glauben bringen und deine Zweifel ausräumen. So geht es tausenden von Lesern, die Monat für Monat meine Gesundheitsbücher kaufen, und meine Tipps gegen Krankheiten wie Krebs, Diabetes usw. umsetzen. Ihre Zufriedenheit sowie die Platzierung als Amazon-Bestseller Nr.1 von Büchern wie „Krebs hasst Safou, fürchtet Moringa und kapituliert vor Yams" (ISBN 978-3-946551-34-8) sind überzeugende Belege, dass

Wissen nicht unbedingt rein wissenschaftlich sein muss, um Menschen zu helfen.

Die sichtbare und die unsichtbare Welt

Ich hatte einmal bei einem Vortrag eine Diskussion mit Fachleuten (Professoren und Ärzten) und einer Gruppe von ihren Patienten. Bei dem Vortrag sagte ich ihnen, dass die Welt regiert wird von Dingen, die wir nicht sehen, nicht berühren und nicht hören können.

> **WAS WIR SEHEN, DIE PHYSISCHE WELT, HAT GAR NICHTS MIT DER VOLLEN WAHRHEIT UND DER REALITÄT DIESER WELT ZU TUN. SIE IST NUR EIN WINZIGER TEIL DER REALITÄT.**

Die Welt, die den fünf Sinnen (Sehen, Hören, Riechen, Schmecken und Tasten) zugänglich ist, ist die echte Welt „light", eine kleine Welt.

> **DIE MACHT ÜBER UNS HABEN DIE SINNE, DIE WIR GAR NICHT SEHEN, HÖREN, TASTEN, RIECHEN, SCHMECKEN. DIESE ANDERE WELT IST DIE WELT DER MACHT. SIE ENTSCHEIDET ÜBER DIE SICHTBARE WELT.**

Viele Fachleute zeigten sich empört und meinten ich rede esoterischen Unsinn. **Es gäbe nur eine Welt, eine reale Welt, und das sei die Welt in der wir leben.** Das was wir sehen, hören tasten, schmecken und riechen können, sei unsere Realität. Alles andere sei irreal und existiere nicht, außer in Fantasien von Verschwörern. Es wurde stark applaudiert. Ich war verwundert über eine solche Aussage von Menschen, die das Wissen tragen. Ich blieb ruhig und stellte ihnen nur eine Frage. Ich nahm das Beispiel von Schall, Licht und elektromagnetischen Wellen und einige andere Beispiele, um meine Argumente wissenschaftlich zu stützen.

Schallwellen können wir mit menschlichen Sinnen hören. Ultraschall ist Schall mit Frequenzen oberhalb des Hörfrequenzbereichs des Menschen. Das bedeutet, Menschen können Ultraschall nicht hören. Mit den **elektromagnetischen Wellen** ist es genauso. Es gibt Bereiche, Wellenlängen, die Menschen sehen können. Das Lichtspektrum, wie auch das **Farbspektrum**, ist der für Menschen sichtbare Anteil des elektromagnetischen Spektrums. Die Mikro- und Radiowellen, Infrarotstrahlung (Wärmestrahlungen), UV-, Röntgen-, und Gammastrahlen sind nicht mit den menschlichen Sinnen zu empfangen.

Meine Frage an die Fachleute war dann diese:

→ Sind diese von uns nicht sichtbaren und nicht spürbaren Schall- oder elektromagnetischen Wellen nicht real? Sind sie nicht die Wahrheit? Weil wir sie nicht sehen, existieren sie nicht? Sie hatten ja gesagt, es sei Unfug was ich sage, nämlich, dass es außerhalb unserer Wahrnehmung eine andere Realität gäbe

➜ Die sichtbare Welt (das, was unsere Sinne aufnehmen können) und die unsichtbare Welt (die Ultraschall- und elektromagnetischen Wellen, die wir nicht empfangen) – welche von beiden hat die Wissenschaft mehr vorangebracht? Welche hat die Medizin revolutioniert? Mit welcher Welt kann ich den Menschen besser heilen, Flugzeuge fliegen lassen, telefonieren, fernsehen, ins Internet gehen usw.?
Ganz klar mit der Realität der unsichtbaren Welt.

Als **anderes Beispiel** nahm ich das Beispiel des **Lichtspektrums**: Unser Bewusstsein empfängt nur einen Bruchteil von Dingen, die für uns möglich sind. Den größten Teil der machbaren Dinge können wir mit unseren Sinnen nicht empfangen. Es passiert im Dantse-Bewusstsein, in dieser anderen Welt. Beim Lichtspektrum zum Beispiel sagt die Wissenschaft, dass unsere bewussten Sinne nur 8% davon wahrnehmen können.

➡ **Aber nur, weil wir 92% des Lichtspektrums nicht empfangen können, bedeutet das nicht, dass es nicht existiert. Es ist da, wir sehen es nur nicht.**

Akupunktur wurde lange von der Wissenschaft als Unfug belächelt. Ein bekannter Wissenschaftler sagte vor Jahren, dass es **Scharlatanismus** wäre, zu glauben, dass es auf dem Körper Punkte geben, an denen man durch Nadelstiche eine therapeutische Wirkung erzielen könne. Die Krankenkassen lehnten es ab solche Behandlungen zu zahlen. Heute ist das völlig anders. Die Wirkung dieser Therapie zur Heilung von Krankheiten ist **weltweit anerkannt**. Das Wissen ist vielfältig und nur weil wir etwas nicht wissen oder nicht kennen, bedeutete das nicht, dass es das nicht gibt oder es falsch oder unmöglich ist.

Als **letztes Beispiel** wählte ich eines mit Tieren. Viele Tierarten haben, neben den Sinnen, die wir auch Menschen haben, **andere Sinne wie den Magnetsinn** (Orientierung am Erdmagnetfeld , bezeichnet die Fähigkeit, die Tieren besitzen, das Magnetfeld der Erde wahrzunehmen und für die Ortsbestimmung zu nutzen), den Elektrosinn (chemische, elektrische oder akustische Signale), den Strömungssinn (die Fähigkeit von Organismen, strömende Gase bzw. Flüssigkeiten wahrzunehmen und sich in ihnen zu orientieren). Eine erstaunlich große Anzahl von Tieren hört im Ultraschall-Bereich. Fledermäuse nutzen ihre Ultraschall-Schreie, um sich an deren Echos zu orientieren. Da Menschen das nicht können, existieren diese Möglichkeiten nicht? **Warum werden die paar Menschen, die das gelernt haben und können, Magier genannt?** Sind diese Tiere Magier? Zauberer?

Meine letzte Frage an dieses Publikum und an die Fachleute, die mich am Anfang als Esoteriker einstufen wollten, war nun: **Welche Behauptungen sind nun wissenschaftlich belegt, ihre oder meine?** Wer erzählt hier Unfug und verblödet Menschen? Ich oder ihr, die Fachleute? Im Saal wurde es ruhig und ohne, dass ich eine Antwort bekam, ging das Gespräch in ein anderes Thema über.

Was ich mit diesen Beispielen bewiesen hatte, ist so in allen Bereichen des Lebens.

> **DIE PHYSISCHE WELT IST DIE MATERIALISATION VON KENNTNISSEN DER WELT, DIE WIR NICHT SEHEN, HÖREN, SCHMECKEN, TASTEN ODER RIECHEN KÖNNEN. DIE SPIRITUELLE WELT IST MÄCHTIGER ALS DIE SICHTBARE WELT. WER ZUGANG ZU DIESER UNSICHTBAREN WELT HAT, HAT EINEN VORSPRUNG IM WISSEN.**

Was heute vielleicht nicht als wissenschaftlich gilt, kann schon lange wissenschaftlich sein, wurde aber von den Menschen noch nicht greifbar umgesetzt.

Alle bedeutenden Menschen auf dieser Erde, alle **Genies**, sind Menschen, die diese Macht der unsichtbaren Welt erkannt und genutzt haben. Die Ignoranz bei dieser Diskussion hatte mich erstaunt, denn zwei der Fachleute waren bekannte Sektenangehörige (man nennt solche Sekten heute Logen). Und ab einem bestimmten Grad geht es in diesen **Logen** um die Macht über sich und den anderen durch „Zähmung" von Wissen spiritueller Welten.

Es gibt selten einen Anführer oder Politiker, einen Milliardär, einen hocherfolgreichen Menschen, der nicht in solch einer Loge ist. Ich finde es nicht schlecht, dass es Logen gibt. Es ist nicht schlimm, wenn Menschen sich über ihre innere Kraft bewusster werden und diese noch stärken wollen, um erfolgreicher zu sein.

Ich bin nur irritiert, dass sie propagieren, es gäbe nur eine Welt, eine Realität, die physische Welt, aber selbst Wissen aus der nicht sichtbaren Welt, deren Existenz sie vehement abstreiten, benutzen.

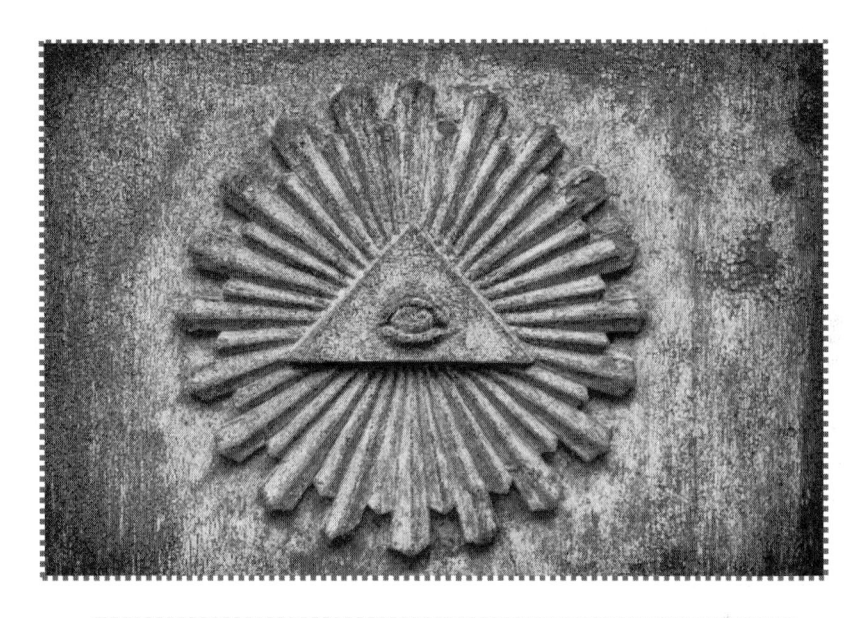

> **AM ENDE ZÄHLT NUR EINS: DASS MAN SEIN ZIEL GESUND ERREICHT, EGAL WELCHEN WEG MAN GEWÄHLT HAT. UND DAS TUE ICH MIT MEINEN BÜCHERN UND MEINEM COACHING, UND TAUSENDE VON MENSCHEN SIND DAMIT STETS ZUFRIEDEN UND GLÜCKLICH.**

Auf meiner Coachingseite www.mycoacher.jimdo.com kannst du die Meinungen von hunderten von Menschen über mich lesen. Obwohl ich keine Werbung mache und keine Likes kaufe, habe ich im Durchschnitt über 3000 Likes für meine Beiträge auf Facebook.

Ich möchte mit meinen Büchern neue Visionen und die Vielfalt der Möglichkeiten zeigen und aufzeigen

Meine Bücher sollen Horizonte erweitern und zeigen, dass es viele Wahrheiten, viele Realitäten, viele verschiedene Arten von Lösungen, von Wegen und Auswegen gibt, die dazu führen, dass der Mensch sein Leben meistert. Denn jeder Mensch ist ein Unikat und es können nicht alle in einen Topf geworfen werden.

Manchen hilft der eine Weg, manchen der andere. Manche Medikamente helfen bei einem Menschen und das gleiche Medikament für dieselbe Krankheit schlägt bei einem anderen Menschen nicht an: Bei ihm hingegen hilft aber eine alternative Methode. Es gibt **unzählige Möglichkeiten** und es wäre sehr schade für den Menschen und die Welt, wenn nur Einbahnstraßen-Lösungen angeboten würden.

Die **moderne Wissenschaft**, wie man sie uns lehrt, kann nur einen kleinen Teil des Wissens erklären und auch nur einen kleinen Teil der Lösung zu den menschlichen Problemen beitragen. Die **moderne Medizin** ist für den Großteil der Probleme der Menschen **inkompetent**. Der schulische wissenschaftliche Weg ist nur einer von vielfältigen Wegen Wissen zu erklären.

Die Wissenschaft, so wie wir sie kennen, die die **Ausschließlichkeit des Wissens** für sich reklamieren will, ist zu jung, um diesen Status einzufordern. Der Mensch lebt seit zigtausenden von Jahren und er hat gut gelebt und Probleme seiner Zeit und jeder Art auch sehr gut gelöst, ohne diese Art von Wissenschaft zu benötigen. Im Gegenteil: Die Menschen haben vor tausenden von Jahren Dingen geschafft, die die aktuelle Wissenschaft nicht in der Lage ist zu erklären. Das bedeutet, es gibt andere Arten, das Wissen zu demonstrieren und auszulegen, die einen viel weiterbringen als die, die wir heute haben.

Diese Annahmen allein verändern die Wissenschaft gravierend zum Positiven

In der afrikanischen Naturlehre steckt so viel Wissen, das sehr hilft, ohne dass man viel dafür tun muss. Viele Menschen in meinem Coaching sehen mich als Guru, wenn ihnen mit kleinen und einfachen Tipps geholfen wird, manchmal bei Leiden und Schmerzen, die sie seit zig Jahren mit sich tragen und nachdem sie alle Therapien der Welt gemacht haben. Ich sage immer, dass ich das nicht bin. Mein Lehrmeister war ein Guru, ein großer. Ich bin es nicht.

> **ICH MACHE NICHTS VERWUNDERLICHES, ICH NUTZE NUR DIE LOGIK DER DINGE UND FINDE LÖSUNGEN, DAMIT DEN MENSCHEN GEHOLFEN WIRD.**

Du wirst beim Lesen meiner Bücher erstaunt sein, dass ich mich sehr häufig auf wissenschaftliche Studien, Erkenntnisse und Kenntnisse beziehe. Ja, das ist meine Stärke, da ich nicht dogmatisch bin. **Ich mag die Wissenschaft sehr**, da dahinter eine Logik steht. Viele Wissenschaften sind sehr gut und haben die Menschheit verändert und unsere Lebensbedingungen stark erleichtert und verbessert. Ich bringe meine Kinder auch zum Arzt, wenn es nötig ist. Aber es ist auch gut zu erkennen, dass einige Dinge in der Wissenschaft und Schulmedizin nicht zugunsten der Menschen ablaufen. Das gleiche muss man auch über alle anderen alternativen Therapieformen sagen. Es gibt gute und weniger gute. **Die Schulmedizin ist sehr wichtig und hat die Menschheit auch weitgebracht.** Besonders bei Krankheiten, die die Wissenschaft durch die Wirtschaft selbst verursacht hat, wirkt die Schulmedizin gut. Deswegen sind meine Bücher auch sehr davon inspiriert. Ich glaube nur, und dies gilt für alle Systeme, dass sich die Schulmedizin weiter wissenschaftlich öffnen und den Menschen tiefer **in seiner Ganzheit** betrachten sollte.

Nichts ist perfekt. Ich studiere und analysiere intensiv das Gute hier und da, aus allen Richtungen, und bringe es mit meinen eigenen Kenntnissen, Forschungen und afrikanischen Erkenntnissen zusammen. Daraus ist erst meine Methode **DantseLogik** entstanden.

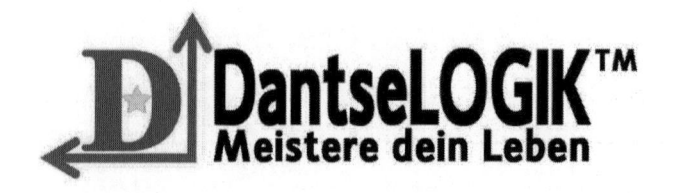

DantseLOGIK™
Meistere dein Leben

Das Geschäft mit den wissenschaftlichen Studien

Muss alles wissenschaftlich bewiesen sein, damit es uns hilft?

Leider glaubt die große Mehrheit der Menschen in den westlichen Ländern immer noch nur Informationen, die aus der wissenschaftlichen Ecke kommen. Ich bekomme immer viele Briefe von meinen Lesern, die sich beklagen, dass für manche meiner Behauptungen wissenschaftliche Quellen fehlen. Obwohl ihnen mit den Ratschlägen geholfen wurde, wollen sie zur Gewissensberuhigung wissen, ob die Wissenschaft über das eine oder das andere schon mal geschrieben hat. Ich lächele immer darüber, denn dies zeigt, wie sehr wir konditioniert sind, **in Einbahnstraßen zu denken**. Man nennt es auf Französisch „la pensée unique". Das bedeutet, nur auf eine Art zu denken. Etwa in der Art: „Was nicht schwarz ist, muss weiß sein." Dass es zwischen schwarz und weiß noch viele andere Farben gibt, ist für viele Menschen immer noch schwer zu begreifen.

Die Wissenschaft ist sehr wichtig und die Idee des „wissenschaftlichen Beweises" finde ich sehr gut und auch ethisch und methodisch, denn es hilft uns zwischen gut, falsch, weniger falsch, seriös, nicht seriös usw. zu trennen und zu unterscheiden, und so kommt das Wissen vorwärts und verbessert unser Leben.

Wir vertrauen der Wissenschaft, wissenschaftlichen Studien, medizinischen Forschungen, denn wir verbinden damit die Hoffnung auf bessere Gesundheit, Heilung, Wohlstand, langes Leben. Die Medien stürzen sich darauf und zitieren neue Studienergebnisse, sie sind wie Trophäen, denen viele Menschen Glauben schenken möchten. Gerade darin liegen die **Missbrauchsmöglichkeiten und das Geschäft** mit den wissenschaftlichen Studien:

Das Geschäft mit unserem Glauben und unserer Hoffnung.

Den Satz „Vertrauen ist gut, Kontrolle ist besser" kennt fast jeder von uns. Gerade bei wissenschaftlichen Studien hat dieser Satz seine Berechtigung, damit wir wertvolle und ehrliche Studien von wertlosen und tendenziösen Studien unterscheiden können, die uns nur manipulieren wollen, damit wir etwas Bestimmtes tun. Warum?

„Schlank durch Schokolade", diese Doku im ZDF, dem Zweiten Deutschen Fernsehen, brachte großes Medieninteresse. Es ging um das Aufdecken der Wissenschaftslüge „Wer Schokolade isst, nimmt schneller ab", der „Schokoladen-Diät" des „Institute for Diet and Health". Mit Hilfe einer pseudo-wissenschaftlichen Studie (einer fake-Studie) und ein paar Werbetricks, hatten die Autoren es **geschafft, eine völlig absurde Diät seriös erscheinen zu lassen**. Die Doku zeigte, ich zitiere: „Wie leicht sich die Medien von dubiosen Studien manipulieren lassen." Die

Studie wurde weltweit verbreitet, alle Medien berichteten darüber, was die Wissenschaft wieder geschafft hatte und dass Schokolade hilft abzunehmen. Dabei existiert das Institut, die diese Studien gemacht haben sollte, gar nicht. So einfach wurden Menschen mit dem Begriff „wissenschaftlich" manipuliert und viele dachten nun wirklich, dass man mit Zucker vollgepumpter Schokolade Fett verbrennen kann.

Wir kennen die Problematik auch mit **Asbest**. Ein stark krebserregender Baustoff, der bis Mitte der neunziger Jahre in Deutschland häufig benutzt wurde, bevor er verboten wurde. Davor gab es **top-wissenschaftliche Studien** von renommierten Forschern, Laboren und Wissenschaftlern, die **diesem Stoff seine Ungefährlichkeit bescheinigten**. Alle anderen Studien, die vor Asbest warnten, wurden als verschwörerisch abgestempelt. Die Realität danach war desaströs. Tausende von Menschen und besonders Bauarbeiter erkrankten wegen Asbest an Krebs, weil sie diesen wissenschaftlichen Studien geglaubt hatten. Und so ist es mit vielen Studien.

> **DIE WISSENSCHAFT KANN SICH IRREN, KANN SICH KORRUMPIEREN UND MANIPULIEREN LASSEN, KANN FEHLER MACHEN.**

Die **Medizin** ist besonders davon infiziert und somit ist unsere Gesundheit manipulierbar. Viele Ärzte und Forscher, die uns mit Wissen versorgen, bekommen Geld von der Industrie für ihre Mitarbeit. In den Medien wurde schon von Schein-Studien berichtet. Mediziner, die Geld für eine Studie kassieren ohne wirklich eine richtige Studie durchgeführt zu haben, ihr Ergebnis aber „wissenschaftliche Studie" nennen. Wir kennen Fälle, wo diese Mediziner vor Gericht gelandet sind und ihre Studie widerrufen mussten.

Manche Quellen meinen, dass **bis zu 90% der Studien in irgendeiner Form manipuliert** sind. Ich nenne nur einige Fälle: Astra Zeneca und Bayer Vital, Lucentis. Lipobay und so weiter.

Wissenschaftliche Standards werden nicht immer respektiert

In mehr als der Hälfte aller medizinischen Forschungsarbeiten werden die wissenschaftlichen Standards nicht eingehalten, sagt der klinische Koordinator am Deutschen Zentrum für Neurodegenerative Erkrankungen (DZNE), Dr. Ulrich Dirnagel, der viele medizinische Studien auf ihre Stichhaltigkeit untersucht hat. Er fand heraus, dass die **Dokumentation** von vielen wissenschaftlichen Arbeiten **unvollständig und sogar manipuliert** ist. Dirnagel veröffentlichte seine Untersuchungsergebnisse 2015 im Fach-Journal *PLoS Biology*.

Erfundene medizinische und wissenschaftliche Studien und Erkenntnisse ermöglichen einen **hohen Umsatz** des betreffenden Medikamentes oder anderer Produkte.

Es geht auch um die **Vermeidung von Schadensersatzansprüchen**. Viele Firmen stellen Medikamente her, die mit der Zeit Menschen schaden. Es wird dann mit allen Mitteln versucht, die Ursache des Schadens nicht in den betreffenden Medikamenten zu sehen, sondern woanders. Dafür nutzen sie Labore, Forscher, Mediziner, die mit zahlreichen Studien belegen sollen, dass das Medikament okay ist. Aber nicht immer geht es um Geld. Manchmal geht es um den Namen, **um den Ruf und um Ruhm**. Um den Kampf unter Wissenschaftlern und um gegenseitige Sabotage.

> **HIERMIT MÖCHTE ICH DIE LESER NUR WARNEN, NICHT EINFACH BLIND ALLES ZU GLAUBEN, WAS SICH HINTER DEM LABEL „WISSENSCHAFTLICH" VERBIRGT UND NICHT ALL DEM, DAS DIESEN NAMEN NICHT TRÄGT, UNKRITISCH ZU MISSTRAUEN.**

Kontrolle ist gut, egal aus welcher Ecke Informationen kommen. Das Beste ist das Selbstexperiment: **Selbst testen und**

ausprobieren, was der Ratgeber empfiehlt – solange es nicht schaden kann – ist die richtige Kontrolle.

Der „pensée unique" hindert uns daran, weiterzukommen und andere Wahrheiten zu erfahren, denn die **wahre Gesundheit liegt in deinen eigenen Händen.** Du kannst viel mehr für dich tun, als uns gesagt wird. Du kannst gesund leben ohne Medikamente, ohne chronische Krankheiten, wenn du auf die Natur vertraust, eine positive Einstellung zu dir findest, dich bewegst, deine Ernährung umstellst. In der Ernährung liegt ein Großteil unserer Gesundheit und deine Ernährung liegt in deinen Händen, in deinem Macht- und deinem Wissensbereich und nicht in „wissenschaftlichen Studien". Dieses Wissen zeige ich dir erfolgreich in meinen zahlreichen Büchern, ohne dass ich Mediziner bin.

> **SIND WIR NICHT EIGENTLICH ALLE EIN BISSCHEN MEDIZINER?**
>
> **MIT DER „DANTSELOGIK – MEISTERE DEINE GESUNDHEIT" WIRST DU SELBST DEIN EIGENER MEDIZINER**

Viele Leute fragen mich, wenn sie eine meiner Theorien lesen, testen und erkennen, dass sie wirken, ob mein Wissen wissenschaftlich untermauert ist, ob es dafür wissenschaftliche Studien gibt. Klar, ich mache meine eigenen Studien, Forschungen und

Experimente mit Probanden und mit mir selbst. Dennoch erfülle ich niemals den Standard der konventionellen, wissenschaftlichen Studien – Gott sei Dank. **Denn mein Wissen und meine Bücher sind nicht wissenschaftlich im Sinne der Schulkonvention.** Würde ich nur nach konventionellen, wissenschaftlichen Methoden vorgehen, würde ich viel Wissen, dass ich mir seit meiner Lehre in Afrika angeeignet habe, nicht anwenden können und somit unzähligen Menschen nicht helfen können. Tausende von Menschen lesen meine Bücher und nirgendwo wurde über mich schlecht berichtet. Ich bekomme viele Zuschriften von Menschen, die sich überglücklich dafür bedanken, wie mein Wissen ihr Leben positiv verändert hat.

Der konventionellen Wissenschaft fehlt der Zugang zu unerklärlichen Bereichen des Lebens (der Bereich, der aber den größten Einfluss auf den Menschen hat) und somit zu einem wichtigen Bestandteil des Menschen. Der zweite Fehler der Wissenschaft ist die Spezialisierung und somit die **Einteilung der Menschen in viele Kategorien, die miteinander nichts zu tun haben.** Das ist aber in der Natur unmöglich. Der Mensch ist Eins, in mehreren Teilen, die alle miteinander verknüpft sind. Du kannst Schmerzen im Auge (Augenarzt) haben, aber das Problem liegt in deinen Genitalien (Urologe). Das sind schon zwei unterschiedliche Experten, die getrennt voneinander arbeiten. Eine Heilung kann so selten nachhaltig sein ohne, dass eine neue Krankheit entsteht. Solche Beispiele zeigen: **Obwohl die Wissenschaft gut und hilfreich ist, kann sie nicht die einzige Methode sein.** Deswegen muss etwas nicht unbedingt wissenschaftlich sein, um gut zu sein und etwas muss nicht schlecht sein, nur weil es nicht wissenschaftlich bewiesen ist.

Denn wissenschaftliche Beweise und Studien sind definitiv nichts, dem man blind vertrauen sollte

Wer am 23.07.18 um 22 Uhr ARD geschaut hat, hat die Sendung über die Manipulation von wissenschaftlichen Studien gesehen. Die Reporter zeigten, wie einfach es ist, jeden Unfug als wissenschaftliche Studie gelten zu lassen und damit Geld zu verdienen. Sogar in sensiblen Bereichen wie bei Krebserkrankungen. Wie man in dieser Sendung sehen konnte, **kann praktisch jeder irgendetwas schreiben und dies dann mit ein bisschen Geschick als wissenschaftlich erklären lassen**.

Fazit: Wichtig ist es für dich, dass dir etwas hilft, ohne Nebenwirkungen, ohne dir zu schaden, egal ob es wissenschaftlich ist oder nicht. Das bedeutet: viel wichtiger als irgendwelche Worte, Texte, Untersuchungen ist dein Kopf.

> **VERGLEICHE, DENKE SELBST NACH UND LASS NICHT ANDERE FÜR DICH DENKEN**

Teil 1

Wie Ernährung Krebs auslöst:

KREBS

mag Weizen
liebt Zucker
und knutscht Milch

So löst Ernährung Krebs aus

Krebserregende Giftstoffe in
Lebensmitteln und Babynahrung

A. So macht uns die Ernährung krank und Weißmehl blöd

Einführung

In der modernen Schulmedizin und in der Fachwelt werden Krankheiten, deren Ursachen und deren Behandlung oft anders erklärt und behandelt, als man dies aus ganzheitlicher Sicht tut. Die Fachwelt versucht, Krankheiten lokal aufzufassen. Aus ganzheitlicher und natürlicher Sicht betrachtet man den gesamten Organismus und selten nur einzelne Symptome. Während zum Beispiel die Schulmedizin den Krebs nur mit Medikamenten (die noch weitere Nebenwirkungen mit sich bringen) heilen will, zielt die Naturmedizin darauf ab, den gesamten Organismus wieder in sein gesundes Gleichgewicht zu bringen und kombiniert Medikamente mit der gesamten Lebenssituation der Erkrankten, gerade damit die Schulmedizin erfolgreich wirkt. Das ist auch mein Ansatz. Den Menschen kann man nicht trennen, nicht in seine einzelnen Teilen, nicht von der Gesellschaft, in der er lebt, nicht von seiner Familie, nicht von seinem Beruf, nicht von seiner Sexualität, nicht von der Natur, denn er ist ein Teil von ihr und das bedeutet, er wird geprägt von dem, was er denkt, isst, trinkt und atmet oder von dem Ort, an dem er wohnt. Daher wirken viele natürliche Methoden manchmal schon lange, obwohl die Schulmedizin erst jetzt gewisse Zusammenhänge erkennt. Auch im Fall von Krebs ist es wichtig, das gesamte Gleichgewicht wiederherzustellen.

Ich erweitere dein Wissen und bereichere dich mit sehr vielen neuen Informationen und mit exklusiven Erkenntnissen über Stoffe und Lebensmittel, wie selten jemand zuvor.

Diese Mischung aus Wissenschaft, meinem ganzheitlichen Coaching und Kenntnissen aus Afrika macht dieses Buch zu einem Wissensschatz für ein gesundes Leben und tut Menschen, die sich mit Krebs beschäftigen, gut.

A1. Allgemeine Zusammenhänge zwischen Krankheit und Ernährung: Was ist Krankheit und warum werden wir krank?

Mit der technischen und industriellen Entwicklung sind viele neue Krankheiten entstanden und manche alten Krankheiten sind aggressiver und gefährlicher geworden. Auf der einen Seite kann man heute viele Krankheiten heilen, auf der anderen Seiten haben Menschen noch mehr Krankheiten „erfunden". Wir leben heute ungesünder als die Menschen vor uns.

Warum werden wir krank? Krankheit wird definiert als Störung der körperlichen und psychischen Funktionen. Zu den Funktionen des Lebens gehören auch Verhalten und Emotionen. Das bedeutet, wir werden krank, wenn etwas unseren Körper aus seinem Gleichgewicht gebracht hat. Die Krankheit ist deswegen eine Reaktion, oft eine Abwehr des Körpers gegen einen fremden „Angriff".

Die Krankheit zeigt sich meist durch äußerliche Symptome. Diese Symptome sind sehr wichtig, da sie uns verdeutlichen, dass etwas nicht in Ordnung ist und dass man etwas zur Wiedererlangung des körperlichen Gleichgewichts tun sollte. Sie sind Hilfestellungen.

Viele Krankheiten können psychisch oder körperlich bedingt sein und werden durch Stress, negative Gedanken, Angst, schlechte Lebensführung, Unfälle, Bewegungsmangel, Nebenwirkungen von Medikamenten, Viren und Bakterien, Umweltgiften, schweren körperlichen Anstrengungen und schlechter Ernährung hervorgerufen. Gerade die Ernährung, zusammen mit der mentalen

Einstellung, spielt die vielleicht größte Rolle in der Entstehung, Entwicklung und Beseitigung von Krankheiten.

Mit der Ernährung können wir schon im Vorhinein viele Krankheiten bekämpfen, bevor sie entstehen, oder sie auch schnell wieder beseitigen, wenn wir doch krank werden. Das bedeutet, dass man mit falscher Ernährung und schlechten Lebensmitteln auch Krankheiten fördern kann.

A2. Wenn Krebs aufhört eine Krankheit zu sein und zum Krankheitssymptom für schlechte Ernährung, Chemikalien und Lebensstil wird

Was wäre, wenn es keine richtigen Krankheiten gäbe, sondern sie nur Symptome wären?

Die Definition, was man unter einer Krankheit versteht und was als Krankheit definiert wird, entscheidet sehr über die persönliche Haltung zu Krankheiten. Und wir wissen heutzutage genau, dass allein die Haltung bzw. die Einstellung bei der Heilung oder Bekämpfung und Beseitigung von Beschwerden entscheidend sein kann. Das, was wir Krankheiten nennen, sind eigentlich Symptome des Körpers, Hilferufe, die uns zeigen, dass etwas in ihm aus dem Ruder gelaufen ist.

Wenn Krebs aufhört eine Krankheit zu sein und zum Krankheitssymptom für schlechte Ernährung, Chemikalien und Lebensstil wird

Wenn man die eigenen Perspektive auf die Idee von Krankheit verschiebt, ändert man gleichermaßen auch die Macht der verschiedenen Krankheiten über sich selbst. So hast du die Chance andere Wege zu finden, um viele Krankheiten ganz ohne Medikamente, ohne Chemie und ohne Arzt, Heiler oder Therapeuten zu beseitigen. Ein veränderter Blick auf die Krankheiten hilft dir, besser zu verstehen, warum Vorbeugen die beste Vorsorge ist und viel besser, billiger und gesünder ist als das Heilen, weil sie verhindert, dass überhaupt etwas entsteht, was der Heilung bedarf. Denn man löscht das Feuer am besten und effektivsten, indem man die Quelle des Feuers erreicht und zerstört. Nur die Flammen zu löschen könnte das Feuer immer wieder beleben und es sich sogar weiter ausbreiten lassen.

Dies ist eine andere Herangehensweise an die Gesundheit, bei der chronische Krankheiten wie Diabetes, Depression, Demenz, Herzinfarkt oder Krebs aufhören, eine Krankheit zu sein und als Krankheit bezeichnet zu werden, sondern lediglich als Symptome betrachtet, definiert und behandelt werden. Symptome als Zeichen, als eine Art Weckruf, um etwas zu verändern, zu verbessern und das Gleichgewicht wiederherzustellen. Die wirksamsten Medikamente wären dann im Krankheitsfall eine bessere Ernährung und ein gesünderer Lebensstil, die auch die wichtigsten Maßnahmen zur Prävention sind. Dann müsste der Körper gar nicht erst so krank werden und uns mit seinen Symptomen signalisieren: Tu etwas! Und im Krankheitsfall müsste man auch nur noch die Symptome und nicht mehr die Krankheiten behandeln. Durch diese Maßnahmen würde die Industrie ärmer und die Ärzte weniger gebraucht, aber die Krankenhäuser humaner und die Medikamente natürlicher.

Die Annahme, dass die meisten Krankheiten nicht einfach so und nicht umsonst passieren folgt der DantseLogik, eine Logik, die dir hilft deinen Blick auf eine Sache zu ändern und bei allen Dingen immer selber die „Täterschaft" zu übernehmen, um die Macht dieser Dinge über dich zu beseitigen. So kannst du Lösungen für das, was diese Dinge als Problem verursacht haben, finden bzw. sehen.

Das, was man Krankheit nennt ist nach der DantseLogik nur ein Symptom, und dieses Symptom kann man besser in den Griff bekommen, wenn es die Macht über den Erkrankten verliert und der Erkrankte keine Angst mehr davor hat. Das ist allerdings erst machbar, wenn er eine DantseLogik-Einstellung einnimmt, in der eine bestimmte Haltung verinnerlicht wird. Eine Krankheit ist nicht einfach so entstanden, weil das Schicksal einen nicht mochte oder weil Schmerzen ein Zeichen von Pech sind. Stattdessen soll man sich vergegenwärtigen, dass es sich hierbei eher um eine Chance handelt, eine Möglichkeit, nun zu schauen, was im Körper kaputtgegangen ist oder falsch funktioniert (die wahre Krankheit), wodurch dies ausgelöst wurde, um anschließend reparieren oder etwas ändern zu können. Die meisten Krankheiten sind eine Rettung, und bei vielen brauchst du keinerlei Medikamente oder Ärzte, wie du in vielen meiner Bücher lesen kannst.

DantseLogik zeigt, warum die meisten Anzeichen, die wir Krankheiten nennen, eigentlich nur Symptome sind und es sich hierbei nur um einen Schutz oder eine Warnung des Körpers handelt, um zu zeigen, dass etwas schief läuft, dein Lebensstil toxisch ist, du dich falsch ernährst, schlecht denkst, dem Körper zu viele Chemikalien, zu viel Zucker oder zu viel Gift zuführst usw. Somit sind die meisten Krankheiten ein Appell, um aufzupassen und gegebenenfalls etwas an sich zu ändern. Das ist vergleichbar mit einem Motorschaden durch falschen oder schlechten Kraftstoff. Würde man nur den Motor reparieren, ohne jedoch an den Kraftstoff zu denken und ihn auszutauschen, würde der Motor immer und immer wieder kaputtgehen. Würde man allerdings wissen, dass ungeeigneter Kraftstoff den Motor kaputtmacht und deswegen immer darauf achten, nur guten und geeigneten Kraftstoff dem Auto zuzuführen, wäre die Chance sehr groß, dass es dem Motor dauerhaft gutginge.

Wenn du die Logik der Krankheit so siehst, wie ich es in diesem Buch beschreibe, wirst du wissen, warum Vorbeugung besser ist als heilen, bzw. warum die wahre Heilung in der Vorbeugung liegt. Anders als bei der konventionellen und alternativen Medizin, hilft DantseLogik, indem es die Logik hinter den Symptomen versteht und den Kranken bei seiner Heilungstherapie unterstützt, so dass die Heilung von ihm selbst ausgeht. DantseLogik heilt nicht, aber hilft, sodass der Mensch sich selbst heilen kann bzw. Heilkräfte des eigenen Körpers aktiviert werden, um den Erkrankten während seiner ärztlichen Behandlungstherapie zu unterstützen. DantseLogik ist nicht exklusiv und kann nebenbei bzw. parallel zu allen anderen Therapieformen angewandt werden und als Unterstützung behilflich sein.

Mit dieser Logik und diesem Blickwinkel erkennst du, dass du die Macht über deinen Körper wiedererlangen kannst, indem du dich gesund ernährst, positiv denkst, Chemikalien vermeidest und einen gesunden, sportlichen Lebensstil wählst. Somit wirst du selbst dein erster Ansprechpartner, um gesund zu sein und zu bleiben und nicht mehr dein Arzt, Apotheker und deine Medikamente des Vertrauens.

Das ist auch der Fall bei Krebs: Was wäre, wenn die Faktoren, die die Zellen schädigen und Krebs auslösen oder zumindest begünstigen, die echte Krankheit wären und nicht das Krankheitsbild

Krebs selbst? Würde man dann den Krebs nicht anders bekämpfen und eher auf Vorbeugung und nicht erst auf Medikamente setzen?

Krebs heilen bedeutet: Verhindern, dass Krebs entsteht, bzw. verhindern, dass es im Körper überhaupt dazu kommt, dass er uns solche Krebszeichen sendet. Das ist zum Beispiel möglich durch eine gesunde Ernährung, einen gesunden Lebensstil, eine gesunde, positive, geistige und seelische sowie spirituelle Einstellung, dem Vermeiden von Chemikalien und einer innigen Selbstliebe.

Krankheiten als Symptome zu betrachten, hilft dir besser, Krankheit zu bekämpfen und mehr Vertrauen in dich zu haben, mehr Kontakt zu dir und zu deinem Körper aufzubauen. Nicht umsonst schaffen so viele Menschen – dank der DantseLogik – Dinge, die viele als Wunder bezeichnen.

A3. Die häufigsten Ursachen von Krankheiten finden sich in schlechter Ernährung

Viele Studien belegen, dass sich die Menschen in den Industrieländern schlecht ernähren. Diese Studien zeigen, dass über die Hälfte der Erwachsenen in Deutschland übergewichtig sind. 2/3 der Männer und 51% der Frauen bringen zu viele Kilos auf die Waage.

Die deutsche Ernährung ist ungesund, tierische Fette haben das gesunde pflanzliche Fett vom Markt verdrängt. Die Menschen essen zu süß, zu säuerlich, zu viele Fertigprodukte, zu viele künstliche Zusatzstoffe und zu viele Milchprodukte. Fertiges Essen und verarbeitete Lebensmittel enthalten Unmengen an Chemikalien, die das Fettverbrennen unmöglich machen. Je höher der Anteil an Fett und Zucker ist, desto größer ist auch die Kalorienmenge.

Darüber hinaus sind ihre Trinkgewohnheiten häufig extrem ungesund: künstlich hergestellte Getränke, vollgepumpt mit chemischen Mitteln und Konservierungsstoffen (z.B. Softdrinks), viel Alkohol, manchmal noch in der fatalen Verbindung mit künstlichen Süßstoffen (z.B. Alkopops). Gleichzeitig bewegen sich die Deutschen sehr wenig. Die Menschen kochen kaum noch und wenn, dann oft qualitativ minderwertig! Die Konsequenz ist das Übergewicht. Übergewicht erhöht das Krebsrisiko deutlich und lässt den Krebs sich mehr und schneller ausbreiten.

Im zweiten Teil des Buches wird dir gezeigt, dass auch du durch geeignete Lebensmittel nicht nur gesund bleiben, sondern auch dein Wunschgewicht ohne „grausame" Anstrengung, Verzicht und Depressionen erreichen und halten kannst. Mit diesen Tipps isst du sättigend und abwechslungsreich. Du wirst nicht nur garantiert abnehmen, sondern auch Muskeln aufbauen, Cellulite und Orangenhaut verbessern sowie glattere und straffere Haut bekommen. Außerdem wirst du feststellen, dass du aktiver und weniger müde bist, deine Konzentration sich steigert, du dich jünger fühlst und sich deine allgemeine Lebensqualität verbessert. Du wirst einfach merken, dass du glücklicher und mehr mit deinem Körper im Einklang bist. Das ist aber noch nicht alles! Mit meinen Tipps und Tricks werden außerdem Lust und Leidenschaft beim Sex langfristig angeregt!

Im ersten Teil schauen wir aber zuerst einmal, welche Nahrungsmittel uns krank machen. Die große Gefahr bei Lebensmitteln ist nicht nur das Lebensmittel selbst, sondern die zugesetzten Chemikalien (Zusatzstoffe, Düngemittel, Pflanzenschutzmittel, usw.) und die Art der Verarbeitung der Landwirtschaftserzeugnisse.

In der der modernen Landwirtschaft, der Tierzucht und Massentierhaltung und der Lebensmittelverarbeitungsindustrie findet man viele Krankheitsquellen.

Der Mensch vergiftet sich auf mehrere Arten:

- Direkt, durch die Chemikalien in den Landwirtschaftserzeugnissen.
- Durch die Chemikalien und Stoffe, die benutzt wurden, um diese Erzeugnisse zu verschiedenen Nahrungsmitteln zu verarbeiten.
- Durch Fleisch der Tiere, die mit den Landwirtschaftserzeugnissen gefüttert werden.
- Durch Fleisch der Tiere, die mit Chemikalien (wie Hormonen) und Medikamenten großgezogen werden.
- Durch Fleisch der Tiere, das mit Zusatzstoffen und weiteren Chemikalien verarbeitet wurde.
- Durch künstlich hergestellte Nahrungsmittel.
- Durch gentechnisch veränderte Nahrungsmittel.
- Dazu kommt die Vergiftung durch Chemikalien in der Getränkeindustrie.
- Durch Zusammenwirken einzelner Stoffe in einem oder mehreren Produkten gleichzeitig.

A4. Darmstörungen und eine ungesunde Darmflora verhindern das Abnehmen und verursachen Krankheiten

Deine Gesundheit liegt im Darm und ob man abnimmt oder nicht, entscheidet sich oft genau dort. Ein kranker Darm bedeutet nicht nur wenig und ungenügenden Schutz gegen Angriffe von außen (wie z.B. durch Umweltgifte), schnelle und häufige Infektionen wegen eines schwachen Immunsystems (ein großer Teil – über 80% – unseres Immunsystems liegt in unserem Darm), sondern auch schwerfälligen Fettabbau, wegen schwerfälliger Verdauungsprozesse.

Durch falsche Ernährung, hohen Alkoholkonsum, manche Medikamente (Strahlen- oder Chemotherapie, Antibiotika, Kortison) und Umweltgifte wird die Darmflora gestört oder gar zerstört.

Die Darmflora ist vor allem im Dickdarm zuhause und dort findet man über 400 verschiedene Bakterienarten, wie Milchsäurebakterien oder Coli-Bakterien; diese nennt man Darmbakterien.

Studien haben gezeigt, dass übergewichtige Menschen eine ungesündere Darmflora aufweisen als Normalgewichtige und diese verhindert, dass die Verdauung normal abläuft. Es wurde festgestellt, dass übergewichtige Frauen trotz Diät nicht abnahmen, sobald sie aber ihre Flora „gesäubert" hatten, beispielsweise durch ein Probiotikum, verloren sie ohne Diät doppelt so viel an Gewicht, wie übergewichtige Frauen, die nur Diät hielten.

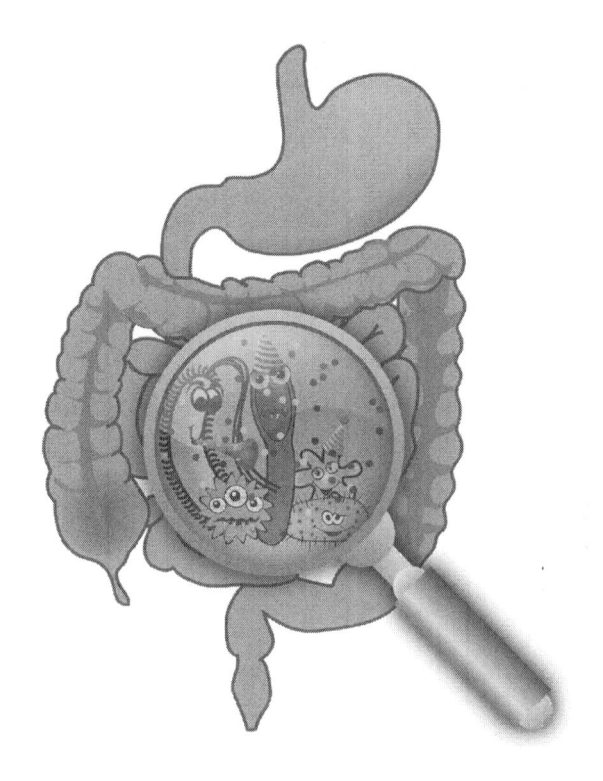

Darmstörungen und eine ungesunde Darmflora verhindern das Abnehmen und verursachen Krankheiten

Erste typische Symptome eines kranken Darms können sein:

- Blähungen
- Ein schwaches Immunsystem,
- Gas im Bauch
- Hämorrhoiden
- Lang andauernde Müdigkeit und Antriebslosigkeit
- Mundgeruch
- Plötzlicher Durchfall, oft wässerig

- Schlechtes Hautbild
- Schluckauf
- Sodbrennen
- Ständige Magen- und Bauchschmerzen
- Ständige Verstopfung, langsame Verdauung
- Unverträglichkeiten
- Völlegefühl, das lange bleibt, häufig nach dem Essen, obwohl man gar nicht viel gegessen hat

A4.1. Kranke Darmflora, Gesundheit und Krebs

Heiler in Afrika sehen einen deutlichen Zusammenhang zwischen einer gestörten Darmflora und einer Vielzahl von Erkrankungen. Die Prozesse im Darm beeinflussen sogar unsere Stimmung und umgekehrt (das sogenannte „Bauchgefühl" ist nicht erfunden, es ist Realität. Mein Naturheilkundelehrer nannte es das „dritte Auge" in uns).

Ein Ungleichgewicht in der natürlichen Zusammensetzung der verschiedenen Bakterienarten destabilisiert die Darmflora und wir werden krank.

Jede Zelle ist nur so gesund, wie die Qualität der Nährstoffe (frei von Giften), die sie ernähren. Nährstoffe werden im Darm von den „guten" Darmbakterien verarbeitet und von der gesunden Darmschleimhaut aufgenommen. Schon im Darm fängt die Trennung von Nährstoffen und Giften an. Ein kranker Darm hingegen produziert Gifte bzw. kann Gifte nicht aufhalten, er kann nicht mehr garantieren, dass gesunde Nährstoffe, frei von Giften, die Zellen erreichen. Somit werden die Zellen mit Giften versorgt, was die Verdauungs- und Stoffwechselprozesse nachhaltig stört. Ohne gesunde Zellen keine Gesundheit. Nun versteht man, warum der Ursprung unserer Gesundheit in der Darmgesundheit liegt.

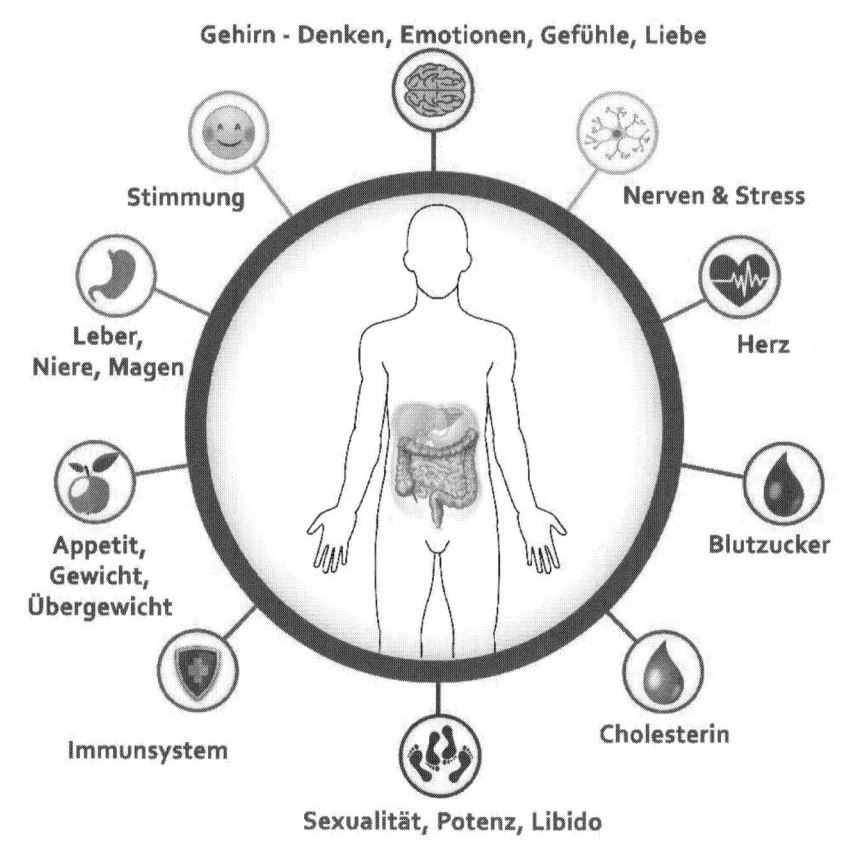

Gehirn - Denken, Emotionen, Gefühle, Liebe

- Stimmung
- Nerven & Stress
- Leber, Niere, Magen
- Herz
- Appetit, Gewicht, Übergewicht
- Blutzucker
- Immunsystem
- Cholesterin
- Sexualität, Potenz, Libido

Die moderne Art sich zu ernähren macht den Darm anfällig für Krankheiten: Zu viele mehl-, milch- und zuckerreiche Lebensmittel mit vielen Chemikalien (Zusatzstoffen). Die modernen und westlichen Zivilisationskrankheiten lauern im Darm. Der Industrieernährungsstil ist Feind der Darmflora. Viele Krankheiten entstehen, weil die Darmflora krank und gestört ist.

Folgende Krankheiten können durch eine kranke Darmflora verursacht werden:

- Allergien
- Autoimmunkrankheiten, wie z.B. Neurodermitis
- Anämie
- Chronische Müdigkeit
- Chronische Entzündungen
- Diabetes
- Magen-Darm-Grippe
- psychische Krankheiten wie Depressionen, Essstörungen, Verwirrung, Angst, Stress
- Durchfall
- Hauterkrankungen
- Immunschwäche
- Infektionsanfälligkeit
- Krebs (Bauchspeicheldrüsenkrebs, Darmkrebs)
- Leberschaden durch Darmgifte
- Magen-/Darmschmerzen, Darmkrämpfe, Magengeschwüre
- Darmentzündungen
- Müdigkeit und Konzentrationsschwäche als Folgen des Leberschadens durch Darmgifte
- Ständige Migräne und Kopfschmerzen

- Nahrungsmittelunverträglichkeiten
- Vitamin- und Mineralmangel, besonders Eisen, durch schlechte Nährstoffaufnahme
- Pilzinfektionen
- Vaginalpilze
- Pilzinfektionen der Eichel
- Harnwegsinfekte
- Blasenentzündung besonders nach dem Sex
- Schmerzen bei oder nach dem Sex

Besonders Menschen, die eine Antibiotika-Therapie hinter sich haben, haben danach eine kranke Darmflora, denn Antibiotika zerstören die Darmflora.

Auch Nitrosamine können die Darmflora durcheinanderbringen: Diese Stoffe schädigen die Darmwand und können so Tumore auslösen. Wenn viel Nitrit (z.B. in gepökelten Lebensmitteln), aber kaum oder kein Vitamin C im Lebensmittel vorhanden ist, können Nitrosamine entstehen. Nitrosamine kommen außerdem direkt aus der Landwirtschaft in unseren Körper, denn Nitrat wird sehr gerne als Dünger verwendet. Beim Erhitzen eines Lebensmittels, das mit diesem Dünger in Kontakt kam, wandelt sich Nitrat in Nitrit. Und so schnell kann man mit vermeintlich gesundem Gemüse „verkrebsen".

A5. Welche Lebensmittel schaden der Gesundheit?

A5.1. Milch und Milchprodukte: Eine Gefahr für die Gesundheit

Wenn Ihr Leben so verbittert wäre wie meins, und Sie Tag für Tag dieses Massaker an unschuldigen Kindern durch eine völlig ungeeignete Ernährung mit ansehen müssten, dann glaube ich, würden Sie genau wie ich empfinden: Diese fehlgeleitete Propaganda über Säuglingsnahrung sollte als Mord an den Kindern betrachtet werden. Jeder, der aus Unwissenheit oder auch leichtfertig dafür sorgt, dass ein Baby mit ungeeigneter Nahrung gefüttert wird, kann an dem Tod des Babys für schuldig befunden werden. – Dr. Cicely Williams, Milk and Murder, 1939. Sie war eine prominente Kinderärztin und hielt diese Rede 1939 in Singapur. (Übersetzung: http://www.zentrum-der-gesundheit.de/babynahrung.html)

Die Annahme, dass Milch sehr reich an Kalzium und deswegen gesund sei, ist trügerisch, denn die Kuhmilchproduktion ist extrem ungesund. Was die Kühe fressen, um so viel Milch zu produzieren, macht die Milch zum Gesundheitsrisiko.

Der Verzehr von vielen Milchprodukten verursacht viele Probleme in unserem Körper und in unserer Psyche. Milch trägt dazu bei, dass unser Körper übersäuert wird und somit viele Bakterien die Möglichkeit haben, zu entstehen, sich zu vermehren und sich richtig wohl zu fühlen.

Studien haben zum Beispiel gezeigt, dass Asiaten (Chinesen und Japaner) die sogenannten Zivilisationskrankheiten kaum kannten, bis sie begannen, in großem Stil Milch zu trinken, Milchprodukte zu essen und beim Kochen zu verwenden.

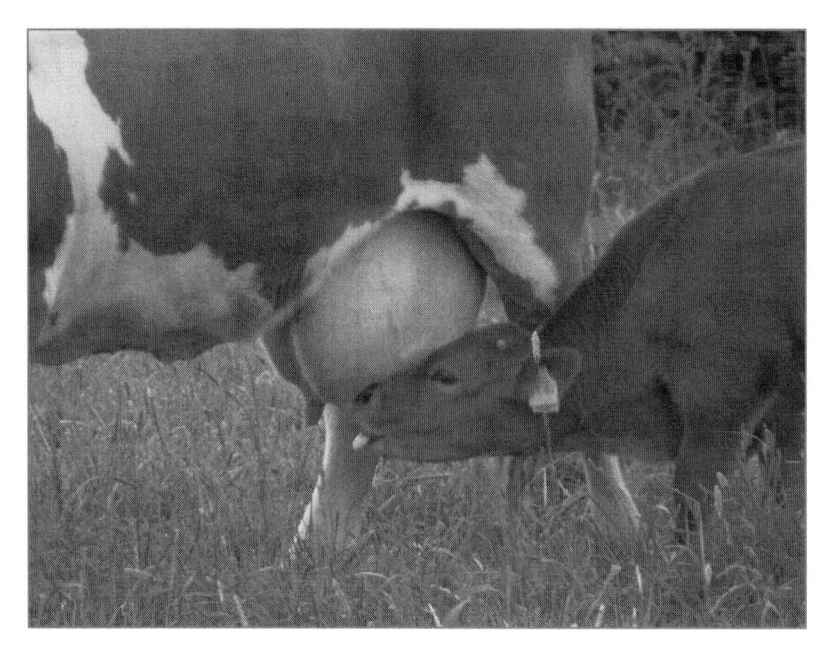

In Kamerun wurde früher gar keine Viehzucht für Milch betrieben, da man schon seit tausenden von Jahren wusste, dass Tiermilch nicht für den Menschen bestimmt ist und noch weniger, wenn er schon erwachsen ist. Aber auch in Kamerun konnte man schnell beobachten, dass Menschen, die die westliche Ernährungsmethode mit viel Milch und Milchprodukten sowie Fertiggerichten übernahmen, auch häufiger an diesen Zivilisationskrankheiten litten. Fast alle fertigen Nahrungsmittel aus dem Supermarkt sind mit Milch zubereitet.

A5.1.1. Milchprodukte fördern die Krebsentstehung

In meinem Buch „Verkrebste Generation", habe ich darüber viel in Zusammenhang mit Krebs geschrieben. Hier ein Auszug;

„...Wie auch bei Pillen, Chemotherapie, Bestrahlungen und manchen Medikamenten, sind bei den Milchprodukten die Meinungen auch unter Wissenschaftlern sehr unterschiedlich und sehr umstritten. Die einen meinen, wegen des hohen Calciumgehalts und des nahezu idealen Verhältnisses der Proteine, Fette und Kohlenhydrate in der Milch, sind Milch und Milchderivaten exzellente Nahrungsmittel. Viele Studien warnen aber vor Milch und Milchprodukten, die auch Krebs auslösen können. Milch enthält hohe Mengen an Östrogen und Progesteron, die das Brust-, Ovarial- und Gebärmutterkrebsrisiko signifikant erhöhen können. Das Futter der Milchkühe hat sehr wenig mit Grün zu tun, umso mehr mit Kraftfutter, das immer noch fleißig mit Chemie und Giften (Pestizide, Herbizide, Fungizide, Medikamente usw.) versetzt wird, sagen die Kritiker. Ihre Kritik wird durch die zunehmende Verbreitung von Laktoseintoleranz in der Bevölkerung befeuert. Kuhmilch ist für Kälber auch nur in der Zeit, in der sie noch kein Gras fressen können, gesund. Die Natur hat nicht vorgesehen, dass Menschen im Erwachsenenalter noch Milch trinken, betonen sie.

Einige Studien weisen ein erhöhtes Krebsrisiko durch Milch nach, andere kamen nicht zu diesem Schluss. Wie immer werfen sich Gegner und Befürworter gegenseitig vor, Verschwörungstheoretiker, Panikmacher bzw. Geldhaie, Wissenschaftler im Solde der Wirtschaft und des Kapitals zu sein.

Es ist klar, dass Milch und Produkte, die aus Milch bestehen, die Grundnahrungsmittel in den westlichen Ländern sind. Die meisten Gerichte, Gebäcke, Kuchen, Schokolade und Süßigkeiten, enthalten irgendetwas, das mehr oder weniger der Milch entstammt. Deswegen ist Milch für die Wirtschaft und Lebensmittelindustrie essentiell und am Ende können wir Verbraucher nicht genau wissen, was stimmt und was nicht stimmt. Auch Berichte in den Medien können deswegen tendenziös sein.

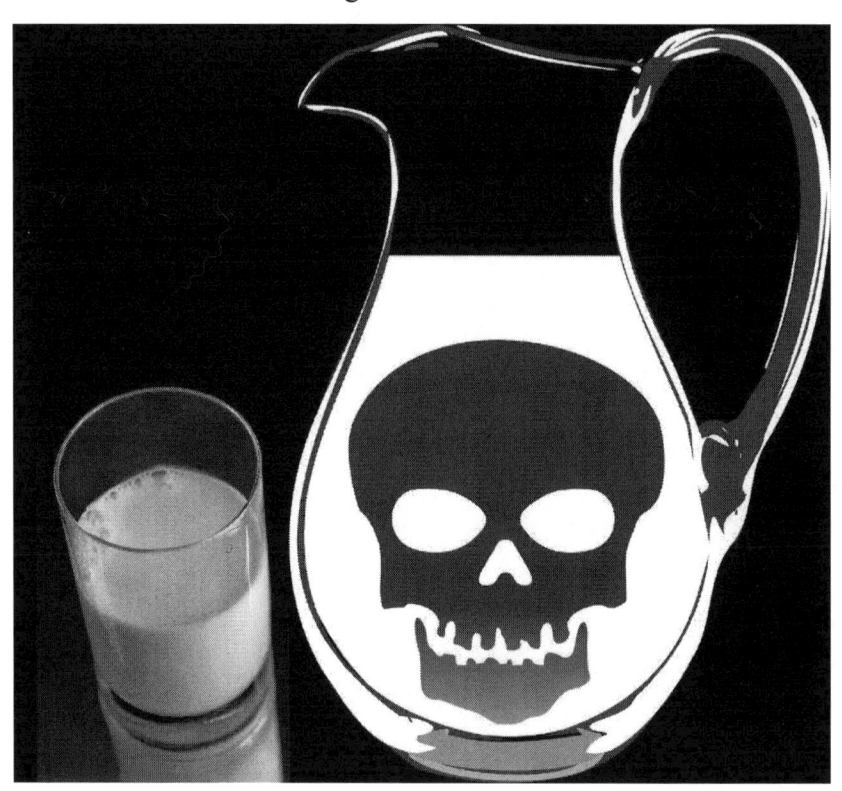

Nun, was sagt eine seriöse wissenschaftliche Studie der Harvard University dazu?

Ich möchte hier im Sinne dieses Buches Fakten und Informationen aus meinen Recherchen vorlegen, die Verbraucher dazu bringen sollen, ihren Blick auf die Milch zu erweitern und Risiken besser abzuschätzen.

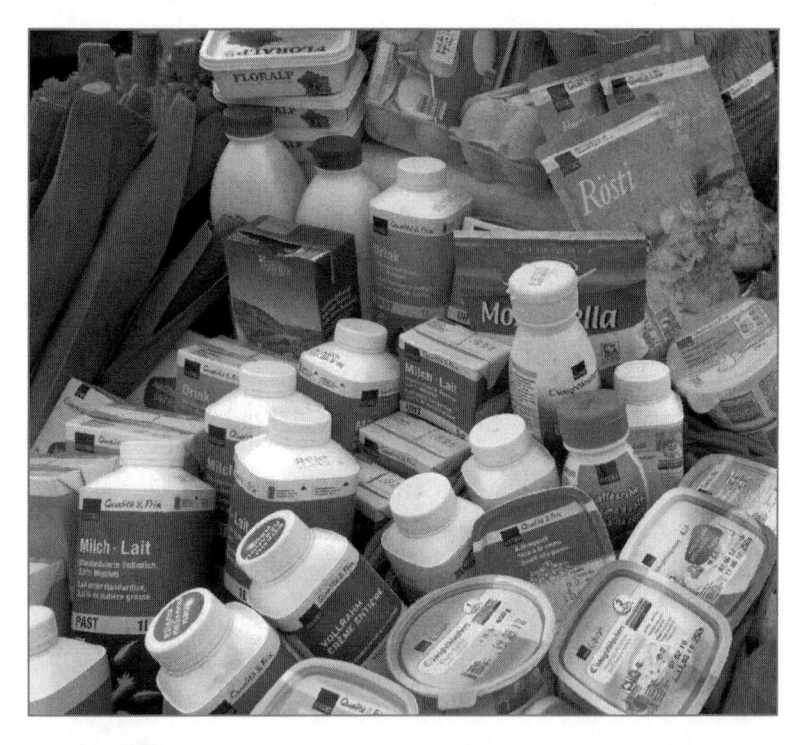

Auch wenn angenommen wird, dass Milch gesund sei, ist die Frage doch, ob die industriell verarbeitete Kuhmilch auch noch wertvoll ist? Damit die Milch haltbar bleibt, wird sie erhitzt, filtriert und verarbeitet (pasteurisiert, homogenisiert usw.). Die Inhaltsstoffe der Milch werden somit verändert und verlieren ihre Wirksamkeit. Die neue Milch hat nichts mehr mit der Naturmilch zu tun. Zum Beispiel wird das gute Fett durch diesen industriellen Vorgang so feinfiltriert, dass es dem menschlichen Körper nicht mehr so guttut wie das ursprüngliche Fett.

Eine Studie der Harvard Universität sieht einen Zusammenhang zwischen Krebs und pasteurisierter (Industrie-)Milch.

Eine Forschergruppe, geleitet von Doktor Ganmaa Davaasambuu, sieht nach einer Studie einen Zusammenhang zwischen pasteurisierter Milch und Krebserkrankungen (Brustkrebs, Prostatakrebs, Eierstockkrebs). Untersucht wurde industriell verarbeitete Milch in den USA. Als Vergleichswert diente naturbelassene Milch aus der Mongolei. Insbesondere hormonabhängige Krebsformen wie Brust- oder Prostatakrebs (Vielleicht hatte meine Mutter doch Recht als sie sagte, dass Milch im Genitalbereich der Männer Probleme machen kann?) sollen durch Industriemilch begünstigt werden. In dieser Untersuchung wurde festgestellt, dass Industriemilch 33-mal mehr Östrogen enthält, als die natürliche Milch aus der Mongolei. Doktor Davaasambuu sagte gegenüber der Harvard Gazette „Die Milch, die wir heute trinken, hat möglicherweise nichts mehr mit dem perfekten Nahrungsmittel der Natur zu tun."

Die Studie vermutet die Ursachen in der Art des Futters und der Tierhaltung in modernen Landwirtschaftsbetrieben. Das Futter der Tiere ist mit Hormonen und Medikamenten vermischt und diese gelangen in die Milch. Laut der Harvard-Studie gäbe es eine mögliche Verbindung zwischen den weiblichen Sexualhormonen in der Milch schwangerer Kühe und der Entwicklung von Brust- Ovarial- und Gebärmutterkrebs.

Auch schon frühere Krebsstudien verwiesen auf Milchkonsum!

Eine internationale Vergleichsstudie bestätigte Dr. Davaasambuus Hypothese, dass der Verzehr von Milchprodukten die

Wahrscheinlichkeit der Krebserkrankungen erhöht. Es wurde der Zusammenhang zwischen Ernährungsgewohnheiten und Krebsraten in 42 Ländern untersucht. Man stellte fest, dass es eine Beziehung zwischen Milch- bzw. Käsekonsum und Hodenkrebs gibt. Am höchsten waren die Krebsraten in Ländern wie der Schweiz, wo viel Käse konsumiert wird. In Ländern, in denen wenig bzw. selten Milchprodukte konsumiert werden, waren weniger Erkrankungen zu melden.

Ein deutlicher Zusammenhang zwischen Milch und Krebs zeichnet sich auch in Japan ab. Die Zahl der Erkrankungen an Prostatakrebs und Brustkrebs ist mit dem gesteigerten Milchkonsum im Laufe der letzten 50 Jahre stark gestiegen.

Brustkrebs-Studien warnten wiederum konkret vor Milch und Käse. Eine weitere Studie bestätigte, dass Ratten, die mit Milch gefüttert wurden, eher Tumore entwickelten als Ratten, die stattdessen Wasser tranken.

Auf der Seite der Harvard School of Public Health (http://www.hsph.harvard.edu/nutritionsource/what-should-you-eat/calcium-and-milk/) steht, "… Calcium is important. But milk isn't the only, or even best, source… While calcium and dairy can lower the risk of osteoporosis and colon cancer, high intake can increase the risk of prostate cancer and possibly ovarian cancer."

Ein Bericht über Milch auf der Webseite des bayerischen Fernsehens bestätigt auch die Vermutung der Verbindung zwischen Krebserkrankungen und Milchprodukten, auch wenn der Bericht sehr vorsichtig ist: „Wann ist sie gesund? Wann macht sie krank? … Momentan ist die Studienlage so, dass ein erhöhter Milchkonsum das Risiko von Dickdarmkrebs senken kann. Eventuell erhöht aber ein Milchkonsum das Risiko für Prostatakrebs. Allerdings nur, wenn gleichzeitig sehr viel Kalzium zugeführt wird und wenig Vitamin D.... Man sollte also auf keinen Fall mehr als 1.500 mg Kalzium pro Tag essen und darauf achten, dass genügend Vitamin D zugeführt wird. Bei Brustkrebs ist die Studienlage nicht eindeutig ..."

Nitrit-Verbindungen: Es ist bekannt, dass in vielen Käsen und weiteren Milchprodukten Nitrit vorhanden ist, das im Magen Nitrosamine bilden kann. Auch viele Arzneimittel bilden aus Nitrit zusammen mit anderen Nahrungsmitteln Nitrosaminverbindungen, die äußerst wirksame Krebserzeuger sind.

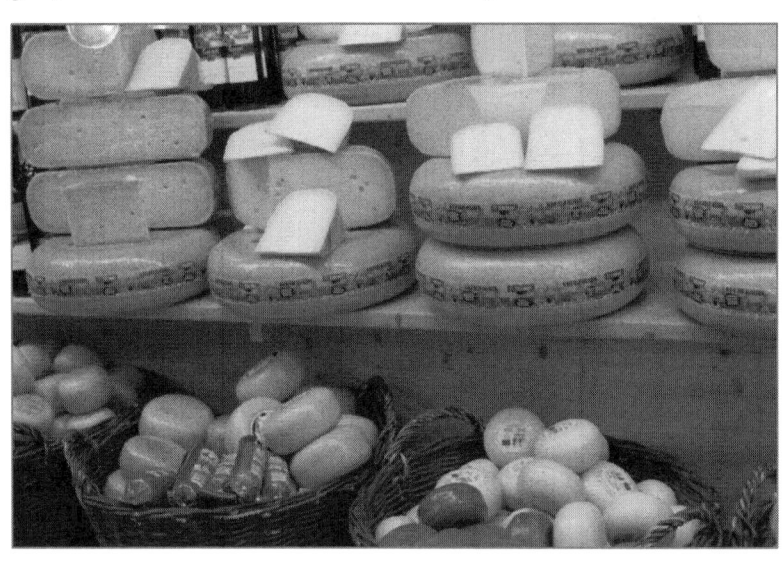

Aflatoxine B1 — sehr gefährlicher krebsauslösender Stoff in Milch

Aflatoxine sind natürlich vorkommende Pilzgifte, die erstmals beim Schimmelpilz nachgewiesen wurden.

Es gibt über 20 natürlich vorkommende Aflatoxine, von denen Aflatoxin B1 als das für den Menschen gefährlichste gilt. Neben Aflatoxin B1 haben vor allem die Toxine B2, G1 und G2 sowie die in Milch vorkommenden Derivate M1 und M2 eine größere Bedeutung.

„Aflatoxine haben bei Konzentrationen um 10 µg/kg Körpergewicht eine akut hepatotoxische Wirkung (Leberdystrophie), wirken jedoch schon bei geringeren Konzentrationen und vor allem bei wiederholter Aufnahme karzinogen auf Säugetiere, Vögel und Fische. Die letale Dosis von Aflatoxin B1 beträgt bei Erwachsenen 1 bis 10 mg/kg Körpergewicht bei oraler Aufnahme. Im Tierversuch mit Ratten (letale Dosis 7,2 mg/kg Körpergewicht) wurde die Karzinogenität einer Tagesdosis von 10 µg/kg Körpergewicht eindeutig nachgewiesen. Aflatoxin B1 ist damit eine der stärksten krebserzeugenden Verbindungen überhaupt." (Wikipedia)

Wegen der gefährlichen Wirkungen der Aflatoxine wurden in vielen Ländern der Erde und auch innerhalb der Europäischen Union Grenzwerte (Höchstgehalte) festgelegt.

Aflatoxine sind hitzestabil und werden beim Kochen oder Backen nur zu einem geringen Teil zerstört. Sie können mit der Nahrung oder mit belasteter Luft aufgenommen werden.

Werden aflatoxinhaltige Agrarprodukte als Futtermittel genutzt, können die Aflatoxine in Lebensmittel wie Milch übergehen.

Dioxine und die dioxinähnlichen polychlorierten Biphenyle (PCB)

Diese chlorhaltigen Substanzen sind in Milch und Milchderivaten enthalten und sehr giftig, manche sind sogar krebserregend. Da

Dioxine und PCB Fett lieben, steigt das Risiko für den Menschen, diese Stoffe zu sich zu nehmen, mit dem Fettgehalt der Nahrungsmittel. Dioxine und PCB sind sehr langlebige Substanzen. Sie bauen sich kaum ab, wenn sie einmal im Fettgewebe eingelagert sind. Je älter man wird und bei kontinuierlicher Aufnahme der Gifte, desto höher steigt ihr Gehalt im Körper und das bedeutet eine höhere Wahrscheinlichkeit von Krebserkrankungen.

Milch und Osteoporose und andere Beschwerden

Bei meinen Recherchen habe ich alte Studien gefunden, die zeigen, dass Milch zu Osteoporose führen kann. Dr. Ganmaa Davaasambuu dazu: „Hinsichtlich der Östrogenbelastung für den Menschen macht uns Kuhmilch am meisten Sorgen, da sie eine beträchtliche Menge an weiblichen Geschlechtshormonen enthält."

Ich weiß aus meiner eigenen Erfahrungen, was ein reduzierter Konsum von Milch und Milchprodukte bewirken kann, und ich weiß auch, dass meine Kunden und viele Menschen in meiner Umgebung, die weitgehend auf Milchprodukte verzichten, berichten, dass sie sich besser fühlen (Verbesserung des Körpergeruchs und der Haut, Verschwinden von Migräne, Gewichtsabnahme, besonders an Hüfte und Bauch, Verschwinden von schmerzhaften Regeln, Stärkung der sexuellen Lust und der Virilität u.v.m.).

Die weltweit steigende Häufigkeit hormongesteuerter Krebsarten muss uns zwangsweise dazu bringen, auch über die mögliche Rolle endogener Östrogene in der Ernährung intensiv zu diskutieren. Zufälligerweise enthält Kuhmilch eine beträchtliche Menge Östrogene.

Das bedeutet, dass Indizien vorhanden sind, die uns Menschen dazu bringen sollten, unsere Haltung zur Milch genau zu prüfen. Vielleicht hat die urafrikanische Weisheit doch Recht? Aber ich weiß, dass eine harte Auseinandersetzung darüber bleiben wird, was Milch kann und wie Milch dennoch schaden kann. Das Beste ist, für einige Zeit darauf zu verzichten, um die Veränderungen am eigenen Leibe und an eigener Seele zu erfahren."

Es gibt auch einen möglichen Zusammenhang zwischen Milch und Parkinson oder Diabetes.

A5.2. Weizen verursacht Krebs — Weißmehl macht depressiv

Der Weizen der modernen Zeit hat nichts, aber auch gar nichts mehr mit dem gesunden Weizen von früher zu tun. Durch Züchtung und Genmanipulation sind viele Getreidesorten – wie der Weizen – zu einer Hochleistungspflanze mit wenigen Nährstoffen geworden. Weizen ist heute eine Kreuzung verschiedener Arten und enthält fast 50% Gluten (Klebereiweiß), damit die industriellen Backprozesse perfektioniert werden konnten. Noch vor 50 Jahren lag der Bestandteil bei nur 5% Gluten. Durch Gluten entsteht die Elastizität des Teigs; ohne Gluten ist es praktisch unmöglich, die uns bekannten Backwaren herzustellen.

Laut Wikipedia ist Gluten, Kleber oder Klebereiweiß, ein Sammelbegriff für ein Stoffgemisch aus Proteinen, das im Samen einiger Arten von Getreide vorkommt. Wenn Wasser zu Getreidemehl gegeben wird, dann bildet das Gluten beim Anteigen aus dem Mehl eine gummiartige und elastische Masse, nämlich den Teig.

Der Kleber hat für die Backeigenschaften eines Mehls eine zentrale Bedeutung.

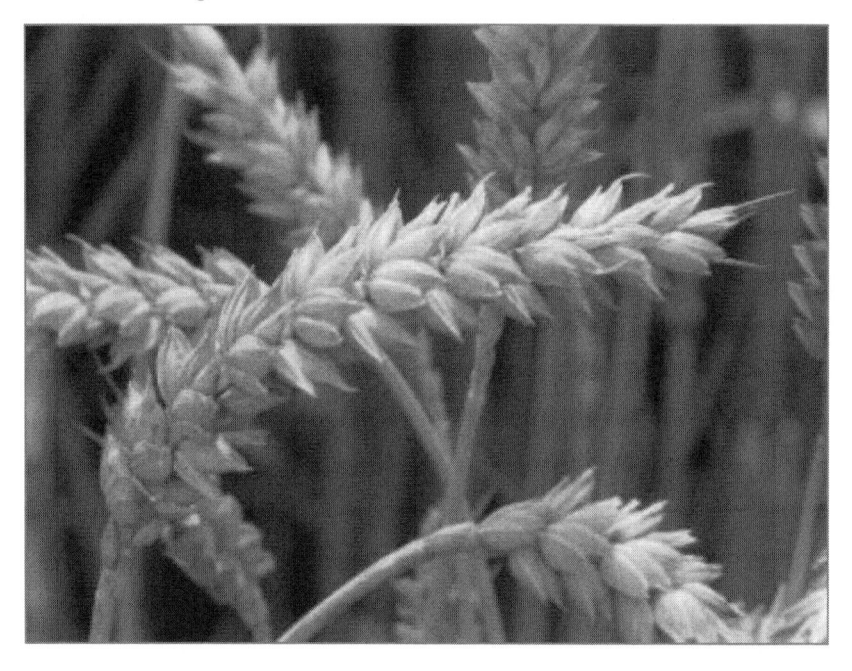

Getreide mit hohem Glutengehalt sind Weizen, Dinkel, Roggen, Kamut, Emmer und Einkorn. Glutenfrei sind dagegen Hirse, Mais, Reis, Quinoa, Amarant und Buchweizen. Getreide mit wenig Gluten sind Hartweizen, Hafer und Gerste.

Die Industrie benutzt Gluten auch als Klebstoff und genauso verklebt es unseren Körper und behindert so die Aufnahme von Nährstoffen. Das führt zu einem Nähstoffmangel. Die Folgen für den Körper sind chronische Entzündungen, die wiederum chronische Krankheiten wie Krebs verursachen. Gluten kann auch Depressionen verursachen, wie Forscher der Uni Monash in Australien bewiesen haben. Außerdem beschleunigt es den Alterungsprozess.

Bei einer Gluten-Unverträglichkeit (Zöliakie) oder Empfindlichkeit sind folgende Getreide zu vermeiden:

- Weißmehl
- Dinkel
- Roggen
- Kamut
- Einkorn
- Quinoa: Quinoa ist kein direktes Getreide, enthält aber Prolamine, die für Menschen mit Glutenunverträglichkeit toxisch sind

Oft stellen Ärzte überhaupt keine Verbindung zwischen den Beschwerden der Patienten und dem Konsum von Weizen her, obwohl allein eine streng glutenfreie Diät viele Krankheiten verschwinden und Pfunde schmelzen lässt, wie ich in meinem Coaching festgestellt habe.

A5.2.1. Weizen-Wahnsinn — Mein Experiment: wie Weißmehl mich depressiv machte

Der Zusammenhang zwischen Weißmehl und psychischen Krankheiten

Beobachtungen aus meinem Coaching machten mich noch aufmerksamer auf Weißmehl. Einige meiner Coachingkunden, die psychische Beschwerden hatten, liebten Weißmehl. Sie berichteten mir, dass sie manchmal Anfälle hatten, bei denen sie pures Weißmehl brauchten und zu sich nahmen. Einige mischten es einfach mit Zucker und aßen es, andere mischten das Mehl mit Wasser und Zucker und tranken die Mischung, oder sie machten schnell Pfannkuchen. Besonders bei Klienten mit starken psychischen Störungen, wie Borderline, waren Mehlprodukte fast wie eine Sucht.

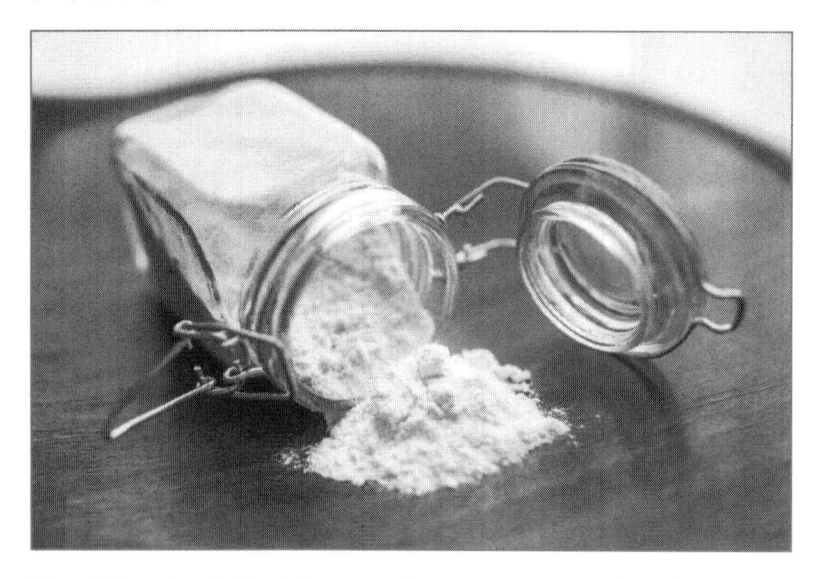

Eine Klientin rief mich an und sagte: „Dantse, ich bin wieder ganz unten. Ich habe zwei Tassen Weißmehl mit Wasser vermischt getrunken. Ich kann nicht mehr. Ich habe Angst. Ich will mich umbringen." Was hatte das Mehl dabei für eine Rolle gespielt? Das weiß ich nicht genau. Aber bei dieser Frau waren, wenn sie Anfälle hatte, immer irgendwie Mehlprodukte in der „Nähe".

Eine andere Klientin, die an Borderline erkrankt war, konnte innerhalb von nur 15 Minuten ein ganzes Baguette aus Weißmehl in Stückchen reißen, in einfaches Öl tunken und essen. Weißbrot war für sie genauso schlimm wie die Krankheit selbst. Diese

Verhaltensweisen brachten mich erst richtig darauf, über den Zusammenhang zwischen Weizen und psychischen Krankheiten wie Depressionen zu recherchieren. Ich führte ein Experiment an mir selbst durch und aß auch sehr viel Weißmehl, in allen Formen, auch pur, wie diese Klienten. Nach 5 Tagen veränderte sich meine Stimmung total. Ich hatte tatsächlich eine depressive und aggressive Stimmung. Ich fühlte mich allgemein unwohl, ohne einen Grund dafür zu haben. Ich wurde stetig kraftloser und fand kaum Antrieb für Sport, den ich normalerweise begeistert betreibe.

Ich trank auf einmal viel Cola, was ich normalerweise nicht einmal im Jahr mache. Aber der Durst auf kohlensäurehaltige Getränke war sehr groß, auch auf Wasser mit Kohlensäure. In diesen 5 Tagen veränderte sich auch mein Zucker- und Salzkonsum enorm. Was ich wirklich sehr stark feststellte war, dass ich, ein positiv denkender Mensch, auf einmal überfüllt war mit negativen Gedanken und Schuldzuweisungen an Dritte. Ich kam kaum noch raus aus meinen negativen Gedanken. Diese Stimmung verbesserte sich kurz, wenn ich wieder Weißmehl zu mir nahm, kurze Zeit später intensivierte sich die Nervosität und das Antriebslosigkeitsgefühl dann wieder.

Ich spürte ebenfalls eine Lustlosigkeit auf Sex, denn ich bekam Probleme mit der Erektion. Ich hatte zum ersten Mal in meinem Leben stundenlang Migräne und Kopfschmerzen sowie weitere Beschwerden und Bauchschmerzen, schweren Stuhlgang, Pickel, Schmerzen in den Knochen, plötzliches Herzrasen usw.

Bemerkenswert war, dass die Symptome wie magisch nur einen Tag später anfingen zu verschwinden, als ich das Weißmehl nicht mehr zu mir nahm und meine Ernährung total änderte. Auch meine Erektion wurde wieder normal. Aber ich kämpfte ein bisschen damit, der langsam einsetzenden Sucht nach Brot zu entkommen. Dass ich Gewicht zugelegt hatte, merkte ich, bzw. beobachtete ich erst einige Tage später. Es war mir nach dieser Erfahrung, die ich in dem Buch „Weizen-Wahnsinn" detailliert darstellen werde, klar, dass Weizen – zumindest mich – süchtig macht, mich dazu bringt, mich weiter schlecht zu ernähren (mehr Salz, Zucker, Butter, Milch), mich körperlich krank macht und vielleicht auch psychisch. Leider wird nicht viel darüber berichtet, aber die Berichte, die ich fand, schienen mein Experiment und meine Beobachtungen zu bestätigen. Weißmehl scheint bei bestimmten Menschen wirklich süchtig zu machen, wie Zigaretten und Alkohol. Ich konnte noch nicht feststellen, ob erst die Krankheit diese Menschen nach Mehl süchtig macht oder ob das Weißmehl ihre Krankheit verstärkt oder gar verursacht.

***

Immer mehr wissenschaftliche Studien belegen, dass Weizen unsere Gesundheit, speziell unsere Denkleistung und unser Gedächtnis, massiv angreift. Es zerstört schleichend unser Gehirn und macht uns dümmer. Folgen können chronische Kopfschmerzen, massive Schlafstörungen, Demenz oder Alzheimer sein.

Dr. William Davis, Kardiologe, zeigt in seinem Buch „Wheat Belly" (2011), wie uns genmanipulierter Weizen abhängig macht und sogar unsere Gedanken und unser Verhalten steuern kann. Durch natürliche Abwehrstoffe, verhindert Weizen, dass Mineralien im Körper optimal aufgenommen werden. Die Folge kann eine Veränderung der Stoffwechselprozesse sein, was sich auch geistig bemerkbar machen kann.

Die Weiterverarbeitung mit Chemikalien macht ihn dann noch mehr zu einer Gefahr für die Gesundheit: Weizenwampe, Weizensucht, Fettleibigkeit, Rettungsringe, Schizophrenie,

Bauchschmerzen, Verdauungsbeschwerden, Darmkrebs, Diabetes, Herzinfarkt, Übersäuerung, Müdigkeit, Osteoporose, Bluthochdruck und Allergien sind einige Krankheiten, die durch den Konsum von Weizen entstehen können.

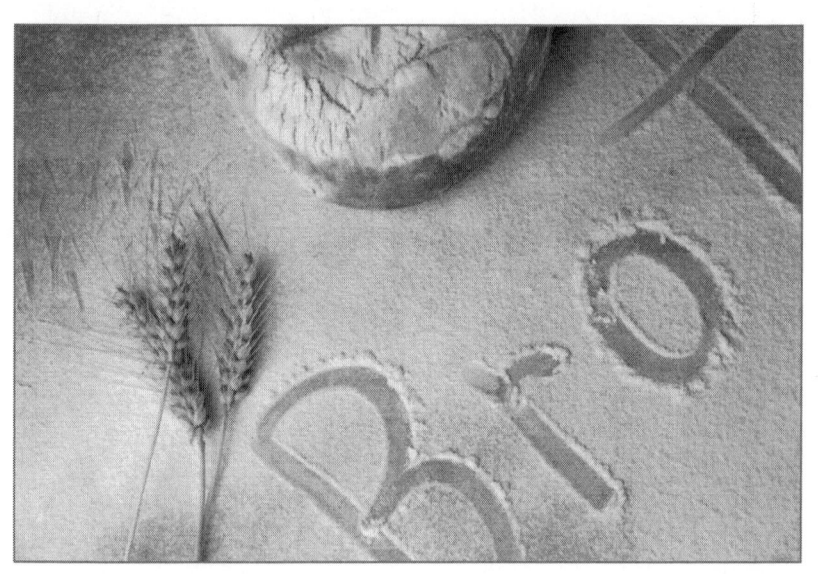

Wie alle Lebensmittel, die reich an Kohlenhydraten und Stärke sind, lassen Getreideerzeugnisse, wie Brot oder Nudeln, den Blutzuckerspiegel rapide ansteigen. Daraufhin produziert die Bauchspeicheldrüse sehr viel Insulin, was eine vorzeitige Alterung der Zellen zur Folge hat.

Zu viel Getreide und Getreideprodukte, bzw. die Mischung aus Getreide und anderen industriellen Lebensmitteln machen uns nicht nur krank, sondern auch schneller alt.

Menschen, die wenig Getreide essen, haben ein viel schöneres Hautbild. Sie haben weniger Falten im Gesicht, ihre Haut wird nicht so schnell schlaff und ihre Muskeln nicht schlapp.

A5.2.2. Krebserregende Stoffe in Getreide (Mehl, Reis, Soja, Mais, Weizen usw.), Brot, raffiniertem Mehl

Getreide können auch krebserregende Gifte, wie das Herbizid Glyphosat enthalten. In der Landwirtschaft wird dieses weltweit am häufigsten verkaufte Herbizid aber gerne benutzt, um die Getreideernte zu verbessern.

Das Pflanzengift steht allerdings unter Verdacht, bei Menschen und Tieren das Erbgut zu schädigen und Krankheiten wie Krebs auszulösen.

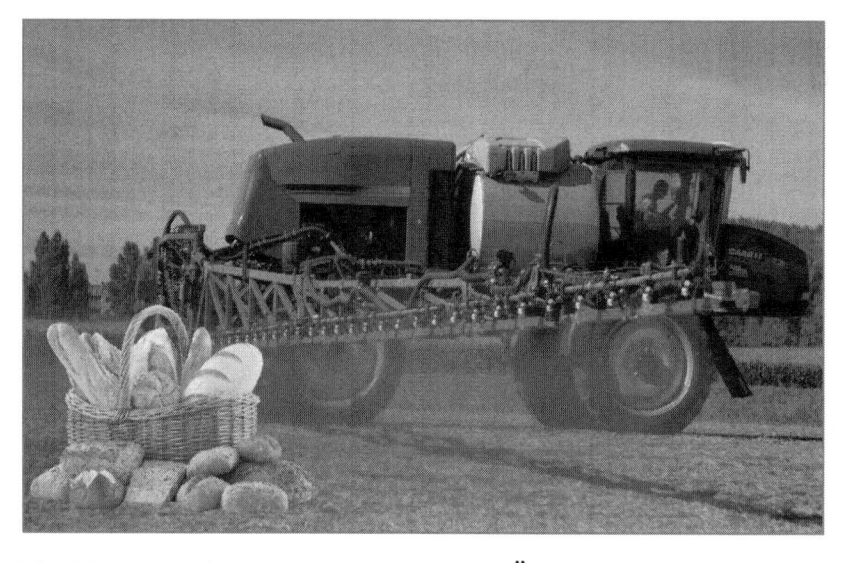

Nach Untersuchungen von BUND und ÖKO-TEST, wurde das Herbizid im Urin von 182 Großstädtern aus 18 europäischen Staaten nachgewiesen. 70 Prozent aller Proben in Deutschland sind belastet, d.h. bei sieben von zehn untersuchten Großstädtern in Deutschland war das Unkrautvernichtungsmittel im Urin, so der BUND. Das ist der Beweis, dass sich dieser Wirkstoff – entgegen den Versprechungen der Produzenten – über die Nahrungskette verbreitet und die Bevölkerung in Europa zu weiten Teilen mit Glyphosat belastet ist.

ÖKO-TEST hat 2012 Mehl, Haferflocken und Backwaren auf Glyphosat untersuchen lassen und wurde in 14 von 20 Proben fündig. Vor allem waren acht der zehn untersuchten Brötchen belastet, was beweist, dass Glyphosat die Backtemperaturen übersteht.

A5.3. Raffinierte und künstliche Zucker und Krebs

Zucker kann wie ein Gift wirken. Das Gift schmeckt aber so gut und wir machen uns glücklich mit unserer Schokolade, unseren Süßigkeiten, Kuchen, Fertiggerichten, Medikamenten, Getränken, mit unserem Joghurt, Eis, Naschzeug, usw. Täglich landet dieses Gift in Erwachsenen und Kindern, sogar in Babys, obwohl es doch einer der größten Killer überhaupt ist, wie Studien aus den USA zeigen. Bis zu 35 Millionen Menschen sterben jährlich indirekt am Konsum von Zucker. Da Weizenprodukte durch das Hinzufügen von Zucker erst richtig lecker werden, führt der Zucker dazu, dass exzessiv Weizen konsumiert wird. Zucker greift die Milchzähne bei Kindern an. Zucker ist eine der Hauptursachen von Übergewicht.

Eine zuckerreiche Ernährung erhöht die Synthese von Insulin (Hormon-Speicher) und verringert die Produktion von Glucagon (das Hormon, das zum Abbau nötig ist), dem Gegenspieler des Insulins. Ein hoher Insulinspiegel führt zu Gewichtszunahme. Diese Gewichtszunahme senkt den Testosteronspiegel (Vertrauenshormon und Muskel-Synthese). Ein niedriger Testosteronspiegel fördert ebenfalls die Gewichtszunahme!

Viele Süßigkeiten können die Gefäße verkleben und dafür verantwortlich sein, dass diese schneller altern.

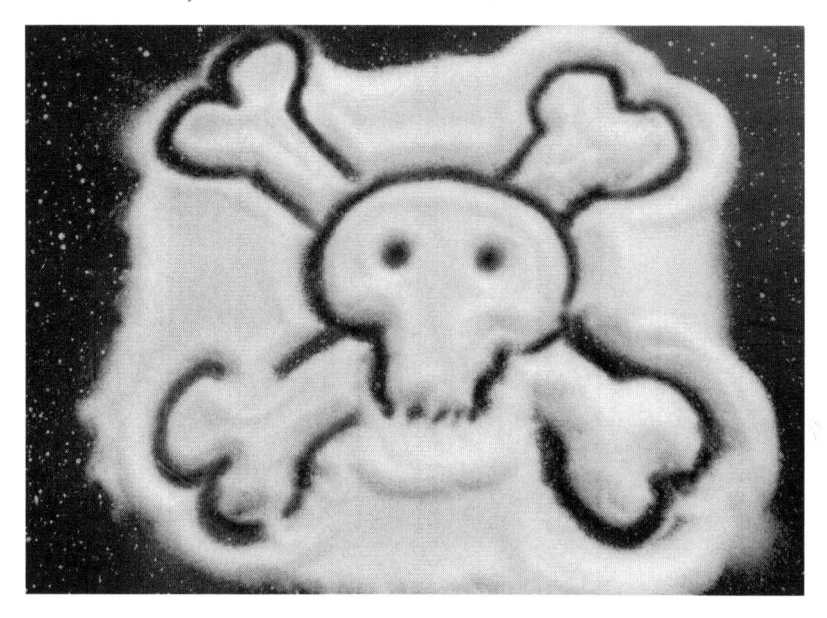

Ein zu hoher Konsum von zuckerhaltigem Essen (Zucker, Süßigkeiten, Kuchen, Getränken usw.) greift auch die Haut an. In einer Studie, die im *British Journal of Dermatology* veröffentlicht wurde, erklären die Forscher, dass Zucker Proteine im Körper verbreitet, die das Kollagen und die Elastizität der Haut schädigen und die Alterung beschleunigen.

Krebs liebt Zucker und besonders industriellen Zucker (raffinierten Zucker). Industrieller Zucker ist in fast allen Fertiggerichten, Softdrinks, Backwaren und Baby- und Kleinkindnahrung versteckt, oft unter anderen Namen wie Saccharose, Sirup, Fruchtzucker, Fructose, Glucose, Laktose, Maltose, oder auch nur einer E-Nummer oder chemischen Formel. Viele Produkte werden mit dem Slogan „ohne Zuckerzusatz" beworben, enthalten aber als Inhaltsstoff Fructose. Das ist eine klare Lüge, da Fructose ein

Zucker ist, der aus Früchten gewonnen wird. Der US-Forscher Robert Lustig, der mit seinem Team eine Studie über die „giftige Wahrheit" von Zucker durchgeführt hat (veröffentlicht in *Nature* Bd. 482 2012), sagte: „Es gibt immer mehr wissenschaftliche Beweise dafür, dass Fructose etliche chronische Krankheiten auslösen kann und giftig für die Leber ist. [...] Ein bisschen Zucker ist zwar kein Problem, aber viel Zucker tötet – wenn auch nur langsam."

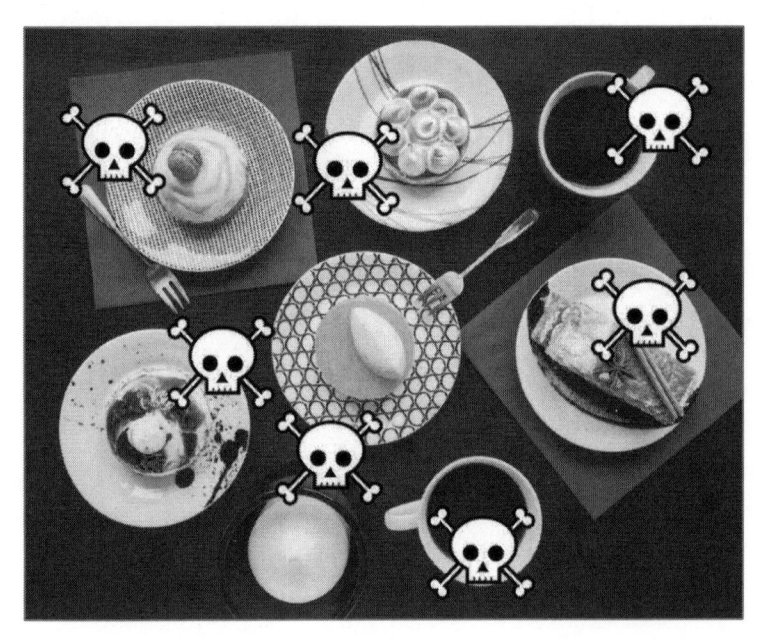

Zucker macht dick und fett und Krebs liebt es da, wo Fett ist

Es ist wissenschaftlich bewiesen, dass Tumorzellen zur Vermehrung viel Zucker brauchen. Viele Forscher, wie Professor Lewis Cantley, von der Harvard Medical School vermuten, dass in einigen Fällen ein hoher Zuckerkonsum Krebs überhaupt erst entstehen lässt. Zucker ist ein wichtiger Treibstoff für Krebs, denn der Zucker führt dazu, dass in den Krebszellen ein Gärungsprozess in Gang gesetzt wird, der das umgebende, gesunde Gewebe zerstört und der das körpereigene Immunsystem lahmlegt, sagt der Krebsforscher Dr. Coy. Und mit raffiniertem Zucker (industriell hergestelltem Zucker) treibt man den Insulinwert noch schneller nach oben und lässt die Krebszellen auch viel schneller wachsen als mit normalem Zucker.

Dank Fructose können sich Krebszellen blitzschnell reproduzieren und im menschlichen Körper ausbreiten, wie Wissenschaftler der Universität von Kalifornien, Los Angeles in einer Studie bewiesen haben. Billiger Sirup in Getränken und Fertigprodukten besteht bis zu 90 Prozent aus Fructose (Maissirup wird bevorzugt, da die Industrie damit viel Geld spart).

Süßstoffe können krebserregend sein

Aspartam stand bis Mitte der 70er Jahre als Kampfstoff zur biochemischen Kriegsführung auf der Liste der CIA.

Viele Süßstoffe, wie Aspartam E 951, Cyclamat E 952 (seit 1969 in den USA verboten), Saccharin E 954, Neotam E 961 und Maissirup (HFCS) sind krebserregend. Sie sind bei der Industrie sehr beliebt, denn sie sind wesentlich billiger als Rohrzucker und in tausenden Produkten enthalten – vom Softdrink über Kaugummis und Gebäck bis hin zu Medikamenten.

Da Aspartam zu Recht in Verruf geriet (krebserregend), entwickelte die Industrie Neotam. Aber Neotam ist lediglich ein viel besseres, bzw. ein viel schlimmeres Aspartam. In der Europäischen Union wurde Neotam am 12.01.2010 als Süßstoff und

Geschmacksverstärker mit der E-Nummer 961 für Nahrungsmittel zugelassen. Da es billiger ist als Aspartam, wird es von der Industrie vermehrt genutzt. Es wird aus Aspartam und 3,3-Dimethylbutyraldehyd synthetisiert und ist 7.000-13.000 Mal süßer als Zucker und 30-60 Mal süßer als Aspartam (E951). Manche Studien zeigen, dass Neotam wesentlich toxischer ist als Aspartam.

*** Zucker und einfache Kohlenhydrate sind sehr krebserregend***

Wenn man viel Zucker zu sich nimmt, sollte man wenig Kohlenhydrate (Ein- und Zweifachzucker) zu sich nehmen: „Weil der Vergärungsstoffwechsel in Krebszellen auf die Zufuhr von großen Mengen Glukose angewiesen ist, entzieht man mit einer kohlenhydratarmen Ernährung den vergärenden Krebszellen die Grundlage für ihr aggressives, zerstörerisches Verhalten." Und stoppt so das bösartige „TKTL1"Krebs-Gen, so Dr. Coy. Gerade die westliche Ernährung besteht aber häufig aus solchen Mischungen von Zucker und Kohlenhydraten: Nudeln, Brot, Kuchen usw.

Fast alle Weißmehlprodukte enthalten Zucker. So fördern wir die Krebsentstehung, seine Verbreitung und wegen der Gärung auch die Ausbreitung der Metastasen im ganzen Körper.

A5.4. Fleisch: Überkonsum von tierischem Protein kann Krebs verursachen

Übermäßiger Konsum von rotem Fleisch und Fleischprodukten wie Wurst oder gepökeltem Fleisch kann Darmkrebs, Magenkrebs und andere Krebsformen wie Lungen- und Leberkrebs auslösen.

Fleisch ist nicht grundsätzlich ungesund, das Problem ist viel mehr die Qualität des Fleisches. In Afrika gibt es Völker, die sehr viel Rindfleisch essen, wie die Nordkameruner. Aber sie sind fit, schlank, muskulös und leben sehr lang. Viele Ernährungsexperten warnen vor Fleisch im Allgemeinen, anstatt richtig zu erklären, warum das Fleisch gefährlich ist. Es ist erst gefährlich geworden, denn gutes Fleisch, in normaler Quantität – ca. 100 bis 200 g – ist sehr gesund für den Körper. Wenn man jedoch zu viel davon isst, kann das Fleisch der Gesundheit schaden. Die Qualität des Fleisches ist allerdings aufgrund der Art der Fütterung schlechter geworden. Tiere, die normalerweise Gras fressen, werden mit Getreide gefüttert, das chemisch und gentechnisch behandelt wurde und voller Pestizide ist.

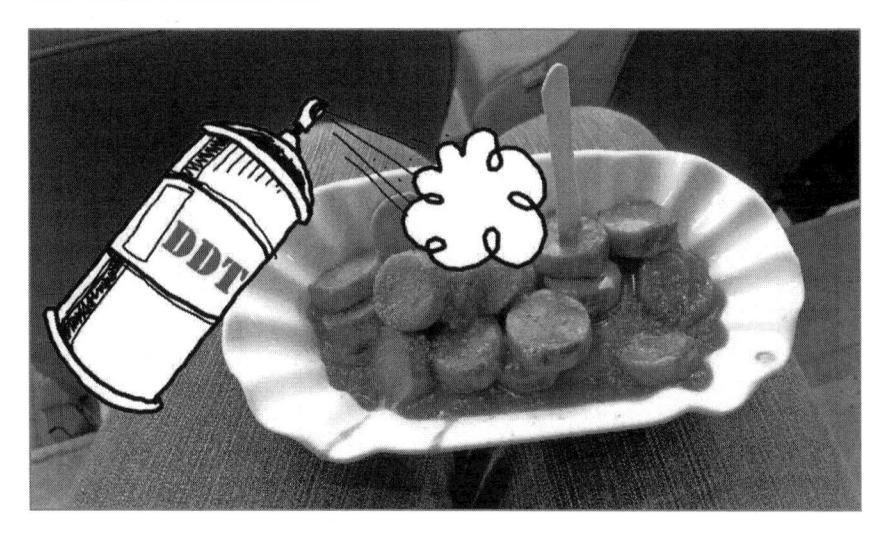

Die meisten verarbeiteten Fleischprodukte wie Frühstücksfleisch, Speck, Würstchen oder Hot Dogs enthalten chemische Konservierungsstoffe, die ihnen ein frisches, appetitliches Aussehen verleihen. Die Tiere, von denen das Fleisch stammt, wurden mit Chemikalien und genmanipuliertem Getreide ernährt, welches Krebs auslösen kann. Außerdem können sich Nitrosamine aus dem in Wurstwaren vorhandenen Nitrit entwickeln.

Übermäßiger Konsum von Fleisch kann chronische Entzündungen fördern, die zu Krankheiten wie Diabetes und anderen chronischen Krankheiten führen können.

A5.5. Fertiggerichte und Tiefkühlessen

Fertiggerichte und Tiefkühlessen sind wichtige Quellen krebserregender Stoffe im Körper.

Dieses Essen wird zum Teil fast nur aus künstlichen Produkten hergestellt. Manche Hersteller benutzen zum Beispiel Lebensmittelimitate (Pizza mit Käse ohne Milch, Salami ohne Fleisch). Fertiggerichte enthalten zu viele gefährliche Konservierungs-, Farb-, Geschmacks- und Aromastoffe, schlechtes und zu viel Fett sowie künstlich hergestellten Zucker und sind somit ein wahrer Krebscocktail für den Körper. Alle Gifte, die ich bis jetzt behandelt habe und noch viele, die wir gar nicht erkennen und nicht nachverfolgen können, befinden sich in Fertiggerichten.

Der sehr gefährliche Weichmacher DEHP wurde auch in Fertigprodukten und Konserven sowie in fetthaltigen Würzsoßen gefunden. Stärker belastet sind laut einer Studie auch Mayonnaise oder Gemüse und Fisch aus Gläsern.

Der häufige Verzehr von frittierten Tiefkühlgerichten kann das Risiko für Prostatakrebs erhöhen. Studien zeigen, dass Menschen, die sich ständig von Fertiggerichten und Tiefkühlessen ernähren, häufiger an Krebs erkranken. Eine Studie aus den USA hat gezeigt, dass Männer, die mindestens einmal in der Woche frittierte Tiefkühlkost wie Pommes frites, Hähnchennuggets oder in Fett gebackenes Gebäck wie Donuts essen, um 35 Prozent stärker prostatakrebsgefährdet sind als andere, die höchstens einmal im Monat zu diesen Produkten greifen.

Wer mehr Fast Food und Fertiggerichte, Desserts, Hamburger, Kuchen, Butter, Schokocroissants, Kekse usw. isst, altert schneller und erkrankt an vielen Krankheiten, auch psychischen wie Depressionen!

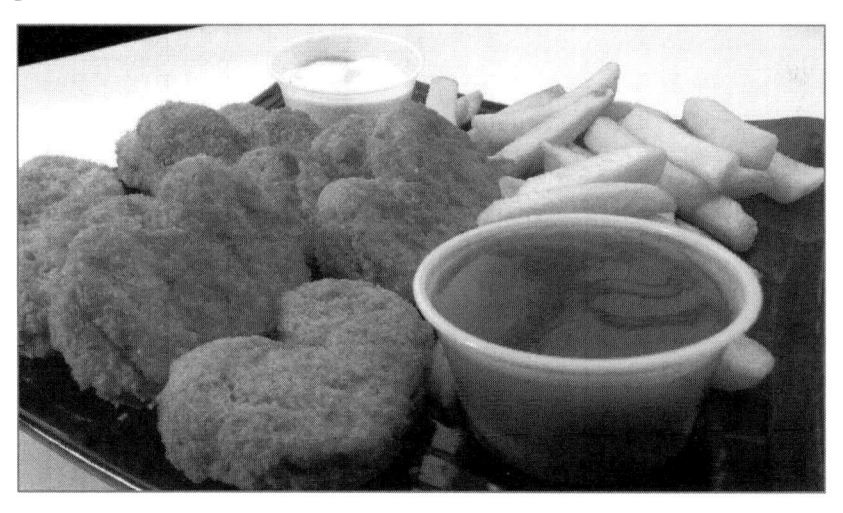

Industriell verarbeitete Nahrung enthält weniger brauchbare und für den Körper hilfreiche Nährstoffe wie Vitamine, Mineralstoffe, Zink oder Folsäure, aber dafür zu viel Zucker, zu viel schlechte Milch, zu viel schlechtes Fett (Transfettsäuren), zu viel Säure, zu viel Getreide (Weizen), zu viele Chemikalien (Zusatzstoffe, Hormone, Konservierungsstoffe usw.) – all das zerstört Organe und Zellen und verursacht schlimme Krankheiten.

Fastfood lässt dich schneller altern und kann sogar zu einem früheren Tod führen. Vor allem wegen des hohen Phosphatgehalts.

Phosphate kommen sowohl in Speisen als auch in Getränken als Säuerungsmittel zum Einsatz. Die Industrie nutzt sie außerdem als Säureregulatoren, Emulgatoren, als Schmelzsalz sowie als Konservierungsmittel versteckt hinter den Nummern E 338 und E 339. Zu viele Phosphate verursachen verschiedene Erkrankungen wie Arterienverkalkungen und beschleunigen den Alterungsprozess des Körpers und die frühe Faltenbildung.

A5.6. Krebserregende Stoffe in Pommes, Chips, Popcorn, Donuts

In Pommes und Chips haben Wissenschaftler der TU München einen Stoff nachgewiesen, der „wesentlich gefährlicher" ist als Acrylamid – das stark krebserregende Glycidamid! Selbst geringste Mengen könnten Mutationen auslösen.

Acrylamid entsteht beim Braten und wurde erstmals 2002 in hohen Mengen in Lebensmitteln nachgewiesen, so das Bundesinstitut für Risikobewertung. Bei Tierversuchen war Acrylamid krebserregend.

Die Transfettsäuren in Pommes können ebenfalls krebserregend sein. Ähnlich wie Donuts werden Pommes frittiert. Die meisten Fast-Food-Ketten nutzen gehärtetes Fett. Transfette gelangen so in die Pommes oder aber auch in Chicken Wings. Das Krebsrisiko steigt. Transfettsäuren entstehen bei der industriellen Härtung von Ölen, wie zum Beispiel bei der Herstellung von Margarinen, Back- oder Streichfetten, aber auch beim starken Erhitzen, wie beim Frittieren. Die chemisch gehärteten Öle sind bei der Industrie beliebt: Sie können besonders stark erhitzt werden, sie halten länger und sie sind billiger. Viele Länder haben Transfette bereits verboten oder den Verbrauch reduziert. Transfette erhöhen nicht nur das Krebsrisiko, sie sind auch verantwortlich für viele andere Krankheiten. Sie können sogar Ungeborenen schaden.

Nimmt der Körper Transfette auf, setzen sie sich da fest, wo ungesättigte Fettsäuren (in Nüssen, Fisch) vorgesehen waren. Die Transfette ersetzen zwar rein physisch das ungesättigte Fett, aber die Funktionen der ungesättigten Fettsäuren (wie Zellfunktion des Gehirns, die Drüsenfunktion, den Sauerstofftransport) können sie nicht erfüllen. Das führt zu Missverständnissen und Beeinträchtigung im Körper, was letztendlich Schaden verursacht.

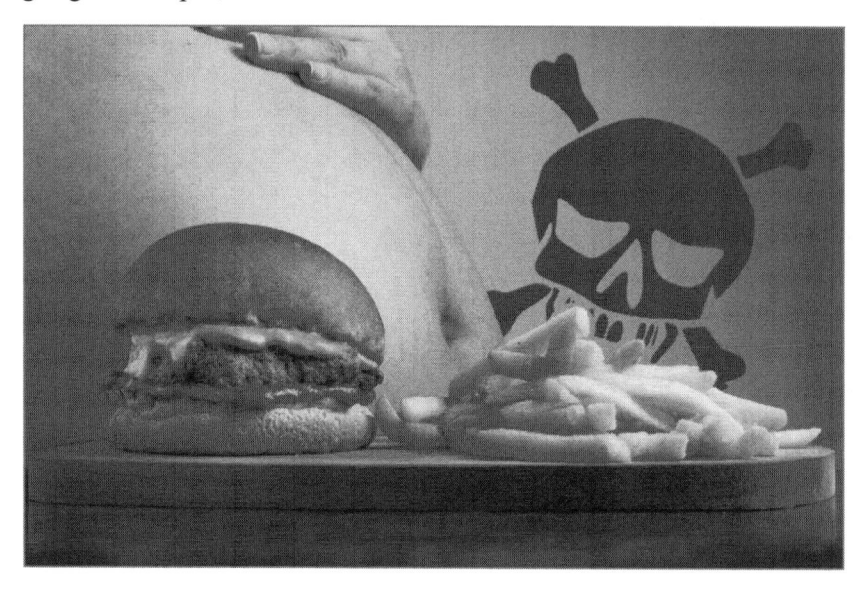

Auf das Hungergefühl hat der Verzehr von Transfetten eine negative Auswirkung. Menschen, die sehr viele Dinge essen, die Transfette enthalten, haben das Gefühl, dass sie nicht ganz satt sind. Das liegt daran, dass der Körper nicht die Fettsäuren bekommt, die er benötigt. Dies führt dazu, dass man mehr isst und das führt wiederum zur Gewichtszunahme. Und Übergewicht ist einer der Zustände, die Krebserkrankungen fördern. Vor allem Bauchfett begünstigt die Entwicklung von Krebs.

Chips, Cracker, Kekse, Knäckebrot und Röstzwiebeln sind auch mit Vorsicht zu genießen. Diese enthalten neben Zucker auch Transfette wie die in Pommes und Donuts. Auf Verpackungen werden die Transfette leider nicht aufgelistet, was den Verbraucher sehr schützen würde. Transfettsäuren müssen nur angegeben werden, wenn das Lebensmittel mehr als 0,5 Gramm pro Portion enthält, so naturalnews.com. Um einer Auflistung zu entgehen, reduzieren die Hersteller die angegebenen Mengen so lang, bis der Wert der Transfettsäuren bei unter 0,5 Gramm liegt.

Des Weiteren wird weißes, raffiniertes Mehl bei der Herstellung von Chips und Keksen benutzt. Dieses Mehl ist, genauso wie große Mengen Zucker, ebenfalls schädlich und fördert Krebs-erkrankungen.

Donuts

Ich habe schon über einen deutlichen Zusammenhang zwischen Krebsrisiko und Transfetten bei Pommes geschrieben. Transfette kommen bei der Herstellung von Donuts zum Einsatz. Beim Erhitzen von gehärtetem Fett entstehen künstliche Transfette. So gibt es pflanzliche Öle, die gehärtet werden, um länger haltbar zu bleiben. Deren Verzehr erhöht das Krebsrisiko.

Popcorn

Popcorn für die Mikrowelle ist praktisch, kann aber gefährlich sein: Wie kanadische Chemiker nun herausfanden, gelangen Phosphatester (PAPs), die sich oft in Verpackungen von Fast Food und Mikrowellen-Popcorn finden, in den menschlichen Körper und werden dort zu perfluorierten Carbonsäuren (PDCAs) abgebaut.

Diese Stoffe sind weltweit in Menschen nachweisbar und stehen in dringendem Verdacht, ein möglicher Auslöser für Krebs zu sein.

A5.7. Schlechtes Öl, schlechtes tierisches Fett, Transfette

Fettes Essen, gesättigte Fette (Transfette), kalorienreiches Essen, Fertiggerichte, Fast Food, Tiefkühlessen, schlechtes Öl, Mayonnaise und Salatdressing, tierisches Fett, Wurst, Geräuchertes, Gepökeltes, Innereien, Schnitzel, Leberkäse, Pizza, paniertes Essen, Fischkonserven usw. sind gefährlich für die Gesundheit.

Fett ist nicht gleich Fett. Das eine hilft und das andere zerstört: Weißes Fett treibt die Kilos nach oben, braunes Fett nach unten. Es verbraucht sogar noch Energie. Fette bestehen aus Glycerin und Fettsäuren. Sie sind sehr wichtig als Energiespeicher und -spender, als Polster, für die Stabilität der Zellen und für die Bildung neuer Membranen. Sie transportieren bestimmte Vitamine – A, D, E und K – durch den Organismus. Außerdem ist Cholesterol eine wichtige Vorstufe für Steroide. Zu diesen Steroiden zählen Sexualhormone.

**Es gibt zwei Arten von Fettsäuren:
gesättigte und ungesättigte**

Gesättigte Fette und Transfettsäuren bezeichnet man als „schlechte" Fette. Sie erhöhen die Cholesterinwerte und begünstigen Herz-Kreislauf-Beschwerden.

Gesättigte Fettsäuren stecken in zahlreichen Fertigprodukten wie Butter, Käse, Sahne und anderen Milchprodukten, fettem Fleisch, Wurstwaren usw. Sie werden bei Zimmertemperatur fest.

Im Gegensatz zu den ungesättigten Fettsäuren, kann der Körper die Bestandteile der gesättigten Fettsäuren auch selbst herstellen.

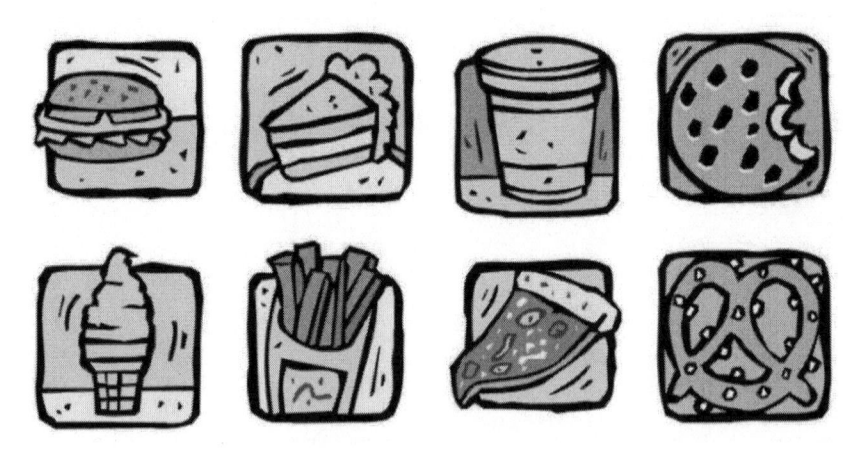

Transfettsäuren, auch Transfette genannt, sind laut Wikipedia „ungesättigte Fettsäuren mit mindestens einer trans-konfigurierten Doppelbindung zwischen zwei Kohlenstoffatomen. In der menschlichen Ernährung sind sie besonders bei industriell produzierter Nahrung zu finden, wo sie durch Umlagerung der cis-Doppelbindungen in die trans-Konfiguration als Nebenprodukte bei der unvollständigen Härtung von Pflanzenöl entstehen. Der Verzehr von Glycerin-Estern der trans-Fettsäuren erhöht den Gehalt von LDL-Cholesterin im Blut. Sie werden als Mitverursacher von koronaren Herzkrankheiten angesehen (Arteriosklerose, Herzinfarkt)."

Transfette erhöhen den Wert des schlechten Cholesterins und senken den des guten.

Transfette verursachen weitere Krankheiten wie Fettleibigkeit, Typ-2-Diabetes oder Alzheimer.

Transfette erscheinen auf der Liste der Inhaltsstoffe von Lebensmitteln oft als „gehärtetes Pflanzenöl". Gehärtete Pflanzenöle – oder Transfette – sind Öle, die industriell verarbeitet wurden. Dem Öl wird Wasserstoff zugesetzt, damit es hart wird. Anders als natürliche Fette wird es auch ohne Kühlung nicht ranzig. Die Lebensmittel erscheinen dadurch weniger fettig.

Transfette finden sich überall: in Pommes, Chips und allen frittierten Lebensmitteln wie Chicken Wings, in Keksen, Berlinern und Blätterteig, in Fertigsuppen, Braten-Soßen, Wurst, Müsliriegeln oder Frühstücksflocken.

A5.8. Obst ist gut und gesund, aber zu viel Obst kann auch krank und dick machen

Obst ist und bleibt die beste und gesündeste Alternative bei Hunger zwischendurch – im Gegensatz zu einer Tafel Schokolade oder einem Stück Kuchen. Aber man sollte ein bisschen auf die Menge achten.

Apfel, Orange, Birne, Mango, Ananas und Co. sind super gesund und lecker, aber ihr Verzehr kann leider auch unangenehme Folgen haben, wenn man sie zu oft zu sich nimmt. Sie können sogar fett machen, denn in den Früchten verstecken sich auch

Kohlenhydrate und Fruchtzucker. Obst allein macht außerdem nicht richtig satt.

Dazu kann der Fruchtzucker (wenn er in großen Mengen vorhanden ist) im Gehirn ein Hungergefühl auslösen bzw. er führt nicht dazu, dass das Gehirn uns sagt, dass wir satt sind. Man tendiert deswegen dazu, noch mehr zu essen, obwohl man keinen Hunger hat. So kann man mit Obst viele Kalorien ansammeln und dabei, entgegen der guten Absicht abzunehmen, handeln.

Eine andere Gefahr sind die Chemikalien mit denen das Obst heute behandelt wird. Viele dieser Chemikalien stören den Fettstoffwechsel. Wie ich schon öfter erwähnte, gilt auch hier das Mantra „die Dosis macht das Gift".

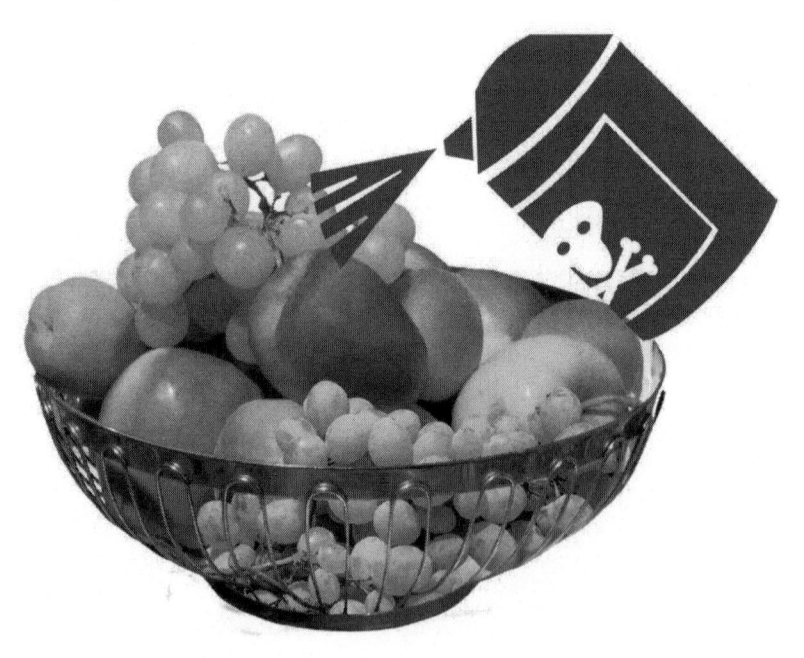

A5.9. Diät Lebensmittel, Light-Produkte und Nahrungsergänzungsmittel

Fast alle wissenschaftlichen Studien warnen vor Diätlebensmitteln und Diätgetränken sowie Light-Produkten. Diätgetränke, wie Cola Light, sind schlimmer für die Gesundheit als die normale zuckergesüßte Limonade. „Diät"-Limo und andere Diät-Getränke und -Lebensmittel können krebserregend sein.

Alle diese auf den ersten Blick gesünderen Getränke enthalten Aspartam. Aspartam ist ein synthetisch hergestellter Süßstoff. Als Lebensmittelzusatzstoff wird es als E 951 deklariert. Der Stoff wird verdächtigt, stark krebserregend zu sein. Aspartam ist ein weit verbreiteter Inhaltsstoff vieler Produkte wie etwa Softdrinks, Süßwaren, Backwaren und Milchprodukte.

Ab einer Aspartam-Diät-Limo pro Tag steigt die Krebsgefahr!

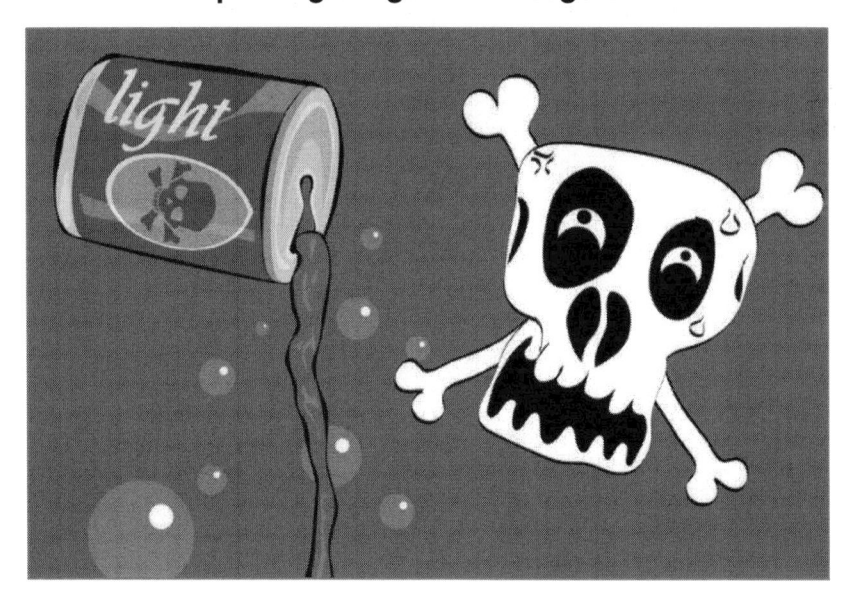

Die Ergebnisse einer aktuellen Aspartam-Studie (insgesamt 77.218 Frauen und 47.810 Männer nahmen an den Studien teil, die über einen Zeitraum von 22 Jahren liefen) zeigen: schon eine Dose Diät-Limo (Cola light, Eistee ohne Zucker, *sugarfree*, Diät-Fruchtschorle oder andere Light-Getränke) von 355 ml am Tag

- erhöht das Krebsrisiko von Leukämie (Blutkrebs) um 42%
- erhöht bei Männern das Risiko, an multiplen Myelomen (Knochenmarkskrebs) zu erkranken um 102%
- erhöht bei Männern das Risiko, am Non-Hodgkin-Lymphom (Lymphdrüsenkrebs) zu erkranken um 31%

Jeweils verglichen mit Kontrollpersonen, die keine Diät-Limos tranken.

Bereits in der Vergangenheit fanden unabhängige Wissenschaftler heraus, dass der Konsum von Aspartam zu verschiedenen Krankheiten wie krebsartigen Tumoren, Lymphomen, Leukämie, Nervenschäden, Nierenversagen, Anfällen und vorzeitigem Tod führen kann.

Weitere Stoffe, wie Sucralose, die angeblich aus Zucker gewonnen sein soll, verursachen Funktionsstörungen des Gehirns und des Nervensystems, Migräne und Krebs. Außerdem schwächen sie das Immunsystem.

Auch der Konsum von Saccharin ist nicht zu empfehlen.

Viele Diätlebensmittel enthalten Zusatzstoffe, die dazu beitragen, dass Fett im Körper aufgebaut wird. Es ist bewiesen, dass Fett Krebserkrankungen fördert. Auch wenn Aspartam, Sacharin und Co. keine Kalorien liefern, führen sie trotzdem dazu, dass man fett wird. Da der Körper naturgemäß an seinem Kalorienkonto festhält, fordert er nach *einem* Light-Joghurt einen zweiten und einen dritten. Und zwangsweise wird man dick.

Das Komische dabei ist, dass sich viele Produkte deswegen „Diät" nennen, weil sie anstelle von normalem Zucker Süßstoffe enthalten und somit zwar kalorienarm sind, aber keinesfalls zum Abnehmen führen.

In vielen Diätprodukten und Schlankheitsmitteln hat die Verbraucherzentrale NRW krebserregende Substanzen wie Sibutramin oder das wahrscheinlich krebserregende Phenolphthalein gefunden, obwohl sie als rein pflanzlich deklariert wurden.

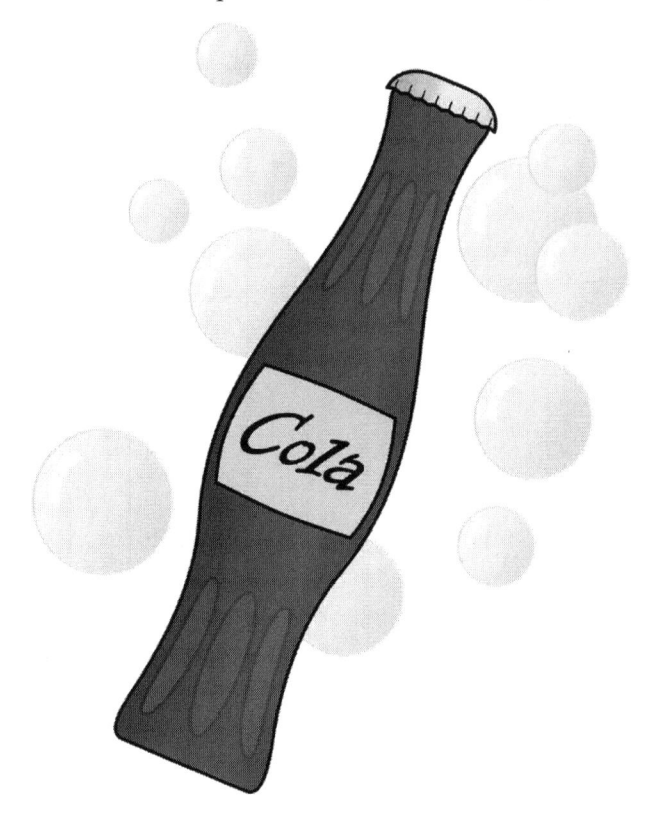

A5.10. Fettmangel: zu wenig gutes Öl und zu wenige pflanzliche Fette

Die vorherrschende Öl-Phobie ist ein Fehler und sie ist unbegründet. In Afrika wird das Fett aus Pflanzen (also Öl) benutzt, um die Haut zu reinigen und diese elastisch zu halten.

Die meisten Menschen in Europa denken, dass der Verzehr von Öl-armem Essen gesünder wäre. Das Gegenteil ist aber richtig. Unser Hormonsystem braucht Fett, um gut zu funktionieren. Menschen, die wenig Öl zu sich nehmen sind daher viel leichter von einem Hormonmangel betroffen. Unsere Hormone, einschließlich der Sexualhormone, brauchen Cholesterin. Ein Mangel an Geschlechtshormonen führt zu Gewichtszunahme, Reizbarkeit, Verlust der Libido und chronischer Müdigkeit. Die Haut wird trockener und faltig, die Muskeln werden schlapp und verschwinden. Man sieht älter aus.

Ölmangel kann auch psychische Krankheiten wie Depressionen hervorrufen

Der amerikanische Mediziner Andrew Stoll, Psychiatrieprofessor der Harvard Medical School im US-Bundesstaat Massachusetts, macht den weitverbreiteten Mangel an Omega-3-Fetten verantwortlich für die Ausbreitung psychiatrischer Krankheiten. Depressionen, Schizophrenie, auch Verhaltensstörungen haben zum Teil mit einem Mangel an ausreichenden, guten Fetten zu tun. In meinem Coaching habe ich festgestellt, dass die meisten Menschen, die wegen psychischer Belastungen (sie fühlten sich antriebslos, faul, kraftlos, immer müde) zu mir kamen, kaum oder viel weniger Öl beim Kochen benutzten als andere, gesündere Menschen.

A5.10.1. Ölmangel kann auch Krebs fördern

In Kamerun rief man Frauen zu „Iss Öl, damit du gesunde Brüste hast!"

Mein Lehrer sagte mir, dass viel gutes Öl aus Pflanzen eine sehr effektive Vorbeugung gegen Brustkrebs wäre. Eine ungenügende Öl-Zufuhr im Körper würde dem Fettgewebe im Brustbereich schaden und dazu führen, dass die Brust nicht genügend mit Sauerstoff versorgt wird, denn Fett dient dem Körper nicht nur als Energiegeber, sondern hilft auch dabei, dass der Sauerstoff die Zellen erreicht.

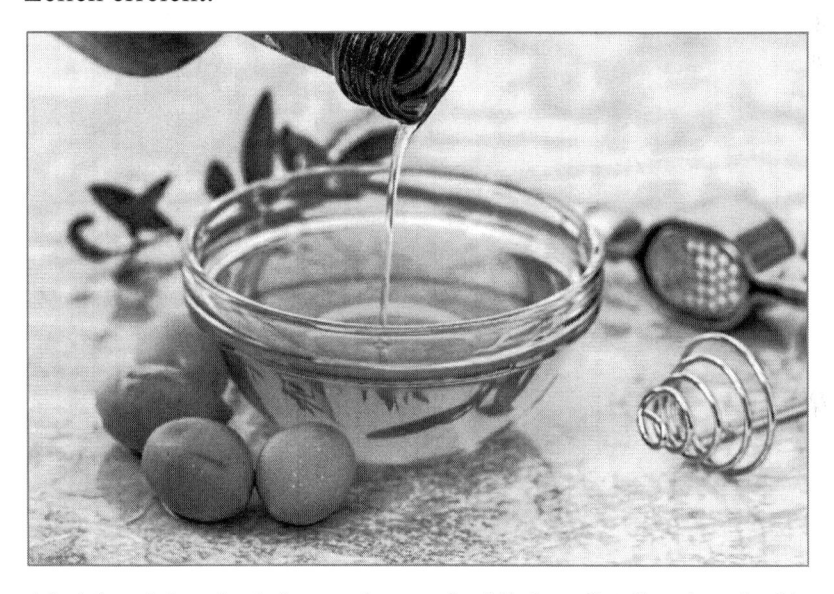

Als ich mich mit einigen wissenschaftlichen Studien beschäftigte, besonders mit der Forschung von Dr. Dr. Otto Warburg, Nobelpreisträger 1931, fing ich an zu verstehen, was mein Meister mir versucht hatte zu erklären. Denn Sauerstoffmangel in den Zellen kann zur Entstehung von Krebs führen. Der Sauerstoffmangel im Brustgewebe könnte sehr bedeutsam sein, wenn es um Krebs geht.

Aber genauere Informationen und Studien darüber, mit belegbaren Fakten konnte ich nicht finden.

Ich vermute stark, dass Menschen, die sehr wenig Öl zu sich nehmen, Entzündungsprozesse im Körper fördern, denn ohne Sauerstoff gibt es Entzündungen. Und Entzündungen regen Krebszellen an.

A5.11. Säuerliche Lebensmittel machen dick und krank: Übersäuerung des Körpers ist Ursache vieler chronischer Krankheiten und Krebs

Eine Ernährung bestehend aus übermäßig säuerlichen Lebensmitteln ist nicht gut, wenn man gesund bleiben will. Diese Lebensmittel schaden dem Körper und sind deswegen zu vermeiden bzw. nicht zu oft zu konsumieren. Säurebildende Lebensmittel sollten immer mit basischen Lebensmitteln gemischt werden, damit sie uns nicht schaden.

„Der Körper legt bei Übersäuerung so viele Fettzellen an wie es ihm möglich ist. Fett eignet sich prima zur Einlagerung der Säuren bzw. ihrer Schlacken und schützt gleichzeitig die lebenswichtigen Organe vor den gefährlichen Säuren. Du bist also möglicherweise gar nicht dick, sondern einfach nur übersäuert! Und solange du übersäuert bist, bleibt eine dauerhafte Gewichtsabnahme nicht selten ein unerfüllter Wunsch. In einem übersäuerten Zustand ist eine Diät daher nicht nur nutzlos, sondern auch wenig intelligent. Du würdest deinen Organen den Bodyguard nehmen und sie den ätzenden Säuren aussetzen." (Auszug http://www.zentrum-der-gesundheit.de)

Übersäuerung macht dick.

Mit einer basischen Ernährung purzeln die Kilos übrigens oft ganz automatisch.

Du solltest verzichten auf

- Milchprodukte wie Sahne, Butter, Käse, Quark. Dies wird dein Immunsystem wesentlich stärken. Du wirst merken, dass bestimmte Leiden, wie Migräne, Kopfschmerzen, Blähungen und Magen-Darm-Probleme oder unreine Haut verschwinden werden bzw. nicht mehr so intensiv zu spüren sein werden. Es geht hier um einen übermäßigen Verbrauch von Milchprodukten. Ein bisschen davon stört die Gesundheit ganz sicher nicht. Der Mensch ist das einzige Wesen, das im Erwachsenenalter noch Milch trinkt. Das ist nicht natürlich.
- Fertiges und verarbeitetes Essen: Es enthält zu viele Chemikalien, welche die Fettverbrennung praktisch unmöglich machen
- Fast Food
- Alle fettarmen Produkte und light-Nahrungsmittel
- Zuckerreiche Nahrung
- Fades Essen
- Kaltes Essen
- Fettfreies Essen (pflanzliches Fett)
- Müsli
- Schlechte Getränke und kohlensäurehaltige Getränke

Ein übersäuerter Körper kann kein Gewicht verlieren und lässt viele Krankheiten, wie z.B. Krebs entstehen, sagte mir ein Heiler aus Kamerun. Wenn der pH-Wert des Körpers nicht im Gleichgewicht ist, kann man schlecht fit sein. Krebs entsteht auch durch zu viele Säuren.

Diese Warnung aus meiner Lehre in Afrika vor fast 40 Jahren findet heute in der modernen Wissenschaft ebenfalls Bestätigung.

A5.12. Liste säuerlicher Lebensmittel

Säurebildende Lebensmittel schmecken jedoch nicht in jedem Falle auch sauer. Lediglich deren Wirkung auf den Organismus ist sauer. Sie machen deinen Körper sauer. Im Gegenzug können sauer schmeckende Lebensmittel, wie manches Obst, zu den basischen Lebensmitteln gehören.

Zu den schlechten säurebildenden Lebensmitteln gehören:

- Fleisch aus konventioneller Landwirtschaft, Chemikalien
- Eier aus konventioneller Landwirtschaft
- Fisch und Meeresfrüchte aus konventioneller Aquakultur oder aus belasteten Regionen stammend
- Milch und Milchprodukte (Quark, Joghurt, Kefir und alle Käsesorten, auch von Schaf und Ziege; gerade auch alle fettarmen Milchprodukte)
- Stark verarbeitete Sojaprodukte (insbesondere das texturierte Sojaprotein, das mit TVP abgekürzt wird und in getrockneter

Form als Grundlage für Hackfleischersatz, Gulaschersatz o. Ä. angeboten wird)
- Fleischbrühe, Wurstwaren, Schinken
- Getreideprodukte aus Auszugsmehlen (Back- und Teigwaren wie Kuchen, Gebäck, süße Teilchen, Nudeln etc., manche Frühstückscerealien wie z. B. Cornflakes, Fertigmüslis, Crispies, Crunchys etc.)
- Produkte aus Gluten (Seitan), z. B. vegetarische Würste, Aufschnitt, Bolognese o. Ä.
- Sämtliche Produkte, die Zucker enthalten
- Süßungsmittel wie Dicksäfte, aber auch Honig*
- Speiseeis, auch Wasser-, Soja- und Joghurteis – Ausnahme: Basisches Eis
- Fertigprodukte aller Art, insbesondere solche aus konventioneller Erzeugung
- Fertiggetränke wie Softdrinks (z. B. Limonade, Cola etc.), Fruchtsaft aus Konzentrat, Isodrinks, Proteindrinks, Milchshakes, Drinks zum Abnehmen etc.

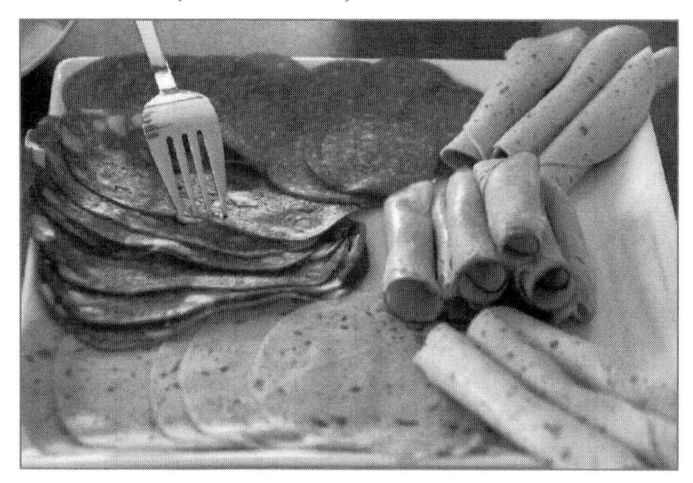

- Mineralwasser und generell kohlensäurehaltige Getränke
- Tee (schwarzer Tee, Früchtetee, Eistee etc., lediglich Kräutertees sind basisch, ja sogar hochbasisch)
- Alkohol- und alkoholhaltige Produkte
- Kaffee, auch Getreide-, Instant- und koffeinfreier Kaffee und koffeinhaltige Produkte
- Senf
- Essig
- Ketchup
- Sauerkonserven

Mit Unterstützung von: http://www.zentrum-der-gesundheit.de.

*Honig kann in die Ernährung integriert werden, WENN er aus hochwertigen Quellen stammt.

A5.13. Wasser und Mineralwasser

Eine Ursache von Krankheiten kann unsauberes Wasser sein, aber auch sauberes, reines Wasser kann krank machen.

Kennen wir ein Tier, das Wasser mit Kohlensäure trinkt?

Wer von der Industrieseite eine Studie erwartet, die eindeutig belegt, dass zu viel Wasser und besonders Wasser mit Kohlensäuren ungesund ist und auch dick machen kann, wird schnell enttäuscht, wenn man beachtet, wer die großen Mineralwasserhersteller sind: Nestlé, Pepsico, Coca-Cola und Danone.

Ja, Mineralwasser kann dick machen.

Viele werden überrascht sein, mich vielleicht auslachen oder sogar den Kopf schütteln, wenn ich schreibe, dass unsere liebste Flüssigkeit, das Wasser, dick machen kann.

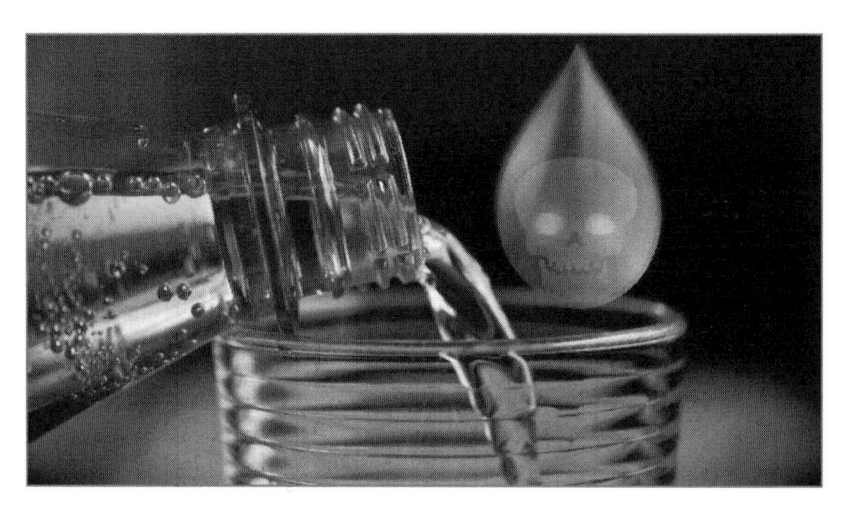

In Afrika sagt man, dass zu viel Wasser dick und krank macht und tatsächlich ist der erste Gewichtsverlust Wasser. Schon sehr früh in Kamerun habe ich gelernt, dass man seinem Körpergefühl vertrauen muss. Das bedeutet, man trinkt, wenn man Durst hat. Ein gesunder Körper bekommt gesunde Impulse. Ich sagte damals zu meinem Vater, dass wir in der Schule gelernt haben, dass man mindesten 3 Liter Wasser am Tag trinken soll. Mein Vater, der mir viele Weisheiten und Geheimnisse der Natur, des Verstandes, des Körpers und des Geistes weitergegeben hat, zeigte mir mit einfacheren Beispielen, dass es keine bestimmte Menge an Wasser gibt, die man einer Person verschreiben kann. Die Körper und die Bedürfnisse sind zu unterschiedlich, und es ist wichtig, sein Körpergefühl nicht mit seinem Verstand zu missachten. Man soll trinken, wenn man Durst hat und nicht umgekehrt. Man sollte dich nicht zwingen und schlecht umprogrammieren. Es gibt ganz klar einen Zusammenhang zwischen Wasser und den Geschmacksrichtungen süß und salzig. Menschen die sehr süß und sehr salzig essen, trinken viel mehr, als Menschen die würzig essen. Das überschüssige Wasser, das der Körper nicht mehr ausscheiden kann, lagert er in Zellen ein und das macht uns dick. Ein weiterer Nachteil ist das vermehrte Ausscheiden von Mineralien und Vitaminen, wegen des häufigeren Harndrangs.

Wasser macht auch wegen der Plastikverpackung dick und krank. Die meisten Plastikverpackungen enthalten die Chemikalie Bisphenol A, ein Weichmacher, der aus dem Plastik ins Wasser gelangt und somit in unseren Körper. Das Wasser in Plastikflaschen hat eine sehr hohe Östrogen-Konzentration. Diese Chemikalie beeinflusst den Fettstoffwechsel und führt zu Übergewicht und Krankheiten wie Krebs und macht Männer unfruchtbar. Besonders Wasser mit Kohlensäure enthält größere Mengen an Weichmachern, weil die Kohlensäure das Plastik aggressiv angreift.

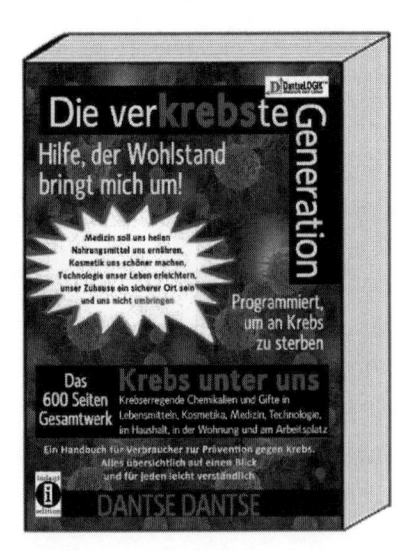

In meiner Buchreihe:

„Die verkrebste Generation. Hilfe, der Wohlstand bringt mich um! Programmiert, um an Krebs zu sterben" (ISBN 978-3-947003-00-6)

habe ich detailliert darüber geschrieben.

Mineralwasser mit Kohlensäure scheint für den Körper sehr ungesund zu sein. Wir wurden in Afrika immer davor gewarnt. Mir wurde immer gesagt, dass Bier – auch wegen der Kohlensäure darin – nicht nur dick macht, sondern auch krank. Ich wusste gar nicht, dass es Wasser mit Kohlensäure gibt. In Afrika bzw. in Kamerun gibt es nur stilles Wasser. Kohlensäure dehnt den Magen, sagte mir mein Naturlehrer in Kamerun, dadurch isst du viel mehr. Es gibt dir ein falsches Sättigungsgefühl, das schnell wieder verschwindet, und dich öfter essen lässt.

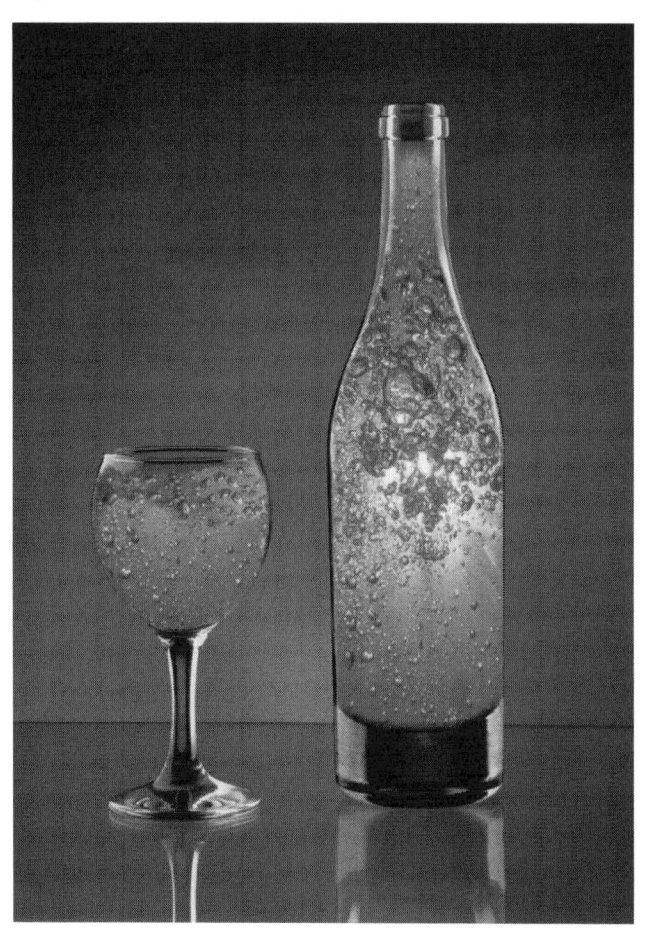

Außerdem lassen die Weichmacher und die chemischen Zusatzstoffe in Getränken wie Cola, Fanta, Limonaden usw. deinen Körper dick werden.

Man vermutet auch, dass es in Leitungswasser hormonelle Schadstoffe aus den Anti-Baby-Pillen gibt: Frauen scheiden im Urin die über die Pille eingenommenen Hormone aus, diese gelangen dann ins Grundwasser und können nicht herausgefiltert werden. Sie gelangen so ins Leitungswasser und schaden besonders den Männern. Außerdem kann man Bisphenol A, eine gefährliche hormonähnlich wirkende Chemikalie, im Trinkwasser finden, das über die beschichteten Trinkwasserrohre ins Leitungswasser abgegeben wird.

A5.14. Tee

Studien belegen, dass Kräutertees Krebs auslösen können. Pyrrolizidinalkaloide sind in hohen Mengen in Tee, Kräutertee und getrockneten Heilpflanzen vorhanden. Für Kinder, Schwangere und Stillende könnten die Schadstoffe im Kräutertee gefährlich sein. Wissenschaftler finden „unerwartet hohe Gehalte an Pyrrolizidinalkaloiden", kurz PA, in Kräuter- und anderen Tees.

Das Bundesinstitut für Risikobewertung warnte im Sommer 2013 davor, dass viele Kräuterteesorten mit krebserregenden Substanzen belastet sind! Kinder, Schwangere und vor allem Stillende sollten nicht zu viel Kräutertee trinken. Erwachsene, die mehr als fünf Tassen Tee am Tag trinken, könnten sich sehr schaden.

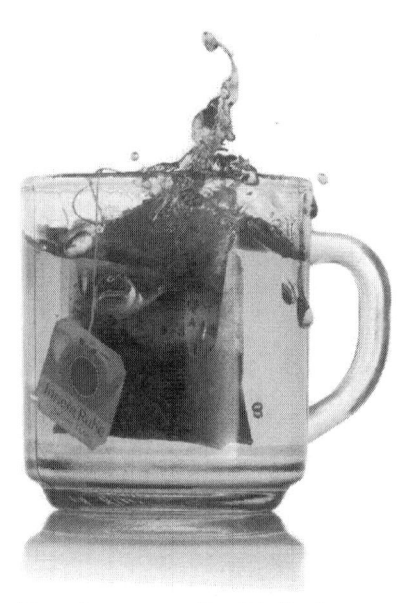

Die Experten untersuchten in einer Studie insgesamt 221 verschiedene handelsübliche Kräutertee- und Teeproben sowie Teedrogen (getrocknete Heilpflanzen). Darunter unter anderem Baby-Fencheltee, Kamillentee, Brennnesseltee, Melissentee und Pfefferminztee. In vielen von ihnen seien hohe Gehalte der sekundären Pflanzenstoffe Pyrrolizidinalkaloiden (PA) gefunden worden, erklärte Andreas Hensel, Präsident des Bundesamtes für Risikobewertung (BfR). Sekundäre Pflanzenstoffe sind Stoffe, die bestimmte Pflanzen ganz natürlich zur Abwehr gegen Fressfeinde und mikrobielle Angriffe bilden und wirken darüber hinaus als Wachstumsregulatoren. In Untersuchungen hat man festgestellt, dass diese Stoffe im Tierversuch Krebs auslösen.

In einem aktualisierten ÖKO-TEST (einige Monate später) wurden 15 Tees untersucht. Zwei konventionell hergestellte und sogar drei Bio-Tees enthielten Pyrrolizidinalkaloide. Schwangere, Stillende und Kinder sollten daher nicht nur Tee trinken beziehungsweise diesen abwechselnd mit anderen Getränken konsumieren.

Für PA in Lebensmitteln gibt es in Deutschland keine gesetzlichen Grenzwerte. Erstaunlich aber ist ein gesetzlicher Grenzwert im Arzneimittelbereich.

A5.15. Kaffee

Auch wenn viele Studien und die Lebensmittelindustrie uns sagen, dass Kaffee gesund sei, sollten wir vorsichtig sein, denn es stimmt nicht ganz. Im Vergleich kann Kaffee sogar mehr schaden als helfen. Das kommt leider selten rüber. Das Koffein in Kaffee tut nicht immer gut.

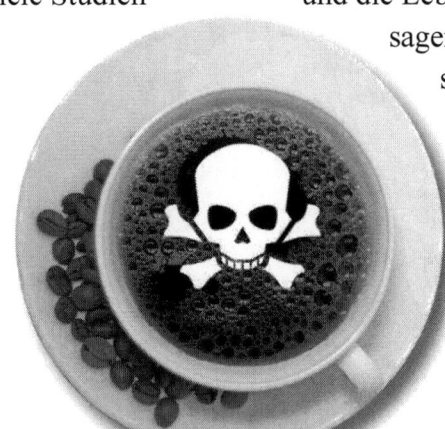

Koffein ist eigentlich ein Insektengift, das die Kaffeepflanze bildet, um sich vor Insektenfraß zu schützen. Das Gift wirkt bei Menschen wie ein Aufputschmittel. Kaffee bekämpft die Müdigkeit und hält wach. Haben wir uns schon die Frage gestellt, warum? Das hat mit dem Stresshormon Adrenalin zu tun. Das Koffein verstärkt die Produktion dieses Hormons. Es versetzt unseren Körper ständig in einen Ausnahmezustand, als ob eine plötzliche Gefahr oder ein Ereignis auftauchte und man sich verteidigen oder fliehen müsste oder als ob man in einem Wettkampf wäre. Die Folgen sind: Anstieg des Blutdrucks, der Herzfrequenz und des Muskeltonus. Da aber nichts passiert und wir oft nur dasitzen, wendet sich die Situation bald. Der Kick geht vorbei und wir fallen in eine extreme Müdigkeit, Erschöpfung, Nervosität, in ein allgemeines Unwohlgefühl. Es kann zu Kopfschmerzen kommen.

Koffein täuscht Stress vor, erhöht den Noradrenalin- und reduziert den Serotoninspiegel, ein beruhigend wirkender Neurotransmitter.

Deswegen wird man unruhiger und zappeliger. Kaffee trägt zur Entstehung von Depressionen oder depressiven Gefühlen bei.

Es gibt sogar bereits einen Ausdruck für die chronische Vergiftung durch Koffein: Koffeinismus, die Abhängigkeit vom Kaffee und die psychischen sowie körperlichen Folgen davon. Menschen, die darunter leiden, haben oft Angst und Stimmungsschwankungen, sind schnell gereizt, unzufrieden, fallen öfter in Depression, haben Essstörungen und leiden an Schlaflosigkeit, Hyperaktivität und Konzentrationsstörungen.

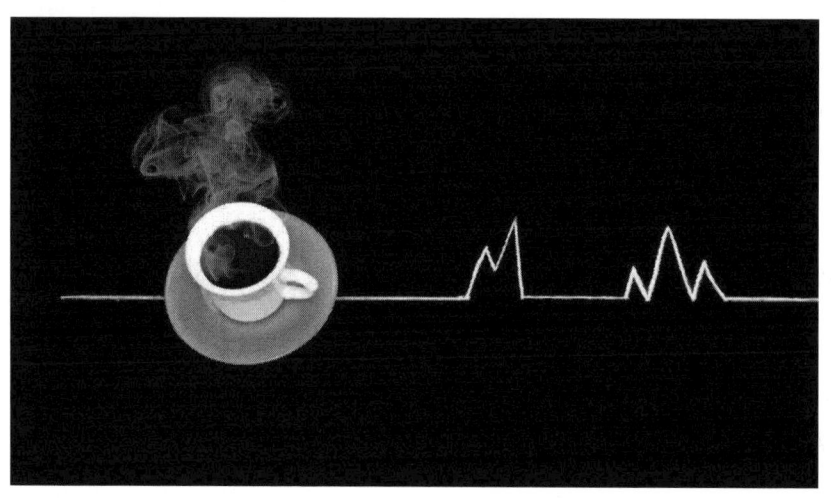

Ist eine einzige Tasse Kaffee krebserregender als ein Pestizid?

Manche Experten meinen sogar, dass Kaffee gefährlicher sei als Pestizide. Diese Meinung vertritt der bekannte US-amerikanische Biochemiker Bruce Ames in „Dietary Pesticides (99.99 % all natural: carcinogens/mutagens/clastogens/coffee)". Er meint, dass sich Kaffeesäure beim Verfüttern in großen Mengen an Ratten und

Mäusen als krebserregend erwiesen hat. Eine Tasse Kaffee enthält 10 Milligramm Kaffeesäure. Diese Menge vergleicht er mit dem Gehalt an Pestizidrückständen einiger krebserregender Pestizide in Lebensmitteln, der aufs Jahr verteilt unter 10 Milligramm ist. Bruce Ames war Forscher am Children's Hospital of Oakland Research Institute (CHORI) und war Direktor des „National Institute of Environmental Health Science" an der University of California, Berkeley.

A5.16. Reine Säfte

Reine und frisch gepresste Säfte sind gesund, können aber auch krank machen. Für Orangesaft zum Beispiel werden viele Orangen samt Schale gepresst und erst dann gefiltert. Das Problem ist, dass die Früchte selbst wochen- und monatelang mit verschiedenen Chemikalien, wie Pestiziden, gespritzt und behandelt wurden. Obwohl sie gewaschen werden, gelangen Reste dieser Chemikalien in den Saft und somit in unseren Körper, mit den Folgen, die wir uns vorstellen können.

Säfte können außerdem laut mehrerer Studien ein Diabetes-Risiko bergen, wenn man viel davon trinkt, wie eine Studie der Harvard School of Public Health 2013 bewies. Grund ist die Struktur der Fruchtsäfte.

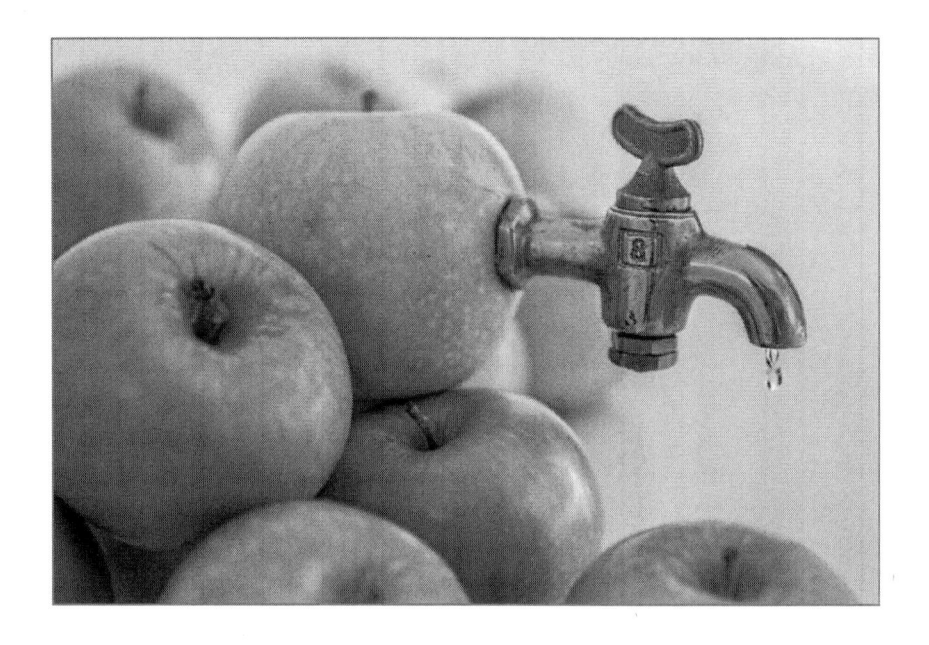

Beim Übergang vom Obst zum Saft gehen die Ballaststoffe verloren und der Fruchtzucker im Saft geht schneller und komplett ins Blut, so erhöht er den Blutzucker stärker, als wenn man das Obst isst.

Hinzu kommt bei vielen Menschen eine Unverträglichkeit von Fruchtzucker (Fructose). Immer mehr Menschen leiden darunter, ohne dass die Ärzte die Krankheit identifizieren. Bei den Betroffenen ist die Aufnahme von Fruchtzucker schmerzhaft. Die Fructose landet unverdaut im Dickdarm und verursacht Bauchschmerzen, Blähungen, Durchfälle, Übelkeit und sogar Depressionen, Kopfschmerzen, Infektionsanfälligkeit und einen Mangel an bestimmten Mikronährstoffen, wie Folsäure und Zink, wenn die Intoleranz jahrelang nicht behandelt wird.

Bei Fruktoseintoleranz sind folgende Lebensmittel verboten:

- Die meisten Früchte (Trauben, Orangen, Äpfel, Mangos usw.) und alle Produkte daraus

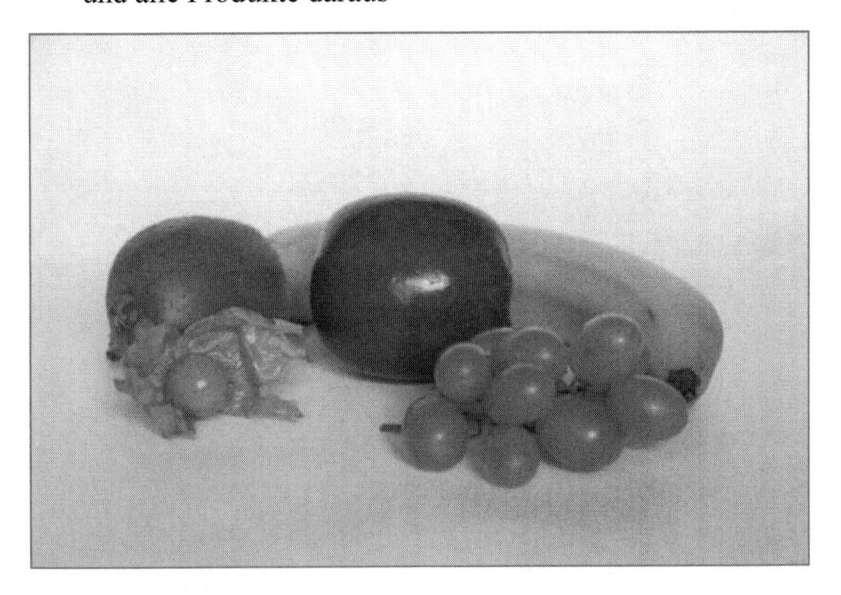

- Trockenfrüchte
- Honig, Marmelade, Schokolade, Süßigkeiten usw.
- Fertigprodukte, die Zucker enthalten könnten
- Diabetikerprodukte
- Süßstoffe: sie hemmen die Aufnahme der Fructose aus dem Darm zusätzlich und verschärfen folglich die Fructose-Intoleranz

A5.17. Alkohol — höchstes krebsförderndes Potenzial

Viele Krankheiten werden durch den Konsum von Alkohol verursacht oder verstärkt. Es gibt eine Alkoholkrankheit, die man „Trunksucht", „Alkoholsucht" oder „Alkoholismus" nennt.

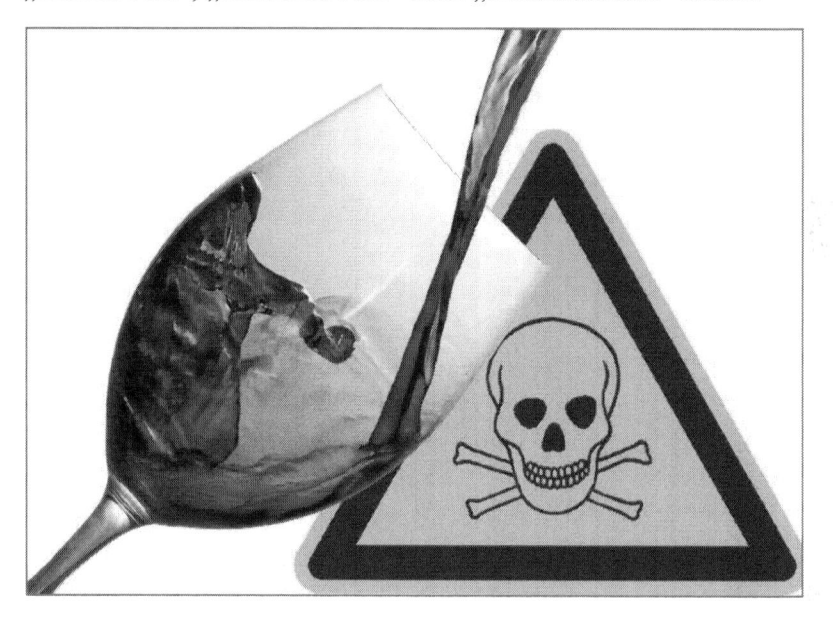

Aber man muss gar nicht erst Alkoholiker sein, bevor der Alkohol den Körper krank macht. Übermäßiger Alkoholkonsum schädigt den Körper auf vielfältige Weise. Langfristiger Alkoholmissbrauch führt neben der Alkoholsucht und der Alkoholvergiftung zu zahlreichen chronischen Folgekrankheiten.

Alkohol schädigt

- den Stoffwechselprozess und das kann diese Folgen haben:

- Schädigung der Leber, was zu Fettleber, Alkohol-Hepatitis und Leberzirrhose führt, Bauchspeicheldrüsenentzündung (Pankreatitis),
- Herzmuskelerkrankungen, koronarer Herzkrankheiten und Anämie
- Störungen des Zuckerstoffwechsels, Fettstoffwechselstörung
- Osteoporose

- die Schleimhäute in Mund, Rachen, Speiseröhre und Magen
- das Gehirn und das Nervensystem

Alkohol begünstigt:

- Krebserkrankungen im Nasenrachenraum und Kehlkopfkrebs
- hohen Bluthochdruck
- psychische Störungen wie Depressionen, Wahnvorstellungen, Angst
- Demenz und Alzheimer
- Augenmuskellähmungen
- Entzündung der Sehnerven
- Entzündung der Bauchspeicheldrüse
- Essstörungen und Übergewicht
- Übersäuerung des Körpers, Ursache weiterer Krankheiten
- Impotenz und Lustlosigkeit

- Durchfall
- Hormonelle Störungen

Weitere Krankheiten sind:

- Wernicke-Korsakow-Syndrom, es entsteht, wenn es dem Körper an Vitamin B1 mangelt. Es kann zu Bewegungsstörungen mit Lähmungserscheinungen, Wesensveränderungen, Wahnvorstellungen, Demenz und Nervenstörungen führen
- Das reine Korsakow-Syndrom ist eine Form der Amnesie (Gedächtnisstörung)
- Hepatische Enzephalopathie ist eine potenziell reversible Funktionsstörung des Gehirns, die durch eine unzureichende Entgiftungsfunktion der Leber entsteht
- Alkoholvergiftung

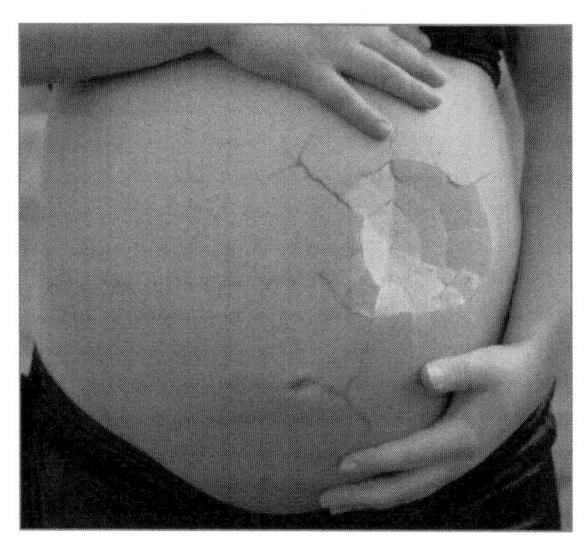

Babys sind bereits im Bauch durch Alkoholmissbrauch der Mutter betroffen und sie zeigen die typischen Gesichtsmerkmale des fetalen Alkoholsyndroms, sie sind häufig geistig behindert und ihr Wachstum ist verzögert.

Außerdem raten Ärzte in Kamerun Diabetikern dringend ab, Rotwein zu trinken.

A5.18. Kohlensäurehaltige Süßgetränke wie Cola und Limonaden

2010 starben 184 000 Menschen durch zu süße Getränke, darunter rund 133 000 an Diabetes, 45 000 an Herzkrankheiten und 6450 an Krebs.

Der Konsum von zuckerhaltigen Softdrinks, wie Cola und Limo, Isodrinks, Energy Drinks oder Proteindrinks macht nicht nur dick und fett, er verursacht auch viele Krankheiten wie Diabetes, Krebs, das metabolische Syndrom, Herz-Kreislauf-Beschwerden usw.

Cola enthält ca. 42 Kalorien (kcal) pro 100 Milliliter, in einer 0,5-Liter-Flasche sind umgerechnet 18 Stück Würfelzucker.

Diese zucker- und chemikalienhaltigen Getränke beschleunigen laut vieler Studien die Alterung der Körperzellen fast so sehr wie das Rauchen.

Zwei Gläser Limonade täglich schaden dem Körper genauso wie Rauchen!

Einer der Hauptgründe sind die hohen Phosphatgehalte. In Softdrinks und süßen Pop-Getränken sowie Limonaden werden meistens Phosphate als Säuerungsmittel, Säureregulatoren, Emulgatoren, Schmelzsalze und Konservierungsmittel (E338, E339) verwendet.

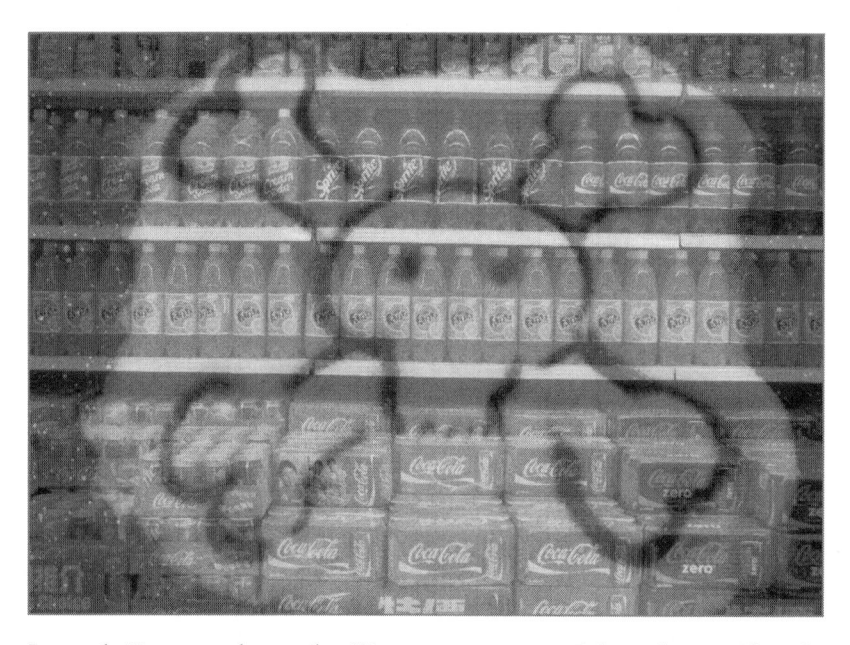

Je nach Konsum kann der Körper sogar um Jahre altern. Eine Studie der Universität von Kalifornien, die im *American Journal of Public Health* veröffentlicht wurde hat dies belegt. Prof. Elissa Epel und ihre Kollegen stellten einen möglichen Zusammenhang zwischen dem Zuckergetränkekonsum und der Zellalterung her. Viele Ergebnisse zeigten, dass Verbraucher von kohlensäurehaltigen Süßgetränken kürzere Telomere hatten.

Forscher stellten fest, dass Menschen, die täglich mindestens 350 Milliliter zuckerhaltiger Limogetränke zu sich nehmen, körperlich um 4,6 Jahre älter sind als Menschen, die sich an Wasser oder Tee halten. Dazu steigt das Risiko ab zwei Gläsern pro Woche an Bauchspeicheldrüsenkrebs zu erkranken. Energydrinks enthalten im Vergleich zu Cola oft die dreifache Koffein-Menge. Durch die Kohlensäure wird auch mehr Weichmacher aus den Plastikflaschen freigesetzt, welche so ins Blut gelangen – mit allen Konsequenzen, die ich im folgenden Kapitel beschreibe. Wir haben schon viel über Süßgetränke, wie Cola und Co gelesen. Wir wissen, dass sie ungesund sind, aber wir wissen nicht wirklich, was genau mit unserem Körper passiert.

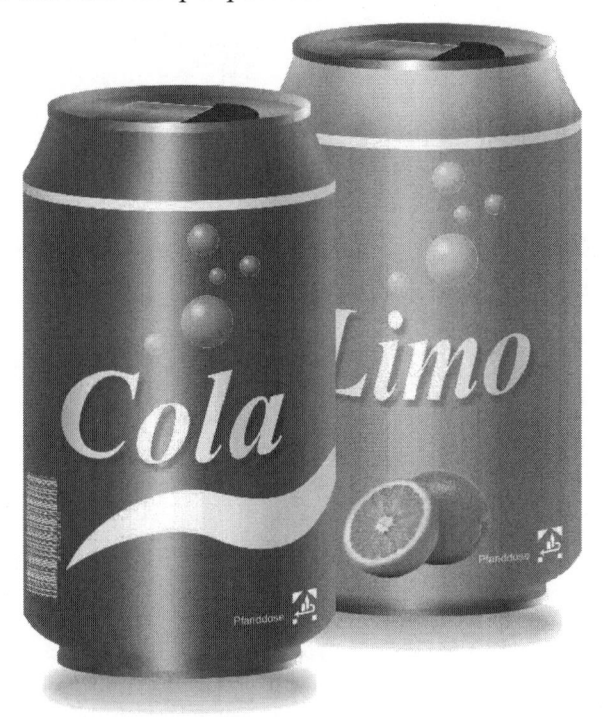

Was passiert in deinem Körper in den ersten 60 Minuten nach dem Trinken einer Dose Cola?

Bei meinen Recherchen bin ich auf folgende Information gestoßen, die erstmalig genau und detailliert erklärt, was Cola in unserem Körper anrichtet. Der britische Gesundheits-Blogger Niraj Naik hat auf seiner Webseite „The Renegade Pharmacist" aufgelistet, was eine Dose Cola innerhalb nur einer Stunde im Körper anrichtet. An diesem Beispiel wird gezeigt, wie Fructose und kohlensäurehaltige Getränke uns mehr zerstören und fetter machen, als die sogenannten gesättigten Öle.

Der Originaltext (eigene Übersetzung) kommt von: http://www.blisstree.com/2010/06/23/mental-health-well-being/what-happens-to-your-body-if-you-drink-a-coke-right-now/

„Wenn du eine Dose Cola trinkst, oder ein ähnliches zucker- und koffeinhaltiges Getränk, passiert laut Niraj Naik folgendes in deinem Körper…

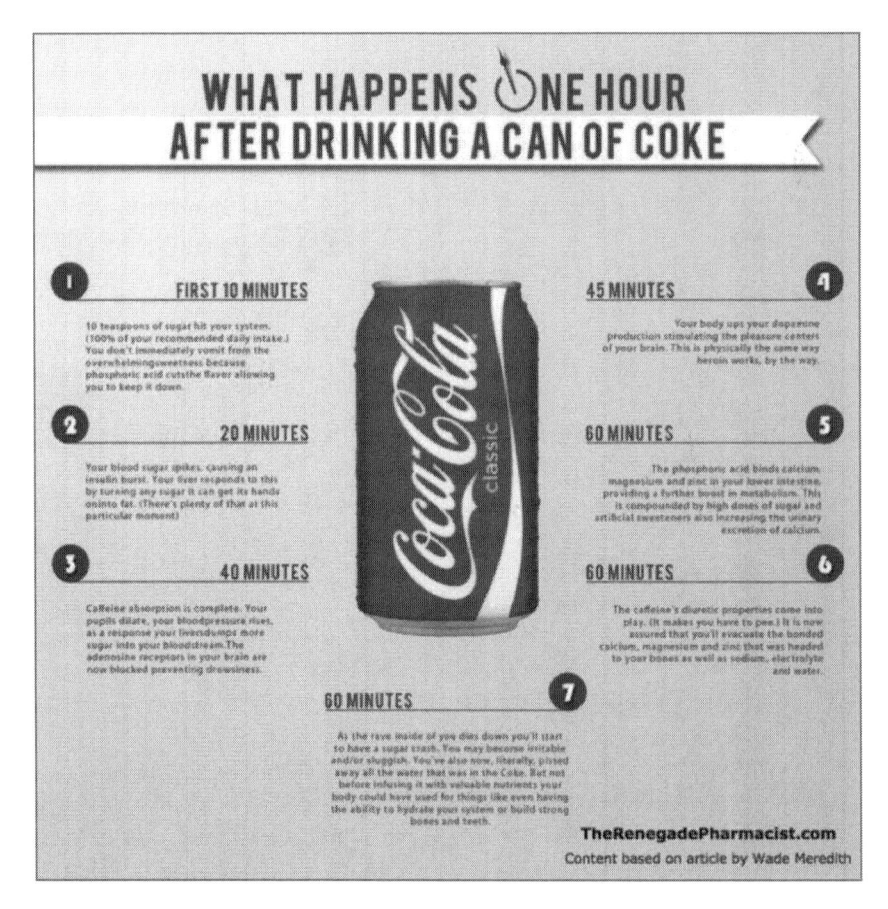

WHAT HAPPENS ONE HOUR AFTER DRINKING A CAN OF COKE

① FIRST 10 MINUTES
10 teaspoons of sugar hit your system. (100% of your recommended daily intake.) You don't immediately vomit from the overwhelming sweetness because phosphoric acid cuts the flavor allowing you to keep it down.

② 20 MINUTES
Your blood sugar spikes, causing an insulin burst. Your liver responds to this by turning any sugar it can get its hands on into fat. (There's plenty of that at this particular moment)

③ 40 MINUTES
Caffeine absorption is complete. Your pupils dilate, your bloodpressure rises, as a response your livers dumps more sugar into your bloodstream. The adenosine receptors in your brain are now blocked preventing drowsiness.

④ 45 MINUTES
Your body ups your dopamine production stimulating the pleasure centers of your brain. This is physically the same way heroin works, by the way.

⑤ 60 MINUTES
The phosphoric acid binds calcium, magnesium and zinc in your lower intestine, providing a further boost in metabolism. This is compounded by high doses of sugar and artificial sweeteners also increasing the urinary excretion of calcium.

⑥ 60 MINUTES
The caffeine's diuretic properties come into play. (It makes you have to pee.) It is now assured that you'll evacuate the bonded calcium, magnesium and zinc that was headed to your bones as well as sodium, electrolyte and water.

⑦ 60 MINUTES
As the rave inside of you dies down you'll start to have a sugar crash. You may become irritable and/or sluggish. You've also now, literally, pissed away all the water that was in the Coke. But not before infusing it with valuable nutrients your body could have used for things like even having the ability to hydrate your system or build strong bones and teeth.

TheRenegadePharmacist.com
Content based on article by Wade Meredith

http://therenegadepharmacist.com/wp-content/uploads/2015/05/coke1hr3.jpg

1. **In den ersten 10 Minuten**: Dein Körper wird von 10 Teelöffeln Zucker überschwemmt (das sind 100% der empfohlenen Tagesdosis.) Diese überwältigende Süße löst nur deswegen keinen Brechreiz aus, weil Phosphorsäure den Geschmack mildert.
2. **20 Minuten**: Dein Blutzucker erreicht den Höhepunkt, was die Ausschüttung großer Mengen Insulin verursacht. Deine Leber reagiert darauf, indem sie jeden Zucker, den sie in die Finger bekommt (und davon ist ja gerade mehr als genug vorhanden) in Fett umwandelt.
3. **40 Minuten**: Du hast das Koffein jetzt komplett aufgenommen und es zeigt seine Wirkung: Deine Pupillen verengen sich, dein Blutdruck steigt und als Reaktion darauf kippt die Leber noch mehr Zucker in deinen Blutkreislauf. Die Adenosin-Rezeptoren in deinem Gehirn werden blockiert, was Schläfrigkeit verhindert.
4. **45 Minuten**: Dein Körper steigert die Dopamin Produktion, was das Belohnungszentrum des Gehirns anregt – genauso funktioniert übrigens Heroin.
5. **60 Minuten**: Die Phosphorsäure bindet Kalzium, Magnesium und Zink im Darm und kurbelt dadurch den Stoffwechsel an. Das wird vom hohen Zuckergehalt und künstlichen Süßstoffen weiter vorangetrieben – d.h. noch mehr Nährstoffe landen im Urin.
6. **60 Minuten**: Die harntreibenden Eigenschaften von Koffein machen sich bemerkbar: Du musst auf's Klo und scheidest das Kalzium, Magnesium und Zink aus, das eigentlich deine Knochen gebraucht hätten. Außerdem verliert dein Körper Natrium, Elektrolyte und Wasser.

7. **60 Minuten**: Die Achterbahnfahrt in deinem Körper kommt langsam zum Ende und der Zuckerpegel im Blut stürzt rasant ab: du wirst müde und gereizt. Und du hast jetzt alles in der Cola enthaltene Wasser in's Klo befördert und zwar nachdem es dein Körper mit den ganzen wertvollen Nährstoffen angereichert hat.

In den nächsten paar Stunden (wenn du Raucher bist wahrscheinlich schon nach spätestens 2 Stunden) folgt dann auch noch der Koffeinabsturz.

Es ist nicht speziell die Cola, die der Feind ist, sondern die explosive Mischung von extrem viel Zucker, Phosphorsäure und Koffein – und die findet sich in fast jedem Limonadengetränk. Wir sollten eigentlich alle die Gesundheitsrisiken dieser Getränke kennen, weil die Zusammenmischung von Zucker, kohlensäurehaltigem Wasser und Zusatzstoffen wie Phosphorsäure und Salz viel zu viel Säure in unserem Körper produziert.

Ab und an mal ein Glas richtet keinen größeren Schaden an, wie immer ist das richtige Maß entscheidend."

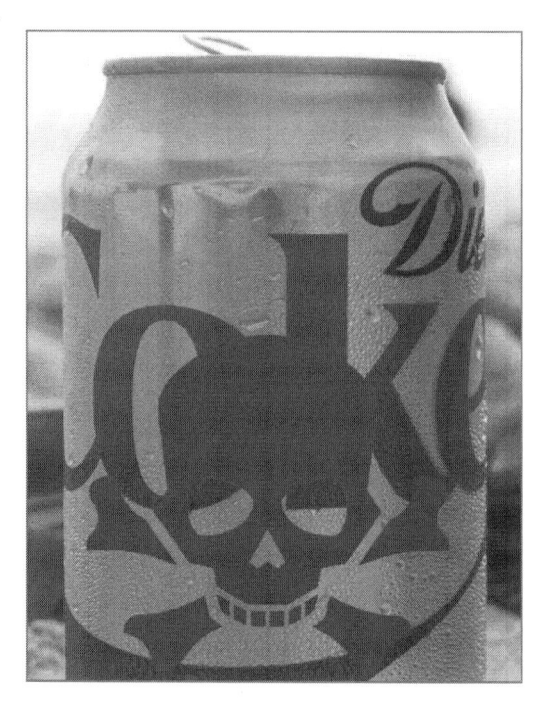

A5.19. Synthetisches Salz

Ohne Salz können wir nichts tun, es wäre kaum möglich den Körper zu bewegen und gar zu denken, weil es sehr wichtige Mineralstoffe und Spurelemente enthält. Man kann aber auch ohne Salz gut leben, wenn man diese Mineralstoffe anderweitig aufnehmen kann, zum Beispiel aus Kräutern, Früchten, Nüssen, Fleisch, Wildpflanzen usw.

Aber Salz ist nicht gleich Salz. Naturbelassene Salze sind selten in westlichen Nahrungsmitteln zu finden. Die meisten Salze, die wir im Supermarkt kaufen, sind industriell verarbeitet. Sie sind raffiniert, das bedeutet, sie sind gebleicht, gesiedet und gereinigt. Das Industriesalz, meist reines Natriumchlorid, hat noch kaum wichtige Mineralstoffe wie Kalium, Magnesium, Selen usw., diese wurden durch Chemikalien ersetzt, wie zum Beispiel Aluminium(hydr)oxid, Kaliumhexacyanidoferrat(II)), Fluorverbindungen, Jod usw.

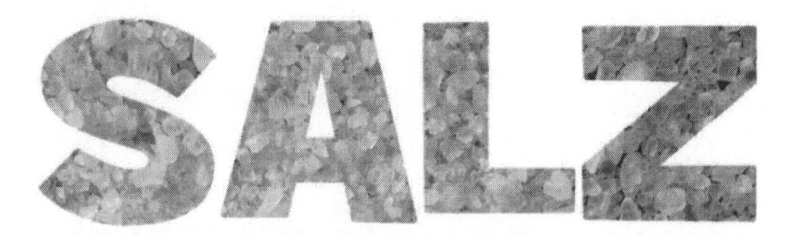

Künstliches Jod in den Nahrungsmitteln macht krank.

Jodierte Lebensmittel findet man in der westlichen Ernährung fast überall: in Brot, vielen Milchprodukten (Tiere werden mit jodierten Mineralfuttermischungen gefüttert), Wurstwaren, Fertiggerichten, Fastfood, Chips, manchen Süßigkeiten, Gebäck und Eiern (Hühner bekommen jodiertes Futter und sogar Bodengemüsen, weil über die Ausscheidungsprodukte aus der Tierfütterung der Boden belastet ist).

Viele Menschen werden durch Jod krank, ohne zu wissen, was die Ursache ist. Auftretende Krankheiten können sein: Asthma, Impotenz, Akne, Bindehautentzündung, Herzstörungen, Schlafstörungen oder Depressionen.

A5.19.1. Salz und Nitrosamine: Zu viel Salz fördert die Krebsentstehung

Woher kommt eigentlich das Jod? Das Jod, das Salz zugesetzt wird, kommt aus Salpetermischungen und aus recycelten Materialien, wie Druckfarben, Katalysatoren, Röntgenkontrast- und Desinfektionsmitteln.

Kochsalz lässt Zellen sterben, lässt Krankheiten – Nierensteine, Blasensteine, Gallensteine, Gicht, Arthrose, Arthritis – entstehen und fördert Cellulite. Es wird vermutet, dass auch Alzheimer, Schilddrüsenerkrankungen, hoher Blutdruck, Hirn- und Herzstörungen von Industriesalz begünstigt werden.

Auch das Fluorid in Salz ist eine Gefahr für die Gesundheit. Bestimmte Formen von Knochenkrebs sollen laut http://www.zentrum-der-gesundheit.de von einer übermäßigen Fluoridzufuhr begünstigt werden.

Kochsalz enthält außerdem Nitrite (Natriumnitrit), die mit Eiweißen Nitrosamine bilden können. Nitrosamine gehören zu den aggressivsten Krebsauslösern. Viele Wurst- und Fleischwaren enthalten Natriumnitrit. Und nun versteht man, warum davor gewarnt wird, viele Wurstwaren zu verzehren.

Gesunde Salze sind zum Beispiel: Fleur de Sel, das kostbarste und teuerste Meersalz, Steinsalz und Kristallsalz.

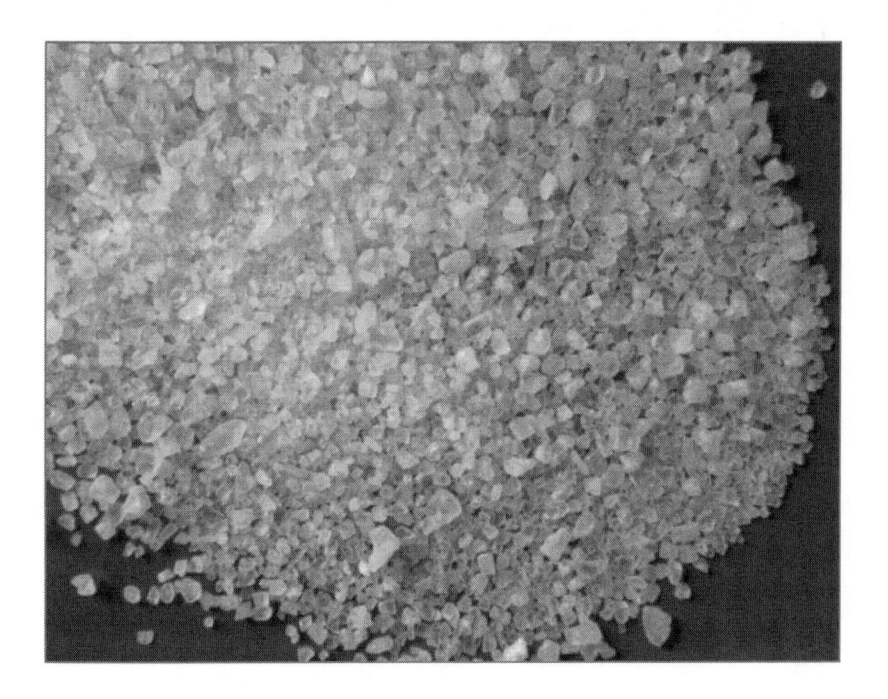

A6. Vitaminarme Ernährung ist die Ursache von vielen Beschwerden und Krebs: Liste von Beschwerden je nach Vitaminmangel

Name	Mangel
Vitamin A (Retinol)	Wachstumsstillstand, Nachtblindheit
Pro Vitamin A **Beta Carotin**	Beschleunigter Alterungsprozess
Folsäure	Erhöhtes Krebsrisiko, Müdigkeit, Verdauungsprobleme, Nervosität, schlechtes Gedächtnis, Schlaflosigkeit, Verwirrung, Fehlgeburten, Atemnot
Vitamin B1 (Thiamin)	schwere Muskel- und Nervenstörungen, Müdigkeit, Verdauungsstörungen, Wassersucht, Herzschwäche, Krämpfe, Lähmungen, Kribbeln in Armen und Beinen
Vitamin B2 (Riboflavin)	(selten) Hautentzündungen, spröde Fingernägel, Blutarmut, Hornhauttrübung
Vitamin B3 (**Niacin**, Nicotinsäure)	Haut- und Schleimhautentzündungen, Kopfschmerzen, Zittern,

Vitaminarme Ernährung ist die Ursache von vielen Beschwerden und Krebs: Liste von Beschwerden je nach Vitaminmangel

Name	Mangel
	Schlafstörungen, Schwindel, Depression, Kribbeln und Taubheitsgefühl in den Gliedmaßen
Vitamin B5 (Pantothensäure)	Nervenfunktionsstörungen, schlechte Wundheilung, frühes Ergrauen, geschwächtes Immunsystem
Vitamin B6 (Pyridoxin)	(eher selten) Darmbeschwerden, schlechte Haut, Müdigkeit, spröde Mundwinkel
Vitamin B7 (**Biotin**, Vitamin H)	Erschöpfungszustände, Hautentzündungen, Muskelschmerzen, Haarausfall, Übelkeit, Depression
Vitamin B9 (**Folsäure**, Vitamin M)	Blutarmut, Verdauungsstörungen, Störungen des Haar-, Knochen- und Knorpelwachstums
Vitamin B12 (Cobalamin)	Blutarmut, Nervenstörungen, nervöse Störungen, Veränderung an der Lunge und am Rückenmark
Vitamin C (Ascorbinsäure)	Zahnfleischbluten, Müdigkeit, Gelenk- und Kopfschmerzen, schlechte Wundheilung, Appetitmangel, Skorbut, Leistungsschwäche

Name	Mangel
Vitamin D (Calciferol)	Knochenverkrümmung- und -erweichung, Osteomalazie, erhöhte Infektanfälligkeit, Muskelschwäche
Vitamin E (Tocopherole)	(selten) Sehschwäche, Müdigkeit, Muskelschwund, Unlust, Fortpflanzungsschwierigkeiten
Vitamin K (Phyllochinone)	Hohe Dosen von Vitamin A und E wirken Vitamin K entgegen

(*** Mit Hilfe von Jumk.de)

A7. Mineralienarme Ernährung verursacht viele Krankheiten: Liste der Beschwerden, je nach Mineralstoffmangel

Der menschliche Körper kann ohne Mineralstoffe nicht gesund sein. Die Ursache vieler Krankheiten führen Mediziner auf fehlende Mineralstoffe zurück.

Name	Mangel
Bor **B**	Knochenerkrankungen, Wachstumsprobleme, Arthritis, Pilz- und bakterielle Infektionen
Calcium **Ca**	Knochenentkalkung, schlechtes Gebiss und Knochengerüst, Allergien, hoher Blutdruck, Migräne, Herzprobleme
Chlorid **Cl**	Frühzeitiger Haar- und Zahnausfall
Chrom **Cr**	Reizbarkeit, Depressivität, Hypoglykämie, hoher Cholesterinspiegel Angstzustände, Diabetes,
Eisen **Fe**	Blutarmut, schlechtes Hörvermögen, Regelschmerzen, Restless-Legs-Syndrom, Müdigkeit

Name	Mangel
Jod **J**	Schilddrüsenprobleme, Kropf, zähe Schleimhaut
Kalium **K**	Erbrechen, Benommenheit, Muskelschwäche und -lähmung, niedriger Blutdruck, Schläfrigkeit, Verwirrung, extreme Müdigkeit
Kupfer **Cu**	Blutarmut, Ödem, Blutungen, Probleme mit der Hautpigmentierung, Haarprobleme, leichte Reizbarkeit, Verlust des Geschmackssinns, Appetitverlust
Magnesium **Mg**	Unregelmäßiger Puls, Antriebsmangel, Nierensteine, Asthma, Osteoporose, Depressivität und Angstzustände, PMS, Regelschmerzen, Fibromyalgie, Glaukom, Diabetes, geringe Ausdauer (insbesondere bei Sportlern), Schlaflosigkeit, Migräne, Zahnfleischprobleme, zu hoher Cholesterinspiegel, hoher Blutdruck, Gehörverlust, Prostataprobleme
Mangan **Mn**	Dermatitis, schlechte Gedächtnisfunktion, Epilepsie, Blutarmut, Diabetes, Herzbeschwerden, Arthritis
Molybdän **Mo**	Impotenz bei Männern, leichte Reizbarkeit, unregelmäßiger Puls

Mineralienarme Ernährung verursacht viele Krankheiten: Liste der Beschwerden, je nach Mineralstoffmangel

Name	Mangel
Natrium Na	Sonnenstich, Benommenheit durch Hitze
Phosphor P	Verwirrung, Appetitmangel, Schwäche, leichte Reizbarkeit, Sprachprobleme, verminderte Widerstandkraft gegen Infektionen, Blutarmut
Selen Se	Verminderte Immunität und Widerstandskraft gegen Infektionen, verminderte Zeugungsfähigkeit bei Männern, Altersflecken, verzögertes Wachstum
Vanadium V	Nicht bekannt
Zink Zn	Unfruchtbarkeit bei Männern, Hautausschlag, Arthritis, Geschwüre, Wachstumsprobleme, Allergien, Alkoholabhängigkeit

*** Dankend von www.orthoknowledge.eu/vitamine-tabel/

A8. Plastikverpackungen: Kunststoffteile im Essen

Viele Verpackungen aus Plastik sind sehr mit Giften belastet. Zu den häufigsten in Plastik vorkommenden hormonell wirksamen Chemikalien gehören Phthalate und Bisphenol A (BPA).

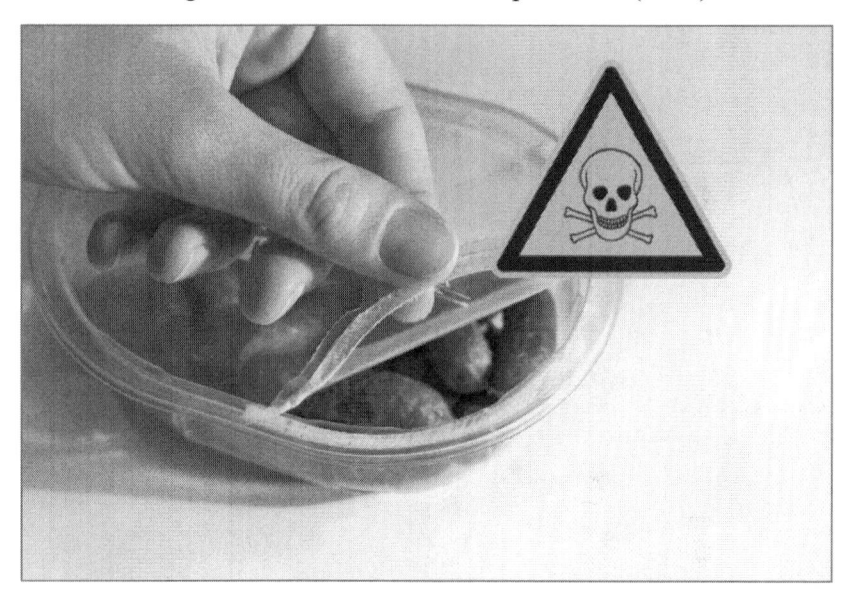

Die chemische Verbindung **BPA**, Ausgangsmaterial für Polycarbonat und Epoxidharze, das auch in Kunststoffen wie Polyamid, Silikon oder Latex beigemischt wird, soll erhebliche Auswirkungen auf die Zeugungsfähigkeit von Männern haben. Der Stoff wirkt ähnlich wie das weibliche Sexualhormon Östrogen. Das zum Härten von Plastik genutzte BPA ist einer der meistverwendeten Industriestoffe mit weltweiten Umsätzen in Milliardenhöhe. Die Substanz steckt unter anderem in Lebensmittelverpackungen, Konservendosen (sind innen mit einer dünnen Kunststoffschicht ausgekleidet. Diese besteht fast immer aus Epoxidharzen, die BPA an die Lebensmittel abgeben), in Zahnfüllungen, CD-Hüllen, Baumaterialien oder in der Auskleidung mancher Babyfläschchen. In fast allen Kapiteln dieses Ratgebers muss ich über Weichmacher sprechen – so verbreitet und gefährlich sind sie.

Phthalate finden sich als Weichmacher in verschiedenen Kunststoffen, v.a. PVC, Polycarbonat (PC), usw.

Phthalate und Bisphenol A sind im menschlichen Blut, im Urin, in der Muttermilch und im Nabelschnurblut von Neugeborenen nachweisbar und sie sind sehr stark krebserregend.

Wir finden Weichmacher auch in vielen Süßigkeiten, Nutella, Butter, Käse oder Schlagsahne. Geschätzte 40 Prozent unserer Lebensmittel enthalten giftige Weichmacher. Zu diesem Ergebnis kam die NDR-Haushaltssendung „Der große Küchen-Check".

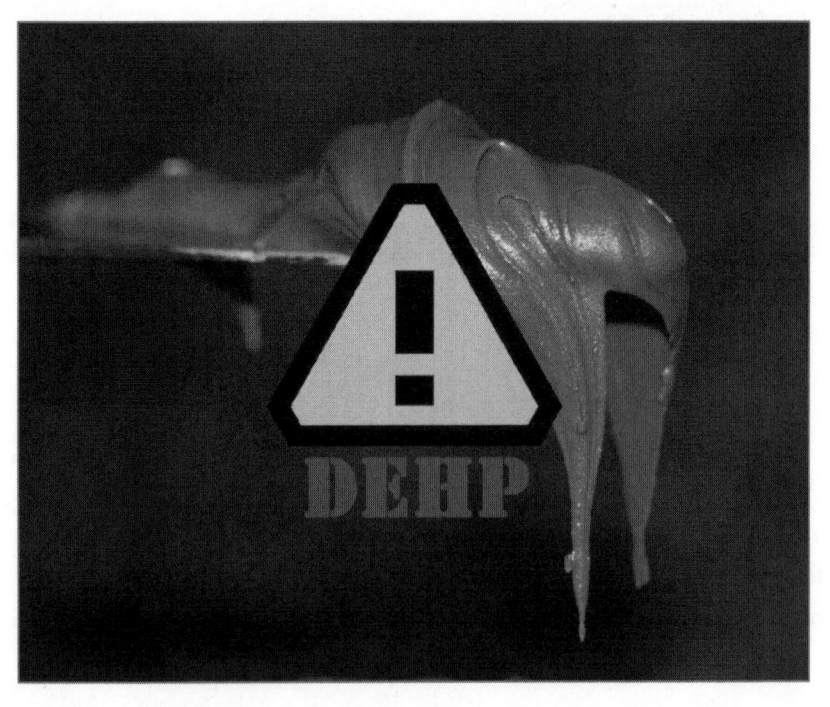

Einen großen Schock gab es 2010, als das Bundesumweltamt den gefährlichen Weichmacher DEHP, ein Phthalat, in Nutella identifizierte. DEHP ist einer der gefährlichsten Weichmacher überhaupt. Schon damals hatte das Bundesumweltamt 600 Kinder auf den Weichmacher untersucht. Ergebnis: Jedes Kind war mit DEHP kontaminiert. Die Werte einiger Kinder wurden von befragten Toxikologen als äußerst bedenklich eingestuft. Neben vermuteten krebserregenden Wirkungen, haben Studien bewiesen, dass Weichmacher die Geschlechtsorgane der Männer angreifen und sie unfruchtbar machen können.

A9. Chemikalien und Gift in der biologischen Landwirtschaft

Generell heißt es, Bioprodukte (Fleisch, Gemüse, Obst und Co) müssen ohne Gentechnik, chemische Dünger und Pestizide auskommen. Leider ist das nicht immer der Fall.

Bio ist nicht immer gleich Bio. Biosiegel ist nicht gleich Bio. Besonders die Biomarken der Supermärkte können krebserregende Stoffe enthalten. Man hat schon Dioxin in Bioeiern gefunden!

Viele Bioprodukte werden genauso mit Pestiziden gespritzt wie konventionelle Produkte.

Eine Gefahr bei Bioprodukten sind Schimmelpilze. Um dagegen vorzugehen, werden konventionelle Gifte gespritzt, die leider in einigen Bioprodukten beim Endverbraucher wiederzufinden sind.

In vielen Bioprodukten werden auch gefährliche Zusatzstoffe verwendet; es ist deshalb sehr wichtig, die Inhaltsstoffe auf der Packung genau zu lesen. Einige sind erwiesenermaßen krebserregend, und hier muss der Verbraucher wissen, dass auch in Bioprodukten bis zu sieben Zusatzstoffe ohne Kennzeichnung enthalten sein dürfen. Das bedeutet, es kann in Bioprodukten die gleichen Zusatzstoffe geben wie in den konventionellen Produkten, sie dürfen aber trotzdem „Bio" genannt werden.

- Carrageen: findet man in Bio-Milchprodukten. Carrageen wird aus Rotalgen gewonnen und ist äußerst umstritten, da die Substanz in Tierversuchen zu Geschwüren und Veränderungen im Immunsystem geführt hat
- Nitritpökelsalz: bestimmte Bio-Wurstwaren enthalten Nitritpökelsalz, dieses kann krebserregende Nitrosamine bilden
- Ascorbinsäure (Vitamin C)
- uvm.

In Deutschland verzichten Bioverbände wie „Demeter" auf solche gefährlichen Zusatzstoffe.

In der Vergangenheit wurden immer wieder krebserregende Substanzen in Bioprodukten gefunden. Die Verbraucherorganisation Foodwatch warnte vor Acrylamid in manchen Bio-Kartoffelchips: Acrylamid ist krebserregend.

Ein weiterer Fall lag 2007 vor, als die Stiftung Warentest in der Bitterschokolade „Bio Negro" eine besonders hohe Konzentration der krebserregenden Substanz Benzpyren fand. Benzpyren gehört zur krebserregenden Stoffgruppe der polyzyklischen, aromatischen Kohlenwasserstoffe (PAK). Das Produkt wurde damals vom Markt genommen.

2013 fand die Stiftung Warentest in Pura Pesto von Basilico Genovese D.O.P. mit dem Mindesthaltbarkeitsdatum 4.7.2014 den potenziell krebserregenden Stoff Anthrachinon.

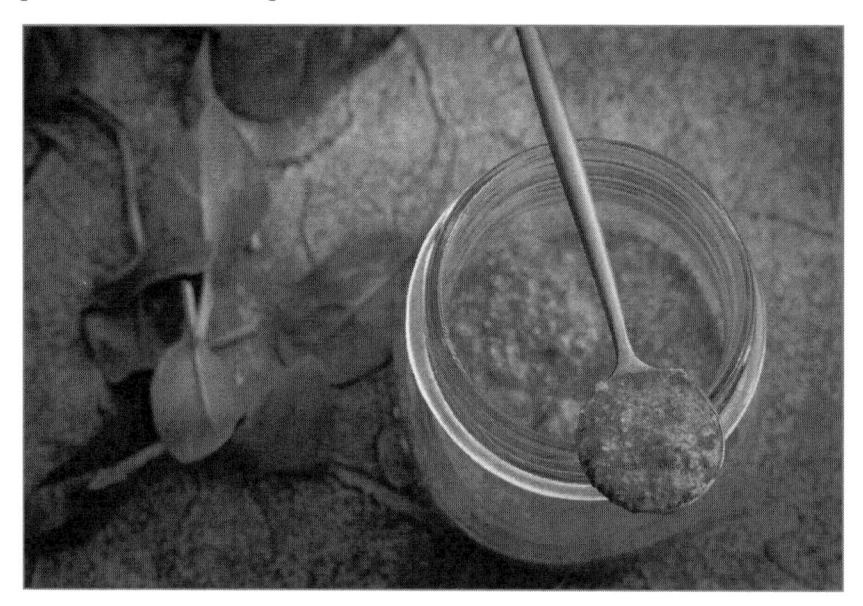

A10. Freie Radikale

Herzerkrankungen, Krebs und Rheuma haben etwas gemeinsam: freie Radikale. Diese sind kaputte Teile von Molekülen. Die freien Radikalen sind aggressiv auf der Suche nach ihrem fehlenden Elektron und dabei zerstören sie andere Stoffe, Zellmembranen, Chromosomen oder Gewebe.

Freie Radikale entstehen bei allen Stoffwechselprozessen im Körper, wie Stress oder Immunabwehr, Entzündungen, Verletzungen, hohen körperlichen Belastungen, aber auch durch äußere

Einflüsse wie Tabak, UV-Strahlung, Röntgenstrahlung oder Lebensmittelzusatzstoffen wie Konservierungs-, Farb- und Aromastoffen sowie Herbiziden, Fungiziden, Pestiziden und Nitraten. Bestimmte Medikamente, Smog, Autoabgase, Luftverschmutzung, Dioxine, Methan, Ozon, Lösungsmittel, Schwermetalle oder Körperpflegeprodukte begünstigen ebenfalls die Entstehung von freien Radikalen.

Freie Radikale verursachen Entzündungen im Körper. Diese Entzündungen sind wichtig, denn sie sind eine normale und hilfreiche Reaktion, um diese aggressiven Radikale unschädlich zu machen. Deswegen sind kleine Mengen an freien Radikalen kein Problem für den Körper. In größeren Mengen, wenn der Körper die freien Radikale nicht ausreichend abbauen kann, entsteht Oxidationsstress. Die Abwehrfähigkeit des Körpers ist überlastet, das führt zum Absterben von Zellen und Membranen und zur Entstehung von chronischen Krankheiten.

Viele Studien haben einen Zusammenhang zwischen einem Überfluss an freien Radikalen und dem Alterungsprozess sowie dem Auftreten von degenerativen Erkrankungen wie Herzerkrankungen und Schlaganfall, Krebs und Arteriosklerose, Demenz und Parkinson bestätigt.

Die Alterung erklärt sich zum Teil durch die Abnutzungserscheinungen, die von den reaktionsfreudigen Atomen und Molekülen – den freien Radikalen – verursacht wurden.

Wir würden also länger gesund und jung leben können, wenn wir das Niveau der freien Radikalen vermindern oder sie neutralisieren würden.

A11. Entzündungen werden auch durch ungesunde Ernährung ausgelöst

Entzündungen entstehen, um den Körper vor Eindringlingen wie Bakterien, Schadstoffen usw. zu schützen. Eine Entzündung ist deswegen ein natürlicher Abwehrmechanismus des Körpers.

Bei vielen chronischen Krankheiten wie Krebs, Alzheimer, Osteoporose, Bronchitis, Diabetes, usw. entstehen Entzündungsreaktionen im Körper. Entzündungen lassen sich an verschiedenen Zeichen erkennen: Fieber, Rötungen, Pickel, Schmerzen, Anschwellungen usw.

Ursache von Entzündungen kann neben Viren, Pilzen, Umweltgiften, Bakterien, Stress und Bewegungsmangel auch schlechte Ernährung sein: Übersäuernde Ernährung, raffinierter Zucker, Weißmehl, Milchprodukte, Fertiggerichte und Mikrowellenessen, Zusatzstoffe in Lebensmitteln, schlechte Getränke wie Cola, Fanta, Limo usw. und vitalstoffarme Ernährung mit wenig Vitaminen und Mineralien.

Wenn der Säure-Basen-Spiegel in unserem Körper gestört ist, wird unser Körper öfter Entzündungsreaktionen vorweisen. Durch die Aufnahme von Zusatzstoffen verändert sich die Darmflora, was Entzündungen fördert.

Mit einer entzündungshemmenden Ernährung, bestehend aus basischen, vitamin- und mineralstoffreichen Lebensmitteln (Vitamine A, C und E, Spurenelemente wie Selen, Zink, Magnesium, usw.) und Omega Fettsäuren können wir unseren Körper vor vielen entzündungsbedingten Krankheiten schützen.

A12. Tabellen krankmachender, krebserregender und gefährlicher Zusatzstoffe in Lebensmitteln

In unserer heutigen modernen Ernährung sind krankmachende Zusatzstoffe eine Normalität geworden, die vielen Menschen gar nicht bewusst ist, die aber die meisten Krankheiten in unserem Körper verursacht. Würden diese Zusatzstoffe und Chemikalien verringert werden, würden viele Menschen gar nicht zum Arzt gehen. Künstliche Aromen, Farbstoffe, Glutamat und Konservierungsstoffe wirken sich negativ auf unsere Gesundheit aus und machen krank. Zusatzstoffe sind verantwortlich für viele chronische Entzündungen im Körper.

20 Prozent der Deutschen leiden an einer Laktose-Intoleranz bzw. Milchzucker-Unverträglichkeit. Das hat auch mit diesen Chemikalien zu tun, denn manche Zusatzstoffe können Allergien und Nahrungsmittel-Unverträglichkeiten, wie Laktose- oder Gluten-Intoleranz auslösen.

Konservierungsstoffe aus chemischen Strukturen erkennt man an den 200er E-Nummern. Alle Lebensmittelzusatzstoffe werden mit E-Nummern gekennzeichnet. Das „E" steht dabei für „Europa".

Zurzeit gibt es mehr als 300 verschiedene Zusatzstoffe.

Die vorliegende Tabelle umfasst nur Lebensmittelzusatzstoffe, die als bedenklich oder gefährlich einzuschätzen sind. Zudem sind zu Beginn einige in Lebensmitteln und Nahrungsmittelergänzungen verwendete Stoffe aufgeführt, die keine Zulassung als Lebensmittelzusatzstoff erhalten haben und deshalb keine E-Nummer besitzen.

Es empfiehlt sich, besonders für Risikogruppen wie Allergiker und Kleinkinder, eine individuelle Bewertung, welche Stoffe gemieden werden möchten oder sollten.

Es gilt wie immer der Satz „die Dosis macht das Gift", aber da wir gleichzeitig mehrere Lebensmittel essen oder trinken ist diese Dosis recht schnell erreicht.

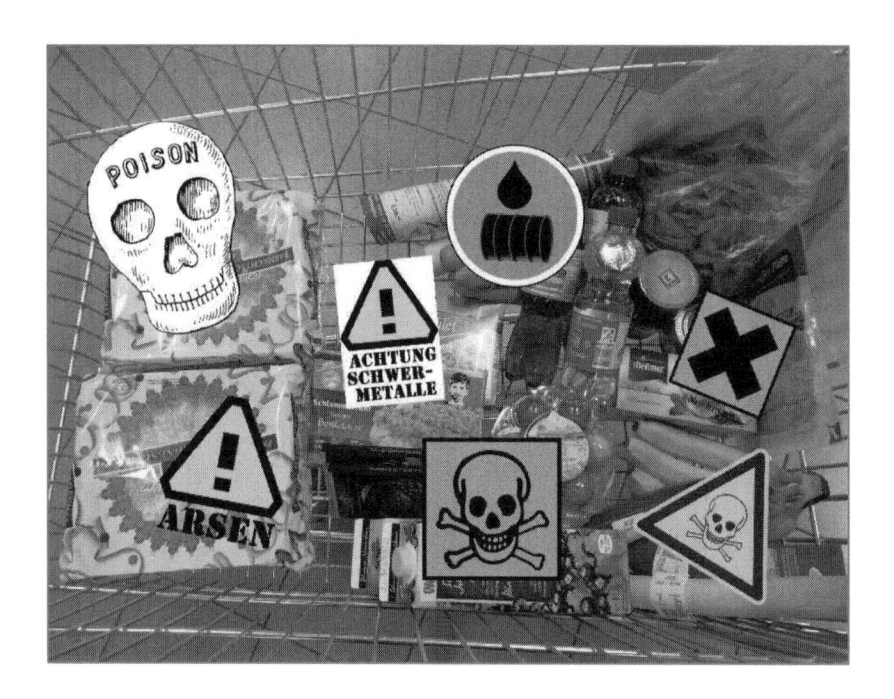

A12.1. Tabelle gefährlicher Farbstoffe (E 100-180)

Lebensmittelfarbstoffe sind Lebensmittelzusatzstoffe, die dazu dienen, Lebensmittel besser aussehen zu lassen und die Farberwartungen der Verbraucher zu befriedigen. Sie dienen auch dem Ausgleich von verarbeitungsbedingten Farbverlusten und können daher unter Umständen eine bessere Qualität vortäuschen.

Fett = besonders gefährliche und/oder bereits in geringer Dosis schädliche Stoffe

E-Nr.	Name	Gefährdung
E 100	Kurkumin	Funktionsstörungen der Schilddrüse, allergieauslösend
E 102	Tartazin	**Allergieauslösend, steht in Verdacht, bei Kindern ADHS auszulösen**
E 104	Chinolingelb	**Allergieauslösend, steht in Verdacht, bei Kindern ADHS auszulösen, weitere Wirkung weitestgehend ungeklärt, in den USA verboten (Krebsverdacht)**
E 110	Sunsetgelb FCF, Gelborange S	**Allergieauslösend, vermutlich asthma- und neurodermitisauslösend, steht in Verdacht, bei Kindern ADHS auszulösen, im Tierversuch Nierentumore**
E 120	Conchenille, Karminsäure, echtes Karmin	(selten) allergieauslösend
E 122	Azorubin	**Nebenwirkungen auf Blutbild, Lunge, Lymphsystem, Bauchspeicheldrüse, steht in**

E-Nr.	Name	Gefährdung
		Verdacht, bei Kindern ADHS auszulösen
E 123	Amaranth	Krebserregend, allergieauslösend (vermutlich auch Asthma und Neurodermitis), im Tierversuch Kalkablagerungen in den Nieren, in den USA verboten, nicht mit dem „Inkakorn" zu verwechseln
E 124A	Ponceau 4 R, Conchenillerot A	Allergieauslösend, steht in Verdacht, bei Kindern ADHS auszulösen
E 127	Erythrosin	Beeinträchtigt Nerven- und besonders Schilddrüsenfunktion, wird als Ursache für Hyperaktivität bei Kindern diskutiert, krebserregend, fördert Geschwürbildung
(E 128)	Rot 2 G	Krebserregend, allergieauslösend, Zulassung zurzeit widerrufen
E 129	Allurarot AC	Kaum Untersuchungen, allergieauslösend, steht in Verdacht bei Kindern ADHS zu verursachen
E 132	Indigotin, Indigokarmin	Kann Verdauungsenzyme beeinträchtigen, selten allergieauslösend
E 142	Grün S, Brilliantsäuregrün BS	Steht in Verdacht, Alzheimer auszulösen, im Tierversuch erbgutschädigend

E-Nr.	Name	Gefährdung
E 151	Brilliantschwarz BN, Schwarz PN	Allergieauslösend
E 154	Braun FK	Schädigung von Leber und Herz, Färbung fast aller Organe durch unbekannte Stoffwechselprodukte von E154 gefärbt, allergieauslösend
E 155	Braun HT	Enthält nach Angaben des Wissenschaftlichen Lebensmittelausschusses der EU „etwa 20% eines nicht identifizierten Zusatzfarbstoffes", wird in Nieren und Lymphsystem eingelagert
E 160A	Carotine, Beta-Carotin	Bei Raucher*innen und Menschen mit Herz-Kreislauf-Erkrankungen bei großer Aufnahme erhöhtes Lungenkrebsrisiko
E 161g	Canthaxanthin	Schäden an Augen und Leber, vom Bundesgesundheitsamt als „riskanter Wirkstoff" eingeschätzt
E 171	Titandioxid	Bisher keine nennenswerte Erforschung in puncto Auswirkung
E 173	Aluminium	Steht in Verdacht, Alzheimer auszulösen, wird von Nierenkranken im Körper angereichert
E 174	Silber	Blockiert eine Vielzahl von Enzymen, lagert sich im Gewebe ab
E 175	Gold	Kann zu Störungen des Blutbildes führen

E-Nr.	Name	Gefährdung
E 180	Litholrubin BK	Im Tierversuch erhöhte Sterblichkeit, verursacht Hyperaktivität, diverse Nebenwirkungen auf Nieren, Milz, Schilddrüse und Infektabwehr, allergieauslösend

A12.2. Tabelle gefährlicher Konservierungsstoffe in Lebensmitteln (E 200-298)

Verlängern die Haltbarkeit von Lebensmitteln.

E-Nr.	Name	Gefährdung
E 210	Benzoesäure	**Hohe Giftigkeit, führt zu Allergien, Asthma, Nesselsucht, kann in hohen Dosen epileptische Anfälle verursachen, in Gegenwart von Ascorbinsäure (E300) entsteht das krebserregende Benzol**
E 211	Natriumbenzoat	siehe E210
E 212	Kaliumbenzoat	siehe E210
E 213	Calciumbenzoat	siehe E210
E 214-219	PHB-Ester	**Allergieauslösend, im Tierversuch krampfauslösend**
E 220	Schwefeldioxid	Kann Kopfschmerzen, Asthmaanfälle, Allergien und Übelkeit auslösen, zersetzt Vitamin B1
E 221-228	Sulfite	siehe E220

E 230	Biphenyl, Diphenyl	**Fördert Blasenkrebs, im Tierversuch innere Blutungen und Organveränderungen, verursachte in den Herstellerwerken Todesfälle**, für Schalenbehandlung zugelassen -> gelangt beim Schälen mit den Fingen auf das Fruchtfleisch (Zitrusfrüchte, Bananen)
E 231, 232	Orthophenylphenole	siehe E230
E 233	Thiabendazol	**Schädigungen von Leber, Nieren, Milz, Herz, krebsartige Veränderungen der Schilddrüse, inzwischen nur noch als Pestizid geführt, aber der Einsatz bleibt gleich: Schalen von Zitrusfrüchten und Bananen, siehe dazu E230**
E 234	Nisin	Bedenken wegen Bildung resistenter Krankheitserreger
E 235	Natamycin	Antibiotisches Arzneimittel, durch Einsatz in Lebensmitteln Erregerresistenz zu befürchten
E 239	Hexamethylentetramin	**Spaltet hochgiftiges, stark krebserregendes Formaldehyd ab, reagiert mit Eiweiß zu unerforschtem veränderten Protein**
E 242	Dimethyldicarbonat	Zersetzt sich unmittelbar in Kohlendioxid und Methanol

		sowie u.U. in giftiges Methylcarbamat, reagiert mit Lebensmittelinhaltsstoffen, kein Kennzeichnungspflicht (!)
E 249-252	Nitrate und Nitrite	Können in Magen und Darm oder bei Erhitzung über 130° (Fleischbraten/-grillen) zu krebserregenden Nitrosaminen reagieren, giftig, akut gefährlich für Kleinkinder, weil Blockierung von Sauerstofftransport
E 270	Milchsäure	D-Milchsäure kann von Säuglingen nicht abgebaut werden. Es kann zur Übersäuerung des Blutes kommen. Für Säuglingslebensmittel aber nur L(+)-Milchsäure zugelassen
E 280	Propionsäure	Im Tierversuch krebsartige Veränderungen des Vormagens, in der BRD 1988 verboten, durch die EU inzwischen auch in Deutschland wieder zu- gelassen
E 281-283	Propionate	siehe E280
E 284, 285	**Borsäure & Borax**	**Reichern sich im Körper als Gifte an, Organschäden, haben früher zu Vergiftungen geführt, daher heute nur noch für Kaviar zugelassen, kein Gegenmittel bekannt**

A12.3. Tabelle gefährlicher Antioxidationsmittel in Lebensmitteln (E 300-321)

Diese sorgen dafür, dass die Lebensmittel länger frisch und genießbar bleiben und Geschmack und Farbe beibehalten. Antioxidantien machen Lebensmittel länger haltbar, können aber auch als Stabilisator oder Emulgator dienen.

E-Nr.	Name	Gefährdung
E 301	Natrium-L-Ascorbat	Fördert Blasenkrebs, im Tierversuch Wachstumsbeeinträchtigung von Jungtieren, oft wie E 300 schlicht als „Ascorbinsäure" deklariert
E 310	Propylgallat	Kann bei Säuglingen zu Blausucht führen, beeinträchtigte im Tierversuch die Infektabwehr, womöglich allergieauslösend
E 311	Octylgallat	siehe E310
E 312	Dodecylgallat	siehe E310
E 315	Isoascorbinsäure	Steht in Verdachte, die Aufnahme von natürlichem Vitamin C (Ascorbinsäure) zu verhindern
E 316	Natriumisoascorbat	siehe E301, kaum Untersuchungen
E 319	tertiär-Buthylhydrochinon	Allergieauslösend, Verdacht auf krebserregende Wirkung

E-Nr.	Name	Gefährdung
E 320	Butylhydroxyanisol (BHA)	Kann krebserregend wirken, lagert sich im Fettgewebe an, gelangt in den Fötus, bei Erhitzung Zersetzung in Stoffe, deren gesundheitliche Unbedenklichkeit nicht bestätigt ist, Veränderungen an Immunsystem, Blutbild, Leber und Schilddrüse, allergieauslösend
E 321	Butylhydroxytoluol (BHT)	siehe E320

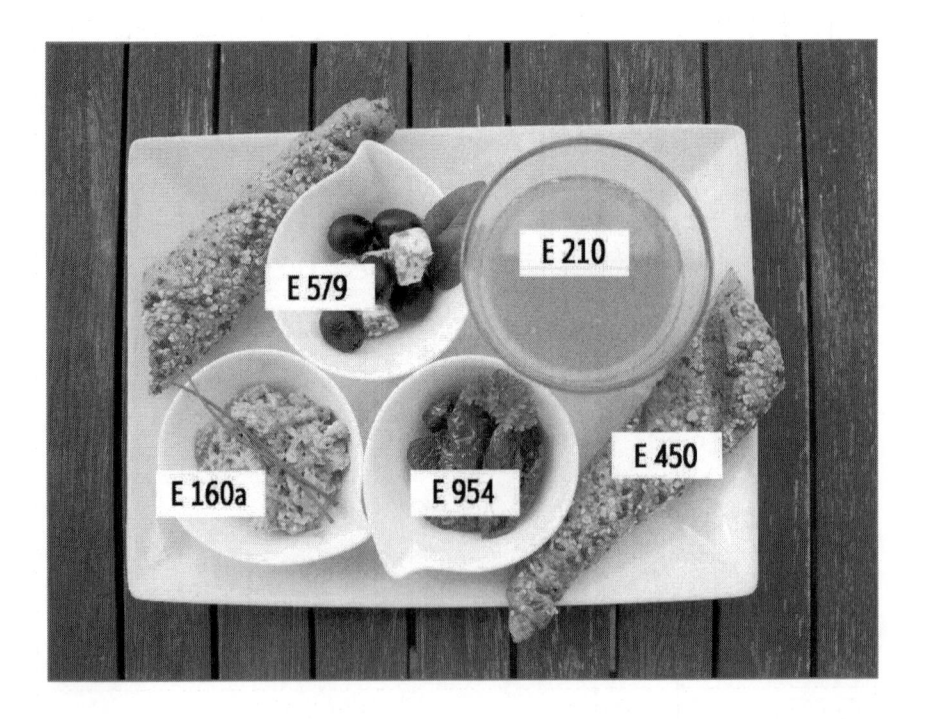

A12.4. Tabelle gefährlicher Emulgatoren, Stabilisatoren, Verdickungsmittel und Geliermittel in Lebensmitteln (E 322-495)

Emulgatoren verbinden zwei nicht mischbare Flüssigkeiten, wie zum Beispiel Fett und Wasser, zu einer stabilen Emulsion. Stabilisatoren werden eingesetzt, um Beschaffenheit, Aroma, oder anderes stabil zu halten. Verdickungsmittel sind Stoffe, die in erster Linie in der Lage sind, Wasser zu binden. Geliermittel quellen im Wasser und gelieren.

E-Nr.	Name	Gefährdung
E 325-327	Lactate	siehe E270
E 338	Orthophosphorsäure	Steht im Verdacht Osteoporose, Verkalkungen und Hyperaktivität auszulösen, erhalten erhebliche Rückstände an Arsen, Cadmium und Uran, oft nur als „Phosphat" deklariert, behindert Aufnahme von Calcium, Magnesium und Eisen
E 339-343	Phosphate	siehe E 338
E 385	**Calcium-Dinatrium-Ethylendiamin-tetraacetat (EDTA)**	**Kann die Aufnahme von Schwermetallen stark erhöhen**
E 400	Alginsäure, Alginat	Kann die Aufnahme diverser Mineralstoffe behindern (Calcium, Magnesium, Mangan, Eisen, Zink)
E 401-405	Alginate	siehe E 400

E-Nr.	Name	Gefährdung
E 407	Carrageen	Veränderungen des Immunsystems und Geschwüre im Tiertest, allergieauslösend, Tumorgefährlichkeit nicht abschließend geklärt
E 407A	Verarbeitete Eucheuma-Algen	siehe E 407
E 412	**Guarkernmehl**	**Häufig stark mit gefährlichen Stoffen verunreinigt, Schädigungen von Speiseröhre, Magen und Darm, beeinträchtigt Verdauung, verändert Darmflora, fördert Blähungen**
E 413	**Traganth**	**Die WHO nimmt an, dass Traganth „ein massives Allergen ist, fähig extrem schwere Reaktionen auszulösen"**
E 420	Sorbit, Sorbitsirup	Kann relativ schnell zu Krämpfen führen
E 425	Konjak, Konjakgummi	Behindert die Aufnahme diverser Nährstoffe
E 432-436	**Polysorbate**	**Reaktionen bei der Herstellung nicht vorhersehbar, stehen in Verdacht ansonsten nicht aufnahmefähige Stoffe resorbierbar zu machen**
E 442	Ammoniumphosphatide	Bewertung für die Gesundheit ungeklärt

E-Nr.	Name	Gefährdung
E 444	Saccharoseacetat-isobutyrat	Gesundheitliche Bewertung unklar, beim Hund Leber- und Gallenschaden, wird fast nie deklariert
E 450-452	Di-, Tri- und Poly-phosphate	siehe E 338
E 476	**Polyglicerin-Polyricinoleat**	**Schädigung von Leber und Nieren bei Tieren, Höchstdosis kann sehr schnell überschritten werden**
E 491	Sorbitanmonostesrat	Toxikologisch nicht unabhängig bewertet
E 492-495	Sorbit-Fettsäure-Verbingungen	siehe E491

A12.5. Tabelle der Rieselhilfen und Säureregulatoren in Lebensmitteln (E500-586)

Rieselhilfen sind Trennmittel, um das Klumpen beim Verbraucher zu verhindern. Säureregulatoren halten den gewünschten pH-Wert eines Lebensmittels konstant.

E-Nr.	Name	Gefährdung
E 503	Ammoniumcarbonat (Hirschhornsalz)	Bei direktem Verzehr gesundheitsschädlich, Ammonium entschwindet beim Backen, E 503 ist jedoch auch für ungebackene Lebensmittel zugelassen
E 510	**Ammoniumchlorid (Salmiak)**	**Veränderung von Nebenschilddrüsen, Nebennierenrinde und Blutbild, Knochenschäden, bei Schwangeren Hyperventilation, Appetitlosigkeit und Erbrechen**
E 512	Zink-11-Chlorid	Kann Übelkeit und Erbrechen verursachen
E 520-523	Aluminiumsulfate	siehe E173
E 540-544	andere Di-, Tri- und Polyphosphate	siehe E 338, bei E 541 (Natriumaluminiumphosphat) siehe außerdem E 173
E 554-559	Aluminiumsilicate	siehe E 173
E 586	4-Hexylresorcin	Toxikologisch umstritten

A12.6. Tabelle gefährlicher Geschmacksverstärker und Glutamate in Lebensmitteln (E 620-650)

Verstärken den Geschmack von Speisen und sparen so den Herstellern teure, hochwertige Zutaten.

E-Nr.	Name	Gefährdung
E 620	Glutaminsäure	Kann bei empfindlichen Personen „Chinarestaurantsyndrom" verursachen (Kopfschmerzen, Übelkeit, Nackensteife), im Tierversuch Lernprobleme bei den Nachkommen und Fortpflanzungsstörungen, steigert den Appetit und unterstützt somit Übergewichtigkeit
E 621-625	Glutamate	siehe E 620, z.T. auch in Hefeextrakt enthalten
E 626	Guanylsäure	Wird im Körper in Harnsäure umgewandelt, kaum Untersuchungen
E 627-629	Guanylate	siehe E 626
E 630-636	Inosinsäure und Inosinate	siehe E 626

A12.7. Tabelle gefährlicher Süßstoffe in Lebensmitteln (E420, E 900-1520)

Dies sind synthetisch hergestellte oder natürliche Ersatzstoffe für Zucker, die dessen Süßkraft erheblich übertreffen. Sie machen insbesondere Getränke und Diätprodukte süß, sind aber in fast allen Fertiggerichten, Fast Food Produkten, Eis usw. anzutreffen.

E-Nr.	Name	Gefährdung
E 420	Sorbit, Sorbitsirup	Kann relativ schnell zu Krämpfen führen
E 950	Acesulfam-K	Im Tierversuch krebserregend
E 951	**Aspartam**	**Kann zu Kopfschmerzen, Gedächtnisverlust, Sehstörungen, Benommenheit und Hyperaktivität führen. Manche Studien stufen diese Chemikalie als krebserregend ein**
E 952	Cyclamat (meist Natriumcylamat)	**In den USA seit 1969 wegen Krebs-Verdachts verboten. Im Tierversuch Schädigung von Hoden und Spermien durch Abbauprodukte**
E 954	Saccharin	**Das eingesetzte Natriumsalz erzeugt bei Tieren Blasenkrebs, Appetitfördernd, schädlich bei Blasenerkrankungen durch Wechselwirkungen mit Medikamenten**

E-Nr.	Name	Gefährdung
E 958	Glycyrrhizin (Süßholz)	Kann Kopfschmerzen und Herzrhythmusstörungen auslösen
E 959	Neohesperidin DC	Noch ungeklärt, appetitfördernd
E 960	Neotam	Nachfolgeentwicklung von Aspartam (E 951)
E 962	**Aspartam-Acesulfam-Salz**	**Siehe E 950 und E 951**

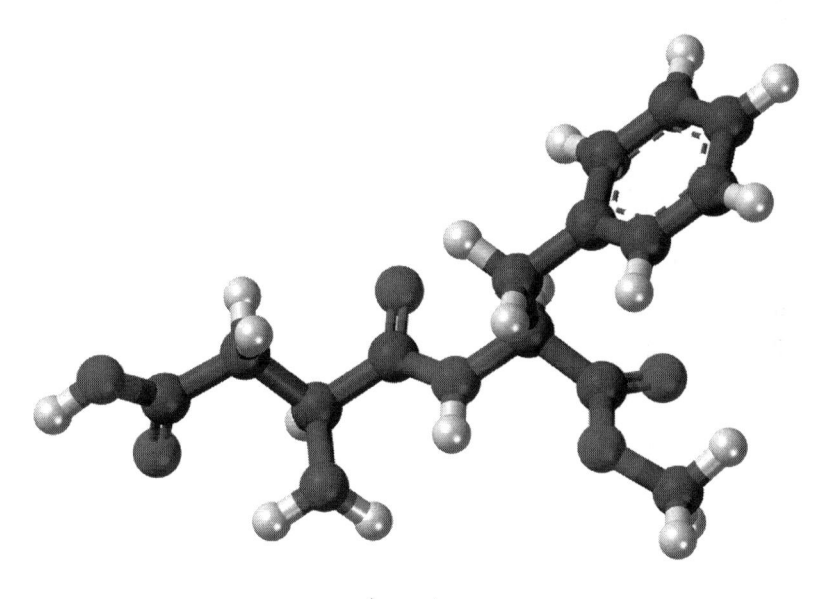

Aspartam

A12.8. Tabelle der Schadstoffe, Gifte und krebserregenden Substanzen in Lebensmitteln: Wo kommen sie vor und welche Krankheiten verursachen sie?

Gift	Vorkommen	Erklärung
Acrylamid	Chips, Pommes frites, Spekulatius	Erbgutverändernd, leberschädigend, vermutlich krebserregend. Acrylamid wird zudem in der Leber zum weitaus gefährlicheren <u>Glycidamid</u> umgewandelt
Agaritin	Rohe Champignons, getrocknete Pilze	Krebserregend
Alkohol (Ethanol)	Bier, Wein, hochprozentige Alkohole	Krebsfördernd. In großen Mengen leberschädigend. Hohe Suchtgefahr.
Anthrachinon	Zum Teil in Schwarztee enthalten. Zum Teil in sehr bedenklichen Mengen.	Krebserregende Substanz entsteht möglicherweise beim Produktionsprozess. Ungeklärt.
Antibiotika	Fleisch, Meeresfrüchte aus Aquakultur, Milchprodukte	Fördert Resistenzen gegen Antibiotika und das Entstehen super-resistenter Bakterien
Aluminium	In vielen Nahrungsmitteln natürlich vorhanden, oder über Konservendosen und Aluminiumküchenutensilien.	Schädigt das Gehirn. Möglicherweise für Alzheimer verantwortlich

Tabellen krankmachender, krebserregender und gefährlicher Zusatzstoffe in Lebensmitteln

Gift	Vorkommen	Erklärung
	Erhöhte Werte in Laugengebäck, Tee.	
Arsen	Algen, Fisch, vor allem Matjes, Meeresfrüchte, vor allem Muscheln, Reis, vor allem Vollkorn- und Parboiled-Reis	Kann bei regelmäßiger Zufuhr Hautkrebs, Leberkrebs auslösen
Aspatarm	Zuckerersatz, Süßigkeiten, Diätprodukte	Kann giftige Verunreinigungen enthalten. Enthält immer giftiges Methanol. Krebsverdacht. E-Nummer: E-951
Azofarbstoffe	Süßigkeiten, leuchtend farbige Lebensmittel	Sehr bedenkliche, krebserregende Farbstoffe. Teilweise enthalten sie: Benzidin. E-Nummern: E 102, E 104 (Chinolingelb), E 123, E 129, E 180
BHT	Süßspeisen, Kaugummi	Stört Blutgerinnung, Krebsverdacht, kann Allergien auslösen. E-Nummer: E 321
Benzol	Zum Teil in Erfrischungsgetränken, verschiedenen Lebensmitteln	Benzol ist krebserregend. Kann entstehen, wenn neben Benzoesäure auch Ascorbinsäure bzw. Vitamin C im Getränk vorhanden ist.

Gift	Vorkommen	Erklärung
Benzoesäure / Natrium-benzoat	Konservierungsstoff. Natürlich in Beeren, Blaubeeren, Pilzen. Verlängert Haltbarkeit von Lebensmitteln. Teilweise in Erfrischungsgetränken enthalten.	Krebserregend, kann ADHS verursachen, Kopfschmerzen, Verdauungsprobleme, Allergie. In Kombination mit Ascorbinsäure kann krebserregendes Benzol entstehen.
Bisphenol A (BPA)	Plastikverpackungen von Lebensmitteln, Wasserkocher aus Plastik (!), z.T. Thermo-Papier, Küchen-Plastikgefäße, Hausstaub, Konservendosen	Wirkt wie Hormon. Wirkt negativ auf Fruchtbarkeit. Kann ADHS auslösen. Krebsverdacht!
Cadmium	Bitterschokolade, Nüsse, Spinat, Sellerie	Krebserregend, Nervenschädigend, Knochen schädigend. Stammt aus der natürlichen Zusammensetzung der Anauböden.
Cholesterin	In tierischen Fetten, vor allem in Schweinefleisch	Zu hohe Aufnahme fördert Arterienverkalkung, erhöht Herzinfarkts- und Schlaganfallrisiko
Cumarin	Zimtgebäck, Waldmeister	Leberschädigend, krebserregend.
Cyclamat	Zuckerersatz in Diätprodukten, Süßigkeiten	Ungeklärter Verdacht, Krebs hervorzurufen
Fungizide	Vor allem an Zitrusfrüchten & Erdbeeren	Sollen Pilzbefall von Lebensmitteln verhindern.

Gift	Vorkommen	Erklärung
Gehärtete Fette	Margarine, Fertigprodukte, Süßigkeiten etc.	Lagern sich im Fettgewebe an und werden nicht abgebaut
Gentechnisch veränderte Lebensmittel	Viele Gemüse- und Getreidesorten betroffen. Muss in der EU deklariert werden, wenn über 1% Anteil in Lebensmitteln. Bei Tierfutter für Fleisch/Milchprodukte keine Deklarationspflicht.	Zum Teil überhöhte Pestizidbelastung oder unbekannte Gifte enthalten. Beeinträchtigt ökologische Landwirtschaft, fördert Patente auf Lebewesen!
Gesättigte Fettsäuren	Vor allem in tierischen Fetten, Kokosfett	Wirken sich ungünstig auf den Cholesterinspiegel aus. Erhöhtes Risiko von Herzinfarkt und Schlaganfall.
Glutamat / Geschmacks-verstärker	Fertigessen, Snacks, chinesische Gerichte, Hefeextrakt. Kommt natürlich auch in Gemüsen vor.	Kann bei einigen Menschen Unverträglichkeiten hervorrufen. Leichtes Nervengift. E-Nummer: E 621
Glycidamid	Pommes frites, Kartoffelchips, hoch erhitzte Lebensmittel	Entsteht bei der Verdauung von Acrylamid. Stark krebserregend und erbgutverändernd. Mengen in Lebensmitteln sind gering.
Glyphosat	Weit verbreiteter Wirkstoff in vielen Pestiziden für den „Pflanzenschutz"	Wichtigstes chemisches Herbizid (Unkrautbekämpfung).

Gift	Vorkommen	Erklärung
		Einer der Markennamen lautet „Roundup".
Histamin	In Rotwein, alkoholischen Getränken, Dosenfisch (v.a. Thunfisch), in Käse (je älter, desto mehr), Wurst/Schinken und Sauerkraut.	Ist ein giftiger Stoff, muss nicht deklariert werden. Kann Kopfschmerzen und „Kater" erzeugen. Schädlich für Blut und Herz. Für Histamin-Allergiker sehr problematisch.
Melamin	Kunststoff, aus dem häufig Geschirr gefertigt wird.	Durch Erhitzen von Melamin-Geschirr (ab 70°C), gelangen Melamin und Formaldehyd in die Lebensmittel. Gefahr von Krebs und Nierenerkrankungen.
Methanol	Hauptbestandteil sogenannter Fuselöle im Alkohol. Teilweise auch in Fruchtsäften	Schädigt das Nervensystem. Kann in höheren Dosen blind machen. Giftig.
Mineralöl (MOSH / MOAH)	In verschiedenen Lebensmitteln z.B. Speiseölen, Schokolade. Auch durch „Abfärben" von Papp-Recycling-Verpackungen und Druckfarben.	Mineralöl ist gesundheitsschädlich (u.a. leberschädigend). Durch Verunreinigungen im Boden, bei der Verarbeitung, durch die Verpackung aber nicht immer zu vermeiden.

Gift	Vorkommen	Erklärung
Natriumnitrit, Nitritpökelsalz	In erwärmtem und dann warm gelagertem Spinat, in stark erhitztem Käse/Wurst und in gepökelten Lebensmitteln.	E-Nummern: E 249; E 250; E 251; E 252. Konservierungsstoff. Weitere Namen für vergleichbare Stoffe: Kaliumnitrit, Nitrat, Kaliumnitrat. Hemmt Sauerstoffaufnahme des Blutes.
Natriumfluorid Fluor	Im Speisesalz, in angelsächsischen Ländern z.T. auch dem Leitungswasser zugesetzt.	Ist sehr giftig. Angeblich von essentieller Wichtigkeit für die Zahngesundheit.
Natamycin	Antibiotika-ähnlicher Stoff in der Käserinde konventionell hergestellter Käse. E 235.	Kann Antibiotika-Resistenz mit hervorrufen.
Nitrat	Im Trinkwasser, in verschiedenen Gemüsen wie Spinat, Kopfsalat (im Winter), Mangold und Rucola (im Winter).	Kann im Magen in krebserregendes Nitrosamin umgewandelt werden.
Patentblau	In Lebensmitteln als blaue Farbe.	Eher unbedenklich. Kann evt. Allergien auslösen.
PET-Flaschen: Acetaldehyd/ Östrogen	PET-Flaschen werden häufig als Verpackung für Getränke eingesetzt.	Vom Plastik wird das leber- und zellschädigende Acetaldehyd in das Getränk abgegeben. Außerdem finden sich häufig östrogenartige Hormone im Inhalt der Flaschen.

Gift	Vorkommen	Erklärung
Phthalate	Plastikverpackungen von Lebensmitteln	Phthalate lösen sich durch Fett oder Flüssigkeiten und gehen in die Lebensmittel über. Sie kommen unter anderem in weichen Folien um Schnittkäse herum vor, oder in Konservendosen-beschichtungen.
Phytoöstrogene	Soja- / Tofuprodukte, Bohnen	Hormonähnliche Wirkung, bei einigen Frauen bei extrem hohem Konsum krebsfördernd.
Polyzyklische Kohlenwasserstoffe (PAK)	Gegrillte und geräucherte Lebensmittel	Entstehen bei unvollständiger Verbrennung und sind Krebserregend. Zum Teil in Schwarztees enthalten.
Pyrrolizidinalkaloide	Kommt zum Teil in Kräutertees (v.a. Kamille, Melisse) und Honig sowie in Rucola vor.	Ist ein natürlicher Bestandteil für Menschen giftiger Pflanzen. Extrem giftige Substanz!
Radioaktivität	Vorkommen in Lebensmitteln: Wildfleisch, Waldpilze, Waren aus verstrahlten Gebieten (z.B. Fukushima, oder Pazifik). Auch durch Uran z.T. in Mineralwässern.	Achtung bei Waldpilzen, Algen, Thunfisch.

Gift	Vorkommen	Erklärung
Saccharin	Zuckerersatz, Süßigkeiten, Diätprodukte	Ungeklärter Verdacht, in großen Mengen Krebs hervorzurufen.
Safrol	Muskat, Kampfer, Rootbeer	Giftig
Schimmelgift / Aflatoxine u.a.	Getreide, Brot, Pistazien, Erdnüsse, Kaffee, Braun angelaufene Tomaten (Braunfäule)	Leberschädigend, krebserregend
Schmelzsalze, Phosphate	Schmelzkäse, Cheeseburger etc. E 450 bis E 495 (Natriumphosphate, Kaliumphosphat, Calziumphosphat u.s.w.)	Schädigt Nieren, destabilisiert Knochen, insgesamt gesundheitsschädliche Wirkung. Lebensgefährlich für Nierenkranke.
Semicarbazid	Kunststoffbeschichtete Deckel von Getränken und Lebensmittelgläsern	Gesundheitsschädlich. Wirkt wie ein Hormon.
Silikone	Silikon-Additive in Bratöl, vor allem bei Fastfood-Ketten. Name: E 900	Das Silikon selbst ist nicht giftig (wenngleich bedenklich, da auf Erdölbasis), vervielfacht jedoch die Acrylamidwerte in frittierten Erzeugnissen.
Solanin	Gift im Stängel der Tomate, in unreifen Tomaten, in Kartoffeltrieben.	Schwaches Gift.

Gift	Vorkommen	Erklärung
Stevia	Süßgetränke und Süßigkeiten	Gilt als relativ unbedenklich, wenn nicht zu viel davon gegessen wird. Höchstmenge: 2g /Tag.
Sulfite	Wein, Spirituosen, Trockenfrüchte, Kartoffelprodukte	Gesundheitlich bedenklich. Natriumdisulfit zerstört Vitamin B1 im Körper. Zudem problematisch für Allergiker.
Trans-Fettsäuren	Mikrowellenpopcorn, frittierte Backwaren, Blätterteig, Pommes frites, Kartoffelchips, Kekse (v.a. in Produkten mit „gehärteten Fetten").	Gesundheitsschädlich. Siehe gesättigte Fettsäuren.
Vanillin	Süßwaren, Fertigessen, in Tabakprodukten	Künstliches Vanillearoma. Leicht gesundheitsschädlich. Krebserregend in größeren Mengen oder bei Verbrennung.
Zuckerkulör (Ammonium sulfit)	Cola, Getränke, Süßigkeiten, Whisky, Marmeladen	Ammoniumsulfit-Zuckerkulör (E 150d) ist in Cola enthalten und gilt als problematisch. Im Tierversuch Krampfauslösend. Enthält den krebserregenden Stoff 4-Methylimidazol.

Mit Unterstützung von Christopher Stark, www.gesundheitstabelle.de

A13. Weitere Schadstoffe: Nitrat, Nitrit, Dioxine, PCB und Metalle

Nitrit, Nitrat

Schon 1969 wurde bekannt, dass in Lebensmitteln, besonders in Fleisch, Käse und Fisch, Nitrit (zum Beispiel E252 oder E251) vorhanden ist, das im Magen zu Nitrosaminen führen kann. Auch viele Arzneimittel bilden mit dem Nitrit aus Nahrungsmitteln Nitrosaminverbindungen, die äußerst wirksame Krebserzeuger sind.

Dioxine und die dioxinähnlichen polychlorierten Biphenyle (PCB)

Diese chlorhaltigen Substanzen sind sehr giftig und krebserregend. Über 80% der Gesamtaufnahme erfolgt über Lebensmittel, wie Fleisch, Fisch, Eier oder Milch, bei denen die Höchstgrenze regelmäßig überschritten wird. Bekannt werden diese Fälle allerdings oft gar nicht. Oder erst dann, wenn es zu spät ist und die belasteten Produkte bereits auf dem Markt und verzehrt sind.

Dioxine sind farb- und geruchlose organische Verbindungen, die Kohlenstoff, Wasserstoff, Sauerstoff und Chlor enthalten. PCB sind laut Wikipedia giftige und krebsauslösende organische Chlorverbindungen, die bis in die 1980er Jahre vor allem in Transformatoren, elektrischen Kondensatoren, in Hydraulikanlagen als Hydraulikflüssigkeit sowie als Weichmacher in Lacken, Dichtungsmassen, Isoliermitteln und Kunststoffen verwendet wurden. Dioxine wie PCB sind fettliebend und teilweise sehr langlebig. Sie reichern sich im Fettgewebe von Mensch und Tier an. Da Dioxine und PCB fett lieben, steigt das Risiko für den Menschen, diese Stoffe zu sich zu nehmen, mit dem Fettgehalt der Nahrungsmittel. Sie bauen sich kaum ab, wenn sie einmal im Fettgewebe eingelagert sind. Bei kontinuierlicher Aufnahme der Gifte steigt der Gehalt im Körper je älter man wird und damit auch das Risiko von Krebserkrankungen.

Metalle

Die gefährlichsten krebserregenden **Schwermetalle**, die in Lebensmitteln stecken können, sind Blei, Cadmium und Quecksilber.

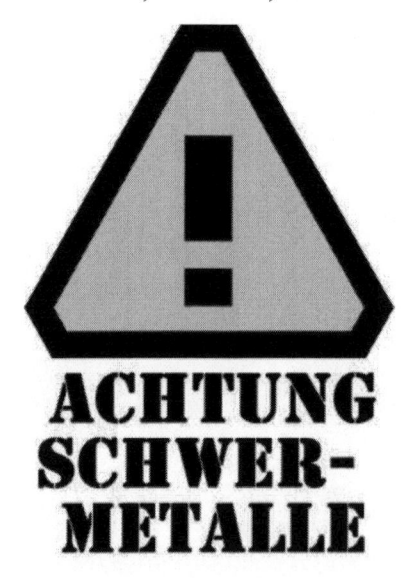

ACHTUNG SCHWER- METALLE

Blei wird in Knochen und Zähnen angereichert und schädigt vor allem das Nervensystem und das blutbildende System. Im Tierversuch hat Blei zudem Krebs verursacht.

Cadmium wird bevorzugt in den Nieren, aber auch in anderen Organen wie Leber oder Schilddrüse sowie in den Knochen gespeichert. Vor allem in der Nähe vielbefahrener Straßen und Industriebetrieben wird die Konzentration und Aufnahme an Cadmium sehr bedeutend. Cadmium verursacht vor allem Lungenkrebs.

Quecksilber wird hauptsächlich durch den Verzehr von Fischen und Meerestieren aufgenommen, und zwar meist in Form organischer Quecksilberverbindungen. Quecksilberverbindungen haben in Tierversuchen eine krebserregende Wirkung gezeigt.

Arsen wurde früher z. B. in Farben und Pestiziden verwendet. Heute wird es am Arbeitsplatz gefunden. Arsen kann Lungen- und, seltener, Hautkrebs verursachen und evtl. auch andere Tumoren, z. B. der Blase.

Chrom, Nickel und Cobalt können auch in Lebensmitteln vorkommen und krebserregend sein.

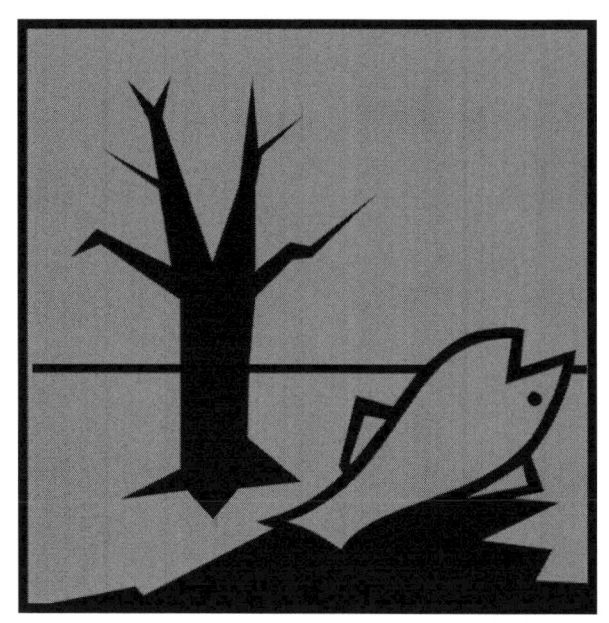

A14. Liste der häufigsten durch schlechte Ernährung bedingten Krankheiten

Zwei Drittel aller Krankheiten in den westlichen Ländern stehen in Zusammenhang mit schlechter Ernährung und einem ungesunden Lebensstil, vermuten Wissenschaftler.

Ernährungsbedingte Krankheiten kommen in folgenden Krankheitsgruppen vor:

- Allergien

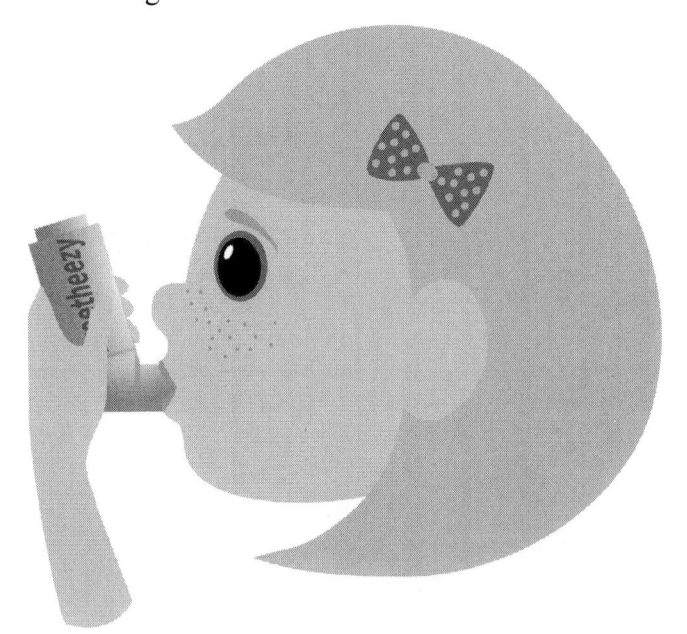

- Atemwege & Lunge
- Augenkrankheiten
- Autoimmunerkrankungen

Liste der häufigsten durch schlechte Ernährung bedingten Krankheiten

- Bewegungsapparat, wie Osteoporose
- Blutkrankheiten
- Erbkrankheiten
- Erektionsstörungen
- Erkältung und Grippe
- Geschlechtskrankheiten
- Hautkrankheiten
- Herzkrankheiten
- HNO-Beschwerden
- Infektionskrankheiten
- Krebserkrankungen
- Kreislauferkrankungen wie Bluthochdruck & Arteriosklerose
- Leber- & Gallenblasenerkrankungen
- Magen- & Darmerkrankungen
- Neurologische Leiden
- Psychische Leiden
- Rheumatische Beschwerden
- Rückenbeschwerden
- Schlafstörungen
- Stoffwechselkrankheiten wie Diabetes
- Sucht
- Zahnbeschwerden

A15. Übergewicht: Krankheiten, die von Übergewicht verursacht oder verstärkt werden

Übergewicht ist nicht nur ein optisches Problem. Übergewicht gefährdet auch die Gesundheit. Zu viele Kilos fördern das Entstehen von vielen Krankheiten und sind die Quelle von sehr vielen Krankheiten wie:

- Diabetes mellitus Typ 2
- Gallenblasenerkrankungen
- Bluthochdruck
- Essstörungen
- Fettstoffwechselstörungen
- Rückenschmerzen
- Arthrose
- Atemwegserkrankungen, wie Schlafapnoe
- Gicht
- Atembeschwerden
- Herzkrankheiten
- Krebserkrankungen (Gebärmutter-, Brust-, Gebärmutterhals, Prostata- und Gallenblasenkarzinome)
- Sexualhormonstörungen
- Thrombose- und Adipositas

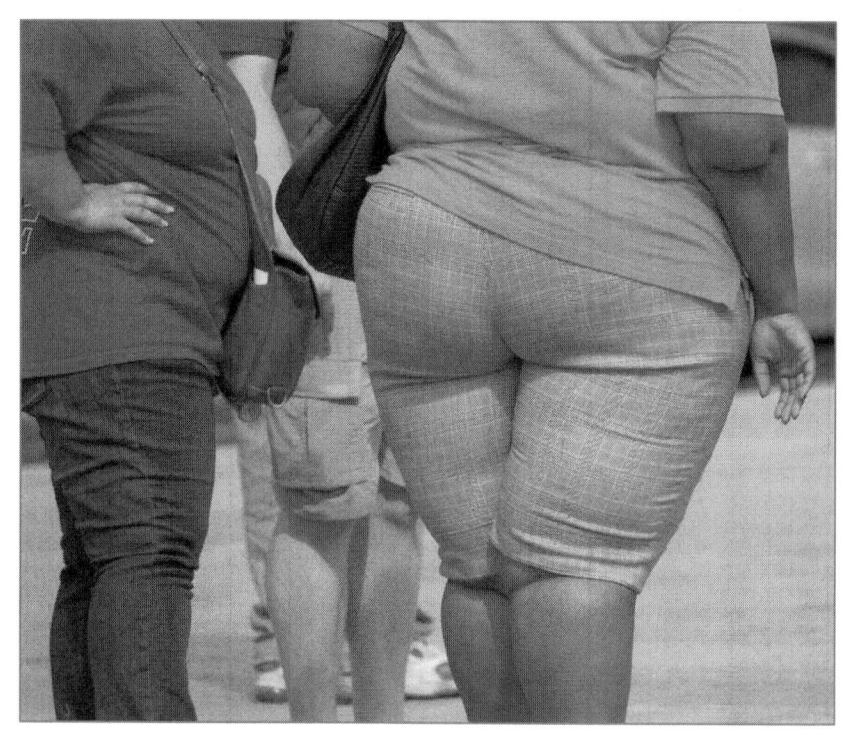

Übergewicht führt auch zu psychischen Störungen wie Depressionen, die wiederum weitere Krankheiten verursachen. Nicht zu vergessen sind auch psychosoziale Auswirkungen (Ausgrenzung, Scham, geringere Anerkennung), was zur Verminderung des Selbstwertgefühls führen kann – alles Faktoren, die Krankheiten fördern.

B. Ernährungsbedingte Krebserkrankungen

B1. Was ist Krebs?

Als Krebs bezeichnet man krankhafte Veränderungen von Zellen. Sie führen dazu, dass sich Krebszellen häufiger und schneller teilen als gesunde Zellen. Sie vermehren sich unkontrolliert, sodass ein Verband aus entarteten Zellen entsteht. Diese bösartigen (malignen) Neubildungen wachsen in benachbartes gesundes Gewebe ein und zerstören dieses. Sie wandern von ihrem Ursprungsort aus über das Blut oder das Gefäßsystem (Lymphsystem) in andere Organe und vermehren sich dort als Tochtergeschwulste, sogenannte Metastasen. (onmeda.de)

Je älter der Mensch wird, desto unzuverlässiger arbeitet das Reparatursystem der Gene. Dies spiegelt sich in den Neuerkrankungszahlen wider: Das mittlere Erkrankungsalter liegt für Männer und Frauen bei 69 Jahren. Es gibt jedoch auch Krebsarten, die insbesondere jüngere Erwachsene betreffen. Dazu gehört beispielsweise Hodenkrebs: Das mittlere Erkrankungsalter liegt hier bei 38 Jahren. (Deutsche Krebshilfe)

Nach aktuellem Kenntnisstand des US-amerikanischen Krebsforschungszentrums (The National Cancer Institute) sind ungefähr ein Drittel aller Krebserkrankungen auf die Ernährung zurückzuführen.

Ein Viertel aller Krebs-Neuerkrankungen im Jahr 2012 entfielen auf Europa. Die USA kamen auf ein Fünftel. Der mittlere Osten auf nur ca. 8%, Afrika auf noch ein bisschen weniger. Dass die Ernährung auch die Krebsentstehung fördert, zeigte sich am Beispiel Japan und heute an China. Fast 7 Millionen von 14 Millionen Neuerkrankungen wurden im Jahr 2012 in Asien diagnostiziert, vor allem in China und Japan. China ist Vorreiter in Asien, seitdem sie sich immer mehr den westlichen Ernährungsstil aneignen.

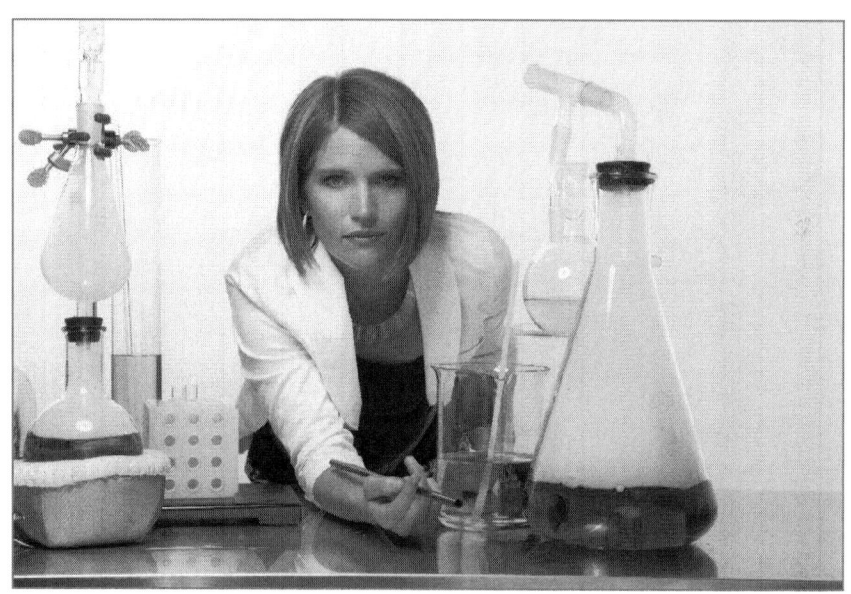

B2. Was kann Krebs auslösen?

Ein Drittel aller Krebserkrankungen entsteht durch falsche Ernährung: eine ungesunde Lebensweise mit wenig Obst und Gemüse, aber viel tierischem Fett (Achtung: besonders Milchprodukte), Getränken wie Limonade, Diät-Produkten, usw. Die Ergebnisse einer aktuellen Studie (http://lex.referata.com/wiki/Krebs) zeigen

Folgendes: Schon eine Dose Diät-Limo von 355 ml am Tag führt (verglichen mit Kontrollpersonen, die keine Diät-Limos tranken) zu

a. einem um 42 % höheren Risiko für Leukämie (Blutkrebs) bei Männern und Frauen,

b. einem um 102 % höheren Risiko für multiple Myelome (Knochenmarkskrebs) bei Männern und

c. einem um 31 % höheren Risiko für das Non-Hodgkin-Lymphom (Lymphdrüsenkrebs) bei Männern

Weitere Faktoren, die zur Krebsentstehung beitragen sind:

- Chronische Entzündungen: Fast jede fünfte Krebserkrankung wird durch chronische Entzündungen verursacht. Diese Entzündungen entstehen durch Erbanlagen, Viren, Parasiten, Bakterien, Schadstoffe, schlechte Ernährung.

- Übergewicht, das wiederum mit der Ernährung zu tun hat. Ein höherer Insulinspiegel erhöht das Krebsrisiko, da dieses Hormon das Zellwachstum fördert.

- Untergewicht kann auch die Krankheit anregen. Ein Körper mit sehr wenig Fett verhindert, dass Nährstoffe gut aufgenommen werden und der Transport von Sauerstoff gesichert ist. Somit kann der Körper nicht effektiv gegen freie Radikale und Zellenoxidation vorgehen.

- Familiäre Faktoren: In 5-10% der Fälle sind die Veränderungen erblich bedingt. In den betroffenen Familien tritt Krebs in jeder Generation und schon in jungen Jahren auf. Nach heutigem Stand heißt es, dass Krebs selbst nicht vererbbar ist, aber die Veranlagung dazu kann vererbt werden. Dies ist bekannt für den Brustkrebs, Dickdarmkrebs und Eierstockkrebs.

- Strahlungen: Intensive UV-Strahlung, ionisierende Strahlung, wie Radon oder Röntgen, Strahlenunfälle an Kernkraftwerken etc., Sonnenexposition.
- Chemikalien, Umweltgifte.
- Chronische Infektionen, z.B. Hepatitis B.
- Psychische Faktoren? Da sind die Wissenschaftler sich sehr uneinig. Anscheinend gibt es noch keine wissenschaftlichen Belege dafür, dass Persönlichkeitsmerkmale Krebs direkt auslösen oder dass depressive Menschen häufiger an Krebs erkranken als andere. Aber psychische Faktoren können über die ungesunde Lebensweise oder den ungesunden Lebensstil doch eine Rolle bei der Entstehung von Krebs spielen.
- Schlechter Lebensstil und schlechte Lebensumstände: Tabakrauch, Alkohol, Bewegungsmangel und mangelnde sportliche Aktivitäten.
- Es gibt aber nach wie vor zahlreiche Krebsarten, deren Auslöser nicht bekannt sind.

B3. Krebs in Zahlen: Rasante Todesraten durch Krebs — westliche Länder sind am stärksten betroffen

Welt-Krebs-Bericht 2014.

Anzahl der Krebs-Kranken steigt weltweit rasant an

„Krebs gehört zu den größten Geißeln der Menschheit, ein allgemeines Heilmittel ist nicht in Sicht. Im Gegenteil: Bis 2015 wird die Zahl der Menschen, die jährlich an Krebs erkranken, stark ansteigen" warnt die WHO – und fordert strengere Gesetze.

Bis 2025 könnten jährlich 20 Millionen Menschen weltweit an Krebs erkranken - rund 40 Prozent mehr als derzeit. Zu diesem Ergebnis kommt eine Studie der Weltgesundheitsorganisation (WHO). In den kommenden zwei Jahrzehnten sei gar ein Plus von rund 70 Prozent möglich. Im Jahr 2012 hatte es rund 14 Millionen Neuerkrankte gegeben, heißt es im Welt-Krebs-Bericht 2014. Etwa 8,2 Millionen Menschen seien an Krebs gestorben. In den kommenden zwei Jahrzehnten werde die Zahl auf bis zu 13 Millionen steigen", so focus.de vom Montag, 03.02.2014, 14:03.

Deutschland:

Im Jahre 1950 starben in der Bundesrepublik 493.416 Einwohner, davon als Krebsopfer 80.841 Menschen; 2011 waren es 221.000 Menschen. Fast dreimal so viele.

Die Zahl der Krebsneuerkrankungen hat zwischen 2000 und 2010 bei Männern um 21 %, bei Frauen um 14 % zugenommen.

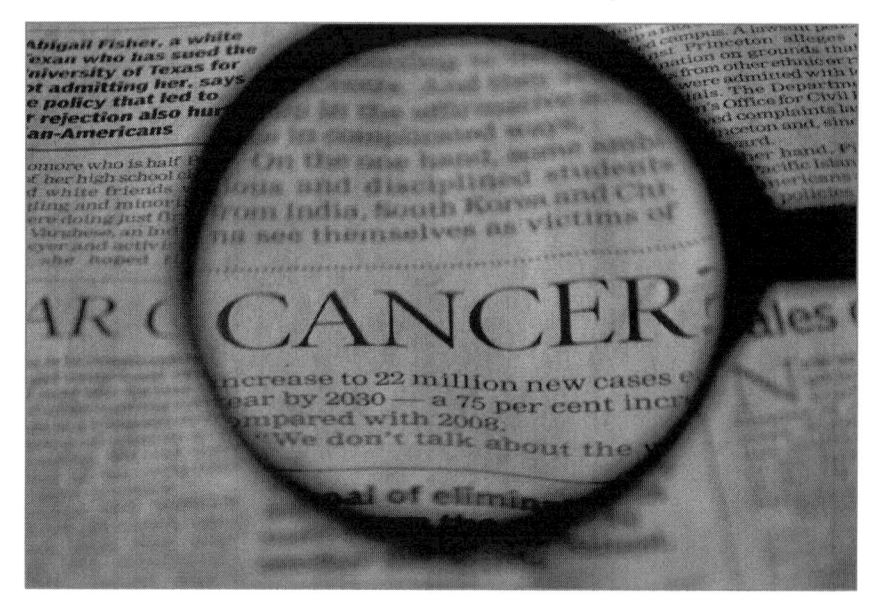

Im Jahr 2010 erkrankten 477.300 Menschen in Deutschland neu an Krebs (252.400 Männer und 224.900 Frauen). Das hat eine aktuelle Schätzung des Zentrums für Krebsregisterdaten im Robert Koch-Institut gezeigt. Am häufigsten sind bei Männern Prostatakrebs mit 65.830 und Lungenkrebs mit 35.040 Erkrankten, bei Frauen sind es Brustkrebs mit 70.340 und Darmkrebs mit 28.630 Erkrankten (9. Ausgabe von „Krebs in Deutschland"). Insgesamt starben 218.258 Menschen. Etwa jeder vierte Todesfall in Deutschland geht also auf Krebs zurück.

Für das Jahr 2014 erwarten die Wissenschaftler rund 500.900 neue Krebserkrankungen.

B4. Spezielles Milieu, das Krebsentwicklung begünstig

Entzündungen im Körper sind ein willkommenes Milieu für freie Radikale. Sie lösen im Körper eine Kaskade von Reaktionen aus, die wiederum krebserregende Zellmutationen bewirken. Anfälligkeit für Krebs ist nach Angaben von Professor Curtis C. Harris vom US-National Cancer Institute in Bethesda „eine krankhafte Folge von bestimmten Entzündungen und dem damit verbundenen anhaltenden Stress durch freie Radikale sowie den resultierenden DNA-Schäden."

Entzündungen sind vielfach auf eine falsche und schlechte Ernährung zurückzuführen (industrielles, fertiges Essen, Milch und Milchprodukte, raffinierter Zucker, Transfette, Zusatzstoffe, gentechnisch manipuliertes Essen, usw.). Ein säuerliches Milieu begünstigt Entzündungen und ist Gift, wenn man gegen Krebs vorgehen will.

Eine ungesunde Darmflora ist ein Milieu, das Krebsentstehung fördert. Mehr dazu im Teil A Kapitel 3. „Darmstörungen und eine ungesunde Darmflora".

Entzündungen beschädigen die Zellen und wenn diese nicht rechtzeitig repariert werden oder die Beschädigung durch weitere Einflüsse (Migräne, Allergien, Alkohol, Zigaretten usw.) verstärkt werden, entsteht Krebs. Mehr dazu im Teil A Kapitel 9. über „Freie Radikale".

Auch wenn man dem Körper zu wenig Öl zuführt, kann das dazu führen, dass bestimmte Krebsarten, wie Brustkrebs, angeregt werden. Siehe Teil A Kapitel 4.10.1. „Ölmangel kann auch Krebs fördern".

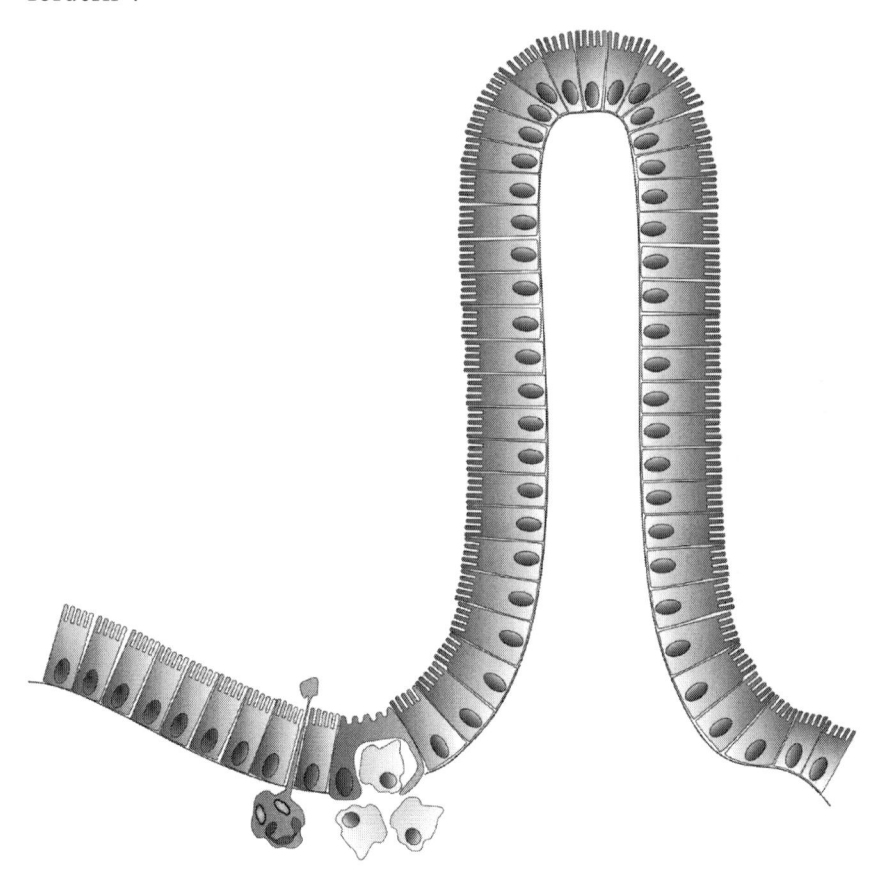

B5. Über- und Untergewicht fördern Krebsentstehung

Krebs wird maßgeblich vom Übergewicht beeinflusst. Übergewichtige Menschen sind besonders anfällig für Krebserkrankungen. Menschen, die übergewichtig sind, haben eine höhere

Wahrscheinlichkeit an folgenden Krebserkrankungen zu erkranken: Gebärmutterkrebs, Nierenkrebs, Gallenblasenkrebs, Gebärmutterhalskrebs, Schilddrüsenkrebs, Blutkrebs, Leberkrebs, Eierstockkrebs, Brustkrebs.

Dazu kann ein erhöhter Fettspiegel zu vermehrter Ausschüttung von Verdauungssäften führen. Diese Säfte enthalten Gallensäure, die die Darmflora dazu bringen kann, Substanzen zu erzeugen, die zu Dickdarmkrebs führen.

Auch Untergewicht kann Krebs fördern. Starkes Untergewicht kann zu Mangelerscheinungen führen. Der Körper ist unzureichend versorgt mit lebenswichtigen Nährstoffen: Fettsäuren, Aminosäuren, Vitaminen und Mineralien. Muskel- und Fettgewebe werden abgebaut und stören somit den aktiven Stoffwechsel der Zellen. Das Immunsystem wird geschwächt. Der Kampf gegen freie Radikale wird schwierig und die Zellen oxidieren schneller. Entzündungen und Infektionen werden somit begünstigt. So bekommen viele chronische Krankheiten und Krebs die Chance, sich gut zu entwickeln oder sich zu verstärken und mehr zu verbreiten. Deswegen ist es auch sehr wichtig für Krebspatienten aufzupassen nicht zu viel abzunehmen.

B6. Welche Lebensmittel fördern Krebs?

Meiner Meinung nach sind neben den bekannten schlechten Lebensmitteln – wie Hot Dogs, Pommes, Chips und Co. – **Milchprodukte** die Lebensmittel, die Krebs am stärksten fördern. In einer Umfrage, die ich vor einem Jahr, als ich das Buch über Krebs schrieb, durchgeführt habe, stellte ich fest, dass 80% der Menschen, die an Krebs litten, einen enormen Konsum von Milchprodukten und besonders Käse aufwiesen. Zufall? Ich glaube ehrlich gesagt, nein, denn auch alle Menschen in meinem Bekanntschaftskreis, die an Krebs litten, aßen viel Käse. Ich gehe davon aus, dass es einen Zusammenhang gibt, aber da Milchprodukte in fast 100% der Fälle Bestandteile der Industrieernährung sind, werden sich die Studien ständig widersprechen. Wir verstehen warum.

Transfettsäuren: Das sind Stoffe, die immer dann entstehen, wenn Lebensmittel in der Fabrik weiterverarbeitet und dabei Fette gehärtet werden.

Acrylamid: Es steckt in allen Lebensmitteln, die viele Kohlenhydrate enthalten und auf hohe Temperaturen erhitzt werden, zum Beispiel in Pommes.

Hier eine kleine Liste von Lebensmitteln, die krebserregend sind:

- Säuerliche Lebensmittel
- Sehr viele Milchprodukte, Vollmilch und Vollmilchprodukte wie Sahne, Sahnequark, Crème fraîche, fettreiche Käsesorten (> 30% Fettgehalt), Joghurt, gesalzene Quarkzubereitungen, normal gesalzene Käse, Schmelzkäse, Butter, Milchgetränke usw.
- Alkohol: Bier, Wein, Likör und vieles mehr. Wenn man regelmäßig Alkohol konsumiert, kann sich auf Dauer der

Blutdruck erhöhen. Der Alkohol bewirkt, dass blutdrucksteigernde Stresshormone und Botenstoffe freigesetzt werden

- Fettes und kalorienreiches Essen, gesättigte Fette (Transfette), Fertiggerichte und Fast Food, Tiefkühlessen, schlechtes Öl, regelmäßiger Konsum von Mayonnaise und Salatdressing, tierisches Fett, Wurst, Geräuchertes, Gepökeltes, Innereien, Schnitzel, Leberkäse, Pizza, paniertes Essen, Fischkonserven usw.

- Pommes, Chips, Donuts und andere frittierte Getreideprodukte: Sie bilden Substanzen wie Acrylamid oder Glycidamid, die krebserregend sind

- Fisch und Meeresfrüchte: In ihnen lassen sich oft Spuren von Arsen nachweisen. Eine zu hohe Dosis des Gifts im Körper kann Hautkrebs und Leberkrebs auslösen

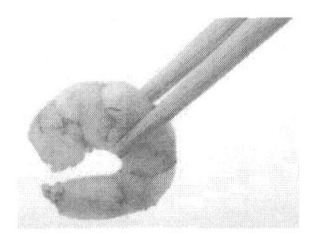

- Rohe Champignons. Sie enthalten oft Agaritin, ein Stoff, der sich bei Tierversuchen als krebserregend erwiesen hat

- Mikrowellen-Popcorn

- Manche Sorten von schwarzem Tee, wegen bedenklicher Schadstoffmengen

- Gepökelte Fleischprodukte: sie enthalten fast immer Natrium und Nitrate, die bei der Erhitzung (zum Beispiel auf Pizza) in Nitrosamine umgewandelt werden. Stark krebserregend

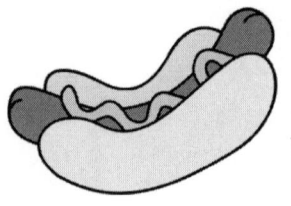

- Hot Dogs, wegen Nitraten. Nitrate sind ungefährlich, aber in Zusammenarbeit mit dem Eiweiß (Aminen) aus dem Fleisch bilden sie Nitrosamine

- Cholesterinreiche Nahrungsmittel
- Kohlensäurehaltige Getränke und Erfrischungsgetränke aller Art, wie Cola, Limonaden, Softdrinks, gesüßte Getränke, aber auch Wasser (Weichmacher). Sie enthalten die giftige Substanz Benzol, die entsteht, wenn Getränke neben Benzoesäure auch Ascorbinsäure beziehungsweise Vitamin C enthalten. Benzol ist krebserregend
- Übermäßiger Verzehr von Mehlprodukten
- Übermäßiger Verzehr von Zucker und Süßigkeiten. Sie treiben den Insulinwert sehr schnell in die Höhe und fördern das Wachstum von Krebszellen

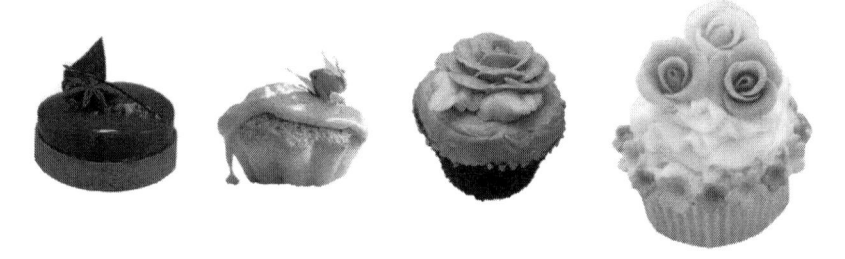

- Fertiggerichte mit ihren zahlreichen Konservierungsstoffen, Farbstoffen und anderen Zusatzsoffen
- Gehärtetes Fett (Transfette), gesättigte Fette. Sie verändern die Struktur und Flexibilität der Zellmembranen im ganzen Körper
- Diät-Lebensmittel und -Getränke
- Ungewaschenes Obst, wie Trauben, Äpfel, Erdbeeren. Sie sind mit krebsauslösenden Pestiziden belastet
- Fischöl steigert das Krebsrisiko

- Zwar kein Lebensmittel, aber dennoch im Zusammenhang mit Essen: zu heiß essen. Ich lernte in Afrika, dass „zu heiß essen" dem Körper nicht guttut, denn dadurch können Zellen beschädigt werden

B7. Krebserregende Chemikalien und Gifte in Lebensmitteln, im Haushalt, in der Landwirtschaft

Viele Lebensmittel sind krebserregend. Man sieht den Lebensmitteln die schädigende Wirkung nicht an und deswegen sind sie so ein Problem. Selbstverständlich versucht die Mehrheit der Hersteller, die Kunden darauf nicht hinzuweisen.

Tricks werden benutzt, um den Verbraucher zu täuschen. Es wird alles versucht, um manche gefährliche Subtanzen in unseren Lebensmitteln zu verbergen. Der Gesetzgeber schützt die Menschen nicht, wie es sein sollte. So müssen manche gefährlichen Gifte im Essen gar nicht erwähnt werden, wenn sie bestimmte Grenzen nicht überschreiten, obwohl sie wissenschaftlich nachgewiesen für die Gesundheit schlimme Folge haben. Um solche Stoffe nicht angeben zu müssen, reduzieren die Hersteller die angegebenen Mengen so lange, bis sie unter dem Grenzwert liegen. Ein Beispiel dafür sind Transfette in Chips und Keksen obwohl Transfettsäuren krebserregend sind.

Die große Gefahr von Lebensmitteln liegt nicht nur im Lebensmittel selbst, sondern in den zugemischten Chemikalien (Zusatzstoffe, Düngemittel, Pflanzenschutzmittel usw.) und der Art der

Verarbeitung der Landwirtschaftserzeugnisse. In der modernen Landwirtschaft, der Tierzucht und Massentierhaltung und der Lebensmittelverarbeitungsindustrie findet man viele Krebserkrankungsquellen.

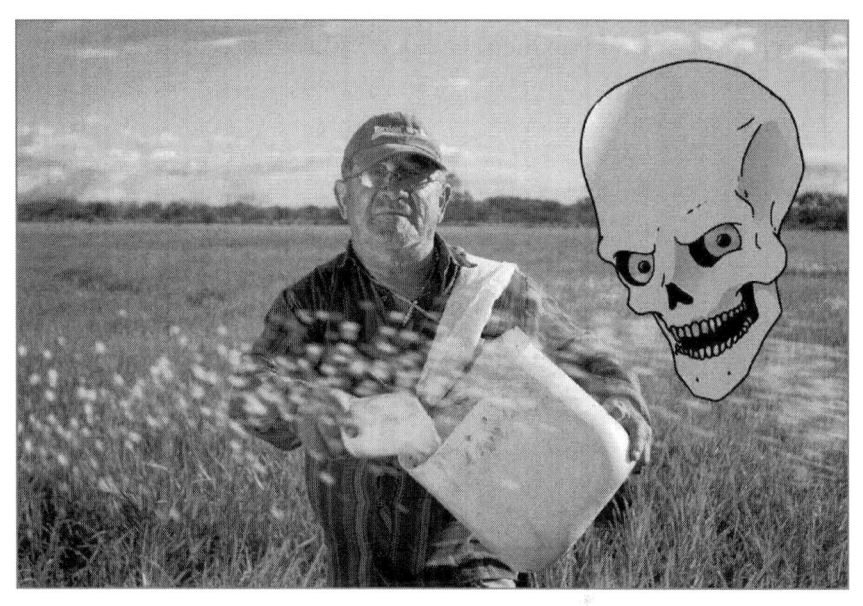

Zusammenfassend kann man sagen, dass der Mensch sich auf mehrere Arten vergiftet:

- Direkt durch die Chemikalien in den Landwirtschaftserzeugnissen,
- Durch die Chemikalien und Stoffe, die benutzt wurden, um diese Erzeugnisse zu verschiedenen Nahrungsmitteln zu verarbeiten,
- Durch Fleisch der Tiere, die mit den Landwirtschaftserzeugnissen ernährt wurden
- Durch Fleisch der Tiere, die mit Chemikalien (wie Hormonen) und Medikamenten gezüchtet wurden

- Durch Fleisch, das mit Zusatzstoffen und weiteren Chemikalien verarbeitet wurden
- Durch künstlich hergestellte Nahrungsmittel
- Durch Gentechnisch veränderte Nahrungsmittel
- Dazu kommt auch die Vergiftung durch Chemikalien in der Getränkeindustrie
- Durch das Zusammenwirken einzelner Stoffe in einem oder mehreren Produkten gleichzeitig

B7.1   Krebserregende Zusatzstoffe in Lebensmitteln

Lebensmittelzusatzstoffe: gesundheitsschädlich oder harmlos?

Nach offiziellen und behördlichen Angaben sind die in der EU und Deutschland zugelassenen Zusatzstoffe unbedenklich. Dennoch gibt es seit Ewigkeiten heftige Diskussion darüber, ob doch bestimmte Zusatzstoffe Gesundheitsrisiken bergen oder nicht. Diese Diskussionen werden angeheizt mit Studien, die belegen, dass manche Zusatzstoffe gefährlich sind, auch wenn andere Studien diesen widersprechen.

Viele Lebensmittel enthalten Zusatzstoffe, die die Eigenschaften von Lebensmitteln verbessern (färben, süßen oder konservieren) sollen. Sie sind auf den Lebensmittelverpackungen unter „Inhaltsstoffe" erkennbar, oft abgekürzt mit den so genannten E-Nummern.

„Zugelassene Zusatzstoffe sind nach heutigem Kenntnisstand weder krebserregend, noch geht von ihnen eine andere Gefahr für die

Gesundheit aus", sagt das Deutsche Krebszentrum auf seiner Webseite, aber dabei meint es solche, die in der EU in den vorgeschriebenen Grenzen verwendet werden.

Aber was ist denn mit Lebensmitteln, die woanders hergestellt werden? Wer kontrolliert die Höchstgrenze? Die Behörde oder die Angabe der Hersteller? Warum sind denn viele dieser Stoffe in anderen Ländern als krebsverdächtig eingestuft und verboten worden? Was sind die Folgen, wenn sich diese verschiedenen Stoffe gelichzeitig in einem Produkt finden oder anderen chemischen Stoffen begegnen? Welche chemischen Reaktionen passieren und welche neuen, vielleicht doch giftigen Substanzen entstehen dann?

Ein Fachmann, der nicht genannt werden möchte, sagte mir in einem Telefonat: „Die Interaktion zwischen den Zusatzstoffen unter sich zum einem und zum anderen zwischen den Zusatzstoffen und anderen Chemikalien im Lebensmittel kann zu großen Gesundheitsrisiken führen". Es wurde zum Beispiel bewiesen, dass aus den zugelassenen Konservierungsmitteln Natriumbenzoat und Ascorbinsäure oder Vitamin C das krebserregende Benzol entstehen kann, oder dass die Konservierungsstoffe E 252, Kaliumnitrat und E 250, Natriumnitrit, im Zusammenspiel mit Eiweißbausteinen Nitrosamine entstehen lassen, eine stark krebserregende Chemikalie.

Der Fachmann meinte weiter: „Vielleicht sind einzelne Zusatzstoffe in Grenzen nicht gefährlich, aber was ist dann, wenn die Höchstgrenze überschritten wird? Und das kann niemand ausschließen und wir müssen sogar davon ausgehen, dass es solche Fälle auf dem Markt gibt." Auch hier scheint zu gelten, dass die Menge das Gift macht.

Azofarben, Farbstoffe mit den Nummern E 102 bis E 155 in der Liste unten, gehören zu den gesundheitsschädlichsten Farbstoffgruppen überhaupt. Für Lebensmittel zugelassene Azofarbstoffe gelangen vor allem über farbenfrohe Süßwaren und Getränke in unseren Körper. Hergestellt werden sie aus Anilin. Dieses steht schon lange im Verdacht Krebs auszulösen.

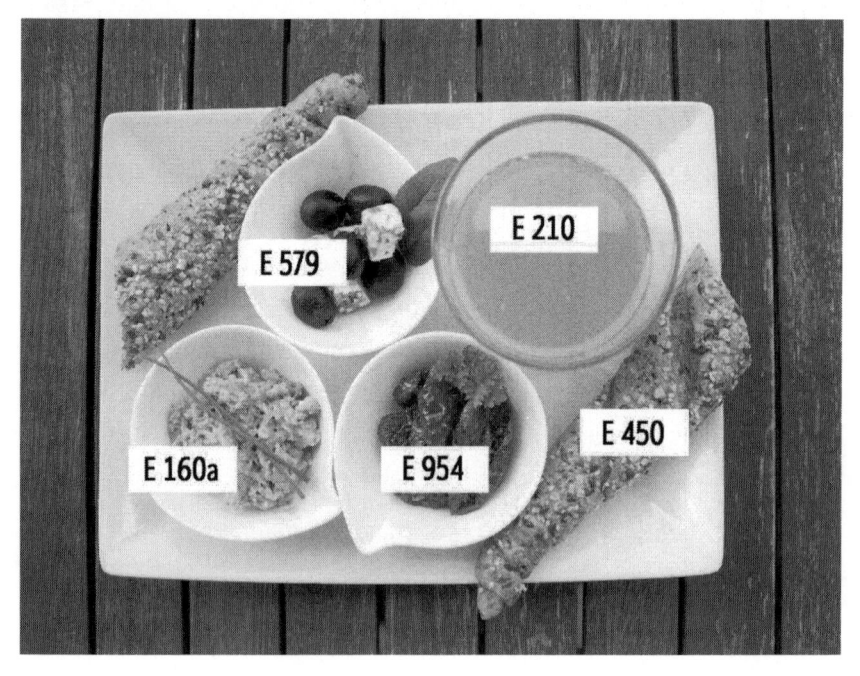

Liste der Lebensmittelzusatzstoffe mit E-Nummern, die in manchen Studien und Ländern als krebserregend eingestuft werden, aber in Deutschland zugelassen sind.

Ich habe viele Studien gelesen und in verschiedenen Ländern recherchiert. Daraus habe ich eine Zusammenfassung erstellt. Es sind nicht alle Stoffe aufgelistet, es gibt sicher weitere krebserregende Stoffe!

- **E 102 Tartrazin**, Farbstoff, gefährlich, färbt Lebensmittel zitronengelb. Zugelassen für: wie E 110, verboten in Österreich, Finnland, Norwegen, Schweiz.

- **E 104 Chinolingelb**, Farbstoff, gefährlich, erzeugt unterschiedliche Gelb-Nuancen. Zusammen mit blau färbenden Stoffen wird es eingesetzt, um Lebensmittel grün zu färben. Zugelassen für: wie E110. Wird verdächtigt Krebs zu erzeugen. Verboten in den USA und Australien.

- **E 110, Gelborange S**, Farbstoff. Zugelassen für: Gebäcke, Senf, Paracetamol, Spirituosen, Frucht- und Obstweine (max. 200 mg/l), Brausepulver, Brause, Sirup (max. 50 mg/l), Speiseeis, Marmeladen, Konfitüren, Fruchtzubereitungen, Pudding, Desserts. Bei Tierversuchen wurde eine krebserregende Wirkung festgestellt. Der Stoff ist in den USA und vielen anderen Ländern verboten.

- **E 120, Echtes Karmin**, Farbstoff, auch genannt Karminsäure, Cochenille. Unter den Lebensmittelzusatzstoffen der einzige Farbstoff tierischer Herkunft. Sehr gefährlich für Kinder. Zugelassen für: süße Getränke, Kaugummi, Jogurt, Spirituosen, Obst- und Fruchtweine, essbare Überzüge für Käse und Wurst, Marmeladen, Konfitüren, Fruchtzubereitungen. Durch Extraktion kann der Farbstoff Karminsäure aus der Laus isoliert werden. Wird Karminsäure mit Aluminiumsalzen gemischt, entsteht Karmin. Karmin darf laut EU heute nur noch selten und dann vor allem in alkoholischen Getränken eingesetzt werden sowie in der Kosmetik (Lippenstift), Arznei und Textilindustrie.

- **E 123 Amaranth**, ein gefährlicher Azofarbstoff, ist in vielen Ländern wie den USA (seit 1976) oder Frankreich verboten. Sehr gefährliche Chemikalie. Verdacht auf Krebswirkung. Amaranth darf ausschließlich eingesetzt werden in: Kaviar (max. 30 mg/kg), Likören, Weinen und Spirituosen (max. 30 mg/l). Darüber hinaus wird der Farbstoff in Arzneimitteln, Kosmetika und Textilien eingesetzt.

- **E 124, Cochenillerot A**, Farbstoff, sehr gefährliche Chemikalie, färbt Lebensmittel rot. Zugelassen für: wie E129, außerdem Ketchup, essbare Käserinden und Wursthüllen, Soßen, Würzmittel, Chutneys (500 mg/kg), Lachsersatz und Surimi (500 mg/kg). Der Stoff wurde von ARTAC, einer Vereinigung von Ärzten und Therapeuten gegen Krebserkrankungen in Frankreich, als krebserregend eingestuft. Der Stoff ist in vielen Ländern wie den USA, Norwegen und Finnland verboten.

- **E 127 Erythrosin** ist ein Farbstoff und färbt Lebensmittel rosa bis rot. Zugelassen für: Cocktailkirschen und kandierte Kirschen (max. 200 mg/kg), Kaiserkirschen (Bigarreaux-Kirschen) und in Obstkonserven (max. 150 mg/kg). Er ist darüber hinaus als Farbstoff für Arzneimittel und Kosmetika im Einsatz. In Form eines Aluminiumlacks ist der rote Farbstoff zum Beispiel in Lippenstiften weit verbreitet. Er steht im Verdacht Schilddrüsenkrebs zu begünstigen.

- **E 128 Rot2G**, Farbstoff für Wurst und Hackfleisch. Im Tierversuch hat diese Substanz Erbgutveränderungen und Krebs hervorgerufen.

- **E 129 Allurarot AC**, Farbstoff, gehört zur Gruppe der Azofarbstoffe. Zugelassen für: Fleisch, Gebäck, Süßwaren, Eis, Pudding, Dessert, gesalzenes Knabberzeugs aus Kartoffeln oder Getreide, Nahrungsergänzungsmittel und

Kosmetika. Könnte krebserregend sein. Im Tierversuch hat diese Substanz Erbgutveränderungen und Krebs hervorgerufen.

- **E 131, Patentblau V**, Farbstoff, vielleicht krebserregend. Zugelassen für: essbare Überzüge für Käse und Wurst (quantum satis), Süßigkeiten (max. 300 mg/kg), Kuchen, Kekse, Blätterteiggebäck (max. 200 mg/kg), Speiseeis, Desserts (max. 150 mg/kg), Spirituosen, Obst- und Fruchtweine (max. 200 mg/kg). Krebsrisiko. Verboten in den USA, Australien und Norwegen.

- **E 132 Indigotin**, gefährlicher Farbstoff, darf nur für bestimmte Lebensmittel eingesetzt werden. Dazu gehören unter anderem: Süßwaren (max. 300 mg/kg), Kuchen, Kekse, Blätterteiggebäck (max. 200 mg/kg) und Likör (max. 200 mg/l).In Fütterungsversuchen an Mäusen ergaben sich Hinweise darauf, dass aus Indigotin in Gegenwart von Natriumnitrit Nitrosamine werden und diese sind krebserregend.

- **E 133 Brillantblau FCF**, Farbstoff, gefährlich und nur für bestimmte Produkte zugelassen: essbare Überzüge für Käse und Wurst, Süßigkeiten, Gebäcke, Wein Spirituosen, Speiseeis.

- **E 142 GrünS**, Farbstoff, wird in Deutschland aber nur wenig eingesetzt. Zugelassen für: Süßwaren (max. 200 mg/kg) Speiseeis und Desserts (max. 150 mg/kg), außerdem zum Färben von Arzneimitteln, Kosmetika und Textilien. Verboten in Kanada, Japan, USA und Norwegen.

- **E 151 Brillantschwarz FCF**, Farbstoff, sehr gefährlich und darf nur in bestimmten Lebensmitteln und in genau definierten Mengen eingesetzt werden. Zugelassen für: Würzsoßen,

Süßwaren (max. 300 mg/kg), Fleisch- und Fischersatzprodukte aus pflanzlichem Eiweiß (max. 100 mg/kg) und Fischrogenerzeugnisse (max. 300 mg/kg). Krebsverdächtig. Verboten in Finnland, Kanada, USA, Japan und Norwegen.

- **E 154 Braun FK**, Farbstoff, Braun FK ist ausschließlich für „Kippers" (Räucherhering) zugelassen (max. 20 mg/kg). Es wird nur noch sehr selten eingesetzt. Krebsverdächtig und verboten in den USA.

- **E 155 Braun HT**, Farbstoff, gefährlich. Vorwiegend für Süßwaren eingesetzt. In Fütterungsversuchen wurden bei hohen Dosen Braun HT Ablagerungen in Nieren und Lymphbahnen festgestellt. Krebsverdächtig.

- **E 160a, Beta Carotin**, die Aufnahme großer Mengen dieses Zusatzstoffes kann bei Rauchern Lungenkrebs verursachen.

- **E 320 Butylhydroxianisol** und **E 321 Butylhydroxitoluol**, zugelassen für Kuchenmischungen (max. 200 mg/kg), Knabbererzeugnisse aus Getreide (max. 200 mg/kg), Instantsuppen und Würzmittel (max. 200 mg/kg) sowie Kaugummi. Es wird noch daran geforscht, ob sie krebserregend sind.

- **E 249 Kaliumnitrit und E 250 Natriumnitrit**, Konservierungsstoffe aus Nitraten und Nitriten, entstehen im Zusammenspiel mit Eiweißbausteinen (Aminen), sogenannte Nitrosamine. Sie zählen zu den stark krebserregenden Stoffen und zeigten sich im Tierversuch als schädlich für Leber und Erbgut.

- **E 951 Süßstoff Aspartam**, steht im Verdacht, an der Entstehung von Krebserkrankungen beteiligt zu sein.

- **E 952 Süßstoff Cyclamat**, ist seit 1969 in USA verboten. Der Süßstoff ist krebserregend.
- **E 954 Saccharin**, Fütterungsversuche an Ratten legen einen Zusammenhang mit der Entstehung von Blasenkrebs nahe.
- **E 330 Citronensäure**, Antioxidationsmittel, Komplexbildner, Säuerungsmittel, Säureregulator, Schmelzsalz. Zugelassen für: Erfrischungsgetränke (quantum satis), Süßwaren (qs), Konfitüre, Marmelade, Gelee (qs), Speiseeis und Desserts (qs), Fruchtsäfte und Fruchtnektare (max. 3 bzw. 5 g/l), geschnittenes verpacktes Gemüse, Obst und geschälte Kartoffeln (qs), Käse und Fleischprodukte (qs) sowie Teigwaren. Citronensäure wird darüber hinaus als technischer Hilfsstoff bei der Herstellung von Speisefetten und der Behandlung von Frischfisch eingesetzt.

  Es wird immer wieder davor gewarnt, denn Zitronensäure wird in Massen industriell durch einen Schimmelpilz hergestellt. 1,4 Millionen Tonnen Zitronensäure sind es pro Jahr weltweit. Das entspricht mehr als dem Zehnfachen des Säuregehaltes der gesamten Welt-Zitronenernte. Und eine Unterart dieses Pilzes produziert tatsächlich hoch krebserregende Stoffe.

qs = quantum satis (wörtlich etwa: ausreichende Menge). Eine Höchstmenge ist nicht vorgeschrieben. Es darf jedoch nur so viel eingesetzt werden, wie für die gewünschte Wirkung unbedingt notwendig ist.

- **E210 Benzoesäure**, sehr gefährlicher Konservierungsstoff. Zugelassen für: alkoholfreies Bier im Fass, Spirituosen (max. 200 mg/kg), zuckerreduzierte Konfitüren, Marmeladen, Gelees (max. 500 mg/kg), Oliven (max. 500 mg/kg),

Eiermalfarben. In der Kombination mit Sorbinsäure zugelassen für: kandierte oder glasierte Früchte (max. 1.000 mg/kg), in Essig, Öl oder Lake eingelegtes Gemüse (max. 2.000 mg/kg), Fischkonserven, Trockenfisch und andere Fischerzeugnisse (200-2.000 mg/kg), Garnelen (max. 6.000 mg/kg), Kaugummi (max. 1.000 mg/kg) und Diätlebensmittel für Übergewichtige (max. 1.500 mg/kg). Benzoesäure wird darüber hinaus in Kosmetika und medizinischen Salben eingesetzt. Benzoe belastet das Blut, hat eine Verbindung zu Leukämie, bei Tieren wie bei Menschen, und ist krebserregend. Kann die „Zeugungsapparate" schädigen.

- **E 231, Orthophenylphenol**, Konservierungsstoff. Ist ausschließlich für die Behandlung der Oberflächen von Zitrusfrüchten zugelassen. Verursacht Krebs bei Versuchstieren. Verboten in Australien und den USA.

- **E236 Ameisensäure**, Konservierungsstoff, krebserregend. Zugelassen für: Käsesorte Provolone. Gefährlich, verboten in Frankreich.

- **E 239 Hexamethylentetramin**, Konservierungsstoff, wirkt gegen Bakterien, jedoch kaum gegen Hefen und Schimmel. Tatsächlich wirksam ist jedoch nicht der Stoff selbst, sondern Formaldehyd. Formaldehyd selbst gilt als krebserregend und darf deshalb als Konservierungsstoff in Kosmetika nicht mehr eingesetzt werden. Hexamethylentetramin ist ausschließlich für die Käsesorte Provolone zugelassen. Der zulässige Höchstwert von 25 mg/kg bezieht sich auf freies Formaldehyd.

- **E 241 und E 240 Borsäure**, Konservierungsstoff, ausschließlich für echten Kaviar zugelassen. Höchstmengenbeschränkung von 4 g/kg. Verboten in Frankreich.

- **E 252 Kaliumnitrat und E 250 Natriumnitrit**, gefährliche Konservierungsstoffe, Umrötemittel, Pökelsalz. Zugelassen für: gepökelte Fleischerzeugnisse, gepökelten Bauchspeck, Gänse- und Entenleberpastete (auch in Dosen), Hart- und Schnittkäse, eingelegte Heringe und Sprotten, aber auch für Waffen und Explosivstoffe. Der Stoff ist krebserregend. Im Zusammenspiel mit Eiweißbausteinen entstehen die so genannten Nitrosamine, die sehr stark krebserregend sind. Es wird immer hart diskutiert, ob der Verzehr von gepökelten Fleischerzeugnissen in Zusammenhang mit Krebserkrankungen des Darms und Gehirns steht. Da dieser Zusammenhang auch nicht widerlegt ist, ist Vorsicht geboten.

Ich kann hier nicht alle bedenklichen E-Nummern aufführen, die obigen sind jedoch die am häufigsten vorkommenden, die im Verdacht stehen, Krebs auslösen zu können.

Auf meiner Internetseite www.dantse.dantse.com, Anhang A, steht die gesamte Liste der zugelassenen Zusatzstoffe (E-NUMMERN) in Lebensmitteln der EU mit Eigenschaften, Dosierungen und Krebs-Gefährlichkeitsstufen (Quelle Wikipedia). Sie ist sortiert nach:

- Farbstoffen, diese lassen Lebensmittel besser aussehen
- Konservierungsstoffen, diese erhöhen die Haltbarkeit von Lebensmitteln, indem sie den Verderb durch Schimmelpilze oder Bakterien hinauszögern

- Antioxidantien, sie sollen Qualitätsverluste durch die Reaktion mit dem Luftsauerstoff oder anderen oxidierenden Chemikalien verhindern
- Süßungsmitteln, sie sind Ersatzstoffe für Zucker mit einer wesentlich stärkeren Süßkraft
- Emulgatoren, Stabilisatoren, Verdickungsmittel und Geliermittel. Diese Hilfsstoffe sichern den Aufbau und die Struktur von Lebensmittelzubereitungen und Fertigprodukten oder werden beim Herstellungsprozess benötigt
- Rieselhilfen und Säureregulatoren. Rieselhilfen sind Trennmittel, um das Klumpen beim Verbraucher zu verhindern. Säureregulatoren halten den gewünschten pH-Wert eines Lebensmittels konstant
- Geschmacksverstärkern, diese verstärken den Geschmack und/oder Geruch eines Lebensmittels
- Weiteren Stoffen und Stoffen ohne E-Nummer

B7.2 Tabelle giftiger und krebserregender Chemikalien in Lebensmitteln

Gift	Vorkommen	Erklärung
Acrylamid	Chips, Pommes frites, Spekulatius	Erbgutverändernd, leberschädigend, vermutlich krebserregend. Acrylamid wird zudem in der Leber zum weitaus gefährlicheren Glycidamid umgewandelt
Agaritin	Rohe Champignons, getrocknete Pilze	Krebserregend
Alkohol (Ethanol)	Bier, Wein, hochprozentige Alkohole	Krebsfördernd. In großen Mengen leberschädigend. Hohe Suchtgefahr.
Anthrachinon	Zum Teil in Schwarztee enthalten. Zum Teil in sehr bedenklichen Mengen.	Krebserregende Substanz entsteht möglicherweise beim Produktionsprozess. Ungeklärt.
Antibiotika	Fleisch, Meeresfrüchte aus Aquakultur, Milchprodukte	Fördert Resistenzen gegen Antibiotika und das Entstehen super-resistenter Bakterien
Aluminium	In vielen Nahrungsmitteln natürlich vorhanden, oder über Konservendosen und Aluminiumküchenutensilien. Erhöhte Werte in Laugengebäck, Tee.	Schädigt das Gehirn. Möglicherweise für Alzheimer verantwortlich

Gift	Vorkommen	Erklärung
Arsen	Algen, Fisch, vor allem Matjes, Meeresfrüchte, vor allem Muscheln, Reis, vor allem Vollkorn- und Parboiled-Reis	Kann bei regelmäßiger Zufuhr Hautkrebs, Leberkrebs auslösen
Aspatarm	Zuckerersatz, Süßigkeiten, Diätprodukte	Kann giftige Verunreinigungen enthalten. Enthält immer giftiges Methanol. Krebsverdacht. E-Nummer: E-951
Azofarbstoffe	Süßigkeiten, leuchtend farbige Lebensmittel	Sehr bedenkliche, krebserregende Farbstoffe. Teilweise enthalten sie: Benzidin. E-Nummern: E 102, E 104 (Chinolingelb), E 123, E 129, E 180
BHT	Süßspeisen, Kaugummi	Stört Blutgerinnung, Krebsverdacht, kann Allergien auslösen. E-Nummer: E 321
Benzol	Zum Teil in Erfrischungsgetränken, verschiedenen Lebensmitteln	Benzol ist krebserregend. Kann entstehen, wenn neben Benzoesäure auch Ascorbinsäure bzw. Vitamin C im Getränk vorhanden ist.

Gift	Vorkommen	Erklärung
Benzoesäure / Natrium-benzoat	Konservierungsstoff. Natürlich in Beeren, Blaubeeren, Pilzen. Verlängert Haltbarkeit von Lebensmitteln. Teilweise in Erfrischungsgetränken enthalten.	Krebserregend, kann ADHS verursachen, Kopfschmerzen, Verdauungsprobleme, Allergie. In Kombination mit Ascorbinsäure kann krebserregendes Benzol entstehen.
Bisphenol A (BPA)	Plastikverpackungen von Lebensmitteln, Wasserkocher aus Plastik (!), z.T. Thermo-Papier, Küchen-Plastikgefäße, Hausstaub, Konservendosen	Wirkt wie Hormon. Wirkt negativ auf Fruchtbarkeit. Kann ADHS auslösen. Krebsverdacht!
Cadmium	Bitterschokolade, Nüsse, Spinat, Sellerie	Krebserregend, Nervenschädigend, Knochen schädigend. Stammt aus der natürlichen Zusammensetzung der Anbauböden.
Cholesterin	In tierischen Fetten, vor allem in Schweinefleisch	Zu hohe Aufnahme fördert Arterienverkalkung, erhöht Herzinfarkts- und Schlaganfallrisiko
Cumarin	Zimtgebäck, Waldmeister	Leberschädigend, krebserregend.
Cyclamat	Zuckerersatz in Diätprodukten, Süßigkeiten	Ungeklärter Verdacht, Krebs hervorzurufen
Funghizide	Vor allem an Zitrusfrüchten & Erdbeeren	Sollen Pilzbefall von Lebensmitteln verhindern.

Gift	Vorkommen	Erklärung
Gehärtete Fette	Margarine, Fertigprodukte, Süßigkeiten etc.	Lagern sich im Fettgewebe an und werden nicht abgebaut
Gentechnisch veränderte Lebensmittel	Viele Gemüse- und Getreidesorten betroffen. Muss in der EU deklariert werden, wenn über 1% Anteil in Lebensmitteln. Bei Tierfutter für Fleisch/Milchprodukte keine Deklarationspflicht.	Zum Teil überhöhte Pestizidbelastung oder unbekannte Gifte enthalten. Beeinträchtigt ökologische Landwirtschaft, fördert Patente auf Lebewesen!
Gesättigte Fettsäuren	Vor allem in tierischen Fetten, Kokosfett	Wirken sich ungünstig auf den Cholesterinspiegel aus. Erhöhtes Risiko von Herzinfarkt und Schlaganfall.
Glutamat / Geschmacks-verstärker	Fertigessen, Snacks, chinesische Gerichte, Hefeextrakt. Kommt natürlich auch in Gemüsen vor.	Kann bei einigen Menschen Unverträglichkeiten hervorrufen. Leichtes Nervengift. E-Nummer: E 621
Glycidamid	Pommes frites, Kartoffelchips, hoch erhitzte Lebensmittel	Entsteht bei der Verdauung von Acrylamid. Stark krebserregend und erbgutverändernd. Mengen in Lebensmitteln sind gering.
Glyphosat	Weit verbreiteter Wirkstoff in vielen Pestiziden für den „Pflanzenschutz"	Wichtigstes chemisches Herbizid (Unkrautbekämpfung).

Gift	Vorkommen	Erklärung
		Einer der Markennamen lautet „Roundup".
Histamin	In Rotwein, alkoholischen Getränken, Dosenfisch (v.a. Thunfisch), in Käse (je älter, desto mehr), Wurst/Schinken und Sauerkraut.	Ist ein giftiger Stoff, muss nicht deklariert werden. Kann Kopfschmerzen und „Kater" erzeugen. Schädlich für Blut und Herz. Für Histamin-Allergiker sehr problematisch.
Melamin	Kunststoff, aus dem häufig Geschirr gefertigt wird.	Durch Erhitzen von Melamin-Geschirr (ab 70°C), gelangen Melamin und Formaldehyd in die Lebensmittel. Gefahr von Krebs und Nierenerkrankungen.
Methanol	Hauptbestandteil sogenannter Fuselöle im Alkohol. Teilweise auch in Fruchtsäften	Schädigt das Nervensystem. Kann in höheren Dosen blind machen. Giftig.
Mineralöl (MOSH / MOAH)	In verschiedenen Lebensmitteln z.B. Speiseölen, Schokolade. Auch durch „Abfärben" von Papp-Recycling-Verpackungen und Druckfarben.	Mineralöl ist gesundheitsschädlich (u.a. leberschädigend). Durch Verunreinigungen im Boden, bei der Verarbeitung, durch die Verpackung aber nicht immer zu vermeiden.

Gift	Vorkommen	Erklärung
Natriumnitrit, Nitritpökelsalz	In erwärmtem und dann warm gelagertem Spinat, in stark erhitztem Käse/Wurst und in gepökelten Lebensmitteln.	E-Nummern: E 249; E 250; E 251; E 252. Konservierungsstoff. Weitere Namen für vergleichbare Stoffe: Kaliumnitrit, Nitrat, Kaliumnitrat. Hemmt Sauerstoffaufnahme des Blutes.
Natriumfluorid Fluor	Im Speisesalz, in angelsächsischen Ländern z.T. auch dem Leitungswasser zugesetzt.	Ist sehr giftig. Angeblich von essentieller Wichtigkeit für die Zahngesundheit.
Natamycin	Antibiotika-ähnlicher Stoff in der Käserinde konventionell hergestellter Käse. E 235.	Kann Antibiotika-Resistenz mit hervorrufen.
Nitrat	Im Trinkwasser, in verschiedenen Gemüsen wie Spinat, Kopfsalat (im Winter), Mangold und Rucola (im Winter).	Kann im Magen in krebserregendes Nitrosamin umgewandelt werden.
Patentblau	In Lebensmitteln als blaue Farbe.	Eher unbedenklich. Kann evtl. Allergien auslösen.
PET-Flaschen: Acetaldehyd/ Östrogen	PET-Flaschen werden häufig als Verpackung für Getränke eingesetzt.	Vom Plastik wird das leber- und zellschädigende Acetaldehyd in das Getränk abgegeben. Außerdem finden sich häufig östrogenartige Hormone im Inhalt der Flaschen.

Gift	Vorkommen	Erklärung
Phthalate	Plastikverpackungen von Lebensmitteln	Phthalate lösen sich durch Fett oder Flüssigkeiten und gehen in die Lebensmittel über. Sie kommen unter anderem in weichen Folien um Schnittkäse herum vor, oder in Konservendosen-beschichtungen.
Phytoöstrogene	Soja- / Tofuprodukte, Bohnen	Hormonähnliche Wirkung, bei einigen Frauen bei extrem hohem Konsum krebsfördernd.
Polyzyklische Kohlenwasserstoffe (PAK)	Gegrillte und geräucherte Lebensmittel	Entstehen bei unvollständiger Verbrennung und sind Krebserregend. Zum Teil in Schwarztees enthalten.
Pyrrolizidinalkaloide	Kommt zum Teil in Kräutertees (v.a. Kamille, Melisse) und Honig sowie in Rucola vor.	Ist ein natürlicher Bestandteil für Menschen giftiger Pflanzen. Extrem giftige Substanz!
Radioaktivität	Vorkommen in Lebensmitteln: Wildfleisch, Waldpilze, Waren aus verstrahlten Gebieten (z.B. Fukushima, oder Pazifik). Auch durch Uran z.T. in Mineralwässern.	Achtung bei Waldpilzen, Algen, Thunfisch.

Gift	Vorkommen	Erklärung
Saccharin	Zuckerersatz, Süßigkeiten, Diätprodukte	Ungeklärter Verdacht, in großen Mengen Krebs hervorzurufen.
Safrol	Muskat, Kampfer, Rootbeer	Giftig
Schimmelgift / Aflatoxine u.a.	Getreide, Brot, Pistazien, Erdnüsse, Kaffee, Braun angelaufene Tomaten (Braunfäule)	Leberschädigend, krebserregend
Schmelzsalze, Phosphate	Schmelzkäse, Cheeseburger etc. E 450 bis E 495 (Natriumphosphate, Kaliumphosphat, Calziumphosphat u.s.w)	Schädigt Nieren, destabilisiert Knochen, insgesamt gesundheitsschädliche Wirkung. Lebensgefährlich für Nierenkranke.
Semicarbazid	Kunststoffbeschichtete Deckel von Getränken und Lebensmittelgläsern	Gesundheitsschädlich. Wirkt wie ein Hormon.
Silikone	Silikon-Additive in Bratöl, vor allem bei Fastfood-Ketten. Name: E 900	Das Silikon selbst ist nicht giftig (wenngleich bedenklich, da auf Erdölbasis), vervielfacht jedoch die Acrylamidwerte in frittierten Erzeugnissen.
Solanin	Gift im Stängel der Tomate, in unreifen Tomaten, in Kartoffeltrieben.	Schwaches Gift.

Krebserregende Chemikalien und Gifte in Lebensmitteln, im Haushalt, in der Landwirtschaft

Gift	Vorkommen	Erklärung
Stevia	Süßgetränke und Süßigkeiten	Gilt als relativ unbedenklich, wenn nicht zu viel davon gegessen wird. Höchstmenge: 2g /Tag.
Sulfite	Wein, Spirituosen, Trockenfrüchte, Kartoffelprodukte	Gesundheitlich bedenklich. Natriumdisulfit zerstört Vitamin B1 im Körper. Zudem problematisch für Allergiker.
Trans-Fettsäuren	Mikrowellenpopcorn, frittierte Backwaren, Blätterteig, Pommes frites, Kartoffelchips, Kekse (v.a. in Produkten mit „gehärteten Fetten").	Gesundheitsschädlich. Siehe gesättigte Fettsäuren.
Vanillin	Süßwaren, Fertigessen, in Tabakprodukten	Künstliches Vanillearoma. Leicht gesundheitsschädlich. Krebserregend in größeren Mengen oder bei Verbrennung.
Zuckerkulör (Ammonium sulfit)	Cola, Getränke, Süßigkeiten, Whisky, Marmeladen	Ammoniumsulfit-Zuckerkulör (E 150d) ist in Cola enthalten und gilt als problematisch. Im Tierversuch krampfauslösend. Enthält den krebserregenden Stoff 4-Methylimidazol.

Dies ist nur ein Auszug. (Quelle: http://www.gesundheitstabelle.e/index.php/schadstoffe-gifte/gifte-kosmetika)

B7.3 Krebserregende Schwermetalle in Nahrungsmitteln

Nitrit, Nitrat

Schon seit 1969 ist bekannt, dass in Lebensmitteln, besonders in Fleisch, Käse und Fisch, Nitrit (zum Beispiel E 252, E 251) vorhanden ist, das im Magen zu Nitrosamin-Reaktionen führen kann. Auch viele Arzneimittel bilden mit Nitrit aus den Nahrungsmitteln Nitrosaminverbindungen, die äußerst wirksame Krebserzeuger sind.

Dioxine und die dioxinähnlichen polychlorierten Biphenyle (PCB)

Diese chlorhaltigen Substanzen sind sehr giftig, manche sogar krebserregend. Über 80% der Gesamtaufnahme stammt aus Lebensmitteln, wie Fleisch, Fisch, Eiern oder Milch, wo die Höchstgrenze regelmäßig überschritten wird. Bekannt werden die Fälle oft gar nicht. Oder erst dann, wenn es zu spät ist und die belasteten Produkte bereits auf dem Markt und verzehrt sind. Dioxine sind farb- und geruchlose organische Verbindungen, die Kohlenstoff, Wasserstoff, Sauerstoff und Chlor enthalten. PCB sind laut Wikipedia giftige und krebsauslösende organische Chlorverbindungen, die bis in die 1980er Jahre vor allem in Transformatoren, elektrischen Kondensatoren, in Hydraulikanlagen als Hydraulikflüssigkeit sowie als Weichmacher in Lacken, Dichtungsmassen, Isoliermitteln und Kunststoffen verwendet wurden. Wie Dioxine sind PCB fettliebend und teilweise sehr langlebig. Sie reichern sich im Fettgewebe von Mensch und Tier an. Da Dioxine und PCB fett lieben, steigt das Risiko, diese Stoffe zu sich zu nehmen, mit dem Fettgehalt der Nahrungsmittel. Dioxine und PCB sind sehr langlebige Substanzen. Sie bauen sich kaum ab, wenn sie einmal im Fettgewebe eingelagert sind. Je älter man wird und bei kontinuierlicher Aufnahme der Gifte, desto höher steigt der Gehalt im Körper und das bedeutet auch eine höhere Wahrscheinlichkeit an Krebs zu erkranken.

Die gefährlichsten krebserregenden Schwermetalle, die in Lebensmitteln stecken können, sind Blei, Cadmium und Quecksilber.

Blei wird in Knochen und Zähnen angereichert und schädigt vor allem das Nervensystem und das blutbildende System. Im Tierversuch hat Blei zudem Krebs verursacht.

Cadmium wird bevorzugt in den Nieren, aber auch in anderen Organen wie Leber, Schilddrüse sowie in den Knochen gespeichert. Vor allem in der Nähe von vielbefahrenen Straßen und Industriebetrieben wird die Konzentration und Aufnahme von Cadmium sehr bedeutend. Cadmium verursacht vor allem Lungenkrebs.

Quecksilber wird hauptsächlich durch den Verzehr von Fischen und Meerestieren aufgenommen und zwar meist in Form organischer Quecksilberverbindungen. Quecksilberverbindungen haben in Tierversuchen eine krebserregende Wirkung gezeigt.

Arsen wurde früher z. B. in Farben und Pestiziden verwendet. Heute wird es am Arbeitsplatz gefunden. Arsen kann Lungen-, selten Hautkrebs und evtl. auch andere Tumore, z. B. in der Blase, verursachen.

Auch **Chrom, Nickel und Kobalt** können in Lebensmitteln krebserregend sein.

B7.4 Krebserregende Stoffe in Milch und Milchprodukten

Als ich ein Kind war, fragte ich meinen Vater, warum die Afrikaner keine Milchkuh-Zucht betreiben und warum wir morgens keine Milch tranken, wie die Europäer in der Werbung, sondern stattdessen etwas Warmes aßen. Wir hätten doch Geld genug dafür (zum Frühstück Milch trinken und Weißbrot essen war damals vor 40 Jahren nur etwas für Menschen, die zeigen wollten, dass sie es sich leisten konnten. Milch war sehr teuer, weil sie aus Europa importiert werden musste. Damit zeigte man, dass man in Wohlstand lebte und mein Vater hätte das durchaus gekonnt). Er antwortete: „Weil Kuh Kuh ist und Mensch Mensch ist. Unsere Tradition erfindet nichts, was dem Menschen schaden kann. Kuhmilch ist für den Menschen nicht gesund. Die Milch scheint bestimmte gute Eigenschaften zu haben, aber in traditionellen Untersuchungen wurde festgestellt, dass die Kuhmilch beim Menschen bestimmte Krankheiten verursachen kann." Dann fragte er mich: „Warum soll ein erwachsener Mensch noch immer Milch trinken? Das wäre einzigartig in der Welt. Die Natur hat das nicht so vorgesehen. Milch ist für Wachstum von Kindern da und nicht zur Ernährung von Erwachsenen."

Eine andere Erfahrung rüttelte mich richtig wach. Ich war schon in Deutschland und meine Mutter besuchte mich. Jeden Morgen aß ich Müsli mit reichlich Milch, wie überall propagiert wurde. „Das ist doch so gesund und gibt Kraft!" so gab ich nach dem Sport immer an. Eines Tages war meine Mutter in der Küche, sah mich auf einmal komisch und abfällig an und meinte: „Guy, glaubst du wirklich, dass es gesund ist, was du jetzt gerade isst?" Ich war so erstaunt, dass sie das fragte. Meine Mutter, die aus

Afrika kommt und nicht studiert hat. Wie konnte sie schon wissen, was Kraft gibt? In allen wissenschaftlichen Berichten wird von Milch als einem All-Heilmittel gesprochen und sie kommt und will mir was erzählen, dachte ich arrogant und selbstsicher. Dann fuhr sie sogar mit ihrer Warnung fort: „Die Knochenschmerzen, von denen du redest, könnten sogar davon kommen und dein ständiger Mundgeruch kommt von den Milchprodukten. Pass auf, mein Sohn! Die Milch macht was mit den Genitalien der Männer. Wir wissen schon lange, dass Milch Krankheiten in den männlichen Reproduktionsorganen verursachen kann und auch deine Männlichkeit schwächt. Wenn du in der letzten Zeit im Bett versagt hast, lass mal eine Zeitlang die Milch weg und du wirst sehen. Unser Problem ist, dass wir in unserer Kultur keine Beweise liefern, da wenig geschrieben wird." Diese doch sehr präzisen Warnungen meiner Mutter führten damals wirklich dazu, dass ich aufhörte, regelmäßig Milch und Jogurt zu mir zu nehmen. Tatsächlich gingen diese ständigen Schmerzen in den Knochen weg. Meine Freundin machte mir irgendwann das Kompliment, mein Mundgeruch wäre weg. Als ich dann auch noch im Bett wirklich wieder viel mehr Lust hatte, entschied ich mich, über Milch und Milchprodukte zu recherchieren und ich habe in meinen Büchern schon einiges darüber berichtet.

Ja, das war meine kleine „Anekdote" zur Milch.

Ist Milch wirklich ein Faktor von Krebs?

Vor und während ich dieses Buch schrieb, machte ich, wie ich schon am Anfang des Buches erwähnt habe, ständig Umfragen, war ständig in Foren, chattete oft mit Menschen, die an Krebs erkrankt sind oder Menschen, die damit etwas zu tun haben. Es fiel mir auf, dass die große Mehrheit der Frauen, die Krebs hatten, einen hohen Verbrauch an Milchprodukten hatte, besonders an Käse. Sie kochten viel mit Sahne und backten viel mit Milch. Bei Frauen, die keinen Krebs hatten, hat die große Mehrheit wenig Milchprodukte gegessen. Ich weiß, dass dies keine wissenschaftliche Studie ist und kaum auf die Allgemeinheit zu übertragen ist, aber für mich waren diese Erkenntnisse hilfreich.

Detaillierte Informationen darüber, wie und warum Milch und Milchprodukte ein wichtiger Faktor bei der Krebsentstehung sind, findest du in Teil A in Kapitel 4.1.

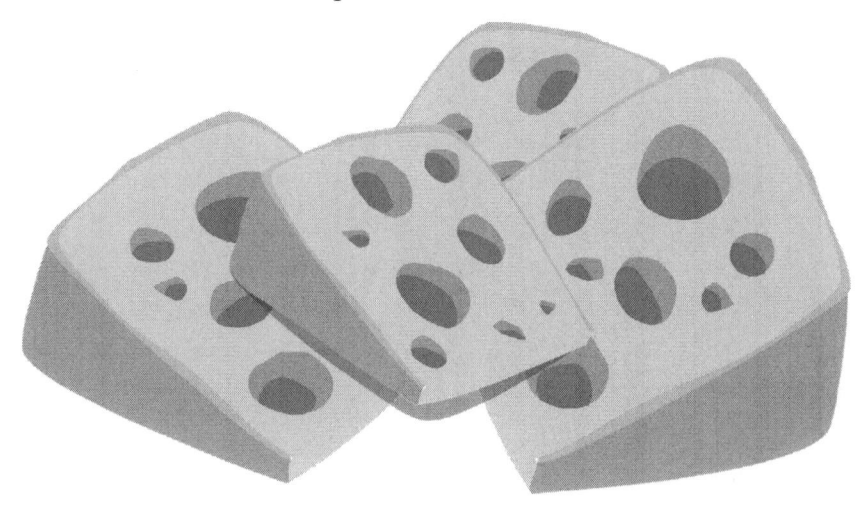

B7.5 Krebserregende Stoffe in Muttermilch

Gifte wie die des Tabaks und Alkoholkonsums, Haschischs, anderer Drogen und weiterer hochtoxischer und krebserregender Substanzen treten rasch in die Muttermilch über und vergiften das Baby. Nikotin erreicht in der Muttermilch eine dreifach höhere Konzentration als im Blut der Mutter.

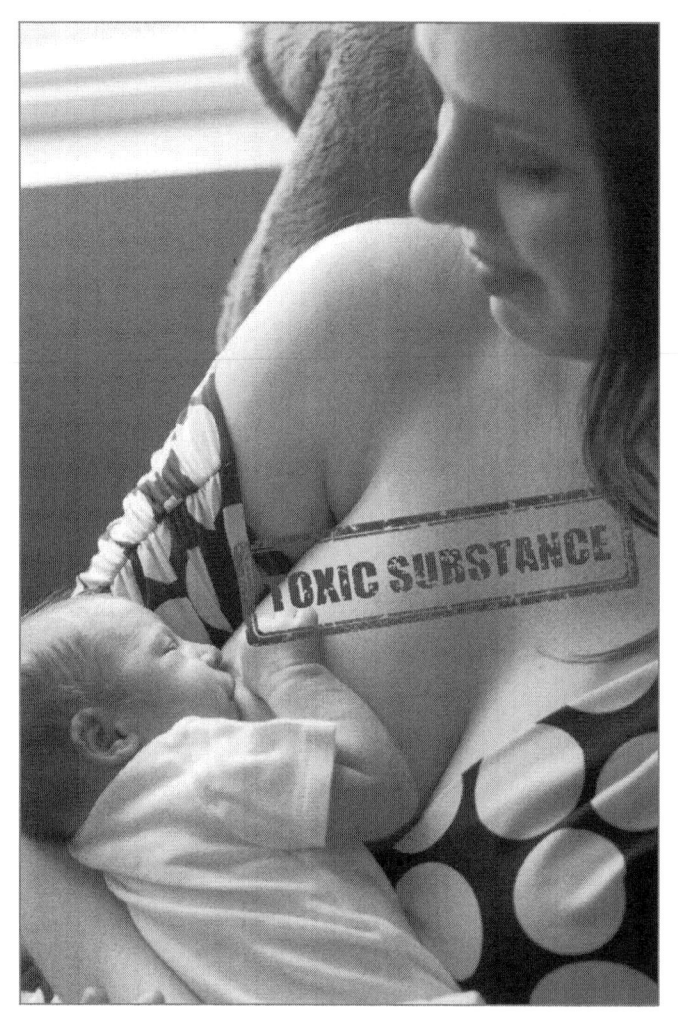

Auch krebserregende Stoffe in Tee, Kaffee, Cola oder Limonade landen sehr schnell in der Muttermilch. Stilltees sind teilweise stark mit Schadstoffen, die krebserregend sein könnten, befallen und mancher Kaffee enthält den Stoff Furan. Dieser steht im Verdacht Krebs zu begünstigen.

Das Bundesinstitut für Risikobewertung warnte im Sommer 2013, dass viele Kräuterteesorten mit krebserregenden Substanzen belastet seien! Vor allem Kinder, Schwangere und Stillende sollten nicht zu viel Kräutertee trinken.

Alle diese Gifte landen sehr schnell in der Muttermilch und können den Babys so schaden.

Dioxine und die dioxinähnlichen polychlorierten Biphenyle (PCB) in Muttermilch

Diese chlorhaltigen Substanzen sind sehr giftig und manche von ihnen krebserregend. Da sie in Nahrungsmitteln vorhanden sind und alles lieben was fett ist, können sie auch nach dem Verzehr von Produkten, die diese Gifte enthalten, über die fette Muttermilch zum Kind gelangen. Das gilt auch für andere Gifte, wie Nitrosamine, gefährliche Konservierungsstoffe, Farbstoffe usw., die Babys über die Muttermilch aufnehmen können.

Es ist deswegen von großer Wichtigkeit, darauf zu achten, was man in sich hineinlässt, wenn man schwanger ist oder ein Baby stillt.

B7.6   Krebserregende Stoffe in Babynahrungsmitteln

Ökotest hat festgestellt, dass bestimmte Babynahrungsmittel mit krebserregenden Stoffen verseucht sind. Im „Hipp Kartoffelpüree mit Früh-Karotten & zartem Bio-Rind" fanden die Tester sogar einen teils stark erhöhten Benzol- und Furangehalt. Beide Stoffe gelten als krebserregend. Benzol kennt man als Bestandteil von Benzin, Furan wird als Herz für Formwerkstoffe verwendet. Benzol ist eindeutig krebserregend, bei Furan vermutet man dies anhand von Tierversuchen.

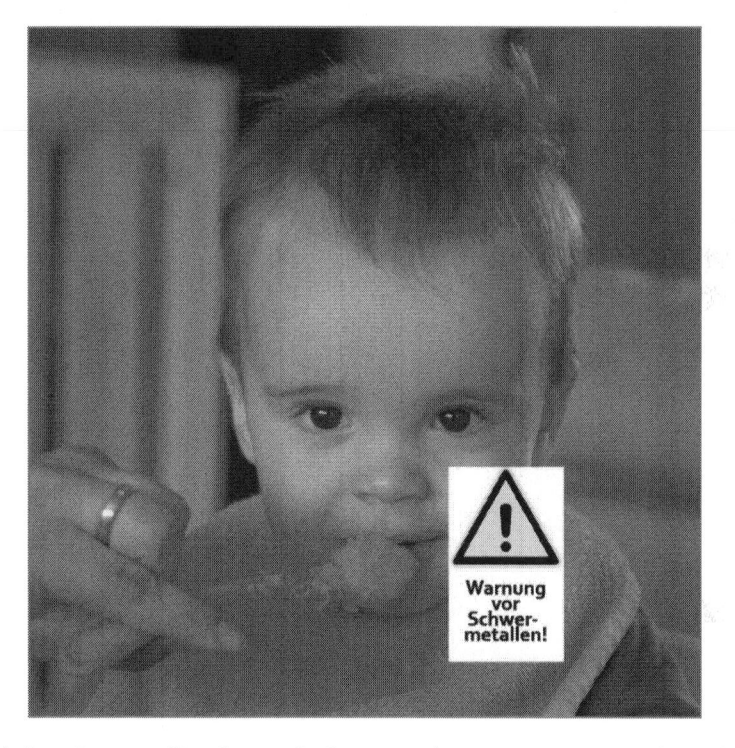

Auch in „Sanostol", einem Saft zur Nahrungsergänzung für Kinder, wurde Benzol gefunden.

Süßstoffe in Kindernahrungsmittel

Süßstoffe, wie Saccharin, Aspartam oder Cyclamat sind bei der Industrie beliebt, denn sie sind wesentlich billiger als Zucker. Aspartam ist ein gefährlicher Süßstoff, der krebserregend ist. Viele wissenschaftliche Studien beweisen dies. Die kritischen Studien darüber werden aber unterbewertet. Neotam E 961, ist auch ein

Süßstoff der Art Aspartam, aber noch süßer. In meinen Recherchen schienen manche Kindernahrungsmittel den Stoff zu enthalten, aber nicht überall ist er immer kennzeichnungspflichtig. Viele Kritiker stufen Neotam als noch toxischer als Aspartam ein.

E 473 ist der Zusatzstoff Zuckerester von Speisefettsäuren, der krebsverdächtig ist und leider in Babynahrungsmitteln zu finden ist.

Babynahrungsmittel können auch durch externe Stoffe vergiftet werden. Zum Beispiel

- durch Silicon-Schnuller, die PAK-Verbindungen-Naphthalin enthalten (Ökotest August 2012). PAK steht als Abkürzung für polyzyklische aromatische Kohlenwasserstoffe und sie werden verdächtigt krebserregend zu sein.

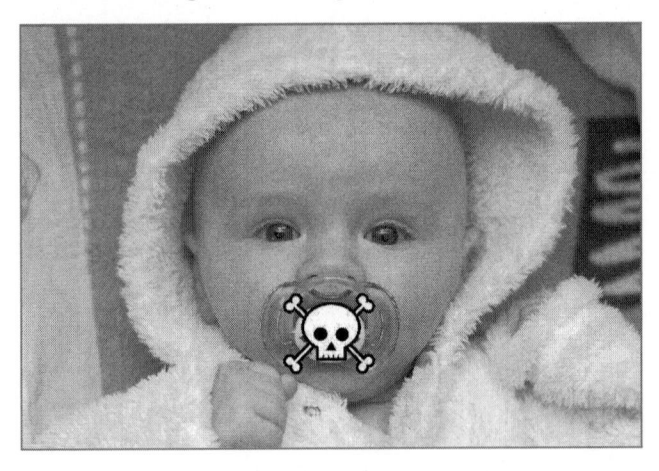

- Bisphenol in Babyfläschchen ist sehr gefährlich, da Bisphenol verdächtigt wird, Krebs auszulösen. Bisphenol A (BPA) ist eine chemische Verbindung, die überwiegend in Kombination mit anderen chemischen Stoffen bei der Herstellung von Kunststoffen und Harzen zum Einsatz kommt. BPA wird beispielsweise für Polycarbonat, einen transparenten, harten Hochleistungskunststoff, verwendet; Polycarbonat wiederum wird zur Herstellung von Lebensmittelbehältnissen wie Mehrweg-Getränkeflaschen oder Babyfläschchen verwendet. Die kanadische Regierung hat 2008 als erste Bisphenol A (BPA) in Babyflaschen verboten. Bisphenol löst sich aus Plastik beim Erhitzen in der Mikrowelle oder im Wasserkocher bzw. Kochwasser heraus!

In Teil B Kapitel 7.4. „Krebserregende Stoffe in Milch und Milchprodukten" habe ich auch berichtet, wie Kinder durch Kuhmilch und Kuhmilchprodukte gefährliche krebserregende Stoffe zu sich nehmen können. Auch das beste Nahrungsmittel des Babys, die Muttermilch, kann vergiftet sein, siehe das vorhergehende Kapitel 7.5.

B7.7 Krebserregende Stoffe in Fleisch und Fleischerzeugnissen

2009 wurde eine großangelegte Studie des National Institute oft Health (NIH) der USA vorgelegt, worin stand: „Wer viel Fleisch von Rindern, Schweinen und Lämmern oder daraus hergestellte Wurst isst, hat ein deutlich höheres Risiko, an Krebs oder Herzinfarkt zu sterben als jemand, der wenig oder kaum Fleisch isst."

Es liegt meiner Meinung nach nicht am Fleisch direkt. Genauso, wie bei der industriellen und der natürlichen Kuhmilch. In Kamerun zum Beispiel essen die Menschen sehr viel Rindfleisch, besonders die Menschen in Nordkamerun. Würde es nur am reinen Fleisch liegen, müssten sie und auch die gesamte Bevölkerung vom Nachbarland Tschad an Krebs erkrankt sein, weil sie sich fast nur von Fleisch ernähren. Fleisch macht dort mehr als 50% der Mahlzeiten aus. Es handelt sich um kiloweise Fleisch in der Woche pro Person. Nein, sagte mir einen Forscher, den ich deswegen ansprach, es liege an den Giften, die wir den Tieren zufügen und den Giften, die wir für die Verarbeitung benutzen. Durch Erhitzen und andere Prozesse interagieren sie und es können gefährliche Chemikalien wie Nitrosamine (HHA) und Kohlenwasserstoffe (PAK) entstehen. Sie stehen im Verdacht, Krebs auszulösen. Nachdem die Tiere mit Wachstumshormonen, Antibiotika, Medikamenten und gentechnisch „bedarfsgerecht" zugeschnittenem Futter vollgepumpt wurden und das Fleisch bei der Weiterverarbeitung mit allen möglichen Chemikalien behandelt wurde, ist es selbstverständlich, dass Fleischkonsum auch richtig krank machen kann.

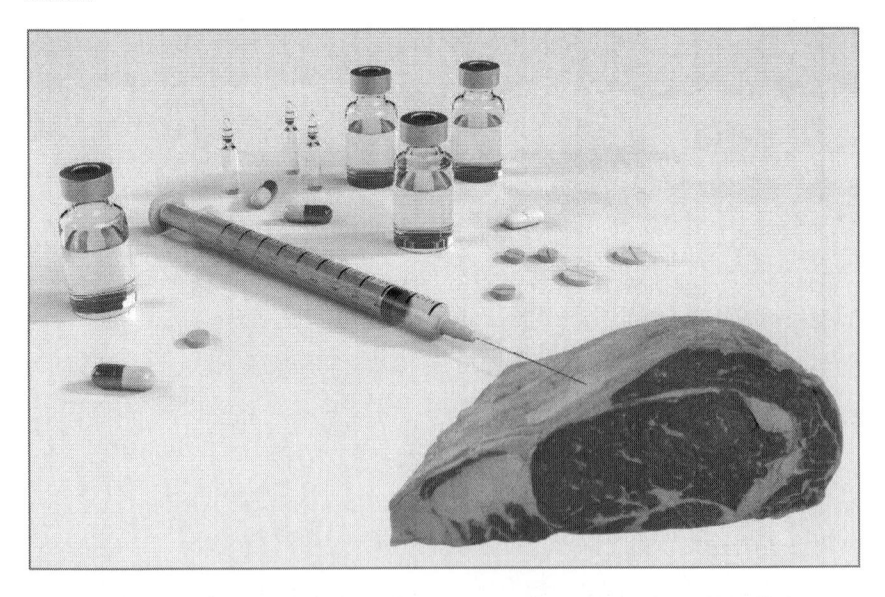

Dass erst die Chemikalien in den Tieren das Fleisch gefährlich machen, kann man auch in dem Buch „Chemie in Lebensmitteln", herausgegeben von der Katalyse-Umweltgruppe Köln ev., lesen. Tiere werden mit künstlichen Hormonen gespritzt (bei denen es sich um Stoffe handelt, die zwar wie Östrogen wirken, aber mit diesem chemisch überhaupt nicht verwandt sind), um den Futterverbrauch zu verringern und ein schnelles Wachstum zu erreichen. Ein solches Hormon heißt Diethylstilboestrol (DES), mit dem Kälber verbotenerweise behandelt werden. Rückstände von DES im Fleisch können zu schwereren Krankheiten führen. Die Behandlung schwangerer Frauen mit dem synthetischen Hormon führte bei deren Töchtern zu Scheidenkrebs.

Viele Hormone in Tierbetrieben unterlagen bei ihrer Marktzulassung keiner Umweltprüfung. Beim Menschen wird seit einigen Jahren ein Anstieg hormonabhängiger Krebsarten festgestellt. Auch Fruchtbarkeitsprobleme bei Männern und Frauen sowie eine immer früher einsetzende Pubertät werden beobachtet.

Steroide sind sehr gefährlich und werden in den Mastanlagen eingesetzt. Diese Medikamente, die als erbgutschädigend und krebserregend geltend, dienen unter anderem in der Sauenhaltung zur Zyklusgleichschaltung.

Allgemein betrachtet können hormonell wirksame Substanzen unter anderem mit Störungen bei der Organentwicklung, der Verringerung der männlichen Fruchtbarkeit und dem vermehrten Auftreten bestimmter Krebsformen in Verbindung gebracht werden. Zum Nachteil der Verbraucher sind sämtliche Daten zu den in der Nutztierhaltung verwendeten Hormone und deren Mengen nicht offen.

Auch Fleischprodukte wie Wurst, Salami, Konserven usw. werden oft mit gefährlichen Chemikalien verarbeitet (siehe die Tabellen über gefährliche Zusatzstoffe in Lebensmitteln in Teil A. Selbstverständlich gelangen diese Chemikalien so in uns und können

Krebs auslösen.). Um die Produkte haltbar zu machen, werden Konservierungsstoffe, wie zum Beispiel Natriumnitrit und Natriumnitrat, benutzt, die das Krebsrisiko erhöhen. Die krebserregenden Nitrosamine entstehen durch das Backen einer Pizza mit Salami oder das Grillen von gepökeltem Fleisch.

Die *Daily Mail* zitiert eine Studie, laut der Forscher in Schweden herausgefunden haben, dass schon der Verzehr von 50g verarbeitetem Fleisch wie Salami täglich, die Wahrscheinlichkeit einer Krebserkrankung um 19 Prozent und der Verzehr von täglich 150 Gramm sogar um 57 Prozent erhöht.

Gepökeltes Fleisch und Wurst sind Fleisch, das durch Konservierungsstoffe verarbeitet wurde. Während des Pökelvorgangs kommt es durch Einsatz des Nitrats bzw. Nitrits zur sogenannten Umrötung. Studien haben eine Verbindung zwischen der Aufnahme von Nitrit aus Fleisch- und Wurstwaren und bestimmten Krebsarten bestätigt. Gepökeltes Fleisch kann Krebs verursachen. Eine häufige Ernährung mit Nahrungsmitteln, die Nitrit oder Nitritpökelsalz enthalten, wie beispielsweise Schinken oder Wurst, erhöhe nach einer Studie das Risiko an Krebs zu erkranken.

Beim Deutschen Krebsforschungszentrum geht man davon aus, dass der registrierte Rückgang der Magenkrebserkrankungen auf die verringerte Nutzung gepökelter oder geräucherter Lebensmittel zurückzuführen sei (Wikipedia).

Manche Antibiotika, wie etwa Chloramphenicol, die gegen bakterielle Infektionen bei Tieren eingesetzt werden – bei Schweinen, Rindern und Hühnern – sind krebserregend. Früher gab es zum Beispiel Furazolidon, Dimetridazol, Chloramphenicol, die in den 90er Jahren verboten wurden, aber dennoch noch lange benutzt wurden. „Es gibt eine Reihe von Tierärzten und Bauern, die sich einen Dreck um behördliche Verbote scheren und die ihre Tiere mit Substanzen vollpumpen, die möglicherweise doch den Menschen schädigen", um die *Berliner Zeitung* zu zitieren.

Immer öfter hört man von verseuchtem Tierfutter durch Dioxine und den dioxinähnlichen polychlorierten Biphenylen (PCB). Diese chlorhaltigen Substanzen sind sehr giftig und manche von ihnen krebserregend. Sie vergiften nicht nur das Fleisch, sondern auch die Milch der Tiere und das Trinkwasser. So dringen sie sehr einfach in den Körper des Menschen ein und werden für ihn eine Gefahr, da Dioxin ein sehr starker krebserregender Stoff ist.

Schwermetalle wie Cadmium, Blei oder Arsen in Fleisch können auch die Gesundheit schädigen. Sie gelangen hauptsächlich über Futtermittel (Fischmehl, Getreide, Gras usw.) in die Tiere. Auch über die Atemluft werden die Tiere teilweise stark mit Schwermetallen belastet und diese gelangen dann beim Fleischverzehr in den Menschen.

B7.8   Krebserregende Stoffe in Fisch

Viele Menschen weichen auf Fisch aus und glauben deswegen, etwas Gesünderes als Fleisch zu essen. Dass es auch in Fischen gefährliche Substanzen gibt, wissen viele Verbraucher leider nicht. Die meisten Fische, die wir auf dem Markt bekommen, sind Zuchtfische und sie werden genauso wie andere Zuchttiere mit Chemikalien aller Art behandelt und gefüttert. In Speisefischen aus Aquakulturen entdecken Forscher immer mehr Gifte. Manche davon sind krebserregend.

So ist es zum Beispiel mit Malachitgrün. Dieses schützt Fische vor Pilzbefall und Parasiten. Obwohl das Mittel verboten ist, schaffen Züchter es immer wieder, es einzusetzen. Allerdings steht es unter dem Verdacht, Krebs auszulösen.

Lachszucht hat einen schlechten Ruf: Die Tiere bekommen schlechtes Futter und werden mit Antibiotika behandelt. Ein amerikanischer Forscher fand nun heraus, dass Lachsfleisch zusätzlich mit krebserregenden Chemikalien belastet ist.

Lebensmittelchemiker an der Universität Stuttgart-Hohenheim fanden 2007 in Speisefischen erhöhte Werte an potentiell krebserregenden Stoffen. Sie fanden im Fett von Seefischen aus Aquafarmen erhöhte Konzentrationen an gefährlichen Naturstoffen. Diese ähneln den früher als Flammschutzmittel in Armaturen oder Computergehäusen verwendeten, krebserregenden polybromierten organischen Substanzen massiv.

Aber nicht nur Zuchtfische können für den Mensch gefährlich sein, auch Fische aus der Natur können gefährliche Gifte mit sich tragen, dank der Umwelt- und Gewässerverschmutzung (Meere, Seen, Flüsse) durch illegale oder legale Entsorgung (Altöl, Chemikalien). Es ist nachgewiesen, dass Rückstände von Landwirtschaftschemikalien, Schmerzmitteln und Antibaby-Pillen immer häufiger in unseren Flüssen zu finden sind. Das Österreichische Kuratorium für Fischerei und Gewässerschutz (ÖKF) machte in einer Pressemitteilung darauf aufmerksam, dass etwa 100.000 Chemikalien tagtäglich ins Abwasser gelangen (Reinigungsmittel, Desinfektionsmittel, Kosmetika, Produkte aus der Veterinär- und Humanmedizin, z.B. die Pille, Schädlings- und Unkrautbekämpfungsmittel, Weichmacher und Flammhemmer aus der

Kunststoffindustrie). Da die meisten Kläranlagen diese Stoffe noch nicht aus dem Abwasser herausfiltern können, gelangen sie in die Gewässer und werden von Fischen aufgenommen und belasten außerdem das Trinkwasser. So gelangen diese krebserregenden Gifte in die Nahrungskette und letztendlich in den Menschen. Studien haben bei Tierversuchen gezeigt, dass die Kombination verschiedener Stoffe krebsauslösend sein kann. Sie schädigten die Erbsubstanz und, wie die *EU research*, die wissenschaftliche Zeitschrift der Europäischen Union, schrieb: Diese Stoffe können eine Verweiblichung der Wasserlebewesen und damit örtlich sogar schon das Verschwinden gewisser Arten auslösen. Man kann sich vorstellen, was das in Menschen verursachen könnte.

Fischkonserven werden teilweise mit Nitrat (No.3) als Konservierungsstoff behandelt. Während der Lagerung wandelt sich ein Teil des Nitrats in Nitrit (No.2) um und das Nitrit zusammen mit Aminen des Fisches bildet Nitrosamine. Nitrosamine sind sehr stark krebserzeugend.

Beim Räuchern von Fisch- und Fleischerzeugnissen können Substanzen entstehen, die im Tierversuch krebserregend wirken. Es handelt sich dabei um sogenannte polyzyklische aromatische Kohlenwasserstoffe – PAK, die bei der Verbrennung von organischen Materialien entstehen.

Dioxine und die dioxinähnlichen polychlorierten Biphenyle (PCB):

Diese chlorhaltigen Substanzen sind sehr giftig und manche von ihnen krebserregend. Sie sind auch in Fisch enthalten.

Quecksilbergehalte in Fischen

Es werden in manchen Fischen höhere Mengen an Giften, wie Dioxinen, PCB (polychlorierte Biphenyle) und Quecksilber über der tolerierten Grenze gefunden. Wissenschaftler sind sich einig, dass Methylquecksilber ein äußerst gefährlicher Stoff ist. Alle diese Chemikalien sind kanzerogen, wenn die Höchstgrenze überschritten wird.

Weitere Schwermetalle in Fischen sind Cadmium, Arsen oder Blei.

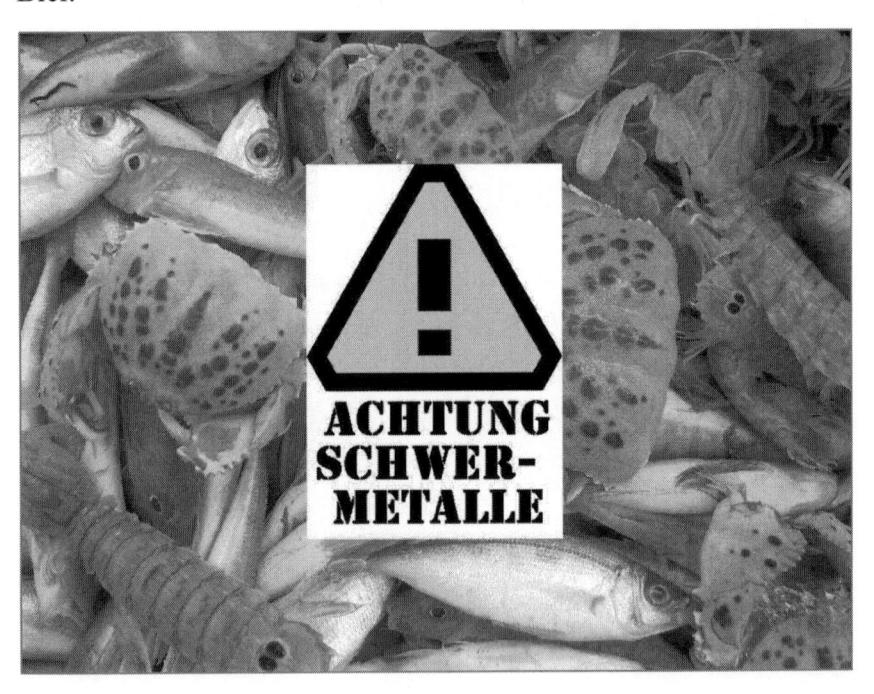

B7.9 Krebserregende Stoffe in Geflügelfleisch und Geflügelerzeugnissen, Ente, Hähnchen, Hähnchen-Nuggets, Eiern

Mit Geflügel und Geflügelprodukten verhält es sich genauso wie in Teil B Kapitel 7.7. „Krebserregende Stoffe in Fleisch und Fleischprodukten" beschrieben.

B7.10 Krebserregende Stoffe in Getreide (Mehl, Reis, Soja, Mais, Weizen usw.), Brot, raffiniertem Mehl

Getreide können auch krebserregende Gifte enthalten, so wie Glyphosat. In der Landwirtschaft wird das weltweit am häufigsten verkaufte Herbizid aber gerne benutzt, um die Getreideernte zu erleichtern. Das Pflanzengift steht unter Verdacht, bei Menschen und Tieren das Erbgut zu schädigen und Krankheiten wie Krebs auszulösen.

Nach Untersuchungen von BUND und ÖKO-TEST, wurde das Herbizid im Urin von 182 Großstädtern aus 18 europäischen Staaten nachgewiesen. 70 Prozent aller Proben in Deutschland sind belastet. Sieben von zehn untersuchten Großstädtern in Deutschland hatten das Unkrautvernichtungsmittel im Urin so der BUND. Das ist der Beweis, dass – entgegen den Versprechungen der Produzenten – sich dieser Wirkstoff über die Nahrungskette verbreitet und die Bevölkerung in Europa zu weiten Teilen mit Glyphosat belastet ist.

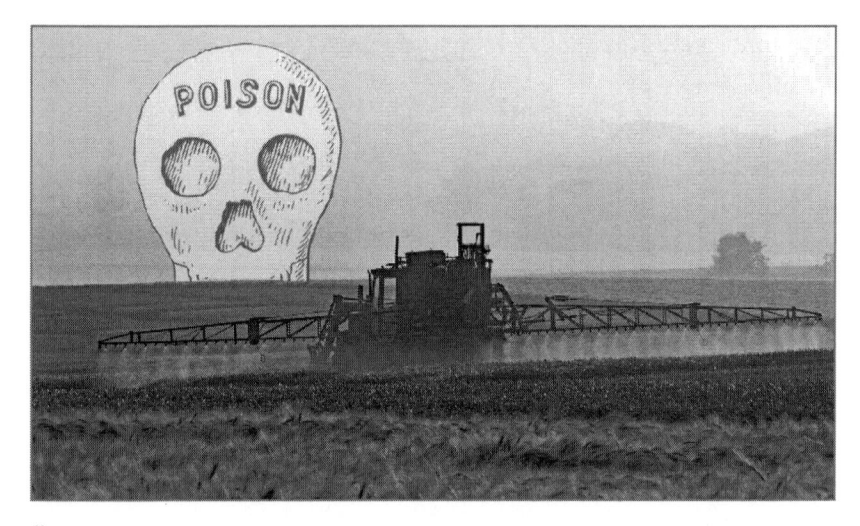

ÖKO-TEST hat 2012 Mehl, Haferflocken und Backwaren auf Glyphosat untersuchen lassen und wurde in 14 von 20 Proben fündig. Vor allem waren acht der zehn untersuchten Brötchen belastet, was beweist, dass Glyphosat die Backtemperaturen übersteht.

Jürgen Stellpflug, Chefredakteur von ÖKO-TEST sagt dazu:

„Unsere Testergebnisse zeigen, dass Glyphosat über Lebensmittel in die Körper der Menschen gelangt. Glyphosat gehört nicht ins Essen, Pestizide gehören nicht in den menschlichen Körper. Erschreckend ist das Versagen der Behörden, die ausgerechnet bei Glyphosat, dem am häufigsten eingesetzten Pestizid der Welt, kaum Untersuchungen auf derartige Belastungen durchgeführt haben."

Raffiniertes Mehl kann auch gefährlich sein. Eine in der Zeitschrift *Cancer Epidemiology, Mile Markers, and Prevention* veröffentlichte Studie ergab, dass der regelmäßige Verzehr von raffinierten Kohlenhydraten Brustkrebserkrankungen bei Frauen um 22% erhöhen kann. Alle hochglykämischen Lebensmittel (Getreideprodukte, Brot- und Backwaren, Kuchen, Cracker und Chips sowie Süßigkeiten) sind dafür bekannt, dass sie den Blutzuckerwert im Körper sehr schnell erhöhen können, und das fördert Wachstum und Ausbreitung von Krebszellen.

Das stark krebserregende Aflatoxin B1 ist ebenfalls in manchen Getreidesorten wie Mais, Weizen und Reis enthalten.

B7.11 Krebserregende Stoffe in Pommes, Chips, Popcorn, Donuts, Hot Dogs

In Pommes, Chips und Co. stecken gefährliche krebserregende Stoffe.

Pommes

In Pommes und Chips haben Wissenschaftler der TU München einen Stoff nachgewiesen, der „wesentlich gefährlicher" sei als Acrylamid – das krebserregende **Glycidamid!** Glycidamid ist deutlich gefährlicher als das bereits vor Jahren in Kartoffelprodukten entdeckte Acrylamid. Es gilt als stark krebserregend. Selbst geringste Mengen könnten Mutationen auslösen.

Acrylamid entsteht ebenfalls beim Braten und wurde erstmals 2002 in hohen Mengen in Lebensmitteln nachgewiesen, so das Bundesinstitut für Risikobewertung. In Tierversuchen war Acrylamid krebserregend.

Transfettsäuren in Pommes können ebenfalls krebserregend sein. Ähnlich wie Donuts werden Pommes frittiert. Die meisten Fast-Food-Ketten nutzen gehärtetes Fett. Transfette gelangen so in die Pommes oder aber auch in Chicken Wings. Das Krebsrisiko steigt. Transfettsäuren entstehen bei der industriellen Härtung von Ölen, wie zum Beispiel bei der Herstellung von Margarinen, Back- oder Streichfetten, aber auch beim starken Erhitzen, wie beim Frittieren. Die chemisch gehärteten Öle sind bei der Industrie beliebt: Sie können besonders stark erhitzt werden, sie halten länger und sie sind billiger. Viele Länder haben Transfette bereits verboten oder den Verbrauch reduziert. Transfette erhöhen nicht nur das Krebsrisiko, sie sind verantwortlich für viele andere Krankheiten. Sie können sogar Ungeborenen schaden.

Nimmt der Körper Transfette auf, setzen sie sich da fest, wo ungesättigte Fettsäuren (in Nüssen oder Fisch) vorgesehen waren. Die Transfette ersetzen zwar rein physisch das ungesättigte Fett, aber die Funktionen der ungesättigten Fettsäuren (wie Zellfunktion des Gehirns, die Drüsenfunktion, den Sauerstofftransport) können sie nicht erfüllen. Das führt zu Missverständnissen und Beeinträchtigungen im Körper, was letztendlich Schaden verursacht.

Auf das Hungergefühl hat der Verzehr von Transfetten eine negative Auswirkung. Menschen, die sehr viele Dinge essen, die Transfette enthalten, haben das Gefühl, dass sie nicht ganz satt sind. Das liegt daran, dass der Körper nicht die Fettsäuren bekommt, die er benötigt. Dies führt dazu, dass man mehr isst und das wiederum führt zu Gewichtszunahme. Und Übergewicht ist einer der Zustände, die Krebserkrankungen fördern. Vor allem Bauch-Fett begünstigt die Entwicklung von Krebs.

Chips, Cracker, Kekse, Knäckebrot und Röstzwiebeln sind auch mit Vorsicht zu genießen. Diese enthalten neben Zucker auch Transfette wie Pommes und Donuts. Auf Verpackungen werden die Transfette leider nicht aufgelistet, was den Verbraucher sehr schützen würde. Transfettsäuren müssen nur angegeben werden, wenn das Lebensmittel mehr als 0,5 Gramm pro Portion enthält, so naturalnews.com. Um einer Auflistung zu entgehen, reduzieren die Hersteller die angegebenen Mengen so lange, bis der Wert der Transfettsäuren bei unter 0,5 Gramm liegt.

Des Weiteren wird weißes, raffiniertes Mehl bei der Herstellung von Chips und Keksen benutzt. Dieses Mehl ist, genauso wie große Mengen Zucker, ebenfalls schädlich und fördert Krebserkrankungen.

Donuts

Ich habe schon über einen deutlichen Zusammenhang zwischen Krebsrisiko und Transfetten bei Pommes geschrieben. Transfette kommen auch bei der Herstellung von Donuts zum Einsatz. Beim Erhitzen von gehärtetem Fett entstehen künstliche Transfette. So gibt es pflanzliche Öle, die gehärtet werden, um länger haltbar zu bleiben, deren Verzehr das Krebsrisiko erhöht.

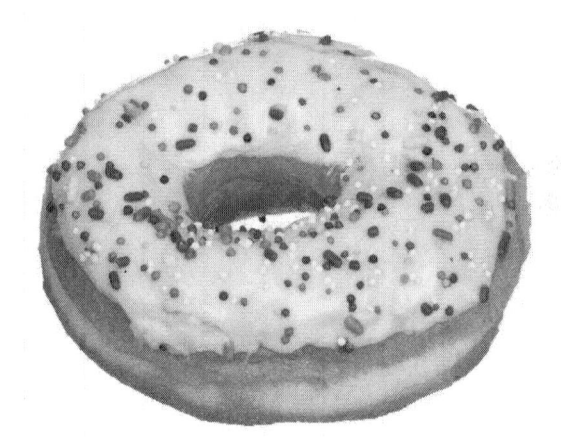

Popcorn

Popcorn für die Mikrowelle ist praktisch, kann aber gefährlich sein: Wie kanadische Chemiker nun herausfanden, gelangen Phosphatester (PAPs), die sich oft in Verpackungen von Fast Food und

Mikrowellen-Popcorn finden, in den menschlichen Körper und werden dort zu perfluorierten Carbonsäuren (PDCAs) abgebaut. Diese Stoffe sind weltweit in Menschen nachweisbar und stehen in dringendem Verdacht, ein möglicher Auslöser für Krebs zu sein.

Hot Dogs

Kinder sollten nicht mehr als 12 Hot Dogs pro Monat essen, empfiehlt die amerikanische Cancer Prevention Coalition, so naturalnews.com. Denn Hot Dogs enthalten sogenannte Nitrate. Diese werden Fleisch oft beigemischt, um es haltbarer zu machen. Nitrate sorgen auch dafür, dass Fleisch und Wurst rosa wirken und nicht bräunlich. Das Nitrat kann sich beim Erhitzen in Nitrit umwandeln. Nitrit und Amine (Eiweiße) sind im Körper an der Bildung von Nitrosaminen beteiligt. Nitrosamine sind krebserregend (Magenkrebs).

B7.12 Krebserregende Stoffe in Gemüse, Speisepilzen, Obst

Obst und Gemüse sind gesund: Jeden Tag sollte man viel Obst und Gemüse essen, so die Empfehlung der Experten. Doch Obst und Gemüse aus konventionellem Anbau kann der Gesundheit sogar schaden, denn sie können krebserregende Pestizide enthalten. Außerdem sind Cadmium und Blei in Gemüse und Getreide zu finden. In Tofuwürstchen stecken ebenfalls Pestizide und Weichmacher. Generell, wie mir ein Experte sagte, ist es so, dass man mit vegetarischen Produkten nicht schadstoffärmer isst, man sammelt nur andere Schadstoffe.

Schon lange stehen Pestizide im Verdacht, möglicherweise krebserregende Wirkung zu haben. Das wurde immer wieder dementiert. Doch Studien und Beobachtungen zeigen, dass Pestizide Krebs verursachen können. In Argentinien, wo der eigentlich als „relativ harmlos" geltende Pestizidwirkstoff Glyphosat zusammen mit gentechnisch veränderten Sojapflanzen eingesetzt wird, hat man eine starke Steigerung der Krebserkrankungen in der Umgebung der Anbaugebiete festgestellt. Auch mehr Missbildungen und Gen-Schäden bei Neugeborenen und chronische Krankheiten wurden registriert. Anfang 2011 wurde in der Region der Einsatz von Pestiziden in der Nähe von Siedlungen vollständig verboten.

Eine Reihe von Pestiziden ist bekannt für ihre hormonelle Wirkung, die zu Fruchtbarkeitsstörungen, Prostata- und Brustkrebs führen kann. Diese Wirkung kann bereits durch sehr kleine Dosierungen ausgelöst werden. Bei über 40 Pestiziden, die in Europa benutzt werden, liegen Hinweise auf eine hormonelle Wirkung vor, Rückstände von über 30 davon wurden in Lebensmitteln nachgewiesen. 2012 präsentierte Global2000, eine österreichische Umweltschutzorganisation, eine Studie über hormonell wirkende Pestizide in europäischem Obst und Gemüse.

„Die ermittelten durchschnittlichen Belastungen durch hormonell wirksame Pestizide bei den fünf genannten Sorten liegen zwischen 600 Mikrogramm per Kilo (Äpfel, Lauch) und 1.300 Mikrogramm per Kilo (Grüner Salat). Eine Anti-Baby-Pille beinhaltet im Vergleich dazu maximal 200 Mikrogramm synthetischer Östrogen- und Gestagen-Hormone. Das ist beunruhigend." sagte Helmut Burtscher, Umweltchemiker bei Global 2000.

Sie hatten gemeinsam mit dem „Pestizide Action Network" die Überwachungsdaten der europäischen Lebensmittelbehörde aus 27 EU-Mitgliedsländern ausgewertet. Die Ergebnisse waren eindeutig: Die Belastung durch Pestizide, die Chemikalien enthalten und die in den Hormonhaushalt eingreifen, ist groß. Betroffen sind besonders Kopfsalat, Tomaten, Gurken, Äpfel, Weintrauben und Lauch.

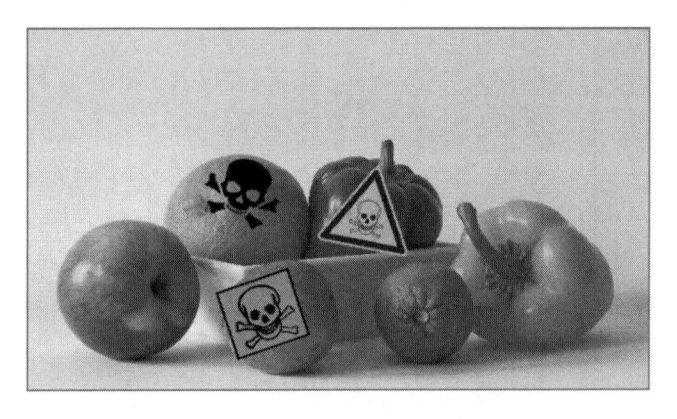

Rückstände von Prochloraz sind in verschiedenen Nahrungsmitteln zu finden. Am stärksten betroffen sind Äpfel, Paprika und Erdbeeren, aber auch in Bohnen, Blumenkohl, Mandarinen und Orangen sind Rückstände nachweisbar (EFSA, 2009). Prochloraz ist sehr gefährlich (Verweiblichung, „Feminisierung" männlicher Nachkommen sowie Fehlbildungen an den Geschlechtsorganen, Störungen der Schilddrüsenhormone). Trotz der alarmierenden Hinweise durch wissenschaftliche Studien ist Prochloraz als Pestizid für den europäischen Markt genehmigt und wird in der konventionellen Landwirtschaft in Deutschland und in Österreich oft, z.B. im Ackerbau, eingesetzt.

Darüber hinaus vermuten die amerikanischen Forscher einen Einfluss von Pestiziden (u. a. Prochloraz) auf die Hirnentwicklung. Demnach haben Kinder, deren Mütter während der

Schwangerschaft Obst und Gemüse gegessen hatten, das mit sogenannten organischen Phosphaten belastet war, später einen geringeren Intelligenzquotienten.

B7.13 Top 10 der am stärksten hormonell belasteten Obst- und Gemüsesorten und Top 10 der häufigsten hormonellen Pestizidrückstände

(Quelle: Global 2000, Stand 2008)

1	2	3
Salat	**Tomaten**	**Gurken**
1. Dithiocarbamate*	1. Dithiocarbamate*	1. Dithiocarbamate*
2. Iprodion	2. Captan	2. Propamocarb
3. Propamocarb	3. Iprodion	3. Iprodion
4. Cypermethrin	4. Chlorothalonil	4. Chlorothalonil
5..Deltamethrin	5. Deltamethrin	5. Deltamethrin
6. Tolclofosmethyl	6. Flutriazol	6. Cypermethrin
7. Chlorothalonil	7. Cypermethrin	7. Myclobutanil
8. Bifenthrin	8. Myclobutanil	8. Cyproconazol
9. Pirimicarb	9. Pyrimethanil	9. Tebuconazol
10. Methomyl	10. Propamocarb	10. Penconazol

4	5	6	7	8	9	10
Apfel	Lauch	Nektarine	Erdbeere	Birne	Traube	Paprika

Früchte und Gemüse mit geringster Menge an EDC (Endocrine Disrupting Chemicals)

1	2	3	4	5
Karotte	Spinat	Kartoffel	Erbse	Banane

B7.1.4 Krebserregende Stoffe in trockenen Früchten und Nüssen

Aflotoxine sind Stoffwechselprodukte von Schimmelpilzen. Aflatoxine können aufgrund eines vor oder nach der Ernte auftretenden Pilzbefalls bei Erdnüssen, Baumnüssen, Mais, Reis, Feigen und anderen getrockneten Früchten, Gewürzen, rohen pflanzlichen Ölen und Kakaobohnen auftreten. Das Aflotoxin B1 zählt zu den stärksten krebserregenden Substanzen biologischen Ursprungs.

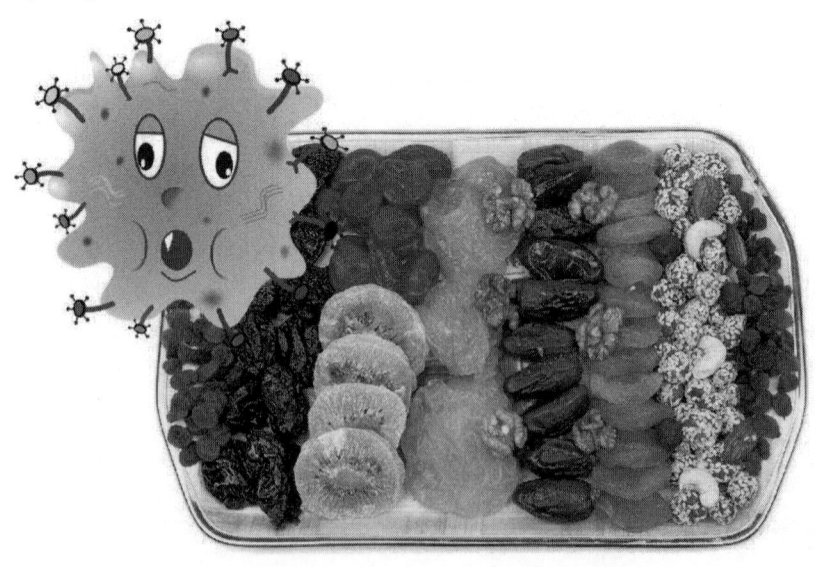

B7.15 Krebserregende Stoffe in Gewürzen, Kräutern, Suppen

Getrocknete Kräuter und Gewürze sind oftmals mit bedenklich hohen Mengen an Pestiziden belastet. Besonders stark belastet sind Paprika- und Currypulver sowie getrocknete Petersilie, so Greenpeace. „Mit einer Prise Paprika oder Curry, wie sie auf der Currywurst landet, streut man sich einen Giftcocktail von bis zu 20 verschiedenen, teilweise krebserregenden Chemikalien aufs Essen", sagt Manfred Santen, Chemieexperte von Greenpeace. Man findet in manchen Currywürsten gefährdende Stoffe wie das verbotene Pestizid DDT (Dichlordiphenyltrichlorethan), Chlorpyrifos-Ethyl (Nervengift, Wirkung: Hemmstoff der Cholinesterase) und das Carbendazim (beeinträchtigt die Fortpflanzung).

Untersuchungen zeigen, dass viele Gewürze, besonders Paprika, Chili und Curry-Gewürze außerdem mit Aflotoxinen belastet sind.

B7.16 Krebserregende Stoffe in Butter, Margarine und Öl

Ein Auszug aus einem Bericht der Zeitung DIE ZEIT vom 17. Juni 1954 zeigt uns, wie die Industrie damals durch Verwendung einer hochgiftigen Chemikalie höchstwahrscheinlich schuld daran war, dass viele Menschen an Krebs erkrankten:

> „Kein Gebiet der Medizin wird seit Jahrzehnten so tief und gründlich durchpflügt wie das der Krebsforschung, aber noch ist es nicht gelungen, die Allheilmittel zu entdecken. Die

moderne Wissenschaft hat diesen Todfeind jedoch weitgehend zerniert [umzingelt] und hat Aufschlüsse erreicht, die Raum für Hoffnung lassen. Der Krebsforscher Prof. Bauer-Heidelberg, einer der führenden Köpfe an dieser Front, spricht von „körperfremden Krebsimpulsen", deren Ursachen in „unserer technisierten, chemisierten, denaturierten, modernen Welt" liegen. Hier decken sich nun die Anschauungen der Krebsforscher mit denen der Ernährungsphysiologen, und nur ein Vogel-Strauß-Gehirn könnte diese Anklage ignorieren.

Sie richtet sich vornehmlich gegen die Verwendung von gesundheitsschädlichen chemischen Stoffen, wie sie bei der Schonung, Färbung, Bleichung und Konservierung unserer Lebens- und Genußmittel gang und gäbe sind. Einige dieser Farbstoffe aus der Gruppe der Kohlenwasserstoffe, der Anilinderivate, hat die Forschung sogar als eindeutig „cancerogen", d.h. als krebserzeugend bezeichnet! In Tierversuchen wurde ermittelt, daß durch Benzpyren und Cholanthren unter bestimmten Voraussetzungen mit ziemlicher Sicherheit bösartige Geschwülste erzeugt werden können. **Ein Azo-Farbstoff, das Dimethylaminoazobenzol,** stand hier an der Spitze: im Rattenversuch wurde damit Krebs hervorgerufen. Und ausgerechnet dieser Azofarbstoff war unter dem anheimelnden Namen „Buttergelb" in Umlauf; mit ihm wurden in völliger Unkenntnis seiner Gefährlichkeit unsere Butter und Margarine schön lockend goldgelb gefärbt... Auf der 55. Tagung der Deutschen Gesellschaft für innere Medizin, die im Mai 1949 in Wiesbaden stattfand, platzte die Bombe. Ihr Auslöser war kein Geringerer als Nobelpreisträger Prof. Butenandt, der Direktor des Max-Plank-Instituts für Biochemie. Er gab dieses bisher ängstlich gehütete Todesgeheimnis des

„Buttergelbs" preis. Die Erregung war ungeheuer, und man fragte mit Recht: Werden wir systematisch vergiftet? Sind wir alle schutzlos den hinterhältigen Anschlägen eines Giftmörderkonzerns ausgeliefert? Schauen Bundes- und Länderbehörden der zynischen und die Volksgesundheit bedrohenden Übertretung der im Grundgesetz feierlich beschworenen Bestimmungen, die auch der Lebensmittelüberwachung gelten, tatenlos zu? ..."
(quelle: http://www.zeit.de/1954/24/werden-wir-vergiftet)

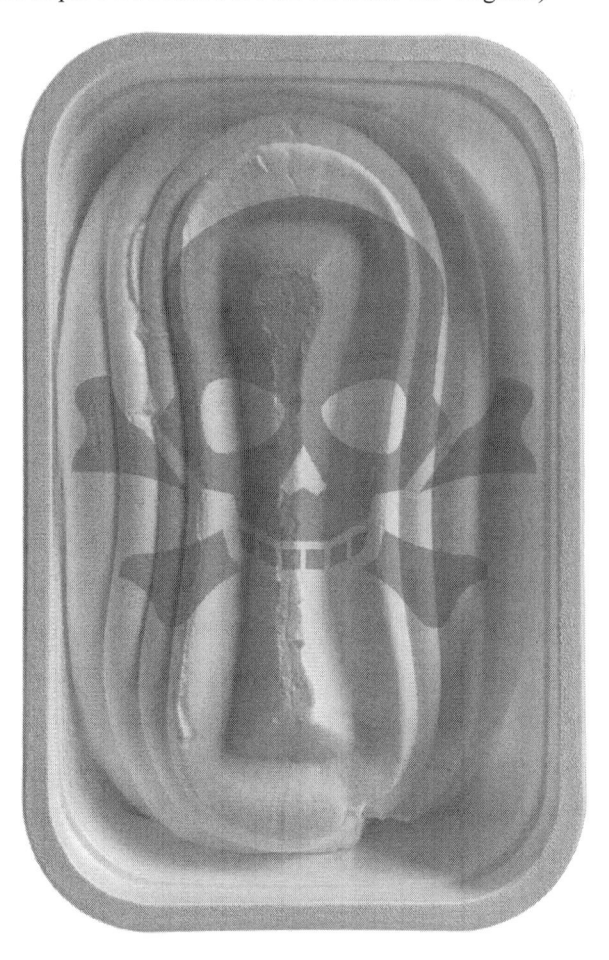

Gehärtete Öle

Sie werden normalerweise verwendet, um industriell verarbeitete Lebensmittel haltbar zu machen. Doch gehärtete Öle verändern die Struktur und Flexibilität der Zellmembranen im ganzen Körper und das kann zu einer Reihe von schweren Erkrankungen, auch Krebs, führen.

Immer wieder warnen Experten vor Öl mit Bestandteilen der sogenannten polyzyklischen aromatischen Kohlenwasserstoffe (PAK), diese sind krebserregende Substanzen. Auch manche Olivenöle und in Öl eingelegte Lebensmittel wie Muscheln können häufig derartige Substanzen enthalten.

In Butter kann man neben Pestizid-Rückständen auch eine erhöhte Konzentration an Östrogenen feststellen. Sie stammen aus der Milch. Es ist bekannt, dass Kuhmilch aus Massentierhaltung hormonhaltig ist. Diese Milch enthält zu viel Estronsulfat. Diese Östrogenverbindung steht unter Verdacht, Hoden-, Prostata- und Brustkrebs erzeugen zu können.

In Ölen und Fetten findet man die Stoffgruppe der Glycidyl-Fettsäureester. Sie enthalten einen gefährlichen Stoff namens Glycidol. Glycidol ist in Öl und Margarine enthalten und entsteht bei der Raffination von Fetten. Die Chemikalie dient als Grundstoff zur Herstellung von Arzneimitteln, Süßstoffen, Aromen und Insektengiften. Das BfR (Bundesinstitut für Risikobewertung) und andere Fachinstitutionen stufen den Stoff aber einhellig als krebserregend ein. In vielen Produkten, wie Schmalzgebäck, Fertiggerichten, Speiseeis findet man gehärtetes Fett. Vor allem Säuglinge sind sehr gefährdet, denn das Pflanzenfett steckt auch in der Flaschennahrung.

Je nachdem welche Lobby-Studie man gerade liest, kann Margarine ein gutes oder ein gefährliches Fett sein, auch wenn sie heute aus pflanzlichem Öl (ungesättigtem Fett) stammt. Durch das Härten pflanzlicher Öle entstehen jedoch die gefürchteten gesättigten Fettsäuren. Der in der Margarine-Produktion übliche Prozess der Fetthärtung lässt Spuren von toxischen Metallen wie Nickel oder Aluminium im Endprodukt zurück. Beim Härten von Pflanzenölen können die sogenannten Trans-Fettsäuren, die nachweislich das Herzinfarktrisiko erhöhen und eventuell krebserregend sind, entstehen, auch wenn heutzutage die feste Konsistenz der Margarine durch den Prozess des „Umesterns" erreicht wird. Halbfettmargarine muss außerdem noch künstlich konserviert werden, was sie noch ungesünder macht.

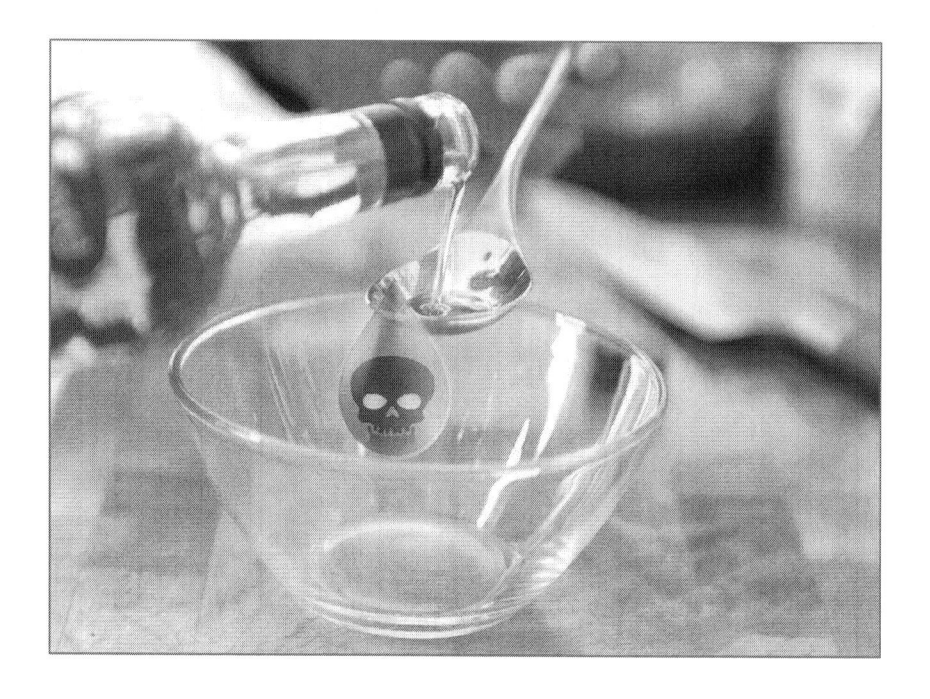

B7.17 Krebserregende Stoffe in Getränken: Bier, Wein, Wasser, Spirituosen, Säfte, Limonade, Cola

- **Limonaden und Cola**

Limonade oder Cola enthalten viele Stoffe, die Krebs verursachen können. Eine Studie zeigt, dass Softdrinks das Krebs-Risiko um 87% erhöhen. Wer regelmäßig zuckerhaltige Softdrinks (Cola, Limonaden und gesüßte Teelimonaden/Eistees) trinkt, wird schneller an Bauchspeicheldrüsenkrebs erkranken! Das ergab eine Studie, die mehr als 60.000 Männer und Frauen über einen Zeitraum von 14 Jahren begleitete und die 2012 veröffentlich wurde.

Coca-Cola beinhaltet 4-Methylimidazol, einen krebserregenden Farbstoff. In einem Bericht mit dem Titel „Cancer causing chemicals found in cola coloring ingredient" auf www.naturalnews.com/031383_caramel_coloring_cola.html ist zu lesen:

„The 'caramel coloring' used to color all the top cola brands isn't natural caramel coloring at all. Instead, it's made by reacting sugars with ammonia and sulfites at high temperatures. This reaction results in the formation of 2-methylimidazole and 4-methylimidazole, both of which are chemicals documented by the U.S. government to cause cancer in mammals."

Viele Erfrischungsgetränke, dazu zählen Cola, Fanta, Limonade, nicht-100%iger Multivitaminsaft, FUN ONE Zuckerfrei, Fitness Cherry, Eistee, Weißtee & Birne, Grüntee & Traube, Pfirsich oder Rooibostee, auch Säfte, die nicht 100% natürlich und am besten direkt gepresst sind, strotzen nur so vor krebserregenden Substanzen in allen Variationen (Farbstoffe, Süßstoffe,

Konservierungsstoffe oder Chemikalien wie 4-Methylimidazol) und vor allem Zucker.

Die große Gefahr liegt oft nicht in den einzelnen Stoffen, sondern in denen, die die Hersteller dem Verbraucher gar nicht nennen, die durch chemische Reaktionen, wenn verschiedene Stoffe sich mischen, entstehen. Dem Verbraucher wird immer nur erzählt, Ascorbinsäure oder Natriumbenzoat seien allein nicht gefährlich. Aber wie so oft lauert die Gefahr in der Kombination der Stoffe.

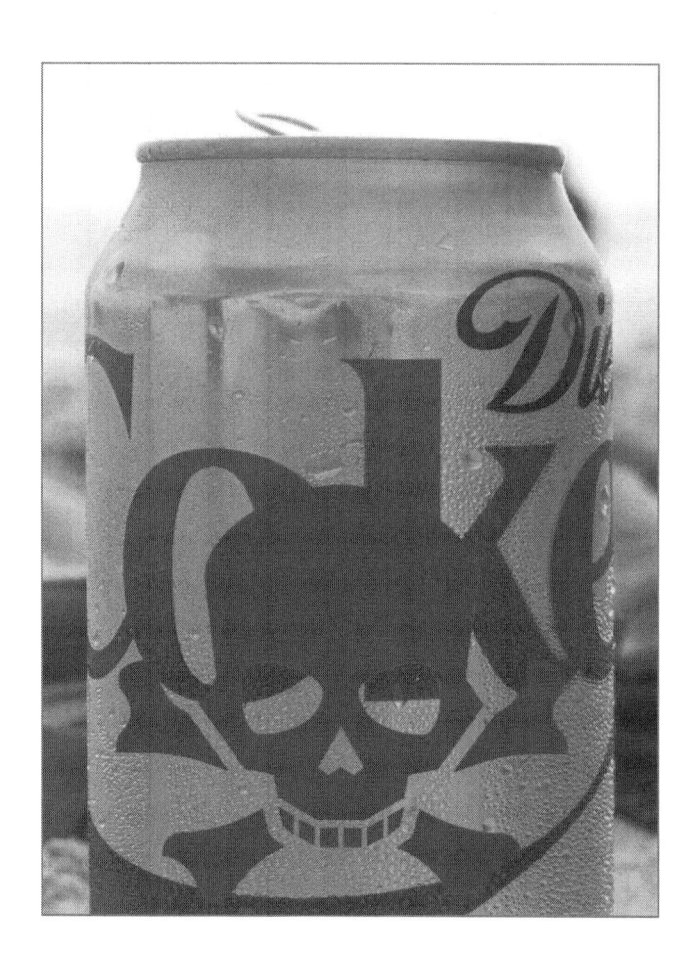

Giftiges krebserregendes Benzol in Erfrischungsgetränken

Eine schockierende Untersuchung eines Erfrischungsgetränke-Tests des NDR-Magazins „Markt" zeigte, dass in vielen Erfrischungsgetränken Benzol in gefährlichen Mengen enthalten ist. Benzol ist krebserregend. Der Grenzwert war bis zu 6-mal höher als der für Wasser zugelassene. Wenn bei den Inhaltsstoffen folgende Stoffe verzeichnet sind: Benzoesäure, (zum Beispiel Natriumbenzoat, als Konservierungsstoff) und Ascorbinsäure (Vitamin C), kann sich dadurch Benzol bilden.

Auch im Modegetränk Bubble Tea wurden die gesundheits- und krebsgefährdenden Stoffe Styrol, Acetophenon entdeckt.

Getränke in Plastikflaschen sind ebenfalls eine Gefahr für die Gesundheit, da im Plastik Weichmacher enthalten sind, die sich dem Getränk beimischen könnten. Weichmacher sind bekannt für ihre kanzerogene Wirkung.

Diätgetränke sind gefährliche Krebserkrankungsquellen.

Ab einer Aspartam-Diät-Limo pro Tag steigt die Krebsgefahr, mehr dazu in Teil B Kapitel 7.21. „Diät-Lebensmittel, Light-Produkte und Nahrungsergänzungsmittel".

- **Alkohol**

Es wird heftig gestritten – auch unter Forschern – ob Wein schädlich oder vielleicht sogar gesundheitsfördernd ist. Aber alle sind überzeugt, dass Alkohol im Allgemeinen krebsfördernd ist. Alkohol entzieht dem Körper Vitamine und Magnesium und so fällt es dem Körper schwerer, freie Radikale abzuwehren. Freie Radikale sind aggressive kleine Elektronenteilchen. Sie sind höchst reaktionsfreudige Moleküle, die aggressiv mit anderen Molekülen reagieren. Sie lassen Körperzellen schneller altern und sind krebserregend. Krebs, Herz-Kreislauf-Erkrankungen, Schäden an der Linse und der Netzhaut des Auges und teilweise auch degenerative Nervenerkrankungen wie Alzheimer und Parkinson bezeichnet man heute als Freie-Radikale-Erkrankungen.

Starker und regelmäßiger Alkoholkonsum kann Krebs gerade im oberen Verdauungstrakt (Mundhöhle, auch Rachen, Kehlkopf und Speiseröhre), im Dickdarm und in der Leber auslösen. Manche Studien meinen, dass Alkohol auch bei Brustkrebs mitwirken kann. Eine Studie aus Frankreich konnte nachweisen, dass ein täglicher Konsum von mehr als 80 Gramm Reinalkohol, ca. 2,5l Bier, die Wahrscheinlichkeit, an Speiseröhrenkrebs zu erkranken, um das 18-fache erhöht. Zusammen mit Zigaretten erhöht sich die Wahrscheinlichkeit um das 44-fache. Anscheinend ist die Art des Alkohols für die Entwicklung von Krebs nicht von Bedeutung, sondern allein die getrunkene Alkoholmenge.

In vielen alkoholischen Getränken (Likörwein, Portwein, Sherry, einigen Obst- und Traubenbränden, Wein, Bier usw.) ist der krebserregende Stoff Acetaldehyd enthalten. Die Internationale Krebsforschungsagentur (IARC) bewertet laut *Spiegel online* Acetaldehyd als eindeutig krebserregend im Tierversuch und als wahrscheinlichen Auslöser von Tumoren beim Menschen. Auch als Aromastoff-Zusatz kann Acetaldehyd in der Lebensmittelkette vorkommen. Das giftige Abbauprodukt Acetaldehyd hat eine schädigende Wirkung auf die menschliche DNA, so begünstigt es die Krebsentstehung.

Bei der Herstellung von Wein spielt die Chemie auch eine große Rolle, wie in dem Buch „Chemie in Lebensmitteln" nachzulesen ist. In vielen Weinen werden Pestizidrückstände (von den Trauben) gefunden. Einige französische Weine waren einmal durch Rückstände von Pestiziden kontaminiert, deren Konzentration bis zu tausendfach über den gesetzlichen Grenzwerten für Leitungswasser lag. Das ist extrem hoch und kann nicht ohne Schaden durch den Körper gehen. Vielen Weinen werden Sulfite zugesetzt, ein Konservierungsstoff, der aber massive Kopfschmerzen oder Migräne auslösen kann. Sulfite sind mittlerweile auch kennzeichnungspflichtig.

Es sind sogar schon gefährliche Weichmacher in Weinen gefunden worden...

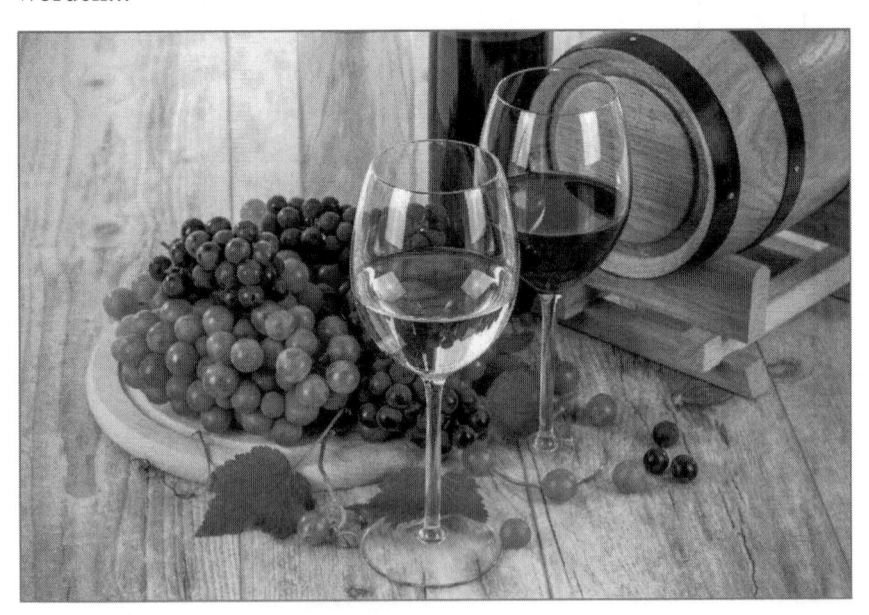

- **Mineralwasser**

Viele aromatisierte Wassersorten enthalten keine echten Früchte. Wasser mit knackigem Apfel, spritziger Zitrone oder süßer Erdbeere, die wir auf den Etiketten sehen, enthalten künstliche Aromen und viel Zucker. In Mineralwasser mit Geschmack hatte die Stiftung Warentest bei einer Untersuchung krebserregendes Benzol entdeckt.

Was das Mineralwasser außerdem kontaminieren kann sind die Plastikflaschen. Aus diesen können sich Chemikalien, wie Weichmacher, herauslösen und das Wasser verunreinigen, ohne dass der Verbraucher es sieht. Bei der Herstellung von PET-Flaschen bzw. bei ihrer Lagerung kann als Abbauprodukt Acetaldehyd entstehen und in den Flascheninhalt übergehen. Dieser Stoff ist besonders in kohlensäurehaltigen Getränken zu finden. Das teuerste Mineralwasser schnitt im Test sogar am schlechtesten ab, so eine Studie der Österreicher Verbraucherzeitschrift *Konsument*.

B7.18 Krebserregende Stoffe in Zucker, Süßstoffen, Süßigkeiten Schokolade, Honig

Zucker kann wie ein Gift wirken. Das Gift schmeckt aber so gut und macht uns glücklich mit Schokoladen, Süßigkeiten, Eis, Kuchen, Joghurt, Naschzeug, Fertiggerichten, Medikamenten, Getränken usw. Täglich landet es in Erwachsenen und Kindern, sogar in Babys und ist doch einer der größten Killer überhaupt, wie Studien aus den USA zeigen. Bis zu 35 Millionen Menschen sterben jährlich indirekt an Konsum vom Zucker.

Krebs liebt Zucker und besonders industriellen Zucker (raffinierten Zucker). Industrieller Zucker ist in fast allen Fertiggerichten, Softdrinks, Backwaren, Baby- und Kleinkindnahrung versteckt, oft unter anderem Namen wie Saccharose, Sirup, Fruchtzucker, Fructose, Glucose, Laktose, Maltose E-Nummer oder auch nur einer chemischen Formel. Viele Produkte werden mit der Aufschrift „ohne Zuckerzusatz" beworben, enthalten aber als Inhaltsstoff Fructose. Das ist eine klare Lüge, da Fructose Zucker ist, der aus Mais gewonnen wird. Der US-Forscher Robert Lustig, der mit seinem Team eine Studie über die „giftige Wahrheit" von Zucker durchgeführt hat (veröffentlicht in *Nature* Bd. 482 2012) sagte: „Es gibt immer mehr wissenschaftliche Beweise dafür, dass Fructose etliche chronische Krankheiten auslösen kann und giftig für die Leber ist. [...] Ein bisschen Zucker ist zwar kein Problem, aber viel Zucker tötet – wenn auch nur langsam."

Zucker macht dick und fett und Krebs liebt es da, wo Fett ist.

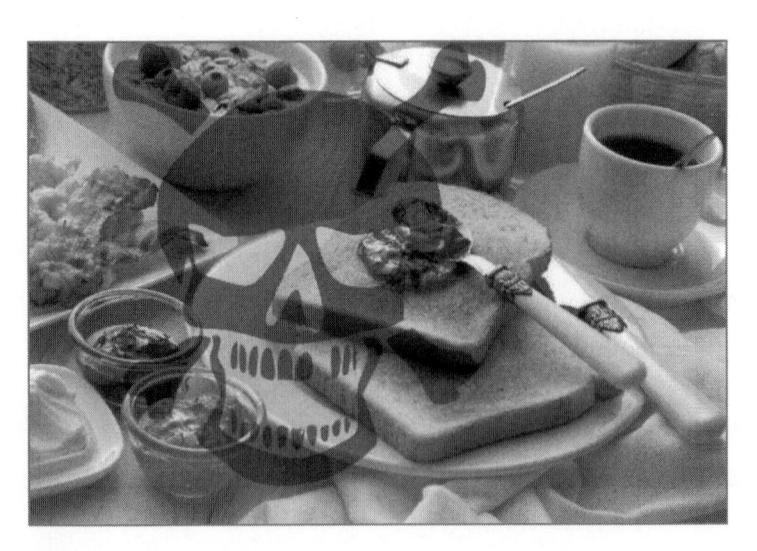

Es ist wissenschaftlich bewiesen, dass Tumorzellen zur Vermehrung viel Zucker brauchen. Viele Forscher, wie Professor Lewis Cantley, von der Harvard Medical School vermuten, dass in einigen Fällen ein hoher Zuckerkonsum Krebs überhaupt erst entstehen lässt. Und mit raffiniertem Zucker (industriell hergestelltem Zucker) treibt man den Insulinwert noch schneller nach oben und lässt die Krebszellen auch viel schneller wachsen als mit normalem Zucker.

Dank Fructose können sich Krebszellen blitzschnell reproduzieren und im menschlichen Körper ausbreiten, wie Wissenschaftler der Universität von Kalifornien, Los Angeles in einer Studie bewiesen haben. Billiger Sirup in Getränken und Fertigprodukten besteht bis zu 90 Prozent aus Fructose (Maissirup wird bevorzugt, da die Industrie damit viel Geld spart).

Süßstoffe können krebserregend sein

Aspartam stand bis Mitte der 70er Jahre als Kampfstoff zur biochemischen Kriegsführung auf der Liste der CIA.

Viele Süßstoffe, wie Aspartam E951, Cyclamat E952, (seit 1969 in den USA verboten), Saccharin E954, Neotam E 961 und Maissirup (HFCS) sind krebserregend. Sie sind bei der Industrie sehr beliebt, denn sie sind wesentlich billiger als Rohrzucker und sind in tausenden Produkten enthalten – vom Softdrink über Kaugummis und Gebäck, bis hin zu Medikamenten.

Da Aspartam zurecht in Verruf kam (krebserregend) entwickelte die Industrie Neotam. Aber Neotam ist lediglich ein viel besseres, bzw. ein viel schlimmeres Aspartam. In der Europäischen Union wurde Neotam am 12.01.2010 als Süßstoff und

Geschmacksverstärker, mit der E-Nummer 961, für Nahrungsmittel zugelassen. Da es billiger ist als Aspartam, wird es von der Industrie vermehrt genutzt. Es wird aus Aspartam und 3,3-Dimethylbutyraldehyd synthetisiert ist und 7.000-13.000 Mal süßer als Zucker und 30-60 Mal süßer als Aspartam (E951). Manche Studien zeigen, dass Neotam wesentlich toxischer ist als Aspartam.

Der Fall Aspartam: Obwohl die Substanz schon längere Zeit als Süßstoff zugelassen war, kam in Studien an schwangeren Frauen sowie im Tierversuch der Verdacht auf, sie könne das Krebsrisiko steigern. Die europäische Lebensmittelbehörde EFSA bewertete Aspartam daher neu. Einen Beleg für eine krebssteigernde Wirkung fanden die EFSA-Experten dabei nicht. Bei einer erneuten Prüfung 2013 kamen die Gutachter zu dem Schluss, dass Aspartam so, wie es derzeit in der EU verwendet wird, unbedenklich ist, aber wie gesagt, viele unabhängigere Studien zeigen das Gegenteil. Solange die Industrie viele Studien und viele Menschengruppen und Organisationen finanziert, wird es sehr schwierig sein, die Wahrheit zu finden. Die einzige Wahrheit heißt deswegen einfach VORSICHT.

Raffinierte Zucker und Süßstoffe findet ihren Einsatz besonders in Plätzchen, Kuchen, Limonade, Säften, Schokolade, Saucen, Müslis, Dippsaucen, Backwaren, Konserven, Milchprodukten und in vielen anderen beliebten, zumeist industriell verarbeiteten Lebensmitteln. So tragen sie kräftig und in Ruhe ganz unbemerkt und mit vollem Genuss dazu bei, dass Menschen an Krebs erkranken.

- **Plastikteilchen in Süßigkeiten**

Wir finden auch Weichmacher in vielen Süßigkeiten, in Nutella, Butter, Käse und auch Schlagsahne. Geschätzte 40 % unserer

Lebensmittel enthalten giftige Weichmacher. Zu diesem Ergebnis kam die NDR-Haushaltssendung „Der große Küchen-Check".

Der große Schock kam 2010, als das Bundesumweltamt den gefährlichen Weichmacher DEHP, ein Phthalat, in Nutella identifiziert. DEHP ist einer der gefährlichsten Weichmacher überhaupt. Schon damals untersuchte das Bundesumweltamt 600 Kinder auf den Weichmacher. Ergebnis: Jedes Kind war mit DEHP kontaminiert. Die Werte einiger Kinder wurden von befragten Toxikologen als äußerst bedenklich eingestuft. Neben vermuteter krebserregender Wirkung, haben Studien bewiesen, dass Weichmacher die Geschlechtsorgane der Männer angreifen und sie unfruchtbar machen kann.

- **Honig**

Pflanzengiftstoffe in Honig
In Honig sollen giftige Alkaloide des Jakobskreuzkrautes vorkommen, so Ökotest 2012. Honig ist oft mit diesem krebsauslösenden Pflanzenstoff belastet. Besonders Roh-Honig aus Süd- und Mittelamerika ist betroffen, aber geringe Mengen des Gifts wurden auch in europäischem Honig festgestellt.

Das Jakobskreuzkraut ist ein gelb blühendes Unkraut, das hochgiftige Alkaloide bildet, die sogenannten Pyrrolizidinalkaloide (PA). Große Mengen können zu tödlichen Erkrankungen führen (Leberfunktionsstörungen). Bei Tieren hat man festgestellt, dass kleine Mengen Erbgutschäden und Krebs verursachen können. Das Bundesinstitut für Risikobewertung (BfR) stuft diese Gefahr als ernst ein, falls sehr viel Honig verzehrt wird. Kinder könnten unter Umständen gefährdet sein. Grenzwerte gibt es bislang nicht für Lebensmittel, für Medikamente schon. Da fragt man sich, wie kann etwas in Medikamenten streng geregelt (weil gefährlich) und in Lebensmitteln beliebig vorhanden sein? Allein die Tatsache, dass es einen Grenzwert für diesen Stoff bei Medikamenten gibt, ist ein Hinweis dafür, wie gefährlich er sein kann. PA gelangen aus dem Nektar der Pflanze über die Biene in den Honig. In hoher Dosis wirkt dieser Stoff giftig und kann schwere Leberschäden verursachen.

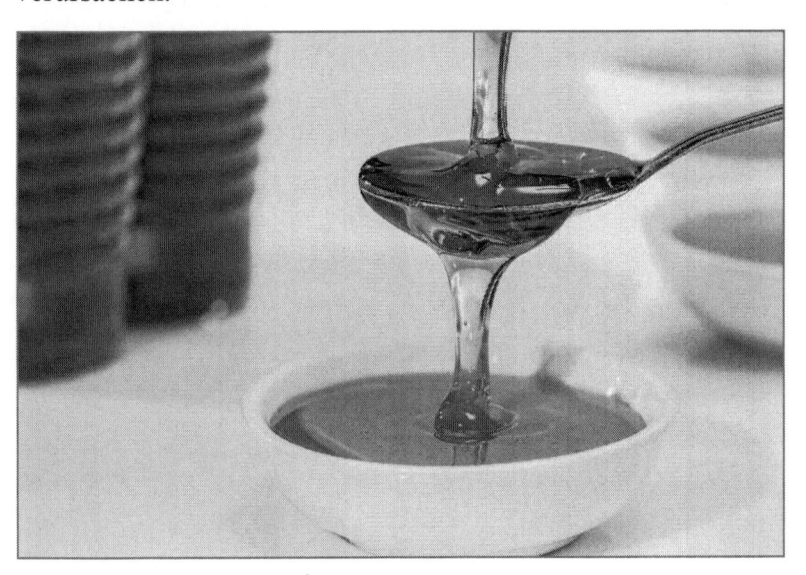

- **Schokolade**

Laut Studien des Bundesinstituts für Risikobewertung (BfR) enthält vor allem Bitterschokolade aus Südamerika den Stoff Cadmium. Cadmium ist ein Schwermetall, das Nieren und Knochen schädigt und in hohem Maß krebserregend ist. Je höher der Kakao-Anteil, desto höher auch die Cadmiumbelastung.

B7.19 Krebserregende Stoffe in Tees, Baby-Tees und: Ist Kaffee krebserregender als ein Pestizid?

B7.19.1 Tee

In Ausgabe 11/2014 der Stiftung Warentest wurde über eine Untersuchung mit 27 schwarzen Tees berichtet: 19 Darjeelings und 8 Ceylon-Assam-Mischungen. Es wurden zu hohe Werte an potentiell erbgutverändernden und krebserregenden Stoffen festgestellt:

Pyrrolizidinalkaloide (PA)

Im Ceylon-Assam-Tee von Kaufland wurden große Mengen dieses Gifts gefunden. Nur ein Beutel dieses Tees enthielt 0,9 Mikrogramm! Normalgewichtige Personen sollten täglich nicht mehr als 0,4 Mikrogramm des Stoffes zu sich nehmen. Und mit nur einem Beutel Tee nimmt man schon doppelt so viel zu sich.

Für PA in Lebensmitteln gibt es in Deutschland keine gesetzlichen Grenzwerte, aber erstaunlicherweise gibt es einen gesetzlichen Grenzwert im Arzneimittelbereich.

PAK (polyzyklische aromatische Kohlenwasserstoffe)

Von den 27 getesteten Teesorten hatten 12 erhöhte PAK-Werte. PAK sind krebserregend. Wissenschaftler behaupten, dass kleine Mengen nicht gefährlich seien, aber die Menge macht das Gift. Und PAK befinden sich leider auch in vielen anderen Produkten, wie in geräucherten Lebensmitteln, aber auch in den Abgasen die wir einatmen. So nimmt man doch zu viele PAK am Tag zu sich.

Weitere gefundene Gifte waren: **Anthrachinon** (in18 der 19 Darjeelings). Das Gift verstärkt die dunkle Färbung des Tees. Das Problem ist, dass dieser Stoff bei Tieren Krebs auslöst, außerdem wirkt er sehr stark abführend. Als empfohlener Höchstwert wird pro Kilogramm Tee 20 Mikrogramm genannt. Bei den Tests wurden aber Werte bis 76 Mikrogramm gefunden!

Und **Mineralölbestandteile (MOAH)**, die in 15 Tees nachgewiesen wurden. Sie sind potentiell krebserregend.

B7.19.2. Krebserregende Stoffe in Kräuter- und Bio-Baby-Tees

Das Bundesinstitut für Risikobewertung warnte schon 2013 vor übermäßigem Konsum von Tees, weil viele davon krebserregende Stoffe enthalten! Das Amt warnte Kinder, Schwangere und stillende Mütter davor viele Kräutertees zu trinken. Es hieß: Erwachsene, die mehr als fünf Tassen Kräutertee am Tag trinken, erhöhen die Krebsgefahr stark. Studien belegen dies. Pyrrolizidinalkaloide sind in hohen Mengen in Tee, Kräutertee und getrockneten Heilpflanzen vorhanden. Für Kinder, Schwangere und Stillende könnten die Schadstoffe im Kräutertee gefährlich sein. Wissenschaftler finden „unerwartet hohe Gehalte an Pyrrolizidinalkaloiden", kurz PA, in Kräuter- und anderen Tees.

Das Bundesinstitut für Risikobewertung warnte im Sommer 2013 davor, dass viele Kräuterteesorten mit krebserregenden Substanzen belastet sind! Vor allem Kinder, Schwangere und Stillende sollten nicht zu viel Kräutertee trinken. Erwachsene, die mehr als fünf Tassen Tee am Tag trinken, könnten sich sehr schaden.

Die Experten untersuchten in einer Studie insgesamt 221 verschiedene handelsübliche Kräutertee- und Teeproben sowie Teedrogen (getrocknete Heilpflanzen). Darunter unter anderem Baby-Fencheltee, Kamillentee, Brennnesseltee, Melissentee und Pfefferminztee. In vielen von ihnen seien hohe Gehalte der sekundären Pflanzenstoffe, die Pyrrolizidinalkaloiden (PA), gefunden worden, erklärte Andreas Hensel, Präsident des Bundesamtes für Risikobewertung (BfR). Sekundäre Pflanzenstoffe sind Stoffe, die bestimmte Pflanzen ganz natürlich zur Abwehr gegen Fressfeinde und mikrobiellen Angriff bilden und darüber hinaus als Wachstumsregulatoren wirken. In Untersuchungen hat man festgestellt, dass diese Stoffe im Tierversuch Krebs auslösen.

In einem aktualisierten ÖKO-TEST (einige Monaten später) wurden 15 Tees untersucht, zwei konventionell hergestellte und sogar drei Bio-Tees enthielten Pyrrolizidinalkaloide. Schwangere, Stillende und Kinder sollten daher nicht ausschließlich Tee trinken, beziehungsweise diesen abwechselnd mit anderen Getränken konsumieren.

B7.19.3. Kaffee

Acrylamid

2014 veröffentlichte die Europäische Behörde für Lebensmittelsicherheit einen Bericht, in dem sie vor Acrylamid in geröstetem Kaffee warnt. Löslicher Kaffee enthält laut dem Bundesamt für Verbraucherschutz und Lebensmittelsicherheit (BVL) bis nahezu 5000 Mikrogramm Acrylamid pro Kilogramm. Normaler Pulverkaffee enthält laut BVL bis zu 574 Mikrogramm Acrylamid pro Kilogramm. Bei 3-4 Tassen Kaffee am Tag kann man sich vorstellen, in welche Gefahr wir uns und unseren Körper bringen. Acrylamid entsteht, wenn Lebensmittel mit Temperaturen von mindestens 150 Grad zubereitet werden.

Krebs durch Furan im Vollautomatenkaffee?

2006 fand eine Untersuchung des *Öko-Test*-Magazins die krebserregende Substanz Acrylamid in allen analysierten Kaffeesorten. Neun von 18 Röstkaffees enthielten mehr als das von den Öko-Testern festgelegte Limit. Darüber hinaus fand man das Schimmelpilzgift Ochratoxin A und den Schadstoff Furan.

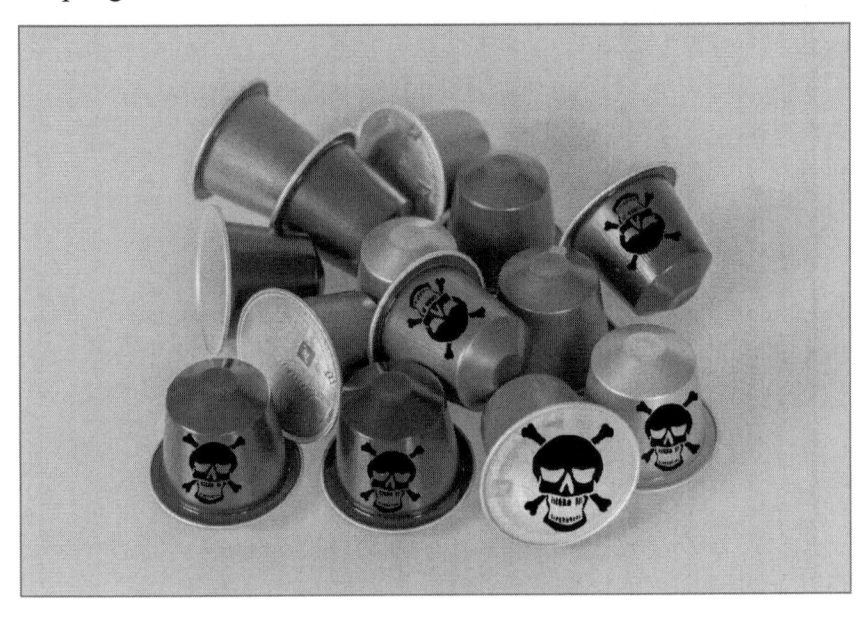

Neben einer Reihe anderer Lebensmittel findet sich auch im Kaffee der Stoff Furan, der unter Verdacht steht, Krebs auszulösen. Furan dient dort als Geschmacksträger. In Tierversuchen lagerte sich der als krebserregend geltende Stoff in der Leber der Tiere ab. Die ZDF-Dokumentation „Alles Bohne – Wie gut ist unser Kaffee?" berichtete darüber. Furan gelangt durch die Brühmethode in den Kaffee. Demnach weist ein mit einem geschlossenen Automaten gebrühter Kaffee höhere Furan-Werte auf als beispielsweise herkömmlich gefilterter Kaffee. Der Kaffee aus Portionskapseln ist ungesünder als der aus der Filtermaschine. Furan ist eine

Substanz, die sich leicht verflüchtigt. Beim Filterkaffee kann sie dies auch tun. Bei der Kapsel-Brühmethode ist sie eingeschlossen und bleibt im Kaffee erhalten. Furan entsteht beim Erhitzen von Lebensmitteln und daher auch beim Filterkaffee. Allerdings ist die Konzentration dieses Stoffes in den Kapseln sehr viel höher: 244 ng/ml im Vergleich zum Filterkaffe mit nur 78 ng/ml.

In einer NDR-Doku wurde berichtet, wie giftig es in Kaffeeplantagen zugeht. Nicht der Kaffee selbst ist giftig, sondern die eingesetzten Chemikalien. Es ist davon auszugehen, dass die verwendeten Gifte auch in den gerösteten Kaffeebohnen nachzuweisen wären. Man kann nicht wirklich glauben, dass diese ganzen Gifte beim Rösten tatsächlich restlos abgebaut werden, wenn gleichzeitig ähnliche Gifte bei anderen Produkten auch nach der Verarbeitung nachgewiesen sind.

Ist eine einzige Tasse Kaffee krebserregender als ein Pestizid?

Manche Experten meinen sogar, dass Kaffee gefährlicher sei als Pestizide. Diese Meinung vertritt der bekannte US-amerikanische Biochemiker Bruce Ames in „Dietary Pesticides (99.99 % all natural: carcinogens/mutagens/clastogens/coffee)". Er meint, dass sich Kaffeesäure beim Verfüttern in großen Mengen an Ratten und Mäusen als krebserregend erwiesen hat. Eine Tasse Kaffee enthält 10 Milligramm Kaffeesäure. Diese Menge vergleicht er mit dem Gehalt an Pestizidrückständen einiger krebserregender Pestizide in Lebensmitteln, der aufs Jahr verteilt unter 10 Milligramm ist. Bruce Ames war Forscher am Children's Hospital of Oakland Research Institute (CHORI) und war Direktor des „National Institute of Environmental Health Science" an der University of California,

Berkeley. Er erforschte die Verbindung zwischen Folsäuremangel und Schäden an der DNA und Chromosomen, welche zu Krebs und anderen Krankheiten führen können. In den 1970er Jahren erfand Ames den nach ihm benannten Ames-Test und erhielt über 25 Auszeichnungen. Für seine These zum Kaffee konnte ich bei meinen Recherchen keine klare Bestätigung oder Widerlegung finden. Aber ich habe bei vielen Forschern und Forschungsinstituten nachgefragt und setze meine Recherche weiterhin fort.

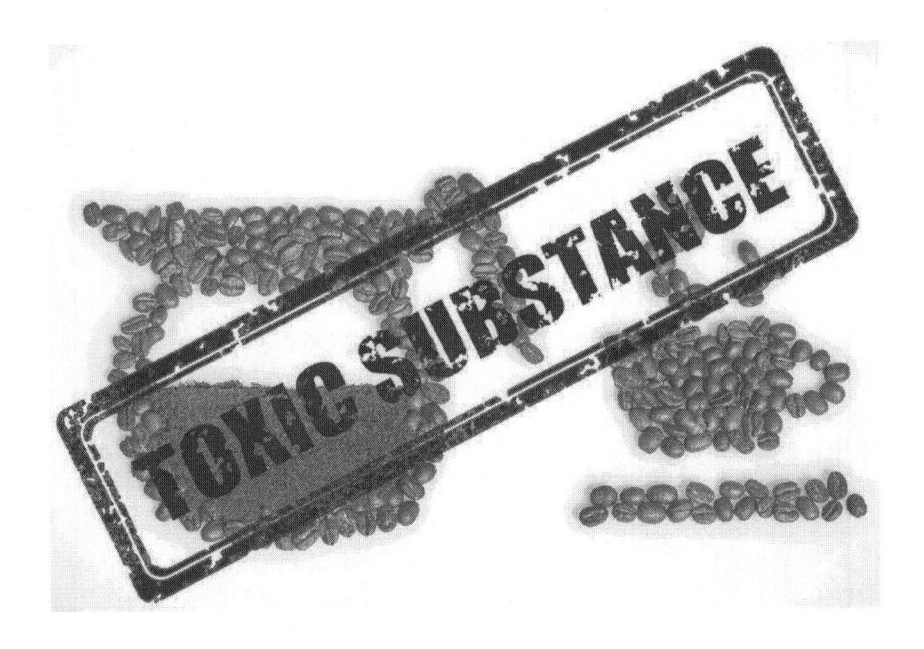

B7.20 Krebserregende Stoffe in Fertig- und Tiefkühlgerichten — Krebscocktail im Industrieessen

Fertig- und Tiefkühlgerichte sind gefährliche Quellen krebserregender Stoffe für den Körper.

Dieses Essen wird zum Teil fast nur aus künstlichen Produkten hergestellt. Manche benutzen zum Beispiel Lebensmittelimitate (Pizza mit Käse ohne Milch, Salami ohne Fleisch). Fertiggerichte enthalten zu viele gefährliche Konservierungs-, Farb-, Geschmacks- und Aromastoffe, schlechtes und zu viel Fett sowie künstlich hergestellten Zucker und sind somit ein wahrer Krebscocktail für den Körper. Alle Gifte, die ich bis jetzt behandelt habe und noch viele, die wir gar nicht erkennen und nicht nachverfolgen können, befinden sich in Fertiggerichten.

2012 gab es eine Rückrufaktion bei Rewe: Der Handelskonzern rief eine bestimmte Sorte Tiefkühl-Forellen zurück. Bei einer Untersuchung war Malachitgrün nachgewiesen worden. Malachitgrün ist ein Farbstoff, der laut Bundesinstitut für Risikobewertung (BfR) unter Verdacht steht, krebsauslösend zu sein und das Erbgut zu schädigen. PENNY rief ebenfalls eine Sorte Bio Tiefkühl-Broccoli zurück, weil diese die gefährliche Chemikalie Chlorat enthielt. Chlorat ist krebserregend. Zwar wurden die Produkte zurückgerufen, aber wie viele Menschen hatten bis dahin schon den Fisch oder den Broccoli gegessen? Die Frage ist auch, welche gefährlichen Produkte gar nicht gefunden werden bzw. ob darüber überhaupt berichtet wird?

Bei einer Untersuchung des Bayerischen Landesamtes für Gesundheit und Lebensmittelsicherheit wurden 2013 in tiefgekühltem Beerenobst (Erdbeeren, Heidelbeeren und Himbeeren) Rückstände von Pflanzenschutzmitteln gefunden.

Man könnte so viele Beispiele zitieren, die beweisen, dass man mit Tiefkühlessen besonders vorsichtig umgehen muss.

Der sehr gefährliche Weichmacher DEHP wurde auch in Fertigprodukten und Konserven sowie in fetthaltigen Würzsoßen gefunden. Stärker belastet sind laut der Studie auch Mayonnaise oder Gemüse und Fisch aus Gläsern.

Der häufige Verzehr von frittierten Tiefkühlgerichten kann das Risiko für Prostatakrebs erhöhen. Studien zeigen, dass Menschen die sich ständig von Fertiggerichten und Tiefkühlessen ernähren, häufiger an Krebs erkranken. Eine Studie aus den USA hat gezeigt, dass Männer, die mindestens einmal in der Woche frittierte Tiefkühlkost wie Pommes frites, Hähnchennuggets oder in Fett gebackenes Gebäck wie Donuts essen, um 35 Prozent stärker prostatakrebsgefährdet sind als andere, die höchstens einmal im Monat zu diesen Produkten greifen. Beim Erwärmen von Essen mit sehr hohen Temperaturen, wie es beim Frittieren der Fall ist, kann Acrylamid entstehen. Dieser Stoff steht im Verdacht, Krebs auszulösen.

B7.21 Diät Lebensmittel, Light-Produkte und Nahrungsergänzungsmittel

Fast alle wissenschaftlichen Studien warnen vor Diät-Lebensmitteln und Diätgetränken sowie Light-Produkten. Diätgetränke, wie Cola Light, sind schlimmer für die Gesundheit als die normalen zuckergesüßten Limonaden. „Diät"-Limo und andere Diät-Getränke und -Lebensmittel können krebserregend sein.

Alle diese auf den ersten Blick gesünderen Getränke enthalten Aspartam. Aspartam ist ein synthetisch hergestellter Süßstoff. Als Lebensmittelzusatzstoff wird es als E 951 deklariert. Der Stoff wird verdächtigt, stark krebserregend zu sein. Aspartam ist ein weit verbreiteter Inhaltsstoff vieler Produkte wie etwa Softdrinks, Süßwaren, Backwaren und Milchprodukte.

Ab einer Aspartam-Diät-Limo pro Tag steigt die Krebsgefahr!

Die Ergebnisse einer aktuellen Aspartam-Studie (insgesamt 77.218 Frauen und 47.810 Männer nahmen an den Studien teil, die über einen Zeitraum von 22 Jahren liefen) zeigen: Schon eine Dose Diät-Limo (Cola light, Eistee ohne Zucker, *sugarfree*, Diät-Fruchtschorle oder andere Light-Getränke) von 355 ml am Tag

- erhöht das Krebsrisiko von Leukämie (Blutkrebs) um 42%
- erhöht bei Männern das Risiko, an multiplen Myelomen (Knochenmarkskrebs) zu erkranken um 102%
- erhöht bei Männern das Risiko, am Non-Hodgkin-Lymphom (Lymphdrüsenkrebs) zu erkranken um 31%

Jeweils verglichen mit Kontrollpersonen, die keine Diät-Limos tranken.

Bereits in der Vergangenheit fanden unabhängige Wissenschaftler heraus, dass der Konsum von Aspartam zu verschiedenen

Krankheiten, wie krebsartige Tumoren, Lymphomen, Leukämie, Nervenschäden, Nierenversagen, Anfällen und vorzeitigem Tod führen kann.

Weitere Stoffe, wie Sucralose, die angeblich aus Zucker gewonnen sein soll, verursachen Funktionsstörungen des Gehirns und des Nervensystems, Migräne und Krebs. Außerdem schwächen sie das Immunsystem.

Auch der Konsum von Saccharin ist nicht zu empfehlen.

Viele Diätlebensmittel enthalten Zusatzstoffe, die dazu beitragen, dass Fett im Körper aufgebaut wird. Es ist bewiesen, dass Fett Krebserkrankungen fördert. Auch wenn Aspartam, Sacharin und Co. keine Kalorien liefern, führen sie trotzdem dazu, dass man fett wird. Da der Körper naturgemäß an seinem Kalorienkonto festhält, fordert er nach einem Light-Joghurt einen zweiten und einen dritten. Und zwangsweise wird man dick.

Das Komische dabei ist, dass sich viele Produkte deswegen „Diät" nennen, weil sie anstelle von normalem Zucker Süßstoffe enthalten und somit zwar kalorienarm sind, aber keinesfalls zum Abnehmen führen.

In vielen Diätprodukten und Schlankheitsmittelen hat die Verbraucherzentrale NRW krebserregende Substanzen wie Sibutramin oder das wahrscheinlich krebserregende Phenolphthalein gefunden, obwohl sie als rein pflanzlich deklariert wurden.

B7.22 Genveränderte Lebensmittel

Viele Studien zeigen, dass genveränderte Lebensmittel das Wachstum von Krebszellen beschleunigen können. Mögliche Auswirkungen gentechnisch veränderter Produkte auf die Gesundheit sind noch lange nicht gut erforscht. Genveränderte Nutzpflanzen sind oftmals sehr stark mit Pestiziden belastet. Es konnten bereits in mehreren Studien bei Tierversuchen und bei Menschen Stoffe und Rückstände gentechnisch veränderter Organismen im Blut nachgewiesen werden. Eine Studie aus Kanada bestätigte, dass Toxine aus gentechnisch veränderten Organismen (GVO) in den Blutkreislauf des Menschen geraten. 2011 wurde diese Studie von Aziz Aris und Samuel Leblanc im kanadischen Fachmagazin *Reproductive Toxicology* veröffentlicht „Maternal and fetal exposure to pesticides associated to genetically modified foods in Eastern township of Quebec, Canada" (in: *Reproductive Toxicology*, 2011 May;31(4):528-33. Epub 2011 Feb 18). Die Untersuchung zielte auf die mütterliche und fötale Belastung durch Pflanzenschutzmittel ab, die in Verbindung mit gentechnisch veränderten Lebensmitteln stehen. Das Blut von 30 Schwangeren und ihren Babys und 39 nicht schwangeren Frauen wurde auf Spuren von Glyphosat, Glufosinat$_2$ sowie deren wichtigste Metaboliten AMPA bzw. 3-MPPA1 untersucht, außerdem auf Spuren von Cry1Ab-Toxinaus Bacillus thuringiensis. Die Frauen wohnten alle in Sherbrooke, einer städtischen Region von Eastern Township im Süden der Provinz Quebec. Keine der Testpersonen hatte einen Partner, der beruflich mit Pflanzenschutzmitteln arbeitete. Das heißt, wenn etwas gefunden wurde, musste es zwangsweise über die Genlebensmittel wie Sojabohnen oder Mais aufgenommen worden sein. In Kanada sind genveränderte Lebensmittel zugelassen.

Aus dieser Studie konnte man schockiert erfahren, dass manche Giftstoffe, die krebserregend sind und benutzt werden, um Schädlinge in Genpflanzen zu töten, den Blutkreislauf der Frauen und der ungeborenen Kinder zu fast 100% erreichen. Im Blut von 93 % der Schwangeren und 80 % der Ungeborenen wurde das Bt-Toxin gefunden. Viele Studien zeigen auch, dass eine große Zahl der Gifte in den Genprodukten nicht durch den Körper abgebaut werden, wie manche Studien behaupten. Diese Gifte wurden bei Untersuchungen im Blut von Tieren, die zuvor Genprodukte wie Mais verzehrt hatten, und im Blut von Menschen gefunden, wie die Forscher in Kanada bewiesen.

Genveränderte Produkte, über die viel gesprochen wird, sind Soja, Mais und Raps

Ist Soja gefährlich? Die die meisten Sojapflanzen sind gentechnisch verändert. Manche Wissenschaftler der Universität Karlsruhe um Professor Dr. Manfred Metzler, Leiter des Instituts für Lebensmittelchemie und Toxikologie, haben nach Untersuchungen festgestellt, dass Abbauprodukte von Soja Krebs verursachen könnten. Einige Abbauprodukte von Soja ähneln krebserregenden Stoffen. Es soll sich um pflanzliche Hormone, die „Phytoöstrogene" handeln. Der Wissenschaftler: „Das heißt, dass diese Substanzen und einige ihrer Abbauprodukte potentiell krebserregend sind." Abschließende Ergebnisse sind das jedoch noch nicht.

Genmanipulierte Lebensmittel wie Genmais sind sowohl mit Herbizid-Wirkstoffen wie Glyphosat, als auch mit Toxinen wie dem Bt-Protein belastet (dieses Toxin soll die Pflanze von innen heraus vor Fressfeinden schützen, es wirkt wie ein Pestizid. Die Pflanzen selbst produzieren somit Gift). Wie gefährlich solche Stoffe sind, wurde schon an Laborratten bewiesen. 2012 zeigte eine Genmais-Studie aus Caen (Frankreich), dass Laborratten, die ihr Leben lang mit gentechnisch verändertem Mais gefüttert wurden, Tumore entwickelten und darüber hinaus unter Organschäden litten. Sie starben früher als die anderen Ratten. Der menschliche Körper scheint nicht in der Lage zu sein, solche Gifte zu zersetzen. Insbesondere Glufosinat gilt als Risikofaktor für die Fortpflanzungsfähigkeit des Menschen. Ein Gutachten der European Food Safety Authority (EFSA) stuft Glufosinat, ein Vorprodukt von 3-MMPA, als krebserregend ein. In Japan zeigten Studien, dass Glufosinat bei Ratten Frühgeburten provoziert.

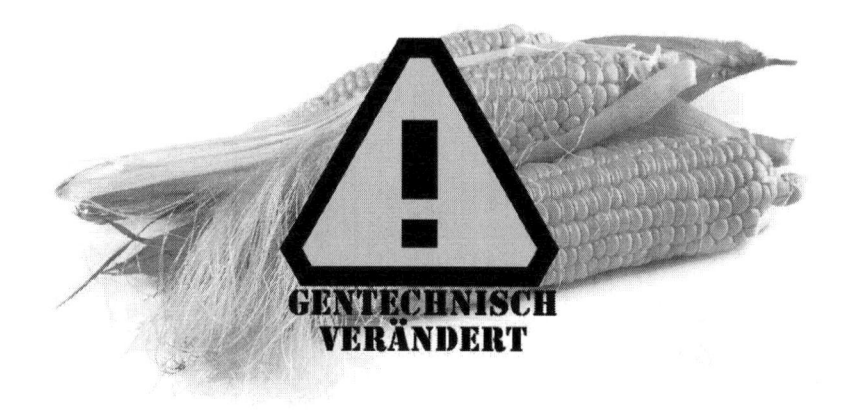

Wie ich meinen Recherchen und den Antworten auf meine Anfragen entnehmen kann, sind endgültige Studien, die GVO inkriminieren oder freisprechen, noch nicht zu Ende geführt. Es gibt aber, wie oben genannt, einige Indizien, dass bestimmte Stoffe, die bei den NGO verwendet werden, als gefährlich zu betrachten sind. Wie auch in anderen Bereichen, wo viel Geld umgesetzt wird, werden Studien, je nach Interesse die eine oder die andere Richtung bestätigen.

B7.23 Chemikalien und Gift in der biologischen Landwirtschaft

Generell heißt es, Bioprodukte (Fleisch, Gemüse, Obst und Co.) müssen ohne Gentechnik, chemische Dünger und Pestizide auskommen. Leider ist das nicht immer der Fall.

Bio ist nicht immer gleich Bio. Biosiegel ist nicht gleich Bio. Besonders die Biomarken der Supermärkte können krebserregende Stoffe enthalten. Man hat schon Dioxin in Bioeiern gefunden!

Viele Bioprodukte werden genauso mit Pestiziden gespritzt wie konventionelle Produkte.

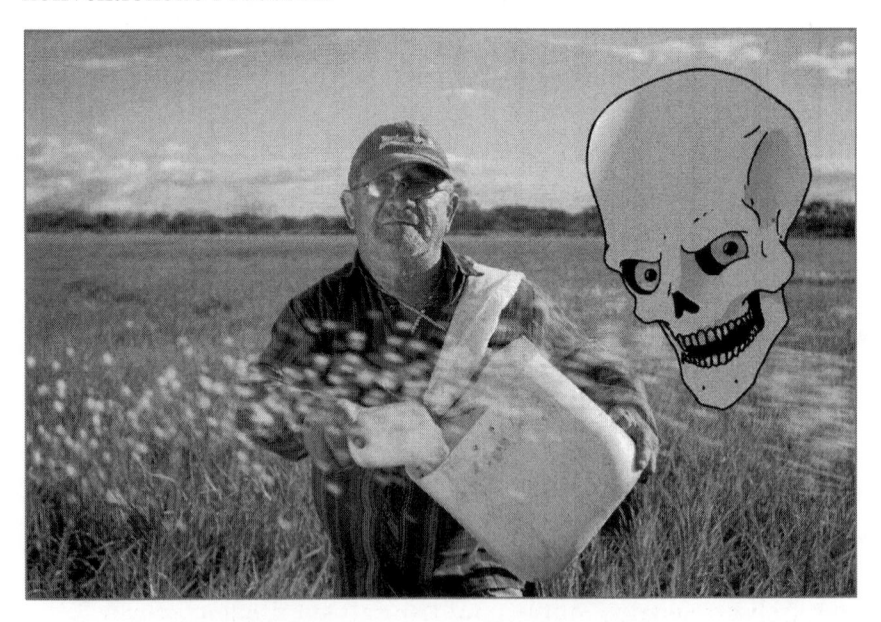

Eine Gefahr bei Bioprodukten sind Schimmelpilze. Um dagegen vorzugehen, werden konventionelle Gifte gespritzt, die leider in einigen Bioprodukten beim Endverbraucher wiederzufinden sind.

In vielen Bioprodukten werden auch gefährliche Zusatzstoffe verwendet; es ist deshalb sehr wichtig, die Inhaltsstoffe auf der Packung genau zu lesen. Einige sind erwiesenermaßen krebserregend, und hier muss der Verbraucher wissen, dass auch in Bioprodukten bis zu sieben Zusatzstoffe ohne Kennzeichnung enthalten sein dürfen. Das bedeutet, es kann in Bioprodukten die gleichen Zusatzstoffe geben wie in den konventionellen Produkten, sie dürfen aber trotzdem „Bio" genannt werden. Zum Beispiel:

- Carrageen: findet man in Bio-Milchprodukten. Carrageen wird aus Rotalgen gewonnen und ist äußerst umstritten, da die Substanz in Tierversuchen zu Geschwüren und Veränderungen im Immunsystem geführt hat
- Nitritpökelsalz: bestimmte Bio-Wurstwaren enthalten Nitritpökelsalz, dieses kann krebserregende Nitrosamine bilden
- Ascorbinsäure (Vitamin C)

In Deutschland verzichten Bioverbände wie „Demeter" auf solche gefährlichen Zusatzstoffe.

In der Vergangenheit wurden immer wieder krebserregende Substanzen in Bioprodukten gefunden. Die Verbraucherorganisation Foodwatch warnte vor Acrylamid in manchen Bio-Kartoffelchips: Acrylamid ist krebserregend.

Ein weiterer Fall lag 2007 vor, als die Stiftung Warentest in der Bitterschokolade „Bio Negro" eine besonders hohe Konzentration der krebserregenden Substanz Benzpyren fand. Benzpyren gehört zur krebserregenden Stoffgruppe der polyzyklischen, aromatischen Kohlenwasserstoffe (PAK). Das Produkt wurde damals vom Markt genommen.

2013 fand die Stiftung Warentest in Pura Pesto von Basilico Genovese D.O.P. mit dem Mindesthaltbarkeitsdatum 4.7.2014 den potenziell krebserregenden Stoff Anthrachinon.

B7.24 Krebserregende Stoffe über Lebensmittelverpackungen: Plastik in unserem Essen

Viele Verpackungsmaterialien enthalten Stoffe, die über die Nahrungsmittel von Menschen aufgenommen werden und zu schweren Gesundheitsbeschwerden wie Krebs führen.

„Neben Pestizidrückständen aus der landwirtschaftlichen Produktion sind Kunststoffverpackungen und -Behälter eine zweite wichtige Quelle für hormonell wirksame Chemikalien in unserer Nahrung." So steht es in einer Broschüre von Global2000, der österreichischen Umweltorganisation. Kunststoffprodukte aus Polycarbonat (PC) und Polyvinylchlorid (PVC) sind zu meiden.

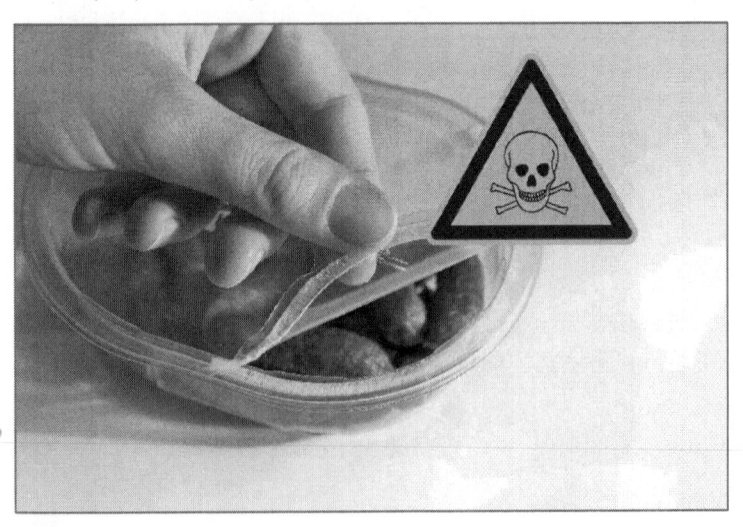

Hormonell wirkende Stoffe und Weichmacher

Zu den häufigsten in Plastik vorkommenden hormonell wirksamen Chemikalien, die krebserregend sind, gehören Phthalate. Sie sind als Weichmacher in Polyvinylchlorid (PVC) und Bisphenol A (BPA), das Ausgangsmaterial für Polycarbonat und Epoxidharze. BPA kann man auch in Kunststoffen wie Polyamid, Silikon oder Latex finden. Es ist fast unmöglich zu leben, ohne in Kontakt mit diesen Chemikalien zu kommen, da sie fast überall sind: in Handys, CDs, DVDs, Spielzeug usw. Aber es wird dringend empfohlen, Lebensmittelverpackungen, Kassenzettel und Konservendosen aus diesen Materialen (PVC-Folien zum Beispiel) zu vermeiden. Das Innere von Konservendosen ist mit einer dünnen Kunststoffschicht ausgekleidet. Diese besteht fast immer aus Epoxidharzen, die BPA in die Lebensmittel abgeben. Es kann auch anders gehen, wie Japan zeigt, und zwar mit Dosen, die mit PET statt BPA verkleidet sind. Phthalate und Bisphenol A sind im menschlichen Blut, im Urin, in der Muttermilch und im Nabelschnurblut von Neugeborenen nachweisbar. Schnuller aus BPA sind gefährlich für Babys. Da BPA auch über die Haut aufgenommen wird, ist der Kontakt von Kleinkindern mit BPA-haltigen Produkten zu vermeiden. Beim Kauf von Haushaltsfolien ist sicher zu stellen, dass diese phthalatfrei (PVC frei) sind.

Gefährlicher Weichmacher DEHP in Lebensmitteln

Neben der Krebsgefahr stehen Weichmacher außerdem unter Verdacht, Diabetes und Asthma zu fördern. Selbst zu Atemwegserkrankungen könnten die giftigen Stoffe führen. Weichmacher können auch unfruchtbar machen. Eine Studie des Umweltbundesamtes zeigte, dass 50 % aller Männer im Alter von 18 bis 23 Jahren in Deutschland nur noch eingeschränkt fruchtbar sind. Auch Nutella, Butter, Käse und Schlagsahne, Géramont Weichkäse (80 Mikrogramm pro kg), Bertolli Pesto (240 µg pro kg) und Kerrygold Butter (520 µg pro kg) sowie viele andere enthalten giftige Weichmacher. Zu diesem Ergebnis kam die NDR-Haushaltssendung „Der große Küchen-Check".

Die Gifte gelangen von der Verpackung in die Lebensmittel und später durch das Essen in unsere Körper...

Mineralölrückstände

Auch Mineralölbestandteile gelangen durch die Verpackung in Lebensmittel. Für die Herstellung von Karton aus recycliertem Altpapier wird auch bedrucktes Zeitungspapier benutzt. In den meisten Zeitungsdruckfarben sind Mineralöle enthalten. Diese werden bei der Verarbeitung nicht 100%ig entfernt und gelangen so in die Lebensmittelverpackung. Andere mögliche Wege, wie Öle in den Körper gelangen sind Schmierstoffe aus Anlagen zur Lebensmittelherstellung. Das BfR geht davon aus, dass besonders bei trockenen Lebensmitteln mit einer großen Oberfläche wie z.B. Mehl, Grieß, Reis, Semmelbrösel oder Frühstückscerealien ein Übergang der Mineralöle aus der Verpackung auf das Lebensmittel zu erwarten ist.

Aluminium

Man findet Aluminium in Lebensmittelverpackungen. Wissenschaftler sind sich einig, Aluminium ist für jede Lebensform bedrohlich, wenn es in größeren Mengen und über einen längeren Zeitraum aufgenommen wird. Besonders Kinder sollten nicht zu viele Säfte trinken. Aluminium gelangt ebenfalls über den Kontakt der Lebensmittel mit der Verpackung oder den Behältnissen in die Lebensmittel. Vor allem aluminiumhaltige Lagertanks setzen im Kontakt mit den säurehaltigen Fruchtsäften und Fruchtweinen Aluminium frei.

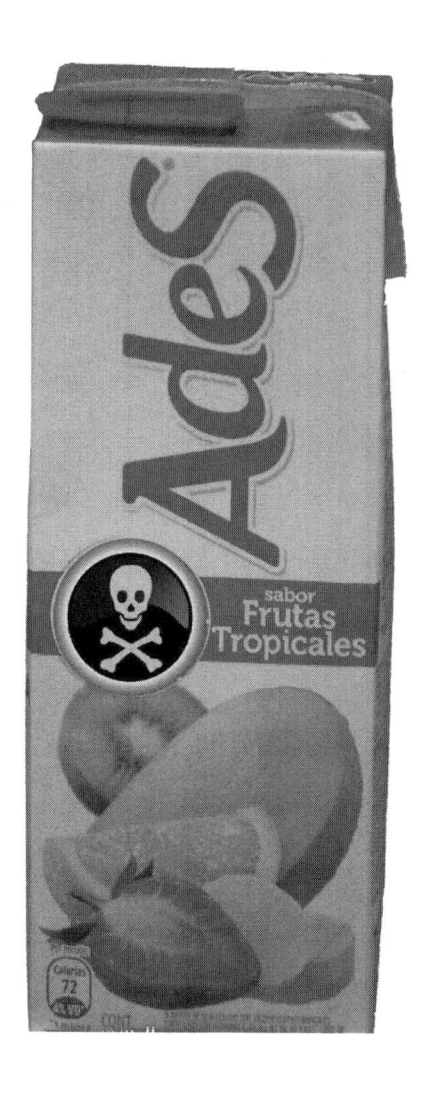

B7.25 Lebensmittel-Imitate, neue Krebsquellen?

Neben Schinken-Ersatz und künstlichem Käse landen viele weitere Lebensmittel-Imitate bei den Verbrauchern.

Viele Experten und Verbraucherschützer halten die Imitate für gesundheitlich bedenklich. Damit das Produkt einigermaßen so schmeckt, wie die Originale, werden massiv Zusatzstoffe eingesetzt und so erhöht sich die Konzentration an krebserregenden Schadstoffen und die Gefahr, deswegen an Krebs zu erkranken, so vermutet man. Abschließende Studien darüber gibt es noch nicht.

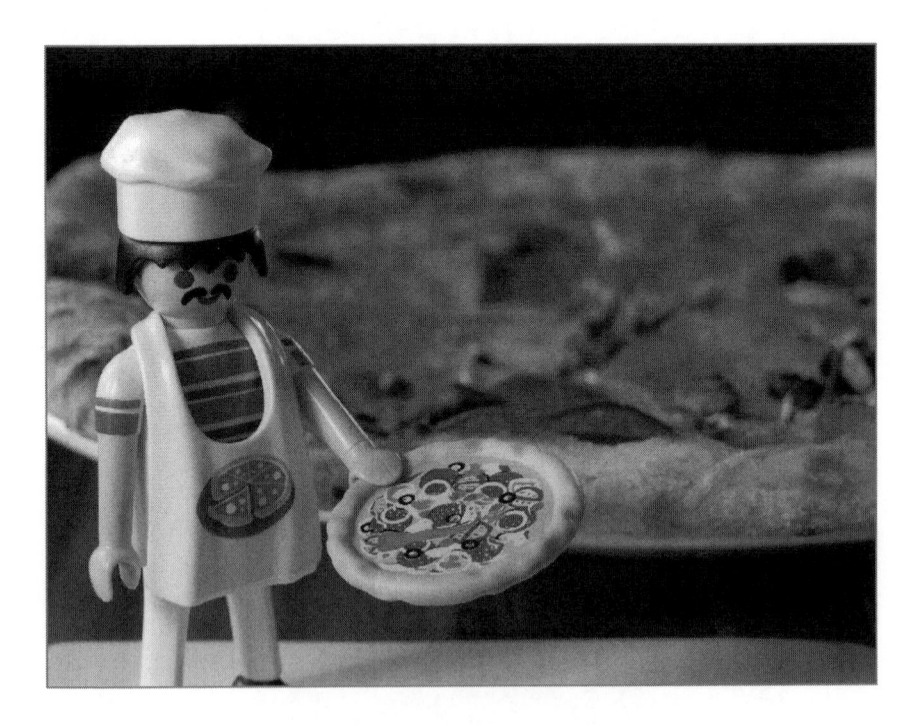

B8. Welche Krankheiten werden noch durch schlechte Ernährung gefördert?

Eine schlechte Ernährung und ein ungesunder Lebensstil fördern nicht nur die Entstehung von Krebs, sondern auch vieler anderer Krankheiten: von Erkältungen über Diabetes, bis hin zu Migräne.

Eine gesunde Lebensweise und die richtige Ernährung können hingegen Krankheiten vorbeugen, sie heilen oder die Heilung unterstützen.

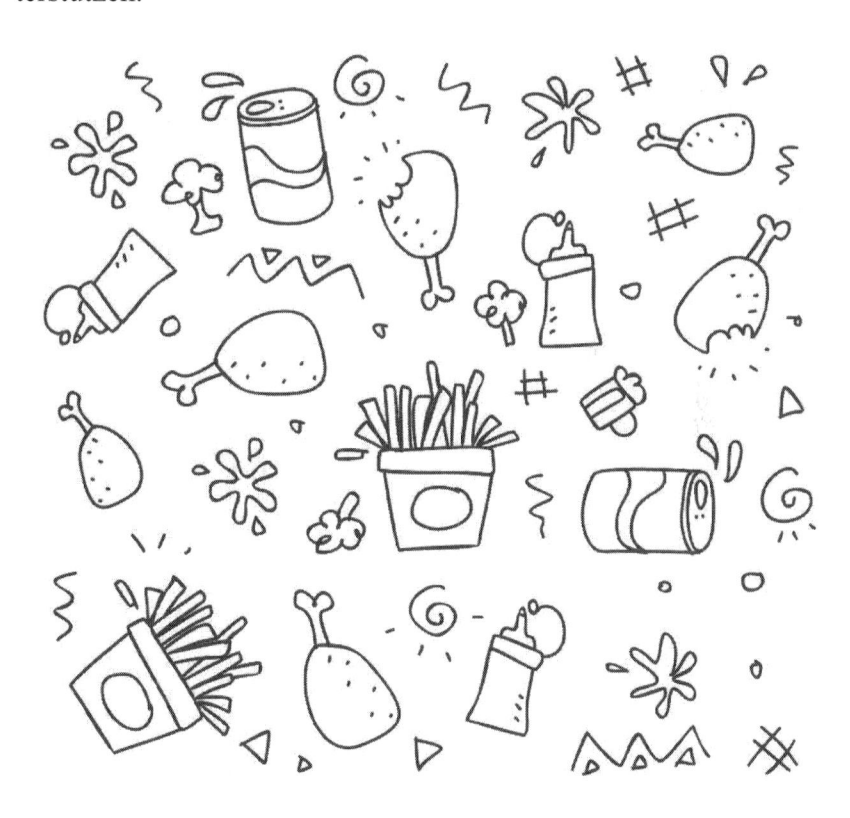

Teil 2

Wie Ernährung Krebs heilt:

KREBS

Ich will dich besiegen
Ich kann dich besiegen
Ich werde dich besiegen!

Deswegen fange ich jetzt an!

Lebensmittel und eine afrikanisch inspirierte Ernährung, die dich vor Krebs schützen und ihn bekämpfen!

Einführung: Zusammenhang zwischen Ernährung, Lebensmitteln und der Gesundheit — eine kleine, persönliche Geschichte

Meine Mutter geht seit über 50 Jahren nicht zum Arzt, weil sie kaum krank ist; mein Bruder und meine Schwester, die beide in Deutschland studiert haben und heute wieder in Kamerun leben, haben seit Jahrzehnten nicht an die Tür eines Mediziners geklopft und auch ihre Kinder waren noch nie beim Arzt – sie sind nicht gegen Medizin oder Ärzte, aber alle erfreuen sich einer so robusten Gesundheit, dass sie kaum krank sind. Durch ihre Ernährung bekämpfen und verhindern sie Krankheiten ganz automatisch.

Schon in meiner Kindheit vor über 40 Jahren in Afrika habe ich gelernt, dass eine gute Ernährung und die richtige Auswahl an Lebensmitteln die halbe Gesundheit sind. Meine Eltern sagten uns immer, „gut gegessen und Gott lässt dich gesund". In diesem Satz steckt viel Wahrheit.

Ich wuchs zwar in einer sogenannten „modernen" Familie auf, aber unsere Ernährung blieb afrikanisch. Es fiel uns damals schon auf, dass befreundete Familien, auf ähnlichem sozialem Niveau, häufig über Gesundheitsbeschwerden klagten. Wir staunten, wie häufig Eltern und Kinder krank wurden und zum Arzt mussten. Ein Nachbar fragte uns, warum wir so selten krank seien, seine Kinder müssten ständig Medikamente nehmen, drei der fünf Kinder hätten schon früh eine Brille gebraucht, die zwei ältesten hätten andauernd Bronchitis und alle waren übergewichtig. Mein Vater vermutete, dass die Beschwerden mit dem westlichen

Ernährungsstil zusammenhingen, den die Familie übernommen hatte. Es wurde allgemein als Zeichen des sozialen Erfolges gesehen, wenn man versuchte, wie Europäer zu leben und sich von der gesunden afrikanischen Ernährung distanzierte. Ich erinnere mich, dass sich viele Menschen über uns lustig machten und meine Eltern kritisierten, weil es unserem sozialen Stand nicht angemessen sei, immer so afrikanisch zu essen – man solle doch zeigen, dass man „angekommen" sei!

Also gab es in der besagten Familie nicht mehr das warme afrikanische Frühstück, sondern Weißbrot mit Käse, super gezuckerte Dosenmilch von Nestlé, Kakaopulver, in dem fast kein echter Kakao ist, Dosenfisch, usw. Mittags und abends gab es nur noch Reis, mit Weißmehl panierte Gerichte, Fertiggerichte aus der Dose, Pommes mit Mayonnaise und Ketchup, diverse Joghurts und Puddings als Nachtisch, Wasser als Getränk war verschwunden und wurde ersetzt durch Cola und Fanta – alles erworben in den Supermärkten der „Weißen".

Ja, so sah die Ernährung der erfolgreichen Menschen in Kamerun aus. Man meinte, damit sei man „zivilisiert", so wie die Europäer. Mein Vater riet dem Nachbarn, für mindestens 3 Monate auf all diese Lebensmittel zu verzichten und auf die ursprüngliche, afrikanische Ernährung zurückzukommen, mit viel frischem Gemüse und Obst, mit Gewürzen, Ingwer, kaum Weißmehl und noch weniger Zucker und dem totalen Verzicht auf Dosenmilch. Dann sollte er schauen, wie sich die Dinge entwickeln. Und tatsächlich waren nach einigen Wochen viele der Beschwerden der Familie von alleine verschwunden und die Kinder brauchten kaum noch Medikamente. Die Ernährungsumstellung – weg von der industriell gefertigten Nahrung – hatte die Familie wieder gesund gemacht.

Einführung:
Zusammenhang zwischen Ernährung, Lebensmitteln und der Gesundheit — eine kleine, persönliche Geschichte

Während meiner Recherchen für mein Anti-Aging-Buch las ich viel über Menschen, die lange und gesund lebten oder noch leben. Ich redete mit Menschen, die ohne medizinische Hilfe im Alter noch fit waren. Und mir fiel ein gemeinsamer Nenner auf: alle ernährten sich sehr gesund, vor allem mit sehr wenig sogenannter „Industrienahrung". Sie tranken kaum Cola oder Limo, sie aßen wenig Weißmehl und Milchprodukte aus konventioneller Tierhaltung, Fast Food war bei ihnen so gut wie verboten und Kaffee tranken sie kaum. Sie ernährten sich so, wie ich es aus meiner Kindheit kannte, und was man „unzivilisiert und primitiv" nannte.

Die normalen Essgewohnheiten meiner Heimat Kamerun sind genaugenommen bereits ein Diätprogramm und medizinische Kur in einem. Das Essen ist vielseitig, vitamin- und mineralstoffreich, basisch, enthält viel frisches, pestizidfreies Gemüse und Obst, es wird gut und scharf gewürzt, mit Chili, Ingwer und Kräutern, es gibt viel Fisch und gesundes Rindfleisch (die Rinder in Kamerun fressen nur Gras) und das Essen wird mit viel gesundem Pflanzenöl zubereitet – bevorzugt Palm-, Erdnuss- oder Kokosöl. Bei einer solchen Ernährung werden die Lebensmittel zu Naturheilmitteln für Körper und Seele und man ist ganzheitlich gesund. Viele Krankheiten, unter denen Menschen in den westlichen Ländern leiden, sind in weiten Teilen Afrikas unbekannt, da schon sehr früh darauf geachtet wird, dass man gesundes Essen zu sich nimmt, um Krankheiten vorzubeugen.

Was entscheidend ist für die natürliche Wirkungskraft der Lebensmittel gegen Krebs

Nach Auswertungen vieler Studien und Gesprächen mit Erkrankten, Naturmedizinern und Schulmedizinern habe ich festgestellt, dass Menschen, deren Ernährung besonders vielseitig und vorwiegend basisch ist, mit großen Mengen an Gewürzen und unterschiedlichen, antioxidativen Lebensmitteln, ein geringeres Krebsrisiko aufwiesen, bzw. dass sie, wenn sie an Krebs erkrankten, bessere Heilungschancen hatten. So konnten sie am besten die Therapie unterstützen.

Kochen ohne Gewürze und Kräuter wäre schon eine grobe Fahrlässigkeit gegen die eigene Gesundheit, denn Kräuter und Gewürze sind und wirken zum Teil wie echte Medikamente.

Entscheidend für die natürliche Wirkungskraft der Lebensmittel ist nicht nur die Qualität der Lebensmittel, ihre Herkunft und ihre Zubereitung, sondern auch die Auswahl (welche Lebensmittel) und am wichtigsten eine gesamte Ernährungsumstellung. Das bedeutete ein einzelnes Lebensmittel oder ein einziges Vitamin allein würde kaum eine Wirkung zeigen. Erst die Mischung von vielen unterschiedlichen guten Lebensmitteln und die Interaktion zwischen ihnen ist nach meinen Recherchen der Schlüssel zum Erfolg. So kannst du den Krebs besiegen.

C. Gesunde Ernährung — Basis des Kampfes gegen den Krebs

C1. Grundvoraussetzung für eine Ernährungsart, die heilt

Die Grundvoraussetzung damit Lebensmittel heilen und helfen ist, bestimmte Sachen zu wissen und dieses Wissen anzuwenden. Es ist wichtig, eine Grundeinstellung zu gesunden Lebensmitteln zu haben. Dabei spielen basische Lebensmittel, gesunde Öle sowie vitamin- und mineralstoffreiche Lebensmittel die zentrale Rolle.

Ich bereichere die Leser, indem ich viele exotische Lebensmittel mit auflliste, die es hier zu kaufen gibt, die aber viele noch nicht kennen und die wundersame Heilkräfte haben.

C2. Gesunde Darmflora: Erste Voraussetzung für ein gesundes Abnehmen und erfolgreiche Krankheitsvorbeugung

Jegliche Regeneration, Entgiftung und Heilung beginnt im Darm, das bedeutet, über die Ernährung. Genauso wie das Abnehmen.

Diese Erkenntnis hat eine zentrale Bedeutung in der afrikanischen Medizin.

Um gesund abzunehmen und Fett zu verbrennen, ist eine gesunde Flora und Darmschleimhaut erforderlich. Ist der Darm nicht in Ordnung, ist kaum Heilung durch Lebensmittel und nachhaltiges Gewichtverlieren möglich, denn im Darm findet die Aufspaltung, Verarbeitung und Aufnahme von Nährstoffen statt und von dort werden sie dann im ganzen Körper verteilt.

Mit Kräutern kann man am besten seinen Darm reinigen und gesund bekommen. In meiner Heimat gibt es eine Sauce mit über 20 Gewürzen, die man so trinken kann oder mit Maisbrei zusammen isst. Diese Sauce (Nkui) wäscht regelrecht den Bauch durch und beseitigt Darmschleimhautentzündungen.

Kräuter bekämpfen Krankheitserreger im Darm, Darminfektionen, Darmkrämpfe und Durchfall, stärken die Immunabwehr des Darms, regenerieren ihn und regen die Säurebildung an. Es handelt sich zum Beispiel um Oregano, Basilikum, Enzian, Anis, Sellerie, Dill oder Kapuzinerkresse.

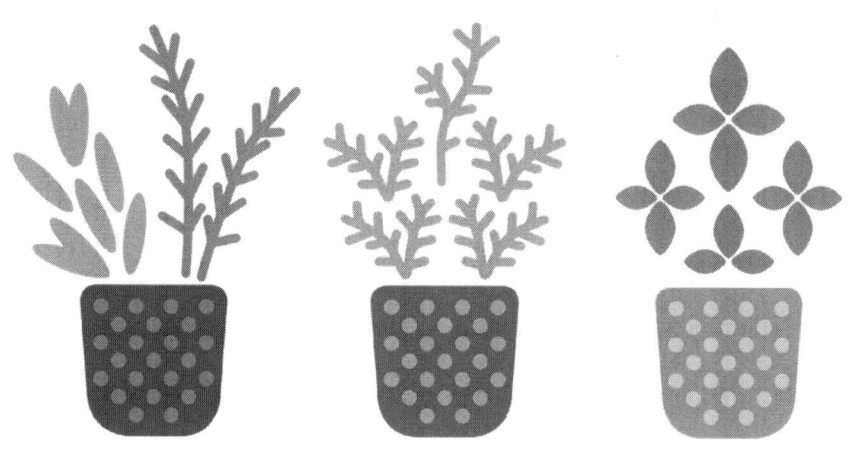

Mit Probiotika kann man dieses Ergebnis auch erfolgreich erreichen. Probiotische Milchsäurebakterien sind beispielsweise in Sauerkraut enthalten.

Weitere Lebensmittel, die die Darmflora reinigen und sie regenerieren lassen, sind:

- Ingwer
- Zwiebel
- Knoblauch
- Würde man bei der Essenzubereitung öfter diese drei Lebensmittel benutzen, am besten zusammen, bräuchte man kaum noch irgendwas tun. Es würde ausreichen. Außerdem:
- Chilischoten, besonders frische, runde Schoten. Sie sind mal grün, mal gelb, mal rot. Sie enthalten einen Wirkstoff Namens Capsaicin. Dieser schützt den Magen um einiges besser als viele Medikamente. In Afrika wird Chili benutzt, um die kranke Darmflora zu behandeln und dies ganz einfach, indem man scharf kocht oder die Blätter der Pflanzen zu Tee macht und trinkt.
- Afrikanische Kohlenhydrate (siehe Kapitel C 3.10.18)
- Okra
- Bitter Blatt (Bitterleaf) und alle bitteren Gemüse, wie Chicorée, Artischocken und Schwarzwurzeln
- Sehr wirksam: Tee aus Guaven- und Mangoblättern oder -rinde, wenn man will
- Bestimmte Obstsorten wie Äpfel (Braeburn), Heidelbeeren, Brombeeren, Grüne Mango, Bananen – sie haben eine desinfizierende Wirkung

- Vitamin C über Sanddornsaft
- natürliche „Antibiotika", wie kaltgeschleuderter Bienenhonig; lindern Entzündungen im Darm
- Pflanzliche Öle sind sehr wichtig bei der Wiederherstellung einer gesunden Darmflora
- Tees wie Pfefferminze, Kamille, Ingwer

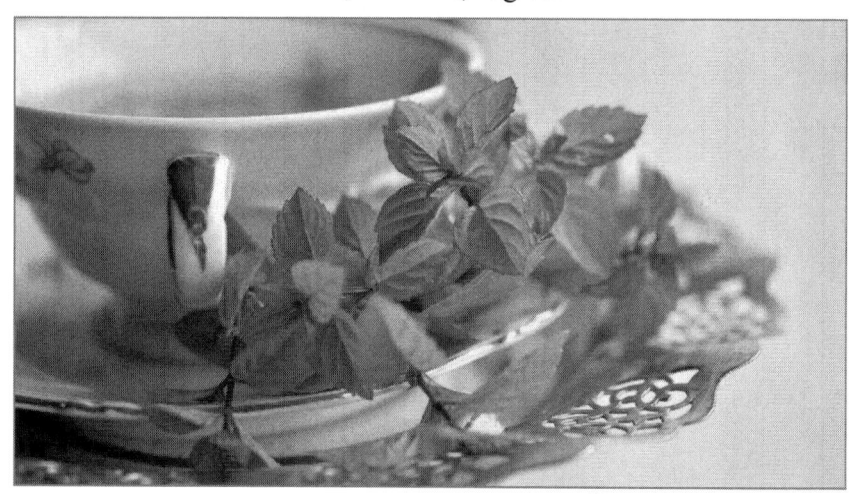

In meinem Buch „Gesund und geheilt mit der Lebensmittelapotheke" kann man noch mehr darüber erfahren.

Mit Fasten kann man seine Darmflora ebenfalls bereinigen. Regelmäßige Fastentherapien wirken nach meiner eigenen Erfahrung meist besser als Medikamente.

C3. Welche Lebensmittel machen uns gesund und wirken wie Tabletten?

C3.1. Vitaminreiche Lebensmittel: Tabelle wichtiger Vitamine mit ihren Funktionen und eine Liste mit Lebensmitteln, in denen sie zu finden sind

Ich habe nicht alle Lebensmittel hier aufgenommen, damit die Liste noch übersichtlich bleibt. Viele der Lebensmittel kann man einfach auf dem hiesigen Markt finden. Es gibt exotische Lebensmittel wie Moringa oder Okra, die sehr viele verschiedene Vitamine enthalten. Über diese Tropenfrüchte und Lebensmittel werde ich ein separates Buch schreiben.

Vitamine werden in zwei Gruppen unterteilt:

1 Fettlösliche Vitamine: A, D, E, K

2 Wasserlösliche Vitamine: B-Gruppe und C

(*** Mit Hilfe von Jumk.de)

Name	Hauptvorkommen	Wirksamkeit	Mangel
Vitamin A (Retinol)	Lebertran, Leber, Niere, Milchprodukte, Butter, Eigelb, als Provitamin A in Karotten	Normales Wachstum, Funktion und Schutz von Haut, Augen und Schleimhaut	Wachstumsstillstand, Nachtblindheit

Name	Hauptvorkommen	Wirksamkeit	Mangel
Pro Vitamin A Beta Carotin	In gelb-orangem und grünem Obst: Möhre, Aprikose, Spinat, Melone, Kürbis Petersilie, Grünkohl, Süßkartoffel	Vorstufe von Vit. A, Antioxidantien machen freie Radikale unschädlich unterstützen das Immunsystem.	Beschleunigt Alterungsprozess
Folsäure	Leber, Eidotter, Aprikosen, Bohnen, grüne Blattgemüse, Möhren, Avocados, Melone, Apfelsinen, Vollkorn-produkte	Unverzichtbar für Wachstum & Zellteilung, insbesondere für die Bildung der roten Blutkörperchen. Besonders wichtig für Frauen im fruchtbaren Alter. Fördert die Entwicklung des Nervensystems beim ungeborenen Kind	Erhöhtes Krebsrisiko, Müdigkeit, Verdauungsprobleme, Nervosität, schlechtes Gedächtnis, Schlaflosigkeit, Verwirrung, Fehlgeburten, Atemnot

Name	Hauptvorkommen	Wirksamkeit	Mangel
Vitamin B1 (Thiamin)	Weizenkeime, Vollkorngetreide, Erbsen, Herz, Schweinefleisch, Hefe, Hafer-flocken, Leber, Naturreis,	Wichtig für das Nervensystem, Leistungsschwäche, Schwangerschaft, Mückenschutz (hochdosiert), Gewinnung von Energie im Körper, beeinflusst den Kohlenhydratstoffwechsel, wichtig für die Schilddrüsenfunktion	schwere Muskel- und Nervenstörungen, Müdigkeit, Verdauungsstörungen, Wassersucht, Herzschwäche, Krämpfe, Lähmungen, Kribbeln in Armen und Beinen
Vitamin B2 (Riboflavin)	Milchprodukte, Fleisch, Vollkorngetreide, Käse, Eier, Leber, Seefisch, grünes Blattgemüse, Molkepulver	Wichtig für Körperwachstum, Verwertung von Fetten, Eiweiß & Kohlenhydraten, gut für Haut, Nägel & Augen, wichtiger Energiebringer, Sauerstofftransport	(selten) Hautentzündungen, spröde Fingernägel, Blutarmut, Hornhauttrübung

Name	Hauptvorkommen	Wirksamkeit	Mangel
Vitamin B3 (**Niacin**, Nicotin-säure)	Bierhefe, Erdnüsse, Erbsen, Leber, Geflügel, Fisch, mageres Fleisch	Auf- und Abbau von Fett, Eiweiß und Kohlenhydraten, guter Schlaf	Haut- und Schleimhautentzündungen, Kopfschmerzen, Zittern, Schlafstörungen, Schwindel, Depression, Kribbeln und Taubheitsgefühl in den Gliedmaßen
Vitamin B5 (**Pantothensäure**)	Leber, Gemüse, Weizenkeime, Spargel, Fleisch, Krabben, Sonnenblumenkerne, Pumpernickel	Gegen Ergrauen, Haarausfall, Haar- und Schleimhaut-erkrankungen, wird benötigt zum Abbau von Fett, Eiweißen und Kohlenhydraten	Nervenfunktionsstörungen, schlechte Wundheilung, frühes Ergrauen, geschwächtes Immunsystem
Vitamin B6 (Pyridoxin)	Bananen, Nüsse, Vollkornprodukte, Hefe, Leber, Kartoffeln, grüne Bohnen, Blumenkohl, Karotten	Hilft bei Reisekrankheit Nervenschmerzen, Leberschaden, Prämenstruellem Syndrom, Eiweißverdauung, zusammen mit Folsäure wichtigstes Schwangerschaftshormon, Entgiftung	(eher selten) Darmbeschwerden, schlechte Haut, Müdigkeit, spröde Mundwinkel

Welche Lebensmittel machen uns gesund und wirken wie Tabletten?

Name	Hauptvorkommen	Wirksamkeit	Mangel
Vitamin B7 (**Biotin**, Vitamin H)	Leber, Fleisch, Blumenkohl, Champignons, Vollkornprodukte, Ei, Avocado, Spinat, Milch	Hauterkrankungen, Haarwuchsschäden, Leberschäden, unterstützt Stoffwechsel-vorgänge, wird zusammen mit Vitamin K zum Aufbau der Blutgerinnungsfaktoren benötigt, unterstützt Kohlenhydrat- und Fettsäurestoffwechsel für Haut und Schleimhäute	Erschöpfungszustände, Hautentzündungen, Muskelschmerzen, Haarausfall, Übelkeit, Depression
Vitamin B9 (**Folsäure** Vitamin M)	Leber, Weizenkeime, Kürbis, Champignons, Spinat, Avocado	Leberschäden, Zellteilung, Heilung und Wachstum der Muskeln und Zellen, Eiweißstoffwechsel, Gewebeaufbau	Blutarmut, Verdauungsstörungen, Störungen des Haar-, Knochen- und Knorpelwachstums

Name	Hauptvorkommen	Wirksamkeit	Mangel
Vitamin B12 (Cobalamin)	Leber, Milch, Eigelb, Fisch, Fleisch, Austern, Quark, Bierhefe	Aufbau Zellkernsubstanz, Bildung von roten Blutkörperchen, Nervenschmerzen, Haut- und Schleimhauterkrankungen, Leberschäden	Blutarmut, Nervenstörungen, nervöse Störungen, Veränderung an der Lunge und am Rückenmark
Vitamin C (Ascorbinsäure)	Hagebutten, Sanddorn, Zitrusfrüchte, Johannisbeere Kartoffeln, Paprika, Tomaten, Kohl, Spinat, Gemüse, Rettich	Entzündungs- und Blutungshemmend, fördert Abwehrkräfte, schützt Zellen vor chemischer Zerstörung, aktiviert Enzyme, Aufbau von Bindegewebe, Knochen und Zahnschmelz, schnellere Wundheilung, stabilisiert die Psyche	Zahnfleischbluten, Müdigkeit, Gelenk- und Kopfschmerzen, schlechte Wundheilung, Appetitmangel, Skorbut, Leistungsschwäche
Vitamin D (Calciferol)	Lebertran, Leber, Milch, Eigelb, Butter, Meeresfische, Champignons, Avocado, Hering	Regelt Calcium- und Phosphathaushalt, Knochenaufbau, fördert Kalziumaufnahme	Knochenverkrümmung- und -erweichung, Osteomalazie, erhöhte Infektanfälligkeit, Muskelschwäche

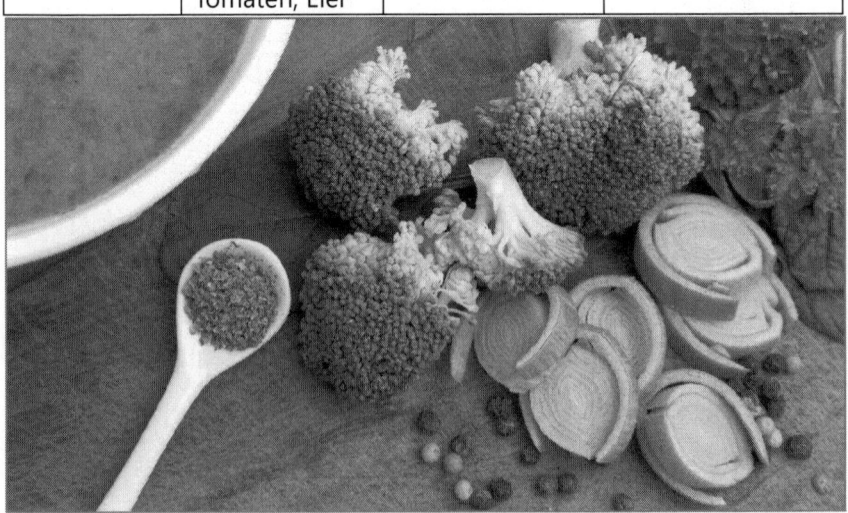

Welche Lebensmittel machen uns gesund und wirken wie Tabletten?

Name	Hauptvorkommen	Wirksamkeit	Mangel
Vitamin E (Tocopherole)	Sonnenblumen-, Mais-, Soja- und Weizenkeimöl, Nüsse, Leinsamen, Schwarzwurzel, Peperoni, Kohl, Avocado	Stärkung des Immunsystems, entzündungshemmend, Zellerneuerung, Schutz vor Radikalen, reguliert Cholesterinwerte und Hormonhaushalt, wichtig für Blutgefäße, Muskeln und Fortpflanzungsorgane	(selten) Sehschwäche, Müdigkeit, Muskelschwund, Unlust, Fortpflanzungsschwierigkeiten
Vitamin K (Phyllo-chinone)	Kresse, Leber, Grünkohl, Kiwi, grünes Gemüse, Zwiebeln, Haferflocken, Tomaten, Eier	Erforderlich für Bildung der Blutgerinnungsfaktoren	Hohe Dosen von Vitamin A und E wirken Vitamin K entgegen

C3.2. Mineralienreiche Lebensmittel: Tabelle wichtiger Mineralien und Spurenelemente und in welchen natürlichen Lebensmitteln sie enthalten sind

Der menschliche Körper kann ohne Mineralstoffe nicht gesund sein. Die Ursache vieler Krankheiten führen Mediziner auf fehlende Mineralstoffe zurück. Der menschliche Körper kann aber natürliche Mineralstoffe wie Kalium oder Magnesium nicht selbstständig produzieren, sondern kann sie nur über die Nahrung aufnehmen.

Viele wissenschaftliche Studien zeigen, dass unser Körper künstliche Mineralstoffe nicht verwerten kann, deswegen ist die beste und richtige Zuführung nur mit natürlichen Mineralstoffen möglich.

*** Dankend von www.orthoknowledge.eu/vitamine-tabel/

Name	Hauptvorkommen	Wirksamkeit	Mangel
Bor B	Birnen, Trockenpflaumen, Rosinen, Hülsenfrüchte, Äpfel, Tomaten	Trägt dazu bei, Calciumverlust und Demineralisierung der Knochen zu verhindern. Kann Gedächtnis und kognitiven Funktionen verbessern.	Knochenerkrankungen, Wachstumsprobleme, Arthritis, Pilz- und bakterielle Infektionen

Welche Lebensmittel machen uns gesund und wirken wie Tabletten?

Name	Hauptvorkommen	Wirksamkeit	Mangel
Calcium **Ca**	Milchprodukte Hülsenfrüchte, Gemüse, Tofu, Lachs, Nüsse	Baustein der Knochen und Zähne. Erforderlich für die Nerven- und Muskelfunktionen.	Knochenentkalkung, schlechtes Gebiss und Knochengerüst, Allergien, hoher Blutdruck, Migräne, Herzprobleme
Chlorid **Cl**	Kochsalz, Meeresalgen, Fischprodukte, Seetang, Oliven, Meerwasser, Wasser des Großen Salzsees	Regelt das Säure-Base-Gleichgewicht im Blut, bildet eine chemische Verbindung mit Natrium und Kalium. Regt die Leberfunktion an. Spielt eine wichtige Rolle bei der Verdauung.	Frühzeitiger Haar- und Zahnausfall
Chrom **Cr**	Vollkornprodukte, Fleisch, Fisch, Leber, Bierhefe, Pilze, Eidotter	Wirkt im Körper als Glukosetoleranzfaktor (GTF), der die Insulinwirkung stimuliert.	Reizbarkeit, Depressivität, Hypoglykämie, hoher Cholesterinspiegel Angstzustände, Diabetes
Eisen **Fe**	Meeresalgen, Muscheln, Austern, Nüsse, Kakaopulver, rotes Fleisch, Eidotter	Bestandteil der roten Blutkörperchen. Wichtig für den Sauerstofftransport durch den Körper und für das Immunsystem. Ist Bestandteil verschiedener Stoffwechselenzyme.	Blutarmut, schlechtes Hörvermögen, Regelschmerzen, Restless-Legs-Syndrom, Müdigkeit

Name	Hauptvor-kommen	Wirksamkeit	Mangel
Jod J	Fisch, Krusten- und Schalentiere, Ananas, Meeresalgen, Rosinen, Milchprodukte	Bildung von Hormonen in der Schilddrüse. Zur Gesunderhaltung von Haut, Haar und Nägeln.	Schilddrüsenprobleme, Kropf, zähe Schleimhaut
Kalium K	Nüsse, grüne Gemüse, Avocados, Bananen, Sojabohnenmehl, Kartoffeln, Wasser des Großen Salzsees	Bildet zusammen mit Natrium und Chlorid die lebenswichtigen Elektrolytsalze, die für das Flüssigkeitsgleichgewicht im Körper essenziell sind. Beteiligt an Muskelfunktionen, Nervenleitung, Herztätigkeit und Energieerzeugung. Stabilisiert die innere Zellstruktur.	Erbrechen, Benommenheit, Muskelschwäche und -lähmung, niedriger Blutdruck, Schläfrigkeit, Verwirrung, extreme Müdigkeit
Kupfer Cu	Avocados, Innereien, Rübensirup, Krustentiere, Austern, Nieren, Eidotter, Fisch, Hülsenfrüchte	Bestandteil (mit Zink und Mangan) des antioxidativen Enzymsystems. Erforderlich für die Pigmentsynthese und den Eisenstoffwechsel.	Blutarmut, Ödem, Blutungen, Probleme mit Hautpigmentierung, Haarprobleme, leichte Reizbarkeit, Verlust des Geschmackssinns, Appetitverlust

Welche Lebensmittel machen uns gesund und wirken wie Tabletten?

Name	Hauptvorkommen	Wirksamkeit	Mangel
Magnesium Mg	Wasser aus dem Großen Salzsee in Utah – einem der reichhaltigsten Vorkommen an natürlichem Magnesium. Naturreis, Sojabohnen, Nüsse, Fisch, Hülsenfrüchte, Vollkornprodukte, Bierhefe, grünes Blattgemüse, Zartbitterschokolade	Beteiligt an über 200 Funktionen im Körper. Spielt eine Rolle beim Knochenaufbau, der Energieproduktion und den Muskel- und Nervenfunktionen. Auch bedeutsam für Herz und Blutkreislauf. Bestandteil vieler Enzyme. Co-Faktor für Vitamin B und C.	Unregelmäßiger Puls, Antriebsmangel, Nierensteine, Asthma, Osteoporose, Depressivität und Angstzustände, PMS, Regelschmerzen, Fibromyalgie, Glaukom, Diabetes, geringe Ausdauer (insbesondere bei Sportlern), Schlaflosigkeit, Migräne, Zahnfleischprobleme, zu hoher Cholesterinspiegel, hoher Blutdruck, Gehörverlust, Prostataprobleme
Mangan Mn	Vollkornprodukte, Nüsse, Gemüse, Leber, Tee, Möhren	Bestandteil (mit Zink und Kupfer) des antioxidativen Enzymsystems. Erforderlich für den Knochenaufbau, die Gelenke und das Nervensystem.	Dermatitis, schlechte Gedächtnisfunktion, Epilepsie, Blutarmut, Diabetes, Herzbeschwerden, Arthritis

Name	Hauptvorkommen	Wirksamkeit	Mangel
Molybdän Mo	Buchweizen, Weizenkeime, Hülsenfrüchte, Leber, Vollkornprodukte, Eier	Beteiligt am Stoffwechsel schwefelhaltiger Aminosäuren und an der Produktion von Harnsäure. Antioxidans. Erforderlich für die Synthese von Taurin.	Impotenz bei Männern, leichte Reizbarkeit, unregelmäßiger Puls
Natrium Na	Speisesalz, Schalentiere, Möhren, Artischocken, Rüben, getrocknetes Rindfleisch	Sorgt dafür, dass die Muskeln und Nerven richtig funktionieren.	Sonnenstich, Benommenheit durch Hitze
Phosphor P	Fleisch, Hefe, Vollkornprodukte, Käse, Nüsse, Soja, Fisch	Erforderlich für den Gesamtaufbau des Körpers. Bestandteil von ATP, dem Energieträger in den Muskeln.	Verwirrung, Appetitmangel, Schwäche, Reizbarkeit, Sprachprobleme, verminderte Widerstandskraft gegen Infektionen, Blutarmut
Selen Se	Thunfisch, Hering, Tomaten, Zwiebeln, Brokkoli, Weizenkeime und Kleie	Wirkt als Antioxidans und bietet Schutz vor Alterserscheinungen. Trägt zur Prävention von Immunkrankheiten bei.	Verminderte Immunität und Widerstandskraft gegen Infektionen, verminderte Zeugungsfähigkeit bei Männern, Altersflecken, verzögertes Wachstum

Welche Lebensmittel machen uns gesund und wirken wie Tabletten?

Name	Hauptvorkommen	Wirksamkeit	Mangel
Vanadium V	Petersilie, Radieschen, Kopfsalat, Knochenmehl, Krebse	Bedeutsam für das Elektrolytgleichgewicht. Aktionspotentiale von Muskeln und Nerven. Knochen und Zähne.	Nicht bekannt
Zink Zn	Fleisch, Pilze, Saaten, Nüsse, Austern, Eier, Vollkornprodukte, Bierhefe	Hüter des Immunsystems. Unentbehrlich für die Struktur und Funktion von Zellmembranen. Erforderlich für die Fortpflanzung und den Blutzuckerspiegel.	Unfruchtbarkeit bei Männern, Hautausschlag, Arthritis, Geschwüre, Wachstumsprobleme, Allergien, Alkoholabhängigkeit

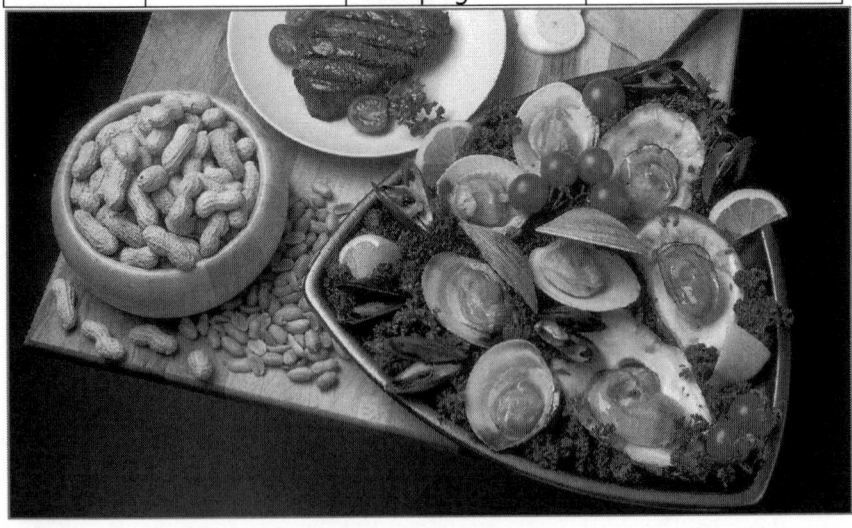

C3.3. Antioxidantienreiche Lebensmittel bekämpfen die Ursache von chronischen Entzündungen wie Krebs

Antioxidantien sind chemische Verbindungen, die die unerwünschte Oxidation anderer Substanzen gezielt verhindern. Sie sind Radikalenfänger. Freie Radikale attackieren Zellen und verursachen oxidativen Stress. Dieser gilt als mitverantwortlich für das Altern und wird mit der Entstehung einer Reihe von Krankheiten in Zusammenhang gebracht.

Antioxidantien schützen den Körper vor diesen Angriffen, indem sie die Kettenreaktionen der freien Radikalen unterbrechen. Sie verhindern so den oxidativen Stress und wenden Zellschäden ab.

Antioxidantien können noch viel mehr tun. Sie

- bieten Schutz vor Umweltschadstoffen
- bieten Schutz vor Alzheimer, vor Lungenerkrankungen wie Asthma oder Bronchitis, vor Krebs, Herzerkrankungen und Schlaganfällen, Arteriosklerose und schützen die Augen vor Makuladegeneration (Netzhautschädigung, die zum fortschreitenden Sehverlust führt)
- senken den Cholesterinspiegel
- verlangsamen den Alterungsprozess
- unterstützen den Körper im Kampf gegen Schäden durch Zigarettenrauch, Alkohol, schlechte Ernährung, Stress,
- Und viel mehr

Antioxidantien findet man in vielen Gruppen, unter anderem in:

Vitaminen, Mineralien, Spurenelementen, Enzymen und sekundären Pflanzenstoffen.

C3.3.1. Vorkommen natürlicher Antioxidantien

Vorkommen natürlicher Antioxidantien	
Verbindung(en)	**Lebensmittel mit hohem Gehalt**
Vitamin C (Ascorbinsäure)	Frisches Obst und Gemüse
Vitamin E (Tocopherole, Tocotrienole)	Pflanzenöle
Polyphenolische Antioxidantien (Resveratrol, Flavonoide)	Tee, Kaffee, Soja, Obst, Olivenöl, Kakao, Zimt, Oregano, Rotwein, Granatapfel
Carotinode (Lycopin, Betacarotin, Lutein)	Obst, Gemüse, Eier.

(Quelle: Wikipedia)

Muttermilch ist ebenfalls eine Quelle von Antioxidantien für das Baby. Eine Reihe von Antioxidantien wird als Bestandteil der Muttermilch an den Säugling weitergegeben, um dort ihre Wirkung zu entfalten.

C3.3.2. Synthetische Antioxidantien

Es gibt nicht nur natürliche Antioxidantien, sie werden auch synthetisch hergestellt. Diese können aber gesundheitliche Risiken mit sich bringen. Krebsfördernde Wirkungen wurden schon in vielen Studien nachgewiesen. Bei einigen Antioxidationsmitteln wurde im Tierversuch belegt, dass Wachstum und Infektabwehr beeinträchtigt werden können. Beim Menschen können auch Allergien auftreten. Deswegen ist es ratsam, möglichst wenig solcher künstlichen Radikalenfänger zu sich zu nehmen.

In Lebensmitteln zugelassene synthetische Antioxidantien:

E 220 Schwefeldioxid	**E 322** Lecithin
E 221 Natriumsulfit	**E 330** Zitronensäure
E 222 Natriumhydrogensulfit	**E 331 & E 332** Salze der Zitronensäure
E 223 Natriumdisulfit	
E 224 Kaliumdisulfit	**E 331** Natriumzitrat
E 226 Kalziumsulfit	**E 332** Kaliumzitrat
E 227 Kalziumhydrogensulfit	**E 385** Calcium-Dinatrium- EDTA
E 228 Kaliumhydrogensulfit	**E 450** Diphosphate
E 270 Milchsäure	**E 450a** Dinatriumdiphosphat
E 300 Ascorbinsäure	**E 450b** Trinatriumdiphosphat
E 301 Natrium-L-Ascorbat	**E 450c** Tetranatriumdiphosphat
E 302 Calcium-L-Ascorbat	**E 450d** Dikaliumdiphosphat
E 304 Ascorbinsäureester	**E 450e** Tetrakaliumdiphosphat
E 306 Tocopherol	**E 450f** Dicalciumdiphosphat
E 307 Alpha-Tocopherol	**E 450g** Calciumdihydrogendiphosphat
E 308 Gamma-Tocopherol	
E 309 Delta-Tocopherol	**E 451** Triphosphate
E 310 Propylgallat	**E 451a** Pentanatriumtriphosphat
E 311 Octylgallat	**E 451b** Pentakaliumtriphosphat
E 312 Dodecylgallat	**E 452** Polyphosphat
E 315 Isoascorbinsäure	**E 452a** Natriumpolyphosphat
E 316 Natriumisoascorbat	**E 452b** Kaliumpolyphosphat
E 319 tertiär- Butylhydrochinon (TBHQ)	**E 452c** Natriumkalziumpolyphosphat
E 320 Butylhydroxyanisol	**E 452d** Kalziumpolyphosphat
E 321 Butylhydroxytoluol	**E 512** Zinn-II-Chlorid

Nur weil auf einem Fertiggericht „Antioxidans" steht, sollte man nicht glauben, dass man etwas Gutes für seine Gesundheit tut!

Achtung: In folgenden verarbeiteten Lebensmitteln werden synthetische Antioxidantien eingesetzt (nur ein Auszug):

- Säuglingsanfangsnahrung
- Milchprodukte: Käse
- Fettes Essen, gesättigte Fette (Transfette), kalorienreiches Essen, Fertiggerichte, Fast Food, Tiefkühlessen, schlechtes Öl, Mayonnaise und Salatdressing, tierisches Fett, Pizza, paniertes Essen, usw.
- Fleisch- und Fleischersatzprodukte: Fleischwaren, Wurstwaren, Geräuchertes, Gepökeltes, Innereien, Schnitzel, Gebratenes Fleisch, Leberkäse, Tofu, aber auch Fisch und Fischkonserven
- Getrockneter oder gefrorener Fisch mit roter Haut und gesalzener Trockenfisch
- Nüsse mit Schalen
- Süßigkeiten, Speiseeis, Konfitüre und Kaugummi
- Obst und Gemüse: geschälte Kartoffeln, tiefgefrorene Kartoffelprodukte, getrocknete Kartoffelerzeugnisse, geschnittenes und verpacktes Gemüse und Obst, getrocknete Tomaten, weiße Gemüsesorten getrocknet oder tiefgefroren, Trockenfrüchte und Obstkonserven

- Gesüßte Getränke: ACE–Getränke, Fruchtgetränke, Fruchtnektar, gesüßte Säfte oder Soda wie Cola und Limo; Tee und Kaffee mit Zucker und Energy-Drinks.
- Weizen: Weißmehl, Kuchen, Eierteigwaren, Brot, Teigwaren, Kuchenmischungen und Hefe
- Speiseöle und Speisefette

C3.4. Omega-3-Fettsäuren — wichtige Bestandteile der Nahrung: Welche Lebensmittel enthalten die mehrfach ungesättigten Fettsäuren?

Omega-3-Fettsäuren gehören zu den mehrfach ungesättigten Fettsäuren, wie DHA und sind wichtige und notwendige Bestandteile unserer Ernährung und sie werden vor allem im Gehirn gebraucht. Das menschliche Gehirn besteht zu einem großen Teil aus DHA, das zur Stärkung der Hirnleistung und der Bekämpfung von zahlreichen Krankheiten, wie zum Beispiel Alzheimer, Herzinfarkt, Demenz, Thrombose und ADHS benötigt wird, außerdem hilft es gegen Übergewicht.

Omega-3-Fettsäuren werden weiter benötigt für: die Produktion von Hormonen, die Synthese von Eiweiß, die Bekämpfung von Entzündungen und Infektionen und die Bildung körpereigener Abwehrzellen. Sie schützen das Herz, senken die Blutfettwerte, den Blutdruck, reduzieren den Blutzuckerspiegel und vieles mehr.

DHA kann sowohl über die Nahrung, vor allem durch Öle von fettreichen Meeresfischen, wie Makrele, Hering, Aal und Lachs, zugeführt werden, als auch im menschlichen Organismus aus der essentiellen alpha-Linolensäure synthetisiert werden.

Gute Lebensmittel, die Omega-3-Fettsäuren enthalten:

- Fisch: Lachs, Hering, Thunfisch, Makrele oder Aal

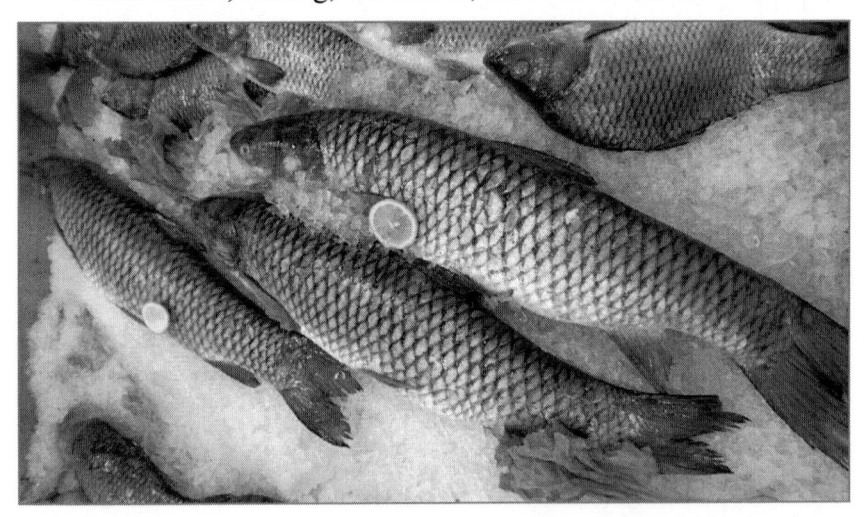

- Öl: Hanföl, Leinöl, Waldnussöl, Algenöl, Rapsöl oder Sojaöl, diese enthalten zwar kein DHA und EPA, dafür jedoch deren Vorstufe, die Omega-3-Fettsäure ALA (Alpha-Linolensäure). Diese Vorstufe kann der Körper in DHA und EPA umwandeln. 20 Gramm Rapsöl (ca. zwei Esslöffel) entsprechen dabei etwa einer Menge von 1 bis 1,5 Gramm Omega-3-Fettsäuren. Das würde für den Tagesbedarf ausreichen.

- Leinsamen, Walnüsse

Eine längere Einnahme von sehr hohen Dosen an Omega-3-Fettsäuren aus Ernährungsergänzungsmitteln kann zu gesundheitlichen Problemen führen, wie zum Beispiel der Erhöhung des

Cholesterinspiegels, der Schwächung des Immunsystems, der Vermehrung von Infektionskrankheiten und entzündungsbedingte Krankheiten, Übelkeit, Erbrechen, usw.

C3.5. Reichlich pflanzliches Öl ist gesund und ein wirksames Anti-Krebs-Mittel

Öl macht nicht automatisch fett. Öl ist ein Heilmittel. Ohne Öl kann der Körper gar nicht funktionieren. Was Öl in unserem Körper leistet, funktioniert nach dem gleichen Prinzip wie bei Öl im Motor eines Autos. Ohne Öl „rostet" unser Körper.

Eine gute Balance aus gesättigten und ungesättigten Ölen tut dem Körper sehr gut.

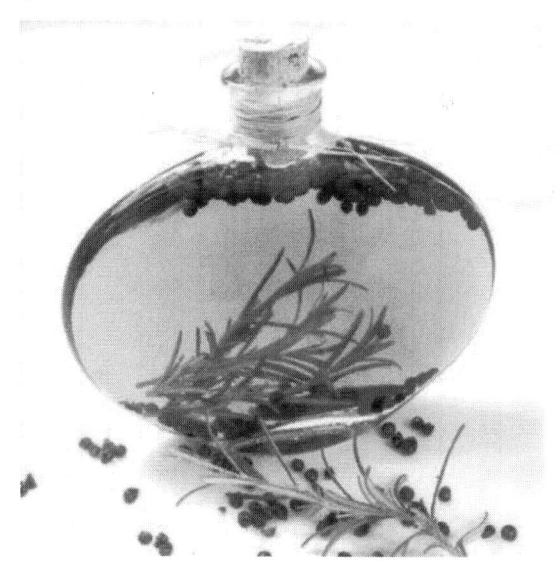

Ich finde nicht okay, wie manche Ernährungsberater uns weismachen wollen, dass Öl ungesund ist. Was Naturvölker seit Tausenden von Jahren benutzen und womit sie auch Krankheiten bekämpfen, kann nicht plötzlich ungesund sein. Man sollte nur vergleichen, um selbst die Wahrheit zu sehen. In den Ländern Afrikas und Asiens, zum Beispiel in Kamerun oder China, wird das Essen in reichlich pflanzlichem Öl zubereitet. Es wird viel frittiert. Aber wir finden dort Menschen mit den wenigsten Zivilisationskrankheiten, die mit Fett in Verbindung gebracht werden. Und in den westlichen Ländern findet man Menschen, die häufig an solchen Krankheiten leiden, obwohl sie sehr wenig Öl aus Pflanzen benutzen.

Während meiner Lehre in Afrika lernte ich, dass der Körper die Kombination aus gesättigten und ungesättigten pflanzlichen Ölen und sogar tierisches Fett aus Tierfleisch braucht. Es müssen nur gesunde Öle und gesunde Tiere sein.

Ich lernte sehr früh, dass jede Zelle unseres Körpers (Gehirn, Knochen, Haut, Muskel usw.) auf Fettsäuren angewiesen ist.

Wie ich bereits erklärt habe, ist Öl nicht ungesund, nur weil es fett ist. Im Gegenteil! Reines Öl ist nicht nur gesund, sondern bekämpft auch bestimmte Krankheiten und oft braucht der Körper erst dieses Mittel, um bestimmte Nährstoffe richtig zu transportieren und aufzunehmen.

Öl hilft auch bei der Gewichtsreduktion. Ich habe davon erzählt, wie wir als Kind reines Öl als Abführmittel nahmen und wie es auch wirkte. In Kamerun „trinkt" man Öl, sagt man. Aber die Menschen dort sind viel schlanker und muskulöser als Menschen hier in Europa. Ich selbst koche für meine ganze Familie in Deutschland mit reichlich Öl.

Öl ist ein Heilmittel

Gutes pflanzliches Öl (Kokosöl, Palmöl, Erdnuss-Öl, Olivenöl, Rapsöl auch Sonnenblumenöl) hilft dem Magen bei seiner Arbeit, es reinigt den Darm und hilft bei der Ausscheidung von schlechten Stoffen, Giften, Fetten und Müll aus dem Körper, es ist antibakteriell, schützt vor Infektionen, stärkt das Immunsystem, hilft beim Muskelaufbau, stärkt die Nerven und lässt uns Vitalstoffe gut aufnehmen. Palmöl zum Beispiel ist sehr gut gegen Übelkeit oder Vergiftungen. Auch bei Rauch und Gasvergiftungen benutzt man in Afrika Palmöl. Schwangere Frauen nehmen oft rohes Palmöl zu sich, damit ihnen nicht schlecht wird und es hilft dem Kind sich gut zu entwickeln. Man sagte mir, es sei wichtig ist, dass Schwangere ständig und besonders kurz vor der Geburt Palmöl zu sich nehmen, denn es erleichtere die Geburt. Ich stellte fest, dass Frauen in Kamerun im Zuge der Werbung der Industrie immer mehr „moderne" Öle zu sich nehmen und auch schwierigere Geburten haben als die Frauen früher. Bloßer Zufall?

Öl hilft einer guten Verdauung und trägt dazu bei, dass das Essen besser schmeckt und man weniger isst. Man ist schneller übersättigt und dadurch nimmt man auch ab. Öl kann sogar den schlechten Cholesterinspiegel senken.

Schlechte pflanzliche Öle, schlechte tierische Öle und Fette voller Chemikalien sind eine Gefahr für den Körper. Butter, Sahne und Co. sind mit großer Vorsicht zu genießen, weil auch die Tiere, die uns diese Produkte geben, mit Chemikalien vollgepumpt werden. Diese chemischen Zusatzstoffe landen automatisch in den Produkten dieser Tiere und vergiften uns, wenn wir sie verzehren.

In einem Bericht der Zeitschrift *Men's Health* 2010 stand Folgendes:

Fette haben wichtige Aufgaben im Körper. Sie bilden einen schützenden Bestandteil der Zellmembranen, dienen als Transporter für fettlösliche Vitamine, können im Körper als Depotfett gespeichert und bei Energiebedarf angezapft werden. Es gibt gesättigte, **einfach***ungesättigte und mehrfach ungesättigte Fettsäuren. Die mehrfach ungesättigten dürfen auf Ihrem Speiseplan nicht fehlen. „Wichtig ist die Balance von Omega-3- und Omega-6-Fettsäuren", sagt Ernährungswissenschaftlerin und Buchautorin Ulrike Gonder (*Fett!*, Hirzel-Verlag, um 17 Euro). „Omega-6-Fettsäuren nehmen Sie mit der Nahrung automatisch in ausreichendem Maße auf. Um aber auch eine entsprechende Menge an Omega-3-Fettsäuren zu bekommen, müssen Sie öfter mal Seefisch, Walnüsse, Lein- und Rapsöl auf die Speisekarte setzen." Die Omega-3-Fettsäuren kurbeln die Fettverbrennung und die Wärmeabgabe an, sie wirken gefäßerweiternd und blutdrucksenkend.*

Ich würde sagen, dass gesunde und chemikalienfreie Öle gesund für den Körper sind und ungesunde Öle auch ungesund und gefährlich für den Körper sind. Aber Fakt ist, dass unsere Zellen, Membranen und Organe Öl brauchen.

Öl bewirkt, dass die Zellen jünger, stabiler und weniger anfällig für die Zerstörung durch freie Radikale bleiben. Öl bekämpft auch den Krebs und seine Entstehung. Besonders gegen Brustkrebs ist Öl sehr wichtig. Ist es ein Zufall, dass viele Frauen, die Brustkrebs haben, zu wenig Öl beim Kochen benutzen? Diese Erkenntnisse habe ich schon seit meiner Lehrzeit vor fast 40 Jahren. Mit der beste Schutz gegen Brustkrebs ist das Öl, sagten meine Lehrer immer und dabei wären besonders Palmöl und Erdnussöl sehr wichtig. Sie enthalten auch zahlreiche phenolische Verbindungen, die stark antioxidativ wirken. Sie sollen auch helfen, dass der Körper die schulmedizinische Therapie besser erträgt und verträgt.

Gute Öle, besonders, wenn sie nicht mit Chemikalien vermischt sind, sind: Hanföl, Makadamiaöl, Sesamöl, Kürbiskernöl, Walnussöl, Mandelöl, Pekannussöl, Leinsamenöl, Avocadoöl, Kokosöl, Palmöl und Erdnussöl.

Fette gehören neben Kohlenhydraten und Proteinen zu den drei Grundnährstoffen.

Ungesättigte Fette gelten als „gute" Fette, die in einfach und mehrfach ungesättigte Fette aufgeteilt werden. Nur die Omega-6-Fettsäure und die Omega-3-Fettsäure müssen mit der Nahrung zugeführt werden, deshalb werden sie auch als essentielle Fettsäuren bezeichnet.

Omega-6-Fettsäuren sind zum Beispiel für das Wachstum, die Wundheilung oder den Schutz vor Infektionen verantwortlich. Omega-3-Fettsäuren sind in Lachs, Thunfisch, Hering, Makrele sowie Tofu enthalten und Omega-6-Fettsäuren in Sonnenblumen-, Distel-, Mais- und Sojaöl.

Mehrfach ungesättigte Fette stecken zum Beispiel in fetthaltigem Fisch wie Lachs, Hering oder Makrele und in Pflanzenölen.

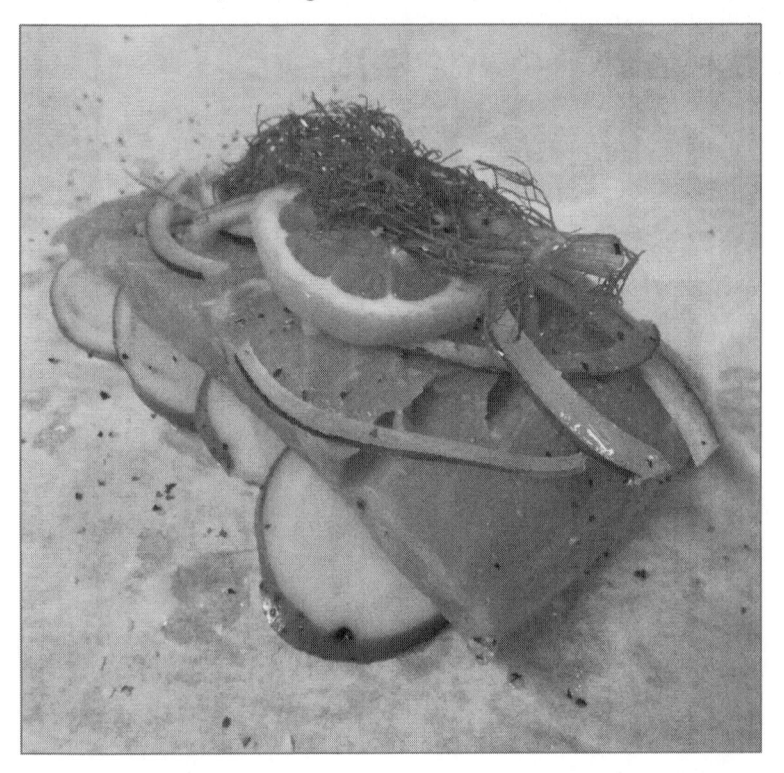

Einfach ungesättigte Fette sind zum Beispiel in Olivenöl, Rapskernöl oder Nüssen zu finden. Sie spielen eine wichtige Rolle in der Blutgerinnung und bei der Übertragung von Nervenbotschaften und verbessern die Balance des Cholesterinwertes.

Übergewicht und dessen Folgen entstehen nicht durch zu viel Fettaufnahme in der Ernährung, sondern durch schlechte Fette.

C3.6. Natürliche Antibiotika, natürliche Lebensmittel, die antibakteriell und wie Antibiotika wirken

Tiere in der Natur haben auch manchmal chronische Infektionen, heilen sich aber selbst, ohne irgendwelche Industrie-Antibiotika, nur mit pflanzlichen Mitteln.

Mehrere tausend Tonnen Chemie-Antibiotika schlucken Menschen pro Jahr weltweit. Oft sind diese überflüssig und sie helfen auch gar nicht richtig bei allen Krankheiten. Diese Chemikalien können sogar noch weitere Krankheiten verursachen. Auch wenn die Wirksamkeit von Antibiotika bei vielen Krankheiten lebensrettend ist und nicht in Frage steht, kann man dennoch in vielen Fällen darauf verzichten und sich an die Natur wenden. Die Natur hat für die Menschen vorgesorgt und uns natürliche Mittel zur Verfügung gestellt, die zum Teil besser wirken als die Medikamente aus dem Labor, die manchmal Milliarden gekostet haben.

Ätherische Öle sind Inhaltsstoff zahlreicher Lebensmittel und die Grundlage antibiotisch wirkender pflanzlicher Mittel.

Hier sind einige natürliche Lebensmittel, die das Wachstum anderer Mikroorganismen hemmen oder diese gar abtöten können:

- Moringa, ein Wundermittel und Mittel für alles
- Ingwer
- Zwiebel
- Knoblauch
- Heißes Palmöl
- Palmkerne, gemahlen
- Wasserdost

347

Welche Lebensmittel machen uns gesund und wirken wie Tabletten?

- Cranberrys
- Thymian
- Schafgarbe
- Myrte
- Kapuzinerkresse
- Umckaloabowurzel
- Kapland-Pelargonie
- Kurkuma
- Propolis
- Honig
- Meerrettich
- Salbei
- Grüne Mango
- Grüne Papaya
- Scharfe Chili-Schoten und ihre Blätter
- Okra

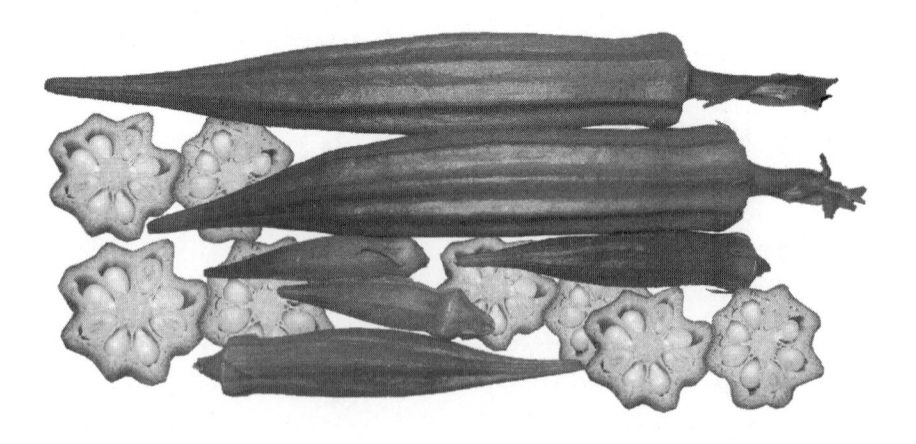

C3.7. Ingwer, Zwiebel, Knoblauch: Drei magische, unterirdische, geheime Waffen für die Gesundheit, gegen das Übergewicht und anti-Krebs

Die Mischung aus Ingwer, Knoblauch und Zwiebel ist eine Geheimwaffe par excellence gegen den Krebs. Beim Kochen ist es sehr ratsam, mindestens diese drei Gewürze frisch zu nutzen. Das Essen schmeckt dann nicht nur gut, sondern es ist auch gesund und heilt Krankheiten wie Krebs oder beugt ihnen vor.

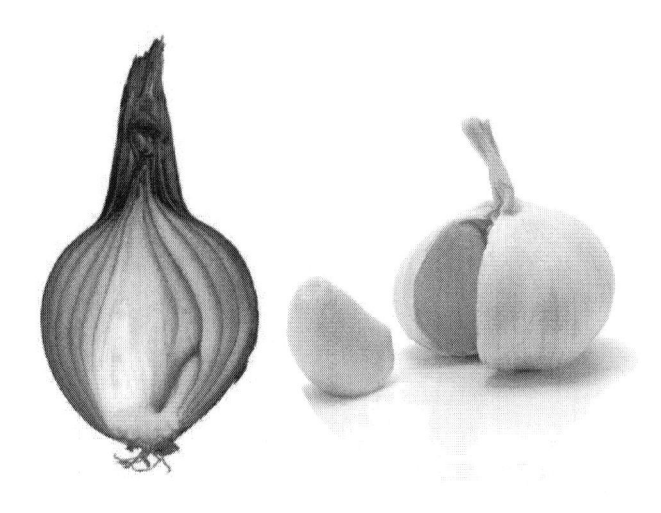

Zwiebeln regen die Verdauungsdrüsen an und bauen die Darmflora auf. Knoblauch ist sehr wichtig für den Körper. Knoblauch kann sehr viel, das wussten die Menschen schon vor tausenden von Jahren. In Afrika wird der Knoblauch sogar als „Dopingmittel" bezeichnet. Zusammengemischt mit Zwiebel und Ingwer hilft er sehr gut beim Abnehmen.

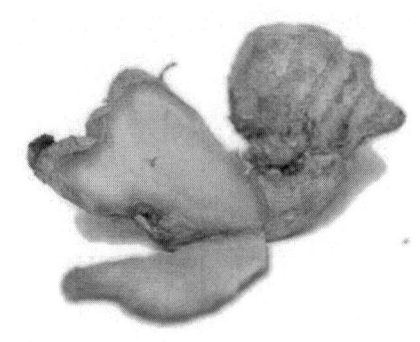

In Westafrika und in der Karibik nutzt man die gesunde Kraft des Ingwers seit mehr als 3000 Jahren, besonders in Westafrika. Erst vor einigen Jahren entdeckte die moderne Medizin die Kraft des Ingwers, aber die Pharmaindustrie ist die Gewinnerin dieser Erkenntnisse. Anders als die Menschen, denen man nicht richtig und klar erklärt, was sie wie mit Ingwer erreichen können.

Der Ingwer ist leicht scharf, wenn man ihn frisch isst und sehr würzig im Geschmack. Ingwer ist überdies eine hervorragende Quelle für stark wirksame sekundäre Pflanzenstoffe. Die Ingwerwurzeln regen den Appetit und den Kreislauf an, stärken den Magen und fördern die Verdauung, sie sind antibakteriell, fördern die Durchblutung, steigern die Produktion des Gallensaftes, bauen Fett im Körper ab, fördern die Lust auf Sex, sind ein starkes Anti-Erkältungsmittel sowie Anti-Krebsmittel und noch vieles mehr. Seitdem ich mich ständig mit Ingwer versorge, habe keine Erkältungen mehr. Egal, ob Leute um mich herum erkältet sind oder nicht. Sobald die Erkältungswelle anfängt, esse ich ständig rohen Ingwer, lasse ihn dabei einfach in meinem Mund wie ein Bonbon und werde davon geschützt.

Viele Studien zeigen die Anti-Krebswirkung dieser drei Wurzeln. Alle drei enthalten zahlreiche Antioxidantien und andere Stoffe, die effektiv gegen Krebs schützen. Die Naturmediziner, die ich in Kamerun traf, meinten, dass diese drei Gewürze zusammen mit scharfen Chili-Schoten besonders beim Schutz vor Krebs oder gegen seine schnelle Entwicklung nachhaltig helfen.

Wissenschaftliche Studien belegen, dass sie das Tumorwachstum hemmen und dabei nur die kranken Zellen angreifen. Gesunde Zellen werden nicht attackiert, sie werden sogar geschützt. Diese Wurzeln sind sehr geeignet gegen Brust-, Leber-, Lungen-, Darm-, Prostata- und Magenkrebs.

Wer sich mit den drei Gewürzen ernährt, sollte das Krebsrisiko erheblich senken. In Kamerun werden diese drei als Standard für viele Gerichte benutzt. Die heilende Wirkung hat auch mit der Menge zu tun. Je mehr, desto besser.

Ingwer ist zwar in der westlichen Kultur angekommen, aber sehr wenige Menschen kochen wirklich regelmäßig damit. Wenn sie einmal damit kochen, dann nehmen sie nur ein kleines Stück, nur ein oder zwei Zehen Knobloch und eine kleine Zwiebel. Und ganz selten alle drei zusammen. Das wirkt kaum. Die Menge macht auch die Heilkraft aus. Auch Ingwer-Tee wirkt nur, je höher die Konzentration des Ingwers im Tee ist. Dazu sollten diese Gewürze immer frisch benutzt werden. Ingwer am besten in Bio-Qualität kaufen, um ihn mit seiner Haut benutzen zu können. In Afrika sagt man, dass in der Haut viele Heilstoffe liegen.

Wenn man beim Kochen diese drei Gewürze, welche aus der Erde kommen, in das gute Öl mit hineinmischt, dann hilft man später dem Körper, den Großteil der Fette gesund zu verarbeiten, ohne dass sie sich als Fettpolster ablagern.

Dazu bekämpfen diese drei Gewürze das Übergewicht (auch eine Quelle von Krebserkrankungen) und psychische Krankheiten, wie Depression, Angst, Stress und vieles mehr.

C3.8. Bittere Lebensmittel und Stoffe sind gut für unsere Gesundheit und helfen beim Abnehmen, bitter macht fit und schlank

Bitter macht gesund und schlank, sagte meine Mutter jedes Mal, wenn wir ein kamerunisches Gericht, genannt „Dolet", aßen. Dieses Gericht wird mit bitterem Gemüse zubereitet. Auch die Säfte dieses Gemüses tranken wir, um den „Bauch zu reinigen", wie man gewöhnlich sagte. In der Erkältungszeit riet man uns, Lebensmittel mit Bitterstoffen zu essen, sie würden das Immunsystem stärken.

Trink und iss bitter nicht nur für die Figur, sondern auch für die Gesundheit. Die ursprüngliche Ernährung des Menschen war nicht süß und salzig. Sie umfasste eine Vielzahl bitterstoffhaltiger Lebensmittel: Gewürze, Gemüse (Wurzeln und Blattgemüse) und Wildpflanzen.

Als ich meine Lehre in Kamerun über die Natur und ihre zahlreichen Möglichkeiten, den Menschen zu helfen, absolvierte, sagte man mir, dass Stoffe, die für den Körper sehr wichtig sind sowie Giftstoffe nur dann gut aufgenommen bzw. ausgeschieden werden können, wenn unsere Verdauung einwandfrei funktioniert. Erst wenn die Verdauung optimal funktioniert, kann auch das Abnehmen nachhaltig erfolgreich und gesund sein. Bittere Lebensmittel helfen einer guten Verdauung.

Bittere Lebensmittel, wie z.B. Chicorée, regen durch die enthaltenen Bitterstoffe den Stoffwechsel an und fördern die Verdauung. „Er [Chicorée] regt die Bildung von Magensaft und Pankreassaft an und so die Verwertung von Lebensmitteln" sagt ein

Wissenschaftler und bestätigt damit die seit Jahrtausenden vorhandenen Ur-Erkenntnisse aus Afrika.

Durch bittere Stoffe und Lebensmittel verringern sich die Heißhungerattacken. Außerdem hat man schneller ein Sättigungsgefühl und isst weniger.

Da bittere Lebensmittel die Lust auf süßes und ungesundes Essen reduzieren und selbst wenige Kalorien haben, tragen sie dazu bei, dass der Körper weniger Fett ansammelt und man daher Gewicht verliert.

Folgenden Gemüse und Kräuter enthalten große Mengen an Bitterstoffen:

- Artischocke
- Löwenzahn
- Baldrian (Katzenkraut)
- Chicorée

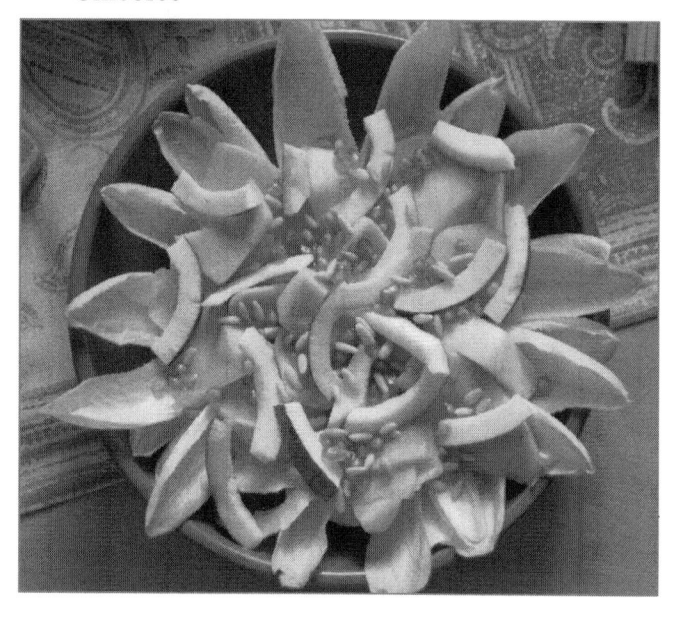

Welche Lebensmittel machen uns gesund und wirken wie Tabletten?

- Kohlrabi
- Radicchio
- Beifuß (auch Gänsekraut, wilder Wermut)
- Hopfen (wilder Hopfen)
- Endivien
- Rosenkohl
- Brokkoli
- Oliven
- Kakao (pur ohne Zucker)
- Pfefferminze
- Rucola
- Grapefruit

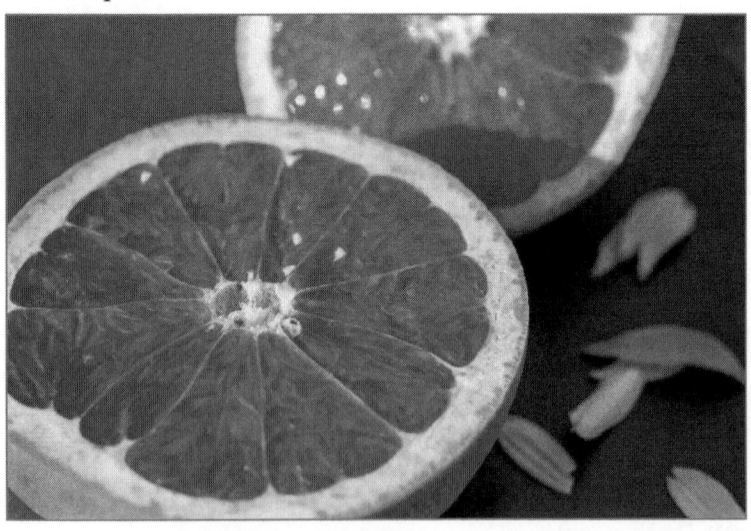

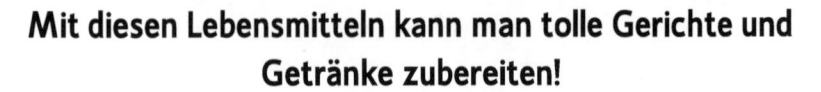

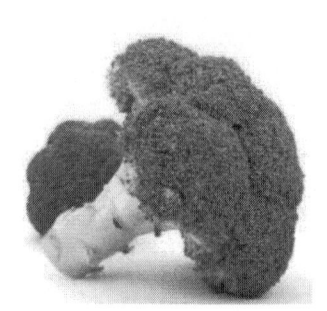

Mit diesen Lebensmitteln kann man tolle Gerichte und Getränke zubereiten!

C3.9. Basische Lebensmittel, basische Ernährung: Die Basis für einen gesunden, ausgeglichenen und starken Körper und für die Beseitigung von Krankheiten

Die basische Ernährung versorgt den Menschen mit leicht aufnehmbaren basischen Mineralstoffen sowie mit allen Nähr- und Vitalstoffen, die der Körper benötigt, um in sein gesundes Gleichgewicht zu finden. Gleichzeitig verschont die basische Ernährung den Menschen mit all jenen sauren Stoffwechselrückständen, die bei der üblichen Ernährungsweise im Körper entstehen. Auf diese Weise wird der Säure-Basen-Haushalt harmonisiert, so dass in allen Körperbereichen wieder der richtige und gesunde pH-Wert entstehen kann. Das Ergebnis ist ein aktiver und gesunder Mensch voller Tatkraft und Lebensfreude.

http://www.zentrum-der-gesundheit.de/basische-ernaehrung-2.html#ixzz3NToymZj3

Eine basische Ernährung verhindert eine Übersäuerung des Körpers. Übersäuerung ist die Ursache von vielen chronischen Krankheiten und Beschwerden.

C3.9.1. Tabellen basischer Lebensmittel und guter säurebildender Lebensmittel

1 Tabelle basenbildenden Obstes

Äpfel	Mangos
Ananas	Mirabellen
Aprikosen	Nektarinen
Avocados	Oliven (grün, schwarz)
Bananen	Orangen
Birnen	Pampelmusen
Clementinen	Papayas
frische Datteln	Pfirsiche
Erdbeeren	Pflaumen
Feigen	Preiselbeeren
Grapefruits	Quitten
Heidelbeeren	Reineclauden
Himbeeren	Stachelbeeren
Honigmelonen	Sternfrüchte
Johannisbeeren (rot, weiß, schwarz)	Wassermelonen
Kirschen (sauer, süß)	Weintrauben (weiß, rot)
Kiwis	Zitronen
Limetten	Zwetschgen
Mandarinen	

2 Tabelle basischer Kräuter und Salate

Basilikum	Lollo-Bionda-Salat
Bataviasalat	Majoran
Bohnenkraut	Meerrettich
Borretsch	Melde (spanischer Spinat)
Brennnessel	Melisse
Brunnenkresse	Muskatnuss
Chinakohl	Nelken
Chicorée	Oregano
Chilischoten	Petersilie
Dill	Pfeffer (weiß, rot, schwarz, grün)
Eichblattsalat	Pfefferminze
Eisbergsalat	Piment (Nelkenpfeffer)
Endivien	Portulak (Postelein)
Feldsalat	Radicchio
Fenchelsamen	Romanasalat
Friséesalat	Rosmarin

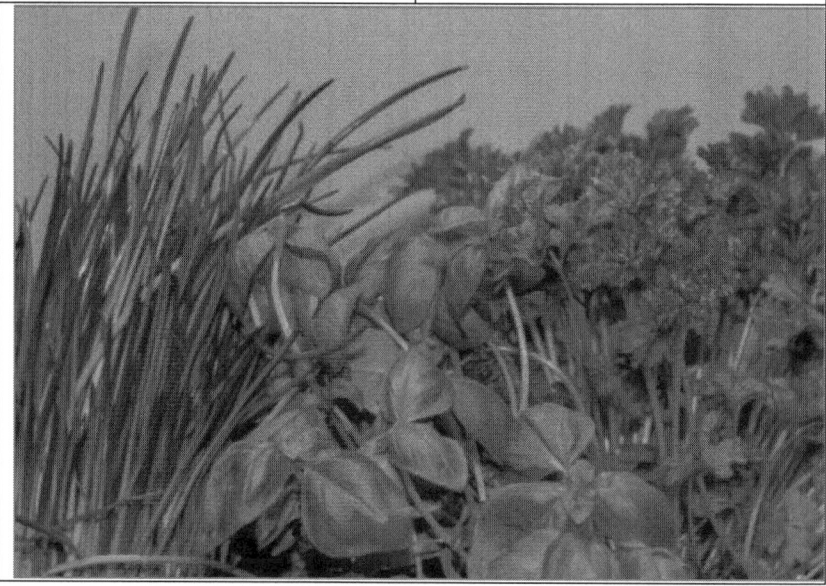

Welche Lebensmittel machen uns gesund und wirken wie Tabletten?

Gartenkresse	Rucola (Rauke)
Ingwer	Safran
Kapern	Salbei
Kardamom	Sauerampfer
Kerbel	Schnittlauch
Koriander	Schwarzkümmel
Kopfsalat	Sellerieblätter
Kreuzkümmel	Spinat, jung
Kümmel	Thymian
Kurkuma (Gelbwurz)	Vanille
Lattich	Ysop
Liebstöckel	Zimt
Löwenzahn	Zitronenmelisse
Lollo-Rosso-Salat	Zucchiniblüten

3 Tabelle basischer Sprossen und Keime

Alfalfa-Sprossen	Linsen-Sprossen
Amaranth-Sprossen	Mungobohnen-Sprossen
Braunhirse-Sprossen	Broccoli-Sprossen
Bockshornklee-Sprossen	Rettich-Sprossen
Rucola-Sprossen	Adzukibohnen-Sprossen
Hirse-Sprossen	Senfsprossen
Koriander-Sprossen	Sonnenblumenkerne-Sprossen
Kresse	Weizenkeimlinge
Leinsamen-Sprossen	Gerstenkeimlingen

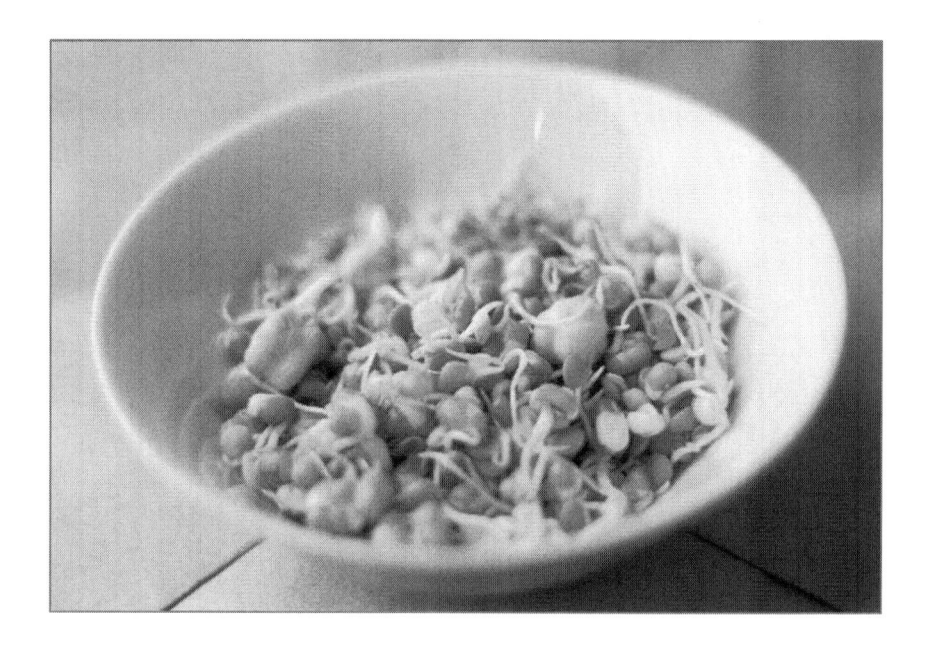

4 Tabelle basischer Nüsse und basischer Samen

Mandeln	Mandelmus
Erdmandeln	Maroni (Esskastanien)

Hinweis: Alle anderen Nüsse/Samen/Ölsaaten gehören zu den guten säurebildenden Lebensmitteln. Ihr Säurepotential kann durch Einweichen über Nacht, also kurzes Ankeimen, noch weiter vermindert werden.

5 Tabelle basischen Eiweißes und basischer Nudeln

Lupinenmehl	Lupineneiweißtabletten
Basische Konjac-Nudeln	

6 Gute säurebildende Lebensmittel

- Nüsse (Walnüsse, Haselnüsse, Paranüsse, Pekannüsse, Macadamianüsse, etc.)
- Ölsaaten (Leinsaat, Sesam, Hanfsaat, Sonnenblumenkerne, Kürbiskerne, Mohn etc. – lässt man die Saaten keimen, werden sie – je nach Keimdauer – basisch)
- Hülsenfrüchte (Kernbohnen, Linsen, Kichererbsen, getrocknete Erbsen etc.)
- Kakaopulver in hoher Qualität, am besten in Rohkostqualität sowie selbst gemachte Schokolade
- Hirse
- Mais (z. B. auch Polenta, Maisteigwaren) in kleinen Mengen
- Pseudogetreide (Quinoa, Amaranth, Buchweizen)
- Bio-Getreide z. B. Dinkel, Kamut oder Gerste in kleinen Mengen – idealerweise als Keimbrot oder in Sprossenform (wenn keine Unverträglichkeiten oder Gesundheitsbeschwerden vorliegen)
- Getreideprodukte wie Bulgur und Couscous in kleinen Mengen, aber aus Dinkel, nicht aus Weizen
- In überschaubaren Mengen hochwertige tierische Produkte aus biologischer Landwirtschaft z. B. Bio-Eier oder Fisch aus Bio-Aquakultur
- Hochwertiger Bio-Tofu und hochwertige fermentierte Sojaprodukte wie Miso und Tempeh
- Hochwertige pflanzliche Proteinpulver (wenn ein Proteindefizit besteht) wie z. B. Hanfprotein oder Reisprotein

Quelle:http://www.zentrum-der-gesundheit.de/saure-und-basische-lebensmittel.html#ixzz3KncqLST6

7   Tabelle der Nährwerte basischer Lebensmittel

Lebensmittel-Nährwerte (pro 100 g)	Kcal	kJ	BE	KH (g)	Fett (g)	EW (g)
Adzukibohnensprossen	52	219	0	3	0,5	3
Alfalfasprossen (Luzerne, Schneckenklee, Ewiger Klee)	24	100	0	0,4	0,7	4
Altbier, Alt-Bier	49	208	0,5	3	0	0,5
Amaranthsprossen	31	128	0	2	0,6	4
Ananas	55	234	1	12,4	0,2	0,5
Anistee	9	38	0	0,9	0,4	0,4
Apfel	54	228	1	11,4	0,6	0,3
Apfelsaft, grüner Apfel	48	202	1	11,1	0	0,1
Apfelsaft, roter Apfel	46	193	1	10,3	0,3	0,3
Apfelsinen (Orangen)	42	179	1	8,3	0,2	1
Aprikosen, Marillen	43	183	1	8,5	0,1	0,9
Auberginen, Melanzani, Melanzane	17	73	0	2,7	0,2	1,2
Austernpilze	11	45	0	0	0,1	2,3
Avocados	221	909	0	0,4	23,5	1,9
Bananen (stark basisch wirkend)	88	374	2	20	0,2	1,2
Basilikum, frisch	46	194	0,5	7,5	0,7	2,4
Bataviasalat, roter Kopfsalat, Crisp-Salat	12	50	0	1,5	0,3	0,7
Berliner Weiße mit Schuss (Waldmeister, Himbeere)	51	214	0,6	7	0	0,3
Birnen	55	233	1	12,4	0,3	0,5
Bleichsellerie, Staudensellerie, Stielsellerie, Stangensellerie	15	65	0	2,2	0,2	1,2
Blumenkohl, Karfiol, Korfiol (stark basisch wirkend)	22	95	0	2,3	0,3	2,5
Bockshornkleesprossen	25	1ß3	0	3,1	0,6	1,5

Lebensmittel-Nährwerte (pro 100 g)	Kcal	kJ	BE	KH (g)	Fett (g)	EW (g)
Bohnen, grün (grüne Bohnen, Gartenbohnen, Prinzessbohnen, Keniabohnen, Buschbohnen, Stangenbohnen, Welschbohnen, Bräckbohnen, Türkische Erbsen, Rickbohnen, Schneidebohnen, Schnittbohnen, Fäsölchen, Fisolen)	33	138	0,5	5,1	0,2	2,4
Bohnen, weiß, reif (stark basisch wirkend)	260	1102	3	40,1	1,6	21,3
Bohnenkraut, getrocknet	307	1260	4,5	54	6	7
Borretsch, getrocknet	189	776	1,5	17	6	14,8
Boviste (Stäublinge)	18	73	0	1	1	1
Brechbohnen, Schnippelbohnen, Schnibbelbohnen (stark basisch wirkend)	29	122	0,5	5,1	0,2	1,5
Brennnesseln	70	289	0,5	4,9	5,2	0,7
Brennnesseltee	3	13	0	0,5	0	0,1
Broccoli (Brokkoli)	26	111	0	2,5	0,2	3,3
Brunnenkresse	20	80	0	2,5	0,3	1,5
Buttermilch, natur	40	170	0,5	4	1	3,5
Champignons (Egerlinge, Angerlinge)	16	67	0	0,6	0,3	2,7
Chicorée	17	70	0	2,3	0,2	1,3
Chili-Schoten, grün oder rot	19	81	0	2,9	0,3	1,2
Chinakohl	13	54	0	1,3	0,3	1,2
Chlorella-Alge, getrocknet (grüne Süßwasser-Algen)	428	1798	1,5	18	11	60
Clementinen, Klementinen	37	155	1	9	0,3	0,7
Dampfbier (obergärig, aber ähnlich Exportbier)	65	273	0,5	5	0	0,5
Datteln, frisch	56	235	1	12,9,0	0,1	0,5
Dill, frisch	51	216	0,5	6,6	0,9	3,8
Dill, getrocknet	373	1566	0,5	46,3	8,4	25
Eisbergsalat	13	55	0	1,9	0,3	0,7

Lebensmittel-Nährwerte (pro 100 g)	Kcal	kJ	BE	KH (g)	Fett (g)	EW (g)
Endivien, Frisée (basisch wirkend)	10	43	0	0,3	0,2	1,8
Erbsen, grün (stark basisch wirkend)	81	342	1	12,3	0,5	6,6
Erdbeeren	32	136	0,5	5,5	0,4	0,8
Espresso, schwarz	2	8	0	0,3	0	0,1
Feigen, frisch	61	260	1	12,9	0,5	1,3
Feigen, getrocknet (stark basisch wirkend)	250	1059	5	55	1,3	3,5
Feldsalat, Nüsschensalat, Ackersalat, Vogerlsalat, Mäuseöhrchensalat, Rapunzelsalat, Nüsslisalat, Nüsslersalat, Sonnenwirbel (stark basisch wirkend)	14	57	0	0,7	0,4	1,8
Fenchelsamen, getrocknet	376	1579	3,5	38	16	17
Fencheltee	10	42	0	1	0,4	0,4
Frühlingszwiebeln	24	104	0	3	0,5	2
Gartensalat (Kopfsalat, Grüner Salat, Buttersalat, Butterkopfsalat, Häuptlesalat, Lattich, Schmalzsalat, stark basisch wirkend)	11	48	0	1,1	0,2	1,3
Gemeiner Riesenschirmling (Parasol)	14	58	0	0	0,5	2,2
Gomasio, Gomashio (Sesam-Salz)	541	2272	0	0,9	50,6	15,9
Grapefruits, Pampelmusen	38	161	0,5	7,4	0,1	0,6
Grapefruitsaft, Pampelmusensaft	47	197	1	10,1	0,1	0,5
Grüner Kardamom, getrocknet	254	1068	5,5	62	7	12
Grünkohl, Braunkohl, Federkohl	37	157	0	3	0,9	4,3
Gurken (Salatgurken, Schlangengurken, stark basisch wirkend)	12	50	0	1,8	0,1	0,6
Heidelbeeren, Blaubeeren, Schwarzbeeren, Bickbeeren, Waldbeeren, Wildbeeren, Moosbeeren, Moosbeeren, Zeckbeeren	36	154	0,5	6,1	0,6	0,6
Himbeeren	34	143	0,5	4,8	0,3	1,3

Lebensmittel-Nährwerte (pro 100 g)	Kcal	kJ	BE	KH (g)	Fett (g)	EW (g)
Hokkaido-Kürbis, Butternuss-Kürbis, Butternut-Kürbis	64	270	1	12,6	0,6	1,7
Ingwer	69	290	1	12	1	2,5
Ingwertee	2	8	0	0,6	0,1	0,2
Johannisbeeren, rot und weiß (Träuble, Meertrübeli, Ribiseln)	33	139	0,5	4,8	0,2	1,1
Johannisbeeren, schwarz	39	168	0,5	6,1	0,2	1,3
Kamillentee	3	13	0	0,5	0	0,1
Kapern (Konserve)	415	1756	4,5	52	20,2	6
Kartoffelbrei, fertig zubereitet (Stampfkartoffeln, Quetschkartoffeln, Kartoffelstampf, stark basisch wirkend)	74	312	1	12,2	1,9	2
Kartoffeln, roh (sehr stark basisch wirkend)	70	298	1,5	14,8	0,1	2
Keimsprossen (Durchschnittswerte für Braunhirsesprossen, Gerstensprossen, Koriandersamensprossen, Leinsamensprossen, Rettichsprossen usw.)	26	108	0	2,8	0,4	2,5
Kerbel, frisch	51	208	0,5	6,5	0,5	4,5
Kirsche, sauer (Sauerkirschen)	53	225	1	9,9	0,5	0,9
Kirsche, süß (Süßkirschen, Herzkirschen)	62	265	1	13,2	0,3	0,9
Kiwi	51	215	1	9,1	0,6	1
Knollensellerie (stark basisch wirkend)	18	77	0	2,3	0,3	1,6
Kohlrabi, Oberrübe, Rübkohl, Kohlraben	24	102	0	3,7	0,1	1,9
Kölsch-Bier 4,9 Vol.%	56	235	0,5	4	0	0,5
Koriander, getrocknet	327	1371	2,5	26	18	12,5
Kresse, Brunnenkresse, Gartenkresse, frisch	33	139	0	2,4	0,7	4,2
Kreuzkümmelsamen, getrocknet	430	1764	3	35	22,5	18

Lebensmittel-Nährwerte (pro 100 g)	Kcal	kJ	BE	KH (g)	Fett (g)	EW (g)
Kümmelsamen	375	1576	3	37	15	20
Kümmeltee	10	42	0	0,9	0,4	0,5
Kürbis	24	101	0,5	4,6	0,1	1,1
Kürbiskerne, schalenlos gewachsen bzw. geschält	560	2369	1,5	14,2	45,6	24,3
Kurkuma, Kurkume, Curcuma, gelber Ingwer, Safranwurzel, Gelbwurzel, getrocknet (farbgebend bei Curry)	366	1536	5	58,5	10	7,8
Lauch	24	103	0	3,2	0,3	2,2
Liebstöckel, Liebstöckl, frisch	51	210	0,5	6	1	4
Limonen, Limetten	31	130	0	1,9	2,4	0,5
Lindenblütentee	3	13	0	0,5	0	0,1
Löwenzahnblätter (stark basisch wirkend)	60	245	1	9,6	1,1	2,5
Majoran, getrocknet	292	1226	3,5	42	7	12,5
Mandarinen (stark basisch wirkend)	46	195	1	10,1	0,3	0,7
Mandelmus, Mandelnussmus	648	2720	1	9,5	56,5	19,8
Mandeln, süß, ohne Schale	599	2507	0,5	3,7	54,1	18,7
Mango	57	243	1	12,5	0,5	0,6
Mangold, Blattmangold, Schnittmangold, Rippenmangold, Stielmangold, Krautstiel, Rübstiel	14	59	0	0,7	0,3	2,1
Meerrettich, Kren, frisch gerieben	67	281	1	12,2	0,5	2,9
Melde, Gartenmelde (spanischer Spinat)	24	99	0	2,9	0,3	2,1
Mini-Paprika, Snack-Paprika (Paprikaschoten, Paprika-Schoten)	37	154	0,5	6,4	0,5	1,4
Mirabellen	63	269	1,5	14	0,2	0,7
Mohnsamen	477	1976	0,5	4,2	42,2	20,2
Möhren (Karotten, Mohrrüben, gelbe Rüben, Rübli, Rüebli, Fingermöhren)	25	108	0,5	4,8	0,2	1

Welche Lebensmittel machen uns gesund und wirken wie Tabletten?

Lebensmittel-Nährwerte (pro 100 g)	Kcal	kJ	BE	KH (g)	Fett (g)	EW (g)
Molke, sauer (Käsewasser, Schotte, Sirte, Zieger, Waddike, Whey, Milch-Serum	21	89	0,5	4,2	0,2	0,6
Molke, süß (Käsewasser, Schotte, Sirte, Zieger, Waddike, Whey, Milch-Serum	25	106	0,5	4,7	0,2	0,8
Morcheln (eingeweicht)	10	40	0	0	0,3	1,7
Mu-Err-Pilze, Judasohren, Holunderschwamm, Wolkenohrenpilze (eingeweicht)	10	40	0	0	0,3	1,7
Mungobohnensprossen, Mungobohnenkeimlinge, Mungbohnensprossen, Jerusalembohnensprossen, Lunjabohnensprossen, Mung Dal Sprossen, MungDaal-Sprossen	24	99	0,5	2	0,2	3,2
Muskatnuss, getrocknet	548	2303	4	45	36,5	5,8
Nektarinen	42	180	1	9	0,1	1,4
Ofenkartoffeln (stark basisch wirkend)	111	467	1,5	16	4	2
Okrafrüchte, "Okraschoten", frisch	19	81	0	2,2	0,2	2
Oliven, grün, mariniert	138	569	0	1,8	13,9	1,4
Oliven, schwarz, mariniert	135	555	0	1,5	13,8	1,1
Orangensaft (O-Saft)	44	185	1	9	0,2	0,7
Oregano, Dorst, echter Dost, wilder Thymian, getrocknet	349	1465	4	50	10,5	11
Papaya	12	53	0	2,4	0,1	0,5
Paprika, gelb (Paprikaschoten, Paprika-Schoten)	28	117	0,5	4,9	0,3	1,2
Paprika, grün (Paprikaschoten, Paprika-Schoten)	20	86	0	2,9	0,3	1,2
Paprika, rot (Paprikaschoten, Paprika-Schoten)	33	141	0,5	6,4	0,4	1
Pastinak, Pastinaken (roh)	58	245	1	12	0,2	0,7

Lebensmittel-Nährwerte (pro 100 g)	Kcal	kJ	BE	KH (g)	Fett (g)	EW (g)
Pellkartoffeln, gekocht, Stampfkartoffeln (stark basisch wirkend)	70	298	1,5	14,8	0,1	2
Petersilie (Blätter), frisch	50	214	0,5	7,4	0,4	4,4
Petersilie (Wurzel), frisch	41	174	0,5	6	0,5	2,9
Pfeffer, schwarz, getrocknet (schwarzer Pfeffer)	278	1166	4,5	51,9	3,3	11
Pfeffer, weiß, getrocknet (weißer Pfeffer)	278	1166	4,5	51,9	3,3	11
Pfefferminze (frisch)	44	185	0,5	5,5	0,5	4
Pfefferminztee	3	13	0	0,5	0	0,1
Pfefferschoten, Peperoni	20	83	0	0,7	0,6	2,9
Pfifferlinge (Eierpilze, Eierschwammerln, Rehlinge)	11	47	0	0,2	0,5	1,5
Pfifferlinge, getrocknet (Eierpilze, Eierschwammerln, Rehlinge)	93	391	0	1,8	2,2	16,5
Pfirsiche	41	176	1	8,9	0,1	0,8
Pflaumen	48	205	1	10,2	0,2	0,6
Piment, getrocknet (Nelkenpfeffer)	314	1318	4	50	9	6
Porree	24	103	0	3,2	0,3	2,2
Portulak, gewöhnliches Tellerkraut, Kuba-Spinat, Winterportulak, Postelein	29	119	0,5	4,5	0,4	1,6
Preiselbeeren (Moosbeeren)	35	148	0,5	6,2	0,5	0,3
Quitten, Apfelquitten, Birnenquitten	39	165	0,5	6,9	1	0,4
Radicchio (Lollo rosso, Lollo rossa, roter Lollo), Radicchio-Treviso	13	53	0	1,5	0,2	1,2
Radieschen	14	58	0	2,2	0,1	1
Reineclaude, Reneclode, Reneclaude, Reneklode, Ringlotte, Ringlo	45	187	1	10,2	0,2	0,2
Rettich (stark basisch wirkend)	13	57	0	1,9	0,2	1

Welche Lebensmittel machen uns gesund und wirken wie Tabletten?

Lebensmittel-Nährwerte (pro 100 g)	Kcal	kJ	BE	KH (g)	Fett (g)	EW (g)
Romanasalat, Römersalat, Römischer Salat, Lattuga, Kochsalat, Bindesalat, Lattich, Fleischkraut, Zuckerhut, Herbstzichorie, Herbstchicorée	16	67	0	1,8	0,2	1,6
Romanesco (Blumenkohl-Art)	30	127	0	4,5	0,5	1,7
Rosinen (stark basisch wirkend)	277	1178	6	63,9	0,6	2,5
Rosmarin, frisch	60	252	1	10	2	0
Rote Rüben (Rote Beeten, Rote Beten, Randen, Rahnen, Rohnen stark basisch wirkend)	41	175	0	8,6	0,1	1,5
Rotkohl, Rotkraut, Blaukraut	22	92	0	3,5	0,2	1,5
Rucola, Eichblattsalat, Rauke	11	48	0	1,1	0,2	1,3
Safran (Crocus Sativus), getrocknet	356	1496	5	61,5	6	11,5
Salbei-Gewürz, getrocknet	334	1403	3,5	43	12	11
Salbei, frisch	87	365	1	12	3,2	1,9
Salbeitee	9	38	0	0,9	0,4	0,4
Salzkartoffeln, gekocht (stark basisch wirkend)	70	298	1,5	15,4	0,1	1,8
Sauerampfer (stark basisch wirkend)	22	92	0	2	0,4	2,4
Schalotten (Edelzwiebeln, Lauchzwiebeln, Frühlingszwiebeln)	77	325	1,5	16,1	0,1	2,5
Schnittlauch, frisch	27	114	0	1,6	0,7	3,6
Schwarzwurzeln	16	66	0	1,6	0,4	1,4
Seetang (Seealgen, Meeresalgen)	54	228	1	12	0,5	1,8
Seetang, getrocknet (Seealgen, Meeresalgen)	278	1166	5	55	2	8
Sesampaste (Tahina, Tahini Sesampüree, Sesammus)	638	2680	0	1	60	18,1
Sesamsamen	598	2472	0	1	58	18,2
Shitake, Shijtake, Shiitake, getrocknet	336	1411	4,5	53	3,5	20,5
Sojabohnen, reif (Soyabohnen)	323	1350	0,5	6,3	18,1	33,7

Lebensmittel-Nährwerte (pro 100 g)	Kcal	kJ	BE	KH (g)	Fett (g)	EW (g)
Sojaflocken (Soja-Flocken, Soyaflocken)	360	1512	0,5	4	20	37,5
Sojakleie	129	541	0,5	7	4	15
Sojamehl, Vollfett (Soyamehl)	347	1449	0	3,1	20,6	37,3
Sojamilch (Soyamilch)	36	151	0	0,7	1,9	3,6
Sojasahne (Soyasahne)	184	773	0	2	18	2
Sojasprossen (Soyasprossen)	50	211	0,5	4,7	1	5,5
Spargel (stark basisch wirkend)	18	77	0	2,2	0,2	1,9
Spinat, Blattspinat (stark basisch wirkend)	15	64	0	0,6	0,3	2,5
Spirulina, getrocknet (Algen in alkalischen Binnengewässern, antiviral gegen Epstein-Barr-Virus)	376	1579	0	3	12	60
Spitzkohl (Zuckerhut)	23	97	0	2,7	0,4	2
Stachelbeeren	37	158	0,5	7,1	0,2	0,8
Steinpilze (Fichtensteinpilz, Bronzeröhrling bzw. Schwarzhütiger Steinpilz, Sommersteinpilz, Kiefernsteinpilz, Herrenpilze)	20	85	0	0,5	0,4	3,6
Steinpilze, getrocknet (Fichtensteinpilz, Bronzeröhrling bzw. Schwarzhütiger Steinpilz, Sommersteinpilz, Kiefernsteinpilz, Herrenpilze)	124	523	0,5	4,1	3,2	19,7
Sternfrucht, Carambole, Karambole (oxalsäurehaltig)	44	185	1	9,5	0,3	0,5
Stielmus, roh, Rübstielmus	28	116	0	2,8	0,6	2,5
Süßkartoffeln, Batate, Weiße Kartoffeln, Knollenwinde, süße Kartoffeln	111	467	2	24,1	0,6	1,6
Tee, grün, ohne Zucker (Grüner Tee, Grüntee)	0	2	0	0,1	0	0
Tee, Kräutertee	3	13	0	0,5	0	0,1
Tee, Mate grün /geröstet	0	2	0	0	0	0,1
Tee, weiß, ohne Zucker (Weißer Tee, Weißtee)	0	2	0	0,1	0	0

Welche Lebensmittel machen uns gesund und wirken wie Tabletten?

Lebensmittel-Nährwerte (pro 100 g)	Kcal	kJ	BE	KH (g)	Fett (g)	EW (g)
Thymian, getrocknet	292	1227	4	45	7,5	9
Thymiantee	3	13	0	0,5	0	0,1
Tomaten, Paradeisa, Paradeiser passiert (stark basisch wirkend)	19	79	0	2,7	0,2	1,2
Tomatensaft	17	71	0	2,9	0,1	0,8
Trüffeln, Trüffelpilze	40	167	0	3	1	4,3
Vanilleschoten (Orchideenart), getrocknet	278	1166	5	56,1	3,3	4
Wakame (Seaweed, Braunalgen z. B. für Miso) Achtung: etwa 15 mg Jod pro 100 Gramm!	55	229	1	9	1	2
Wassermelonen	37	159	1	8,3	0,2	0,6
Weintrauben, rot (Weinbeeren)	74	312	1,5	17	0,3	0,7
Weintrauben, weiß (Weinbeeren)	67	286	1,5	16,1	0,3	0,7
Weiße Rüben, weiße Rübchen, Mairübchen, Mairüben, Navetten, Navets	24	103	0	4,6	0,2	1
Weißkohl, Weißkraut, Kappes, Kaps, Kabis	25	104	0	4,1	0,2	1,4
Weizenbier (Weiße, Weißbier, Hefeweizenbier, Hefeweißbier)	52	222	0,5	3	0	0,3
Weizenbier alkoholfrei (Weiße, Weißbier, Hefeweizenbier, Hefeweißbier)	24	101	0,5	5,4	0	0,4
Wirsingkohl, Wirsching (stark basisch wirkend)	25	107	0	2,4	0,4	3
Ysopblätter (Bienenkraut, Duftisoppe, Eisenkraut, Eisop, Esope, Essigkraut, Gewürzysop, Heisop, Hisopo, Hizopf, Ibsche, Isop, Ispen. Josefskraut)	30	126	0	2,9	0,6	3
Zimtstangen, Zimtpulver	283	1189	5	57	3,5	4
Zitronen	35	151	0,5	3,2	0,6	0,7
Zitronenmelisse, frisch	50	205	0,5	5,5	1	4,2

Lebensmittel-Nährwerte (pro 100 g)	Kcal	kJ	BE	KH (g)	Fett (g)	EW (g)
Zitronensaft	26	109	0	2,4	0,1	0,4
Zucchini, Zucchetti, Zuchine; Zucchine (Kürbis-Art)	18	76	0	2	0,4	1,6
Zuckermelonen, Honigmelonen	54	230	1	12,4	0,1	0,9
Zwetschgen, Zwetschen, Zwetschken, Quetschen (Pflaumenart)	40	168	1	8,9	0,1	0,6
Zwiebeln, rote Zwiebeln (stark basisch wirkend)	28	117	0	4,9	0,3	1,3

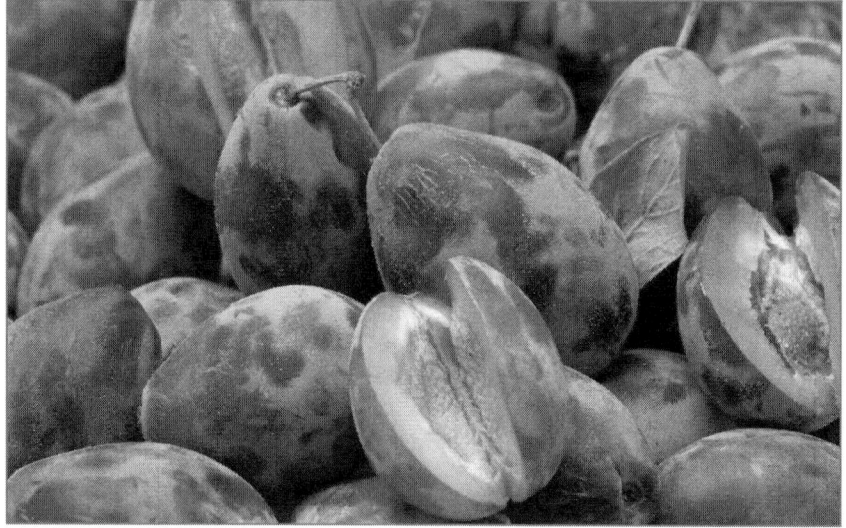

Quelle: http://www.lebensmittel-tabelle.de/basische-lebensmittel.html
Legende:
kcal = Kilokalorien
kJ = Kilo-Joule
BE = Brot-Einheiten (gerundet)
KH (g) = enthaltene Kohlenhydrate in Gramm
Fett (g) = enthaltenes Fett in Gramm
EW (g) = enthaltene Eiweiße/Proteine in Gramm
1g Fett = 9,3 kcal
1g EW = 4,2 kcal
1g KH = 4,1 kcal
1g Alkohol = 7,0 kcal
1g org. Säure = 3,0 kcal

C3.10. Einige Tropenlebensmittel mit starker Heilkraft

C3.10.1. Moringabaum (Moringa Oleifera) — Der Wunderbaum

Die nährstoffreichste Pflanze der Welt, in Kamerun als „mother's best friend" oder „Baum des Lebens" bekannt, heilt viele Krankheiten, darunter Krebs. Ich werde darüber ausführlicher in dem Buch „Gesund und vital: Heilkraft aus den Tropen" berichten.

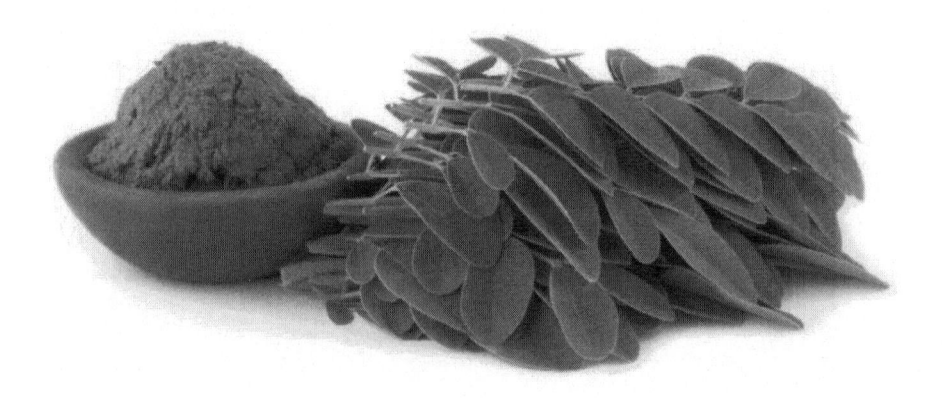

Dieser Baum scheint eine der wertvollsten Pflanzen und Lebensmittel für unsere Gesundheit zu sein und kann Hunderte von Krankheiten heilen. Erst als ich wegen meines Buches über Krebs Naturmediziner in Kamerun besuchte, erfuhr ich von dieser Pflanze, die seit Jahrhunderten erfolgreich in der Naturmedizin benutzt wird, um chronische Krankheiten und Infektionen zu heilen.

In Kamerun wird fast alles an diesem Baum gegessen (Blätter, Rinde, Samen, Blüten, Schoten usw.). Ich habe lange gebraucht, um den wissenschaftlichen Namen dieser Pflanze zu erfahren. In Kamerun nennt man sie nur „Stirb-nicht-Pflanze, Mutters bester Freund, Baum des Lebens" usw. Ich wusste, dass der Baum ein Wunderbaum ist, ohne genau zu wissen warum. Erst als ich mehr darüber erfahren wollte und intensiv alle Pflanzen in Kamerun studierte, fand ich den Namen und war nicht überrascht, dass es weltweit schon wissenschaftliche Literatur und Studien darüber gab. In Kamerun benutzt man Moringa, um viele Krankheiten zu behandeln, wie Anämie, Krebs, Mutter- und Kindersterblichkeit, Diabetes, Hautkrankheiten, Entzündungen, Wundheilung, Herz-Kreislauf-Erkrankungen, Rheuma, Demenz, Parkinson, AIDS, Augen- und Zahnkrankheiten, Impotenz, Bronchitis, Fieber, brüchige Knochen, Unterernährung, Durchfall, Magenschmerzen, Pilzinfektionen, kranke Darmflora und viele mehr.

Weiterhin kann Moringa verwendet werden, um Wasser durch die Zerstörung von 90 bis 99% der Bakterien zu reinigen. Seine Samen enthalten 40% Öl. Dieses Öl ist wertvoller als Olivenöl. Moringa ist ein Top Bio-Futtermittel für Tiere und ein hervorragendes Düngungsmittel.

Er besitzt einen enorm **hohen Gehalt an Nährstoffen, Vitaminen und Mineralstoffen** und hat ein extremes und außergewöhnliches antioxidatives Potential.

„Die Kombination und Zusammensetzung der **Vitalstoffe** ist sehr konzentriert, ausgewogen und einzigartig unter allen bekannten Pflanzen", heißt es auf der Seite http://www.moringafarm.eu/.

Laut dieser enthält der Moringabaum:

14 Vitamine

13 Mineralien

8 essentielle Aminosäuren

10 nicht essentielle Aminosäuren

Omega-3-, -6- und -9-Fettsäuren

sekundäre Pflanzenstoffe

über 46 Antioxidantien

Zeatin, Salvestrole und Chlorophyll

Auf der Seite ist weiterhin zu lesen:

...Vergleichsergebnisse von Moringa Blattpulver zu 1058 Lebensmitteln, basierend auf der Grundlage des Ernährungs-Informations-Systems der Universität Hohenheim.

- 100 Gramm Blattpulver aus Moringa Oleifera enthalten im Vergleich:
- 17 x so viel Calcium wie 3,5%ige Kuhmilch
- 1,3 x mehr essentielle Aminosäuren als Eier
- 6 x mehr Alpha-Linolensäure als Linolsäure
- 1,9 x mehr Ballaststoffe als Vollkornweizen
- 8,8 x mehr Eisen als ein Rinderfilet (Lende)
- 6 x mehr herzschützende Polyphenole als Rotwein
- 4,7 x mehr Folsäure als Rinderleber
- 4,5 x mehr Vitamin E als Weizenkeimlinge
- 1,5 x mehr Zink als ein Schweineschnitzel

- etwa so viel Vitamin C wie ein Obstsalat
- 7 x mehr Magnesium als Garnelen
- 37 x mehr antioxidative Wirkung als Weintrauben
- 6,9 x mehr Vitamin B1 und B2 als Hefe
- 3 x mehr Kalium als Bananen
- bis 3 x mehr augenschützendes Lutein als Grünkohl
- 4 x mehr Vitamin A als Karotten
- sehr hohe Anteile an ungesättigten Fettsäuren (Omega 3, 6 und 9)
- des Weiteren sehr große Mengen an natürlichem Chlorophyll

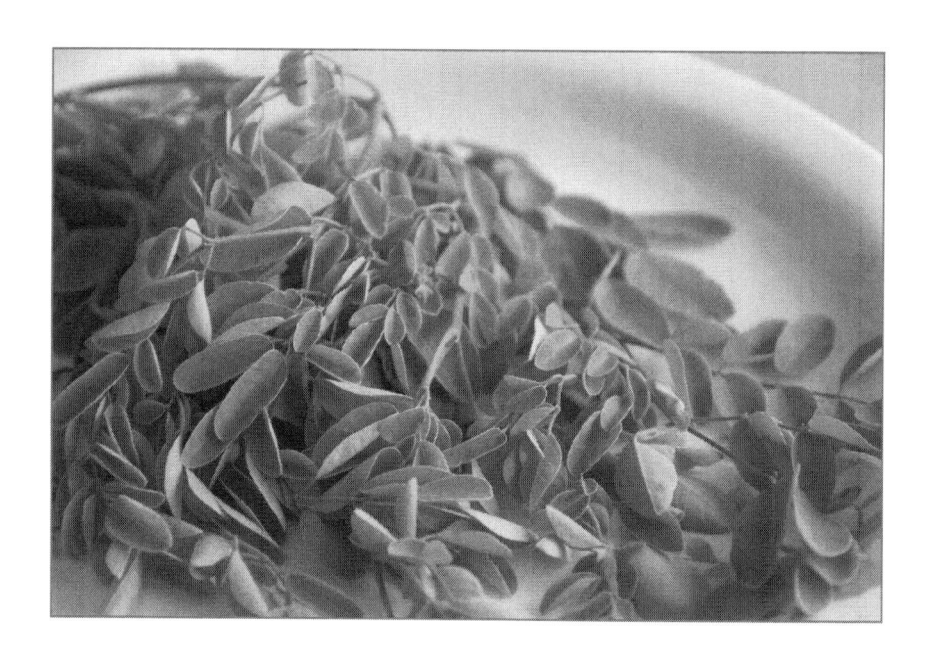

C3.10.2. Okra, ein weiteres Wunder (Heil-) Lebensmittel

Die Okra ist eine der ältesten Gemüsepflanzen. Sie ist eine aus dem Hochland Ostafrikas, aus Äthiopien, stammende Gemüsepflanze, die man in ganz Afrika isst. Der Name „Okra" kommt aus der Ibo-Sprache in Nigeria. Die Okra wird beim Kochen schleimig und wird als Sauce zu allen Kohlenhydraten mitgegessen oder auch einfach so als Salat.

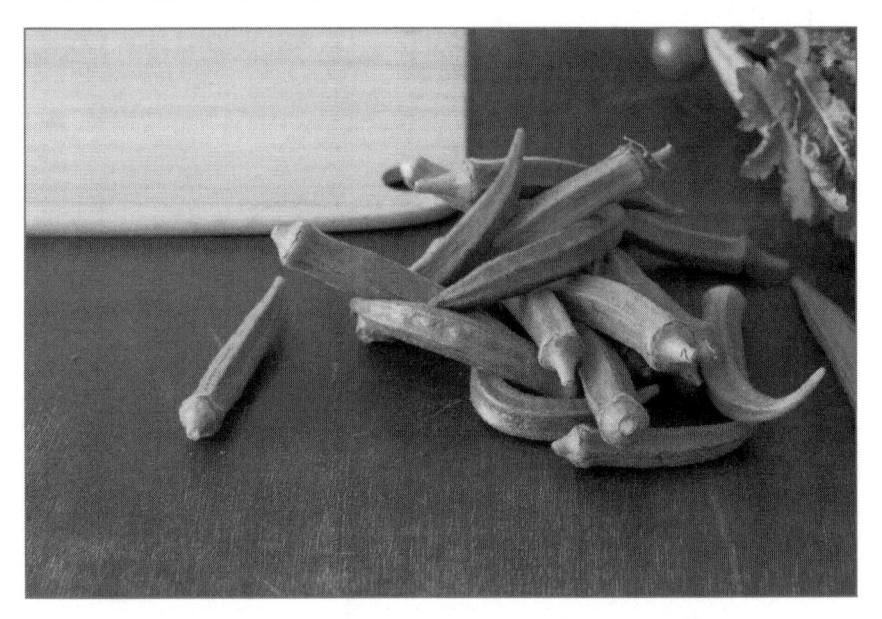

Okra ist die Quelle vieler Vitamine und Mineralstoffe.

Wer sich regelmäßig Okraschoten schmecken lässt, tut seinem Darm offenbar einen großen Gefallen. Das grüne Gemüse aus Afrika ist auf dem Vormarsch nach Europa. Dabei bewährt es sich nicht nur als wandelbare Zutat in der Küche, sondern entfaltet als geschätzte Heilpflanze auch seine gesundheitsfördernden Kräfte.
www.zentrum-der-gesundheit.de

Nährwerte Okra* pro 100g

Energie: 81 kJ / 19 kcal
Ballaststoffe: 4,9 g
Fett: 0,2 g
Kohlenhydrate: 2,2 g
Proteine: 2,1 g

Beta-Carotin: 394 µg / 800 µg
Vitamin C: 36 mg / 60 mg
Magnesium: 38 mg / 250-500 mg
Calcium: 64 mg / 800 mg
Eisen: 653 µg / 15 mg
Phosphor: 75 mg / 1000 mg

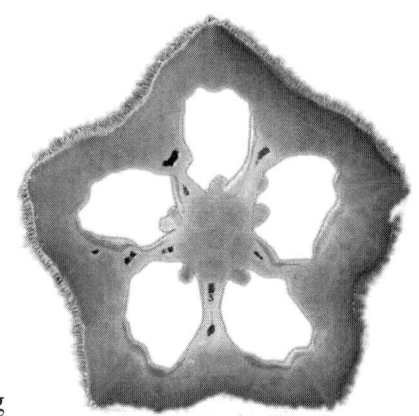

* Nährwertangaben für Okra laut DGE (Deutsche Gesellschaft für Ernährung)

Dazu kommen Vitamine B2, B3, B6, B9, Vitamin K, und Kupfer.

In Afrika ist die Okra mehr als ein normales Lebensmittel, sie ist ein Medikament, ein Antioxidationsmittel. Okra ist entzündungshemmend, senkt den Cholesterinspiegel und hilft bei Darmproblemen, Diabetes, Entzündungen in Mund und Rachen, Asthma, Erkältung, Fieber, Impotenz, trockener Scheide, Lustlosigkeit, schmerzhafter Menstruation, Depression, schwachem Herzmuskel und vielem mehr.

In bestimmten Mischungen wirkt Okra wie Viagra und stärkt die Potenz.

Die Pharmaindustrie benutzt den Schleim der Okra, um Medikamente gegen Erkältungen und Schmerzen im Brustraum herzustellen.

C3.10.3. Djansang, Heilkraut aus Kamerun

Djansang oder Njangsa ist ein gelber Kern aus der grünen, nierenförmigen Frucht eines Baumes im Regenwald Afrikas. Er ist Nahrung und Medizin zugleich.

Das United States Department of Agriculture (USDA) und das Nationale Institut für Ernährung und Landwirtschaft der USA (NIFA) haben 2013 eine Studie über diesen Kern veranlasst, die zeigt, wie wichtig es ist.

Njangsa-Kernöl ist reich an mehrfach ungesättigten Fettsäuren und Djansang ist reich an Kalzium, Magnesium, Eisen, Chlor, Phosphor und Kalium. Wie der Samen enthält das Öl Vitamin E und A, Proteine sowie Kohlenhydrate. Das Öl hat eine natürliche, heilende und lindernde Wirkung für die Haut bei Verbrennungen. Es bietet auch Schutz gegen Sonnenbrand. Den Wert dieses Öls haben Kosmetikfirmen erkannt und benutzen es in zahlreichen Cremes. Die Frauen in Kamerun benutzen dieses Öl, um eine elastische und faltenfreie Haut zu bekommen.

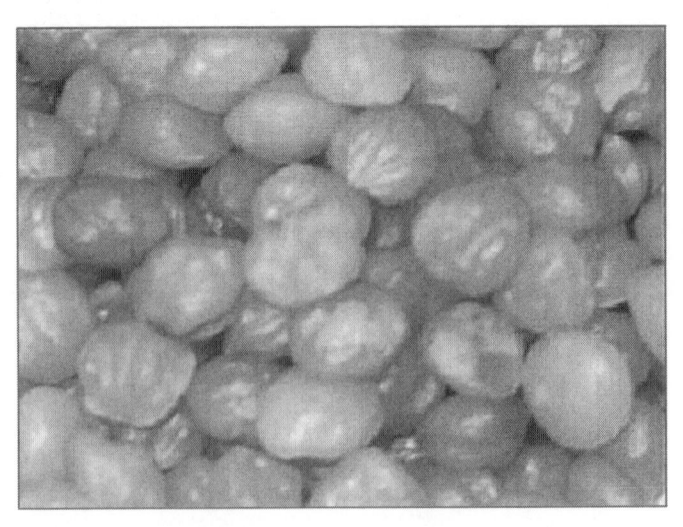

Geröstet und zu einer Paste gemahlen werden die Samen auch verwendet, um eine köstliche Sauce, erinnernd an Erdnusssauce, zu machen. Man kann aber die Kerne auch einfach so pürieren und Saucen damit verfeinern.

Die Blätter und Rinde von Djansang werden benutzt um zahlreiche Krankheiten zu heilen oder ihnen vorzubeugen: Husten, Malaria, Gelbfieber, Magenschmerzen, Durchfall, Rheuma, Schlaflosigkeit, Herz-Kreislaufkrankheiten, Entzündungen in Körper, Augenentzündungen und Unfruchtbarkeit bei Frauen. Es ist ein sehr starkes Antioxidans gegen freie Radikale.

Djansang wird auch als natürliche Antibaby-Pille benutzt, es verbessert die Qualität der Muttermilch und stärkt die sexuelle Lust und Potenz bei Frau und Mann.

Djansang enthält Lupeol. Lupeol ist ein sekundärer Pflanzenstoff, der zu den pentacyclischen Triterpenen gehört und zugleich zur Gruppe der Alkohole zählt. Lupeol ist seit mehr als hundert Jahren bekannt und ist als potentiell leicht verfügbares Malaria- und Krebsmittel mit geringer Toxizität für die medizinische Forschung von Interesse. Es soll das Wachstum der Tumorzellen hemmen. Durch das Lupeol wirkt Djansang auch antimikrobiell.

Djangsang-Kerne kann man in den meisten Afro-Shops kaufen oder im Internet. Achtung vor Pulver, es enthält oft Beimischungen. Am besten kauft man die Kerne und püriert sie selbst. Dann fügt man ein bisschen Olivenöl hinzu, lässt das Ganze ein paar Tage stehen und filtert es dann. Das Öl benutzt man auch für die Haut. Man wird nach einiger Zeit erstaunliche Ergebnisse erzielen.

C3.10.4. Palmöl, besser als viele Anti-Krebs-Medikamente?

Palmöl, auch Palmfett genannt, wird aus dem Fruchtfleisch der Palmfrüchte gewonnen.

Der schlechte Ruf von Palmöl ist nicht nachzuvollziehen, denn dieses Öl ist seit Jahrtausenden das wichtigste Öl in vielen Ländern Afrikas und anderen Ländern. Es wird wegen seines hohen Gehaltes an gesättigten Fettsäuren als schlechtes Öl dargestellt. Dies ist wieder einmal eine gravierende Fehleinschätzung. (Kokosöl hat auch sehr viel gesättigte Säure, gilt aber in den westlichen Nationen als „gutes Öl"). Die gesättigten Fettsäuren stehen nicht allein da und das macht einen enormen Unterschied.

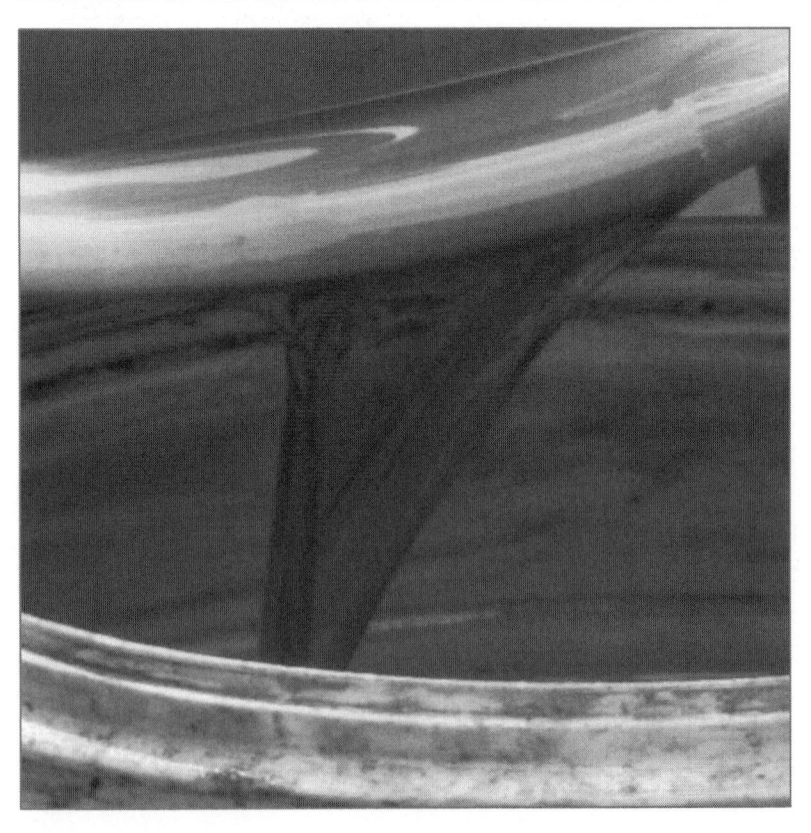

Viele Studien an Menschen in Afrika, die sich traditionell zum Großteil von Palmöl ernähren, haben die krankheitsverursachende Wirkung, die man gesättigten Fettsäuren zuschreibt, widerlegt: Herz-Kreislauf-Erkrankungen waren bei den Untersuchten so gut wie unbekannt, genauso wie bei Menschen, die viel Kokosöl zu sich nehmen. Außerdem sind diese Menschen viel schlanker und muskulöser als Einwohner der westlichen Länder.

Zwar gilt das raffinierte Palmöl, wie fast alle raffinierten Öle, als ungesund, aber das natürliche Palmöl ist mehr als ein Nahrungsmittel: Es ist ein Medikament. Ernährungsexperten sehen nur diesen Gehalt an Fettsäuren und schlagen Alarm. Dabei vergessen sie, dass gesättigtes Öl nicht per se böse ist, nein, es kommt auf die gesamte Zusammensetzung dieses Öls an, die viel wichtiger ist. Und diese Zusammensetzung von Stoffen ist bei Palmöl fast perfekt. Damit ist es ein hervorragendes Mittel gegen das Wachstum von Krebstumoren. Es hilft gegen Herz-Kreislauf-Erkrankungen, Alzheimer und Schlaganfall. Es wurde auch bewiesen, dass es den gefährlichen LDL-Cholesterinspiegel nachhaltig senkt.

„Das Rote Palmöl gilt als wahrer Nährstoff-Pool. Neben seiner ausgezeichneten Fettsäuren-Zusammensetzung enthält es auch Phytosterole, Flavonoide, Phenolsäuren, Glycolipide, Vitamin K, Q-10 und Squalen. Zudem ist es DIE Quelle für Vitamin E, denn es besitzt alle vier Tocotrienole, deren enorme antioxidative Aktivität bis zu 60 Mal höher ist als jene von normalem Vitamin E. In Verbindung mit seinem Beta-Carotin, Alpha-Carotin, Lycopin sowie weiteren 20 Carotinen ist es ein ausgezeichnetes antioxidatives Lebensmittel, das Zähne und Zahnfleisch vor den Angriffen freier Radikale schützt." So das Zentrum der Gesundheit (www.zentrum-der-gesundheit.de).

In Afrika wird Palmöl nicht nur benutzt, um zu kochen, sondern auch, um zu heilen. So wurden wir als Kinder bei Hautproblemen mit Palmöl eingecremt oder haben bei Bauch- und Magenschmerzen Palmöl geleckt. Das Öl wurde benutzt, um Cellulite zu bekämpfen. Bei Hautverbrennungen wurde die Wunde mit Palmöl gesalbt. Viele Naturmediziner benutzten Palmöl auch, um chronische Krankheiten zu heilen, darunter sogar Krebs. Es soll sehr gut gegen Prostata- und Brustkrebs sein, weil es auch die Metastasen bekämpfen soll, besser als eine Chemotherapie, gab mein Lehrer an. Palmöl wird schon heute bei der Behandlung von Brustkrebs eingesetzt. Hautkrebs wird damit ebenfalls bekämpft.

Studien zeigen auch, dass Palmöl Thrombosen vorbeugt, indem es die Ablagerungen in den Arterien auflöst.

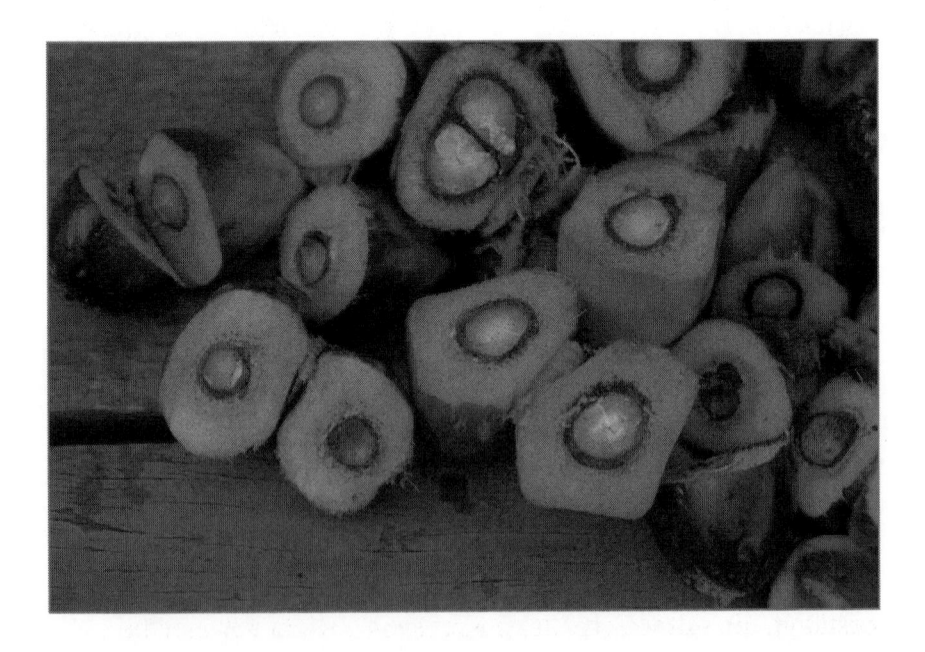

Der schlechte Ruf des Palmöls hat damit zu tun, dass es mit der Zerstörung von Wäldern einhergeht. Aber richtig wäre es gegen die westlichen Konzerne zu kämpfen und gegen die Pharma- und Lebensmittelindustrie vorzugehen, für die der große Teil dieses Öl produziert wird. Viele Medikamente, Lebensmittel oder kosmetische Produkte, die wir benutzen, die uns retten, satt und schöner machen, enthalten Palmöl. Eine ganz einfache logische Konsequenz wäre gewesen, dieses Öl, wenn es so „schlecht" sei, nicht in Medikamenten zu verwenden, oder? Es ist schon erschreckend, wie man falsche Informationen verbreitet, um die Menschen zu beeinflussen. Dabei ist dieses Öl reicher an, zum Beispiel, wichtigem Vitamin E, als das Olivenöl, das auch gesättigte Fettsäuren enthält.

Palmöl und Brustkrebs

Palmöl hilft sehr effizient gegen Brustkrebs, besser als das Medikament Docetaxel, wie eine Studie von Li Ka Shing von der Medizinischen Fakultät der Hongkong University und dem australischen Zentrum für die Erforschung von Prostatakrebs feststellte. Die Frucht der Ölpalme ist sehr reich an Tocotrienol. Experimente im Labor haben gezeigt, dass diese natürliche Verbindung mächtiger ist als Docetaxel, ein Medikament, das man in der Chemotherapie verwendet, um Brustkrebs zu behandeln. Die Forscher entdeckten, dass Tocotrienol eine Anti-Krebs-Wirkung hat. Es bekämpft die Metastasen und das ohne Nebenwirkungen, wie sie die Chemotherapie hat, die dabei auch die gesunden Zellen angreift. Damit werden die Erkenntnisse der afrikanischen Naturmedizin bestätigt, die seit vielen Jahren Krebs mit Palmöl behandeln.

C3.10.5. Kokosöl und Kokosnuss

Kokosöl zählt aufgrund seiner vielfältigen positiven Auswirkungen auf die Gesundheit zu den wertvollsten Lebensmitteln. Es ist nicht nur zum Kochen da, es ist auch ein Medikament für Körper, Haut, Haare usw. und es regt die Verdauung an. Es wirkt antibakteriell, antiviral, antifungal und antiparasitär. Wegen der enthaltenen Laurinsäure tötet es Bakterien, Viren und Pilze. Kokosöl hemmt chronische Entzündungen, reinigt die Darmflora und stärkt das Immunsystem. Kokosöl enthält außerdem viele mittelkettige Triglyceride und kann so sehr gut gegen Alzheimer eingesetzt werden.

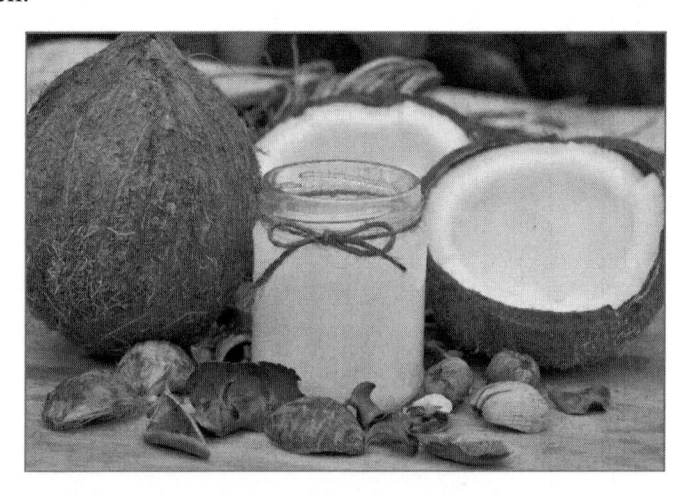

Die Kokosnuss beugt auch Krebs vor, in Kamerun wird sie Männern empfohlen, damit ihre Prostata gesund bleibt und Frauen, damit ihre Brüste gesund bleiben. Zahlreiche wissenschaftliche Studien bestätigen die Heilwirkung von Kokosöl gegen den Krebs und sogar gegen seine Entstehung. Es wird von Fällen berichtet, bei denen Frauen mit Brustkrebs durch die tägliche Einnahme von Kokosöl gesünder wurden. Es hieß, die Metastasen wurden gestoppt und der Krebs bildete sich zurück.

Kokosöl kann Fettleibigkeit vermindern, wie eine brasilianische Studie, die 2009 in der Zeitschrift *Lipids* veröffentlicht wurde, ergab. Frauen, die 12 Wochen lang täglich 30 Milliliter Kokosöl zu sich nahmen, nahmen merklich ab. Die Frauen in der Vergleichsgruppe, die in derselben Zeit die gleiche Menge Sojaöl zu sich nahmen, verloren hingegen kein Gewicht.

Die Kokosnuss ist für ihre antibakterielle, antioxidative, antiparasitäre, blutzuckersenkende und immunstimulierende Wirkung bekannt. Sie enthält viele Vitamine, Mineralstoffe sowie Spurenelemente und versorgt den Körper unter anderem mit Calcium, Magnesium, Phosphor, Eisen, Natrium, Selen, Jod, Zink, Fluor und Mangan.

Der Kokosnuss wird auch eine Antistress- und eine Anti-Osteoporose-Wirkung zugeschrieben. Sie verhindert Wassereinlagerungen und hilft bei der Gewichtsreduktion. Außerdem ist sie ein gutes Reinigungsmittel für den Körper und sehr gesund bei Parkinson- und Alzheimerleiden. Schwangere Frauen sollten öfter mal eine Kokosnuss zu sich nehmen, sie ist eine ausgezeichnete Frucht für Mutter und Kind, weil sie mit ihren Nährstoffen, ihren Vitaminen und ihrer Energie eine große Hilfe in der Schwangerschaft ist.

Vor allem für Diabetiker ist die Kokosnuss sehr gesund. Die enthaltenen mittellangen Fettsäuren senken die Insulin-Resistenz und sie regen die Bauchspeicheldrüse an, mehr Insulin zu produzieren.

Kokosmilch stärkt das Herz-Kreislauf-System, sie kann die Nieren von schädlichen Stoffen befreien und sie schützt vor Er-brechen, Blähungen und urologischen Beschwerden. Kokosmilch hat ähnliche Eigenschaften wie Muttermilch und ist wegen des enthaltenen Vitamin C, des natürlichen Zuckers und den vielen Mineralstoffen für Kinder zu empfehlen.

C3.10.6. Ananas: Gute-Laune-Frucht, Anti-Krebs-Frucht, ideal für Gehirn und ein Antidepressivum

Ein super Lebensmittel für die Psyche und zur Bekämpfung der Übersäuerung des Körpers sowie vieler Krankheiten.

Die Ananas ist nicht nur eine leckere Frucht, sie ist eine starkes Heilmittel, das unserem Körper wichtige Mineralien und Spurenelemente wie Magnesium, Calcium, Phosphor, Kalium, Eisen, Mangan, Zink und Jod zuführt. Die tropische Gute-Laune-Frucht ist auch ein Lieferant wichtiger Vitamine, unter anderem von Beta-Carotin (Pro-Vitamin A), Biotin, Vitamin C, Vitamin E, Riboflavin, Thiamin, Niacin, und vielen mehr. Frischer Ananassaft wirkt sehr positiv bei Fieber.

Ananas spielt eine wichtige Rolle bei der Entsäuerung des Körpers, denn sie wirkt aufgrund ihrer Mineralstoffe sehr basisch.

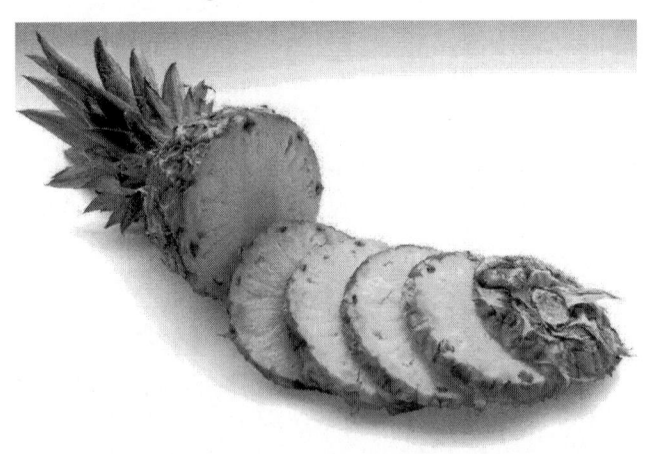

Auch für die Psyche und bei Stresssituationen wirkt die Ananas wahre Wunder, sie macht gute Laune, ist gut für das Gehirn und die Haut und fördert die Lust auf Sex. Sie enthält natürliches Vanillin und den Neurotransmitter Serotonin sowie dessen Vorstufe

Tryptophan, die gute Laune, gute Stimmung, Entspannung und Zufriedenheitsgefühle stimulieren, Heißhungerattacken bremsen, Zorn, Unruhe, Aggressivität, Ängsten und Nervosität entgegenwirken und außerdem euphorisierend und erotisierend wirken.

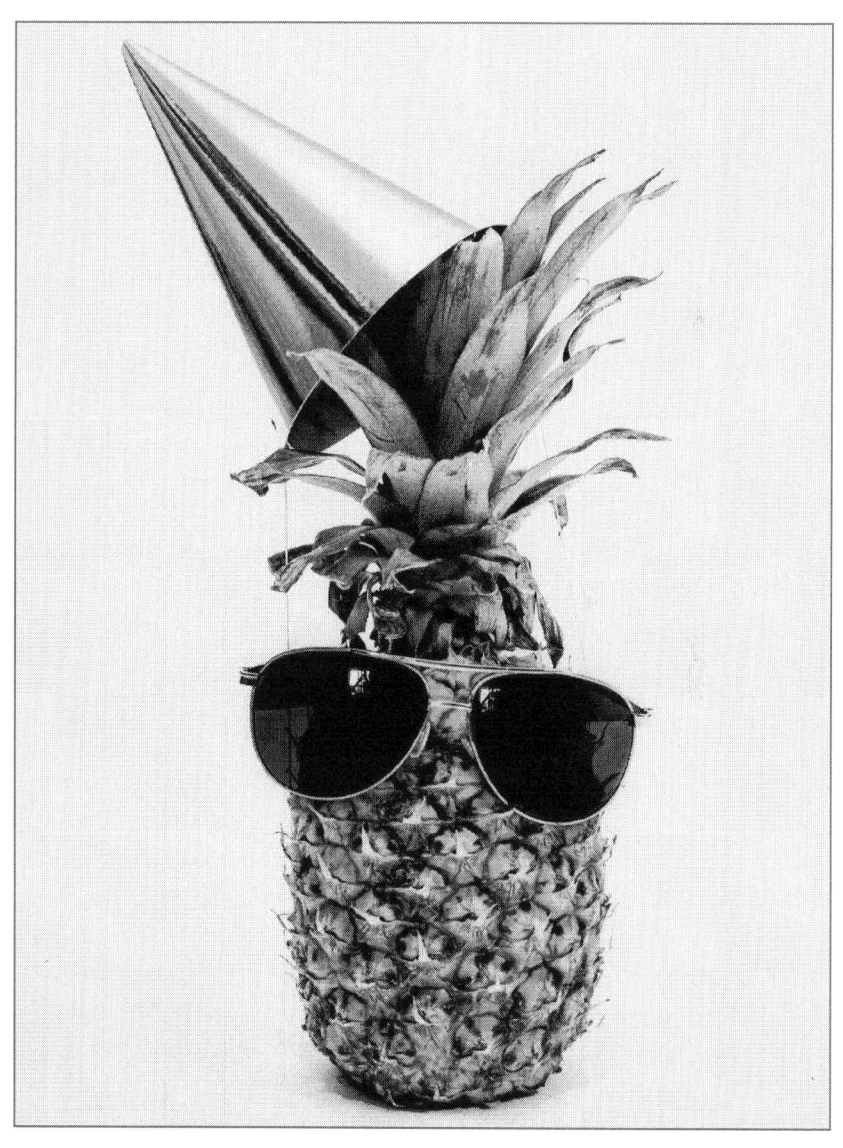

Tryptophan wird in den USA sogar als Antidepressivum, in Deutschland hingegen als mildes Schlaf- und Beruhigungsmittel angeboten. Es wurde festgestellt, dass Menschen, die Depression haben, einen sehr niedrigen Serotoninspiegel haben.

Ananas und Krebs

Ananas ist ein Antioxidans und verhindert erfolgreich Entzündungen im Körper und schützt ihn somit vor chronischen Krankheiten. Ananas enthält das Enzym Bromelain. Dieses kann auch gegen Krebs helfen. Eine Studie, die im Fachmagazin Cancer Letter veröffentlicht wurde, belegt diese Wirkung. Die Forscher konnten nachweisen, dass Bromelain bei der Krebs- und Tumorbildungsvorbeugung wirksam und hilfreich ist. Es ist entzündungshemmend und kann Immunzellen aktivieren und diese somit vor dem Sterben bewahren. Es scheint so zu sein, laut einiger Studien, dass Bromelain auch ohne andere Therapie Krebszellen töten kann.

In Afrika wird Ananas auch bei Hautproblemen, Verletzungen, inneren und äußeren Entzündungen, Scharlach, Blasenbeschwerden, Nierenentzündungen und -schmerzen, Magen- und Verdauungsproblemen, Muskelverspannungen und Krämpfen, Halsschmerzen, Erkältungen, Potenzproblemen, Lustlosigkeit usw. eingesetzt.

Ananas macht schön. In Afrika benutzen Frauen Ananas, um Falten zu bekämpfen. Ananasfruchtfleisch wird püriert und als Maske auf die Haut gelegt. So werden abgestorbene Hautzellen entfernt und die Zellen können sich erneuern.

Wegen ihres Enzyms Bromelain hilft die Ananas außerdem, Fett zu verbrennen, den Körper zu entschlacken und zu entwässern indem sie die Verdauung anregt. Deswegen ist sie eine Top-Frucht, wenn man Gewicht verlieren möchte.

C3.10.7. Papaya, die Alleskönnerin

In Kamerun, meiner Heimat, ist Papaya nicht nur als leckere, kalorienarme Frucht sehr beliebt, sondern wird auch als Arzneimittel benutzt. Internationale, wissenschaftliche Studien belegen diese Erkenntnisse und dieses Wissen aus Afrika über die Wirkung der Papaya für die Gesundheit von Menschen und Tieren.

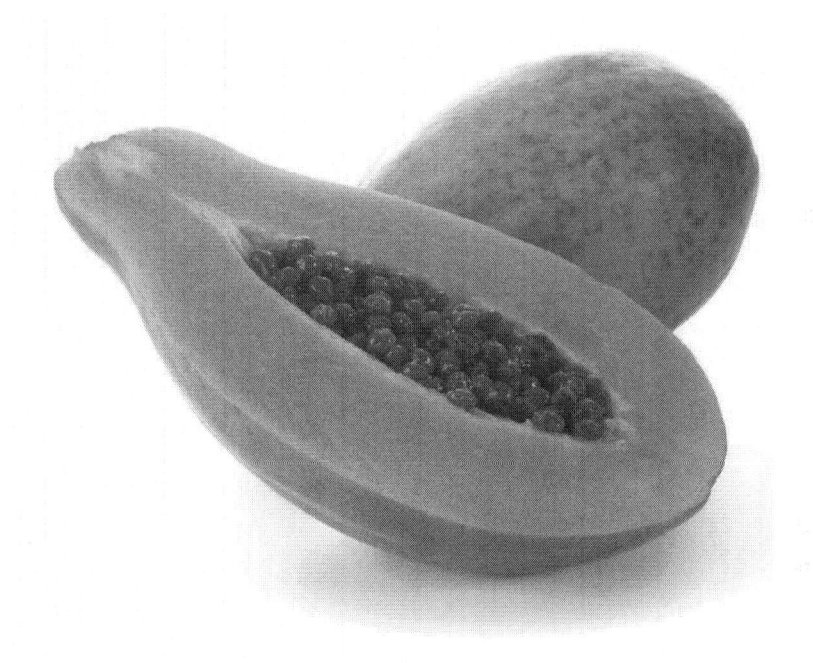

Man kann alles an der Papaya gebrauchen, die Haut der Frucht, das Fruchtfleisch, die schwarzen Kerne, die Blätter und den Saft des Baumes.

Wegen ihres Enzyms Papain und den essentiellen Nährstoffen, die sie enthält (Magnesium, Calcium, Kalium Mangan, Eisen, Selen, Phosphor, Kupfer, Zink, Ballaststoffe), kann die Papaya gegen viele Krankheiten helfen.

Magen-Darm-Beschwerden, Blähungen, Verstopfungen, Magengeschwüre, Parasiten und bauchspeicheldrüsenbedingte Verdauungsbeschwerden werden gelindert. Verantwortlich dafür sind das proteinspaltende Enzym Papain und die Ballaststoffe. Die Kerne der Papaya werden in Kamerun als Entwurmungsmittel benutzt.

Papaya hilft bei:

- Cellulite
- Falten und Hautproblemen
- Wundheilung
- Verbrennungen
- Ungesundem Sperma
- Entzündungen, Ödemen und Schwellungen (Papaya Blätter)
- Rheuma
- Krebszellen, wegen der enthaltenen Antioxidantien (Vitamine, Mineralien, Spurenelemente, Enzyme), die bekanntlich unsere Zellen schützen, indem sie uns vor freien Radikalen schützen
- Und vielem mehr

Die Papayakerne sind noch wertvoller als die Frucht selbst. Sie werden in Afrika auch als Verhütungsmittel benutzt und sind sehr wichtig für die Gesundheit von bestimmten inneren Organen, wie der Leber.

Isoliertes Chymopapain wird zur Injektionsbehandlung von Bandscheibenschäden benutzt.

C3.10.8. Avocado gegen das Cholesterin und Leukämie

Die Avocado ist eine Frucht mit sehr gesundem, pflanzlichem Fett, die sehr wichtige Vitamine (A, E, Beta und Alpha-Carotin, Biotin) enthält. Die Avocado verbessert die Aufnahme von fettlöslichen Nährstoffen merklich.

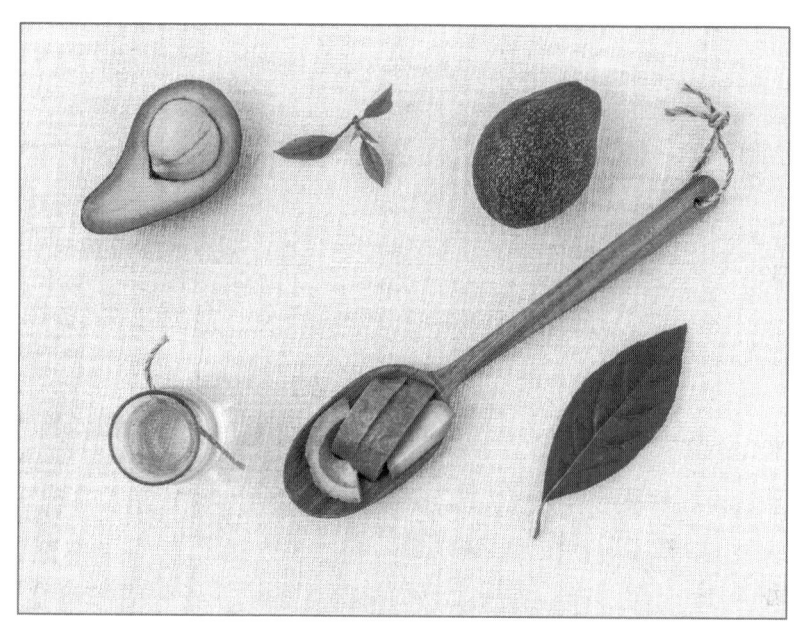

Entgegen der früheren Annahme in den westlichen Ländern, dass die Avocado wegen ihres hohen Anteils an Fett auch dick mache, zeigen viele Studien, wie zum Beispiel die im Journal of the American Heart Association veröffentlichte, eindeutig, dass Avocado nicht dick macht, sondern sogar den Cholesterinspiegel senkt. Es heißt, dass schon eine Avocado pro Tag genügt, um den Cholesterinspiegel positiv zu beeinflussen, was auch die Kenntnisse der Menschen in Kamerun bestätigen. In Kamerun wird eine Avocado sogar noch mit pflanzlichem Öl zubereitet, damit ihre vitalisierenden Stoffe noch schneller und stärker im Körper wirken. Die Menschen in Kamerun sind vorwiegend sportlich und muskulös.

Avocados können helfen, eine seltene, aber tödliche Art der Leukämie-Erkrankung, die myeloischen Leukämie (AML), zu bekämpfen, wie eine Studie aus Kanada bestätigte. „Die Fettmoleküle der Avocado greifen die Stammzellen der Leukämie-Erkrankung an und wir müssen ehrlich zugeben, dass es auch heutzutage nur wenige Medikamente gibt, die dazu in der Lage sind", sagten die Forscher.

Avocado wird auch genutzt, um Magen-Darm-Beschwerden zu lindern, Zähne und Knochen zu stärken und sie spielt eine Rolle beim Sehvorgang und beim Muskelaufbau, sagte mir mein Lehrer während meiner Rituallehre.

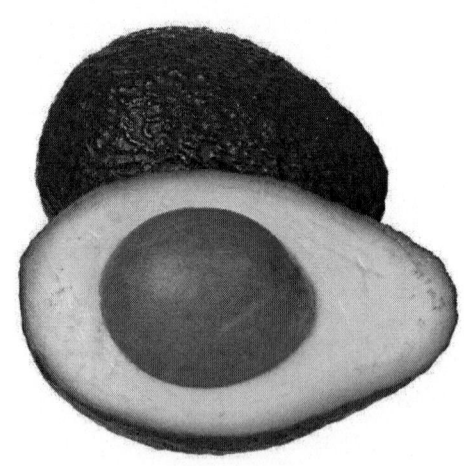

Avocadokerne sind ebenfalls ein Heilmittel. Darüber und über weitere Früchte werde ich in den kommenden Büchern „Die Heilkraft der Tropenfrüchte" und „Die Heilkraft von Lebensmitteln aus den Tropen: Gemüsen, Wurzelknollen, Kräutern, Nüsse" detailliert berichten.

AUFPASSEN: Gezüchtete Südfrüchte haben nicht mehr die gleiche Wirksamkeit für die Gesundheit. Avocados aus Südspanien zum Beispiel sind – wie viele Südfrüchte von dort – vitalstoffarm. Bio-Früchte garantieren die positivsten Ergebnisse.

C3.10.9. Die Safou — der unbekannte Reichtum der afrikanischen Küche

Safou, auch afrikanische Pflaume oder Butterfrucht genannt, ist die Frucht des Safou-Baums oder Butterbaums, der nur in Afrika, besonders in Zentralafrika, zu Hause ist. Der wissenschaftliche Name ist Dacryodes edulis. Wenn die Frucht nicht reif ist, sieht sie rosa bis leicht rötlich aus. Reif und bereit zum Verzehr ist sie dunkelblau. Wenn sie reif ist, kann man sie roh, in Wasser gekocht oder gebraten essen. Das gekochte Fleisch der Frucht hat eine Struktur ähnlich wie Butter. Das Fruchtfleisch enthält 48% Öl. Die Safou ist eine reiche Quelle von Aminosäuren und Triglyceriden und enthält verschiedene Fettsäuren: Palmitinsäure, Ölsäure, Stearinsäure, Linolensäure und Linolsäure.

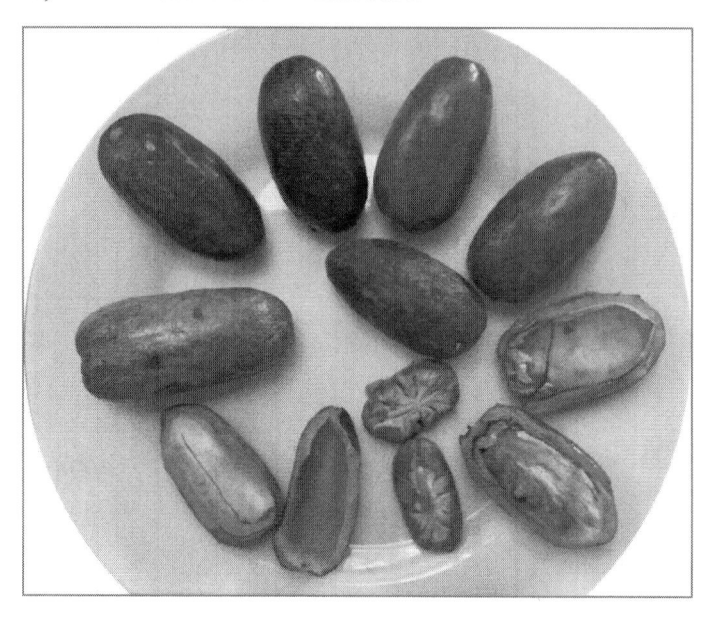

Die Safou ist auch reich an Vitaminen: Provitamin A, Vitamin E, Vitamin C und ebenso reich an Mineralien: Phosphor, Kalzium, Mangan, Eisen, Kupfer und Zink. Sie ist ein starkes Antioxidans, wirkt antibakteriell und hat mehrere präventive und therapeutische Wirkungen: Sie bekämpft Verstopfung, Krebs, Osteoporose, Blutfette, Herz-Kreislauf-Erkrankungen, Wunden, Darmbeschwerden, Hauterkrankungen, Fieber und Angst.

C3.10.10. Corossol, Graviola-Frucht: Gegen Krebs par excellence? Besser als Chemotherapie?

Die Graviola-Frucht, genannt Sauersack, gilt in Kamerun nicht nur als leckere Frucht, sondern sie ist auch Medizin. Wenn sie reif ist, ist sie weich und das Fruchtfleisch schneeweiß und mehlig, wie Butter. Sie ist sehr reich an Vitaminen: Vitamin C, Vitamin B1, B2, B6.

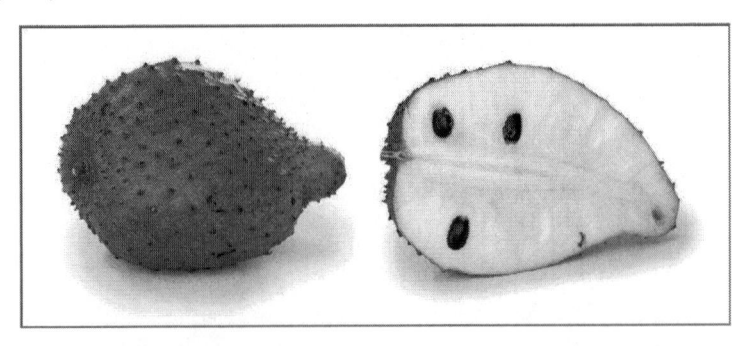

Manche Naturmediziner in Kamerun nennen diese Frucht eine Wunderwaffe gegen Krebs. Diese Frucht soll Krebszellen beseitigen und, anders als die Chemotherapie, ohne dabei die gesunden Zellen anzugreifen. Nicht nur die Frucht, sondern auch der Baum selbst soll Darm-, Brust-, Prostata- und Bauchspeicheldrüsenkrebs bekämpfen. In Kamerun kommen die Frucht, die Samen, die Blätter, der Stamm und die Rinde der Frucht erfolgreich bei der naturmedizinischen Krebsbehandlung zum Einsatz.

Viele der seit den siebziger Jahren veröffentlichten Forschungsergebnisse bestätigen die Wirkung von Corossol gegen Krebs. 2011 wurde in einem Labortest belegt, dass diese Frucht erfolgreich das Wachstum von Brustkrebszellen hemmen kann. 2012 veröffentlichte Laborforschungsstudien zeigten ähnliche Ergebnisse bei Bauchspeicheldrüsenkrebszellen, wie Wikipedia zeigt.

Studien aus Asien besagen, dass der Sauersack die Krebszellen bis zu 10.000 Mal effektiver beseitigen kann als eine Chemotherapie.

Der Sauersack ist antimikrobiell. Diese Frucht wird in Afrika benutzt, um bakterielle Infektionen, tödliche Viren- sowie Pilzinfektionen, Parasiten und Würmer zu bekämpfen. Auch gehört sie zu den Mischungen, die Heiler Menschen geben, die an Dengue-Fieber oder Ebola erkrankt sind. Außerdem senkt die Graviola-Frucht den Blutdruck und ist ein gutes Mittel gegen Depressionen und Stress.

C3.10.11. Zitrusfrüchte: Zitronen, Orangen, Grapefruit

Studien haben einen Zusammenhang zwischen dem Verzehr von Zitrusfrüchten und einem verringerten Risiko für die Entwicklung bestimmter Krebsarten, vor allem der Speiseröhre, des Mundes, des Kehlkopfs und Rachens, des Darms oder der Atemorgane belegt.

Zitrusfrüchte enthalten erhebliche Mengen bestimmter Polyphenole, Flavanoide und viel Vitamin C (100g Orange enthalten 50mg Vitamin C und der Tagesbedarf an Vitamin C liegt bei 80 mg); außerdem viele Mineralstoffe wie Eisen oder Phosphor. Sie stärken das Immunsystem und die Abwehrkräfte des Körpers, haben eine antioxidative und entzündungshemmende Wirkung, die den Krebs bekämpfen und das Wachstum von Metastasen verlangsamen kann.

Die Haut und die weißen Teile der Schale von Zitrusfrüchten enthalten die meisten Flavonoide und Limonoide. Gerieben kann man die Haut mitessen, aber Achtung bei konventionellen Zitrusfrüchten: Ihre Schalen sind mit vielen Chemikalien behandelt, sodass dringend empfohlen wird, diese Haut nicht mitzuessen, auch wenn sie gewaschen ist.

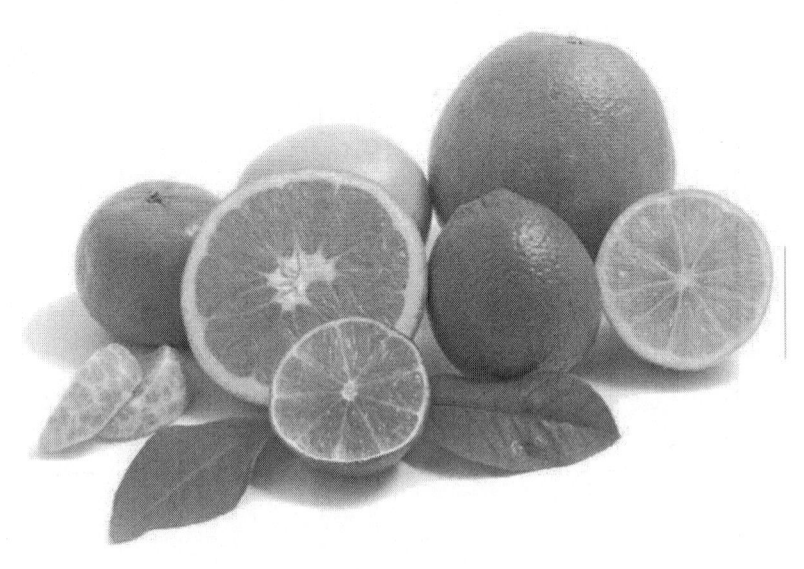

Eine europäische Studie ergab, dass eine tägliche Zufuhr von 100 ml Zitrussaft Kehlkopfkrebs um 58%, Krebs im Mund- und Rachenraum um 53%, Magenkrebs um 31% und Dickdarmkrebs um 18% senken kann.

Regelmäßiges Trinken von Zitrussäften lässt laut mehreren Studien das Brustkrebsrisiko sinken.

Grapefruit soll außerdem die Wirkung mancher Krebsmedikamente erhöhen.

Nicht alle Zitrusfrüchte haben den gleichen Gehalt an heilenden Nährstoffen. Zitrusfrüchte aus Gewächshäusern, die keinen direkten Kontakt zur Sonne hatten, sind auch nicht sehr wertvoll, denn die Sonne spielt eine große Rolle für die Eigenschaften der Zitrusfrüchte.

C3.10.12. Ungezüchtete afrikanische Mango und Wildmango

Mango-Frucht aus dem Regenwald West-Afrikas.

Die afrikanische Mango wird fast ausschließlich in Afrika kultiviert. Ein Wunder der Natur für die Gesundheit. Sie ist eine Frucht des Mangobaums aus dem Regenwald. Sie unterscheidet sich von der dicken, gezüchteten Mango, die man oft in normalen Läden kaufen kann durch ihren leckeren Geschmack und ihre schlanke Form. Die afrikanischen Mangos haben einen dünnen Kern, der auch verarbeitet wird.

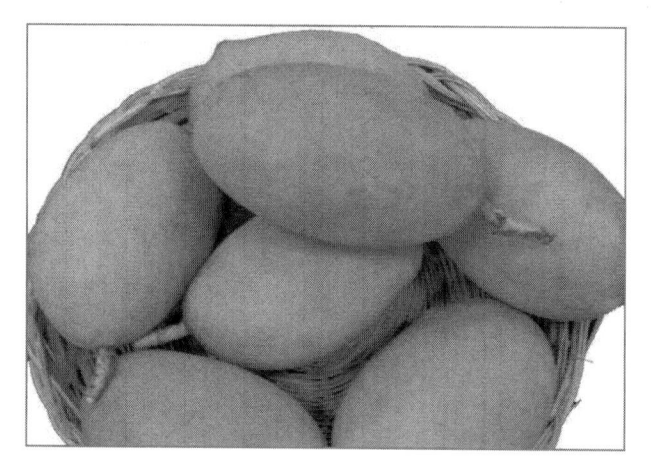

Sie sind Quelle vieler Vitamine und anderer wertvoller Stoffe:

- Vitamine C und E
- Mehrere B Vitamine
- Vitamin K
- Polyphenole
- Provitamin A
- Karetonoide, Kalium
- Kupfer
- 17 Aminosäuren
- 3 und Omega 6-mehrfach ungesättigte Fettsäuren

Mango anti-Krebs

Tee aus Mangoblättern und Mangobaum-Rinden, oder aus zermahlenem Kern sind sehr effektive Heilmittel, die ich auch als Kind getrunken habe, um den Körper von Viren zu befreien. Schädliche Giftstoffe werden aus dem Körper entfernt und freie Radikale in Schach gehalten.

Die afrikanische Mango ist sehr reich an Polyphenolen. Diese Enzyme wirken antioxidativ und sind bei der Prävention und Behandlung von Krebs, entzündlichen Erkrankungen, Diabetes, Herz-Kreislauf- oder neurodegenerativen Erkrankungen beteiligt. Es ist bekannt, dass eine ballaststoffreiche Ernährung das Risiko der Vermehrung von Krebszellen im Magen-Darm-Trakt reduziert. Die afrikanische Mango ist ein starkes Antioxidans und nützlich für den Schutz der Zellen vor freien Radikalen. So reduziert sie das Risiko von Krebswachstum.

Darüber hinaus haben Studien gezeigt, dass Lupeol, ein Enzym, das in den afrikanischen Mangos enthalten ist, direkt auf das Wachstum von Krebszellen der Prostata und der Bauchspeicheldrüse einwirkt.

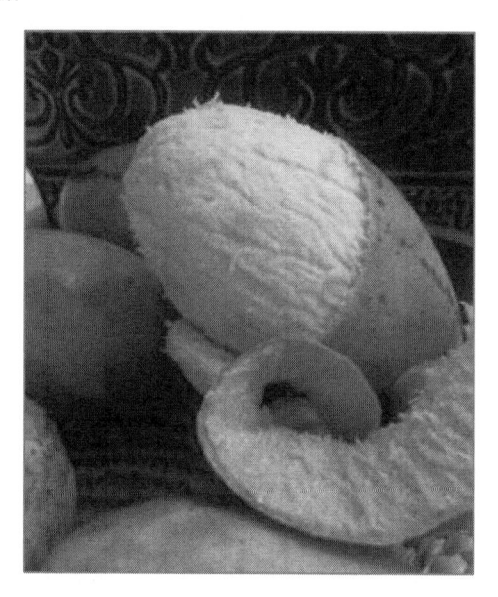

Mango und Abnehmen

Die afrikanische Mango bekämpft außerdem das Übergewicht und somit indirekt den Krebs. Sie regt den Stoffwechsel an und verbrennt effektiv das Fett im Körper, dadurch unterstützt sie Menschen optimal beim Abnehmen und beim Gewichtsverlust. Durch den hohen Gehalt an Vitamin B in der Frucht werden Kohlenhydrate schneller transportiert und abgebaut, bevor diese die Figur ruinieren können, heißt es in der Literatur. Die Mango enthält Leptin, das den Hunger stillt. Die Samen dieser Frucht sind mitverantwortlich dafür, dass man schnell und auf gesunde Weise Gewicht verliert. Man kann sie zermahlen und auch als Sauce kochen.

WUNDERSAME WIRKUNG VON POLYPHENOLEN, DIE IN DER AFRIKANISCHEN MANGO ENTHALTEN SIND

Polyphenole sind vielseitige pflanzliche Verbindungen (Flavone, Catechine, Tannine), die viele Krankheiten behandeln können. Die Mischung von Polyphenolen, Vitaminen und Mineralstoffen in der afrikanischen Mango geben effektiv die Zell-Rezeptoren frei und erhöhen dadurch unsere Sensibilität gegenüber Leptin und Insulin und schützen uns vor der Produktion neuer Fettzellen. Polyphenole sind auch verantwortlich für die Erhöhung des Leptin (ein Hormon, das ins Blut abgegeben wird und dort die Nahrungsaufnahme reguliert), trotz der Einnahme einer niedrigeren Dosis von Kohlenhydraten. Darüber hinaus intensivieren die Eigenschaften der Polyphenole die Prozesse der Lipolyse. Das bedeutet, dass der Körper die angesammelten Fettreserven verwendet, um zu verhindern neue aufzubauen.

Zitat aus http://nutrinaafricanmango.de/vorteile-von-african-mango.html

Afrikanische Mango kann man auch als Pulverform bekommen. Achte nur darauf, dass es 100% aus Mango ist.

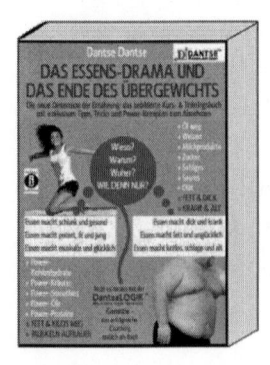

Mehr über Mango und Gewichtverlust in meinem Buch „Das Essens-Drama und das Ende des Übergewichts" (ISBN 978-3-946551-44-7).

C3.10.13. Bitacola-Nuss/Kolanuss

Der Name Bitacola stammt aus dem Englischen *bitter cola*. Diese Nuss ist bitter und kommt aus Zentralafrika. Die Kolanuss ist die Frucht des Kolabaumes, den man in West- und Zentralafrika findet.

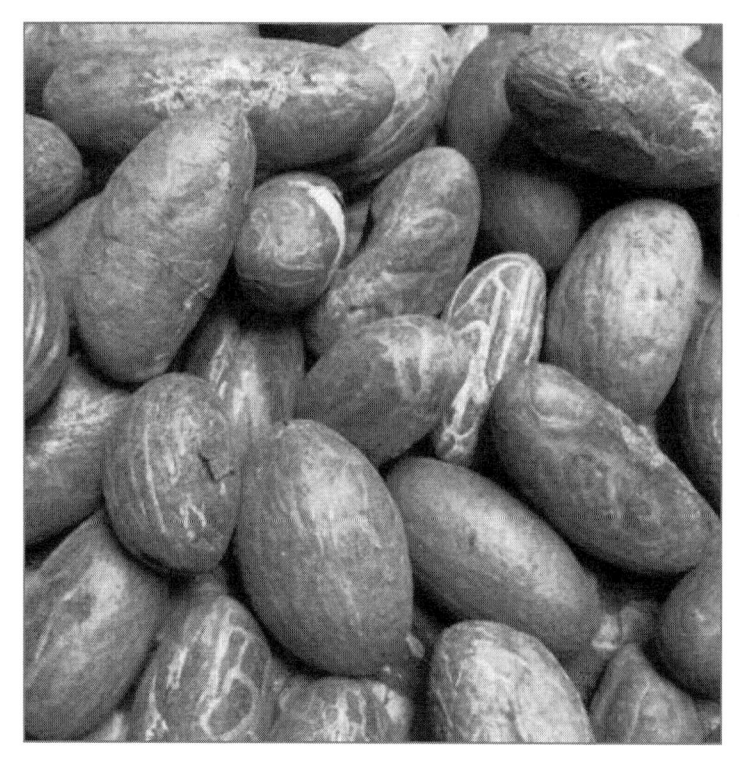

Genannt „afrikanisches Viagra für Mann und Frau" ist die Bitacola ein sehr wirksames Aphrodisiakum, wie es selten in der Natur vorkommt. Es steigert nicht nur die Potenz, es hemmt die vorzeitige Ejakulation und man kann stundenlang sein intimes Spiel genießen, ohne zu „versagen". Beim Kauen ist die Nuss am Anfang leicht bitter, aber am Ende leicht süßlich. Die Bitacola ist aber mehr als nur ein Potenzmittel. Sie ist ein Medikament und stark basisch.

Die Bitacola wird in Kamerun ganz alltäglich und ganz offen, besonders von Männern, gegessen und in der Naturheilkunde spielt sie eine sehr wichtige Rolle.

Die Hauptwirkstoffe der Kolanüsse sind Koffein (ein bis zu 3,5 % höherer Koffeingehalt als Kaffee) und Theobromin. Kolanuss-Extrakte sind in vielen Cola-haltigen Getränken. Coca-Cola hat sie allerdings gegen billigeres Koffein aus Kaffee ausgetauscht.

Die Kolanuss enthält auch Mineralstoffe, Proteine, Zucker, Catechin, Epicatechin, Procyanidine, Gerbstoffe und Stärke.

Wegen des hohen Koffeingehaltes wirkt die Kolanuss stimulierend. Das Koffein wirkt anders als bei Kaffee, weil es in der Kolanuss an Gerbstoffe gebunden ist. Auch die enthaltenen „kolatine" und „kolateine" lindern die Wirkung des Koffeins. Es gibt keine schädliche Nebenwirkung wie beim Kaffee (Herzrasen, Schlaflosigkeit, Nervosität usw.). Im Gegenteil, man spürt mehr Ruhe, Gelassenheit und Zufriedenheit, wenn man Kolanuss gegessen hat. Man hat kaum Lust auf Süßes, wenig Hunger und isst auch allgemein weniger. Kolanuss hilft also sehr beim Abnehmen.

Kolanuss regt die Verdauung an, senkt den Bluthochdruck und den Cholesterinspiegel, ist schmerzstillend, entzündungshemmend, hilft bei Zahnschmerzen, gegen Migräne, Fieber, Depressionen sowie andere psychische Krankheiten und wird wegen seiner antioxidativen Wirkung benutzt, um Krebs und andere chronische Krankheiten zu bekämpfen.

Man kann Kolanuss frisch kauen und essen oder auch als Pulver (erhältlich im Internet) in Getränke oder Essen hineinmischen.

C3.10.14. Guave

Die Guave ist eine Frucht vom Guaven-Baum. Die Schale der Frucht ist grün, kann aber auch leicht gelblich sein, wenn sie zu reif ist. Das Fruchtfleisch ist je nach Sorte weiß, gelb oder rosa mit kleinen Samen.

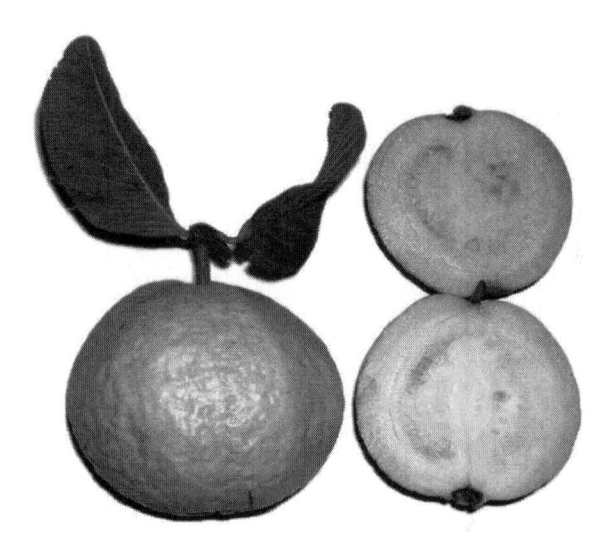

Alles an der Guave (Baum, Rinde, Blätter, Frucht) wird in Kamerun als Heilmittel benutzt. Wir trinken den Tee aus Blättern und Rinden, um die Darmflora zu reinigen und alle schädlichen Tierchen und Würmer herauszubekommen oder zu töten. Er hilft bei Durchfall, bei Zahnschmerzen, betäubt und desinfiziert auch.

Die antioxidative, hepatoprotektive (leberschützende), antiallergene und antibiotische Wirkung der Blätter, Rinde und Frucht ist wissenschaftlich bewiesen und erklärt vielleicht, warum man diese Frucht in Kamerun gegen Entzündungen und chronische Krankheiten wie Aids, Ebola und Krebs verwendet.

Naturmediziner trocknen Frucht und Blätter und machen daraus ein Pulver, das sie Menschen geben, die an schweren Krankheiten leiden.

Guavensaft kann man überall kaufen und er wird sehr empfohlen. Die Frucht enthält Calcium, Eisen, Vitamin A, Vitamin B, Vitamin C (mehr als Orangen und Zitrusfrüchte) und ist reich an Pektinen. Blätter und Rinde vom Guaven-Baum enthalten Gerbstoffe, diese wirken zusammenziehend, entzündungshemmend, antibakteriell, antiviral und sie neutralisieren Gifte. Sie enthalten auch ätherisches Öl. All das macht die Guave zu einem echten Anti-Krebs-Lebensmittel.

C3.10.15. Affenbrot, starkes Heilmittel bei chronischen Krankheiten

Das Affenbrot ist die Frucht des Baobabs, ein starkes Heilmittel bei chronischen Krankheiten. Diese Frucht steckt insgeheim in vielen Medikamenten, die Menschen heute einnehmen müssen, um Krankheiten wie Krebs, Alzheimer, Diabetes usw. zu bekämpfen oder zu heilen. Viele Sportler ernähren sich von dieser Frucht mit den erstaunlichen heilenden Eigenschaften.

Die Frucht ist die Quelle vieler Mikronährstoffe und Antioxidantien. Sie enthält die Vitamine A, C, B1, B2, B6, PP, Mineralstoffe, wie Calcium (doppelt so viel wie Milch), Phosphor, Eisen, Kalium, Zink, Aminosäuren, wie Prolin und L-Histidin, mehr als 13 essentielle Aminosäuren und wird seit jeher in Afrika gegen chronische Krankheiten eingesetzt.

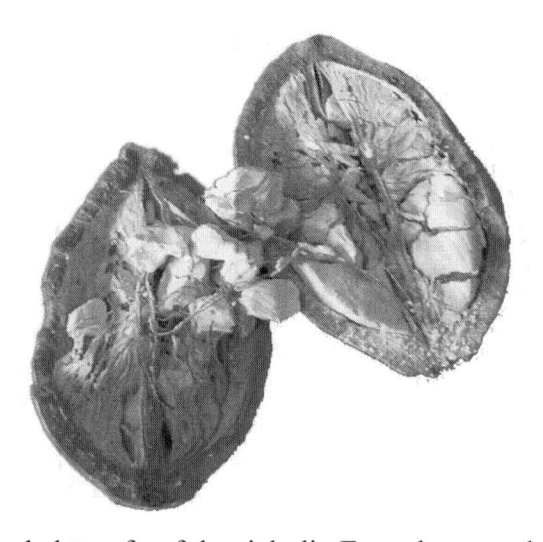

Aufgrund seines ausgewogenen Gehalts an hydrophilen (Vitamin C, Flavonoiden) und lipophilen Antioxidantien (Beta-Carotin), ist das Fruchtfleisch des Baobabbaums ein wirklich globales und effektives Antioxidans. Es schützt alle Zellstrukturen vor freien Radikalen und bekämpft erfolgreich die Entstehung und die Ausbreitung von Krebs.

C3.10.16. Scharfe Chilischoten, ein starkes Anti-Krebs-Gemüse und eines der besten Medikamente überhaupt

Scharfes greift scharf an

Zwei Sorten Chili, die in Afrika viel benutzt und als starke Medizin angewendet werden, sind die Habaneros in verschiedenen Arten und die afrikanischen Bird's Eye Chilis.

Mein Naturmediziner in Kamerun stufte die scharfen Pflanzen als hervorragende Mittel gegen viele chronische Krankheiten ein. Er pries afrikanische, scharfe Chilis an und meinte, dass es den Europäern gesundheitlich noch viel besser gehen würde, wenn sie nur scharf essen würden. Ihre Körper würden viele chronische

Krankheiten von allein abwenden. Die scharfe und heilende Wirkung von Chilischoten hat mit dem enthaltenen Wirkstoff Capsaicin zu tun.

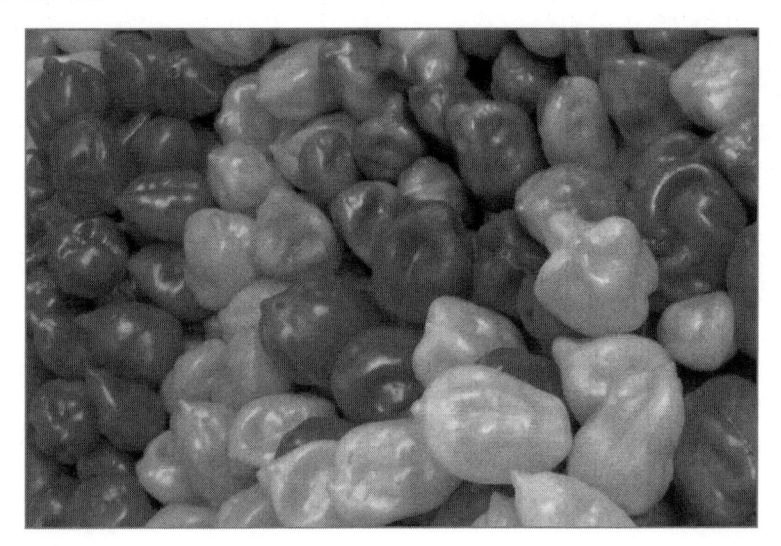

Scharfe Chilischoten gegen Krebs

Dieser Mediziner in Kamerun benutzte also Chili, um Krebs zu bekämpfen oder um seine Ausbreitung zu stoppen. Besonders Männer mit Prostata-Beschwerden und Prostatakrebs waren regelmäßige Kunden seiner Chili-Therapie.

Wissenschaftliche Studien gehen in die gleiche Richtung und belegen, dass frische Chilischoten eine Anti-Krebs-Wirkung haben. Sie hemmten das Wachstum von Krebszellen und würden die Zellen vor Krebs schützen. Sie aktivieren das Selbstmordprogramm der Krebszellen, die sogenannte Apoptose, somit wachsen die kranken Zellen nicht mehr und sterben einfach aus. Metastasen werden somit ebenfalls verhindert.

Eine Studie, veröffentlicht im Dezember 2008 von Forschern der University of Pittsburgh School of Medicine, belegt, dass Capsaicin auch ein Mittel gegen Pankreaskrebs ist. Sie stellten fest, dass Capsaicin Krebszellen programmiert, um diese dann letztendlich zu töten.

Auch gegen Brustkrebs helfen scharfe Pfeffer, wie die Forscher vom Changhua Christian Hospital in Changhua, Taiwan in einer Studie vom Oktober 2011 berichten. Wie www.zentrum-der-gesundheit.de/capsaicin-ia.html schreibt, greifen auch hier die scharfen Chilis die Krebszellen auf ähnliche Weise an, wie sie es bei Pankreaskrebs tun:

Wenn Brustkrebs nämlich plötzlich nicht mehr auf eine Chemotherapie oder Bestrahlung anspricht, dann ist das häufig ein Zeichen einer nicht mehr funktionierenden Caspase-3. Caspase-3 ist ein Enzym, das – gemeinsam mit anderen Enzymen – erkennt, wenn eine Zelle sehr krank, sehr alt oder auch irreparabel beschädigt ist. Caspase-3 organisiert in einem solchen Fall den Tod dieser Zelle.

Bleibt die Caspase-3 inaktiv, dann sterben die Zellen nicht mehr – ganz egal wie krank oder wie beschädigt sie sind. In Krebszellen ist Caspase-3 nicht mehr aktiv. Daher können sie sich immer weiter vermehren und schließlich Tumore sowie Metastasen bilden.

Capsaicin durchbricht diesen Kreislauf. Es verhindert das Zellwachstum auch in solchen Zellen, die über keine Caspase-3 mehr verfügen und löst deren Selbstmordprogramm aus.

Darüber hinaus enthalten Habaneros erhebliche Mengen an Vitamin C und Vitamin A, beide wirken antioxidativ und können so das Risiko von Krebs durch Hemmung der DNA-schädigenden Auswirkungen der freien Radikale verringern. Schon ein kleines

Stück Pfeffer im Essen reicht, um die Tagesdosis an Vitamin C zu erreichen.

Hier sind weitere gesunde Eigenschaften von scharfen Chilischoten:

- Sie sind reich an Vitamin C und A, hervorragende Antioxidantien und harte Gegner von freien Radikalen. So schützen sie den Körper vor Schäden. Je schärfer die natürliche Pflanze ist, desto gesünder sie ist. Aber dennoch sollte man sie beim Essen nicht überdosieren.
- Sie regulieren den Blutzucker.
- Sie sind sexuelle Scharfmacher. Sie stärken die Potenz und die Libido.
- Sie regen den Stoffwechsel an, lassen Körperfett schmelzen und helfen somit bei der Gewichtsreduktion.
- Sie senken den Cholesterinspiegel.
- Sie sind entzündungshemmend.
- Sie verdünnen das Blut.
- Sie schützen Magen und Magenschleimhaut.
- Sie werden in Afrika auch benutzt, um Depressionen zu bekämpfen.
- Sie schützen die Leber.

Nicht alles, was scharf ist, hilft. Gerade frische Chilis sind besonders geeignet. Paprikapulver – besonders, wenn es nicht bio ist – hilft weniger und kann sogar wegen der enthaltenen Gifte (Pestizide) krebsfördernd sein.

C3.10.17. Kürbis und Kürbiskerne aus Afrika gegen Prostatakrebs

Kürbiskerne aus Afrika stecken voller gesunder Inhaltsstoffe. Die kamerunischen Kürbiskerne sind weiß und stammen aus essbaren Kürbissen. Sie sind echte Heilmittel, auch gegen chronische Entzündungen und Infektionen.

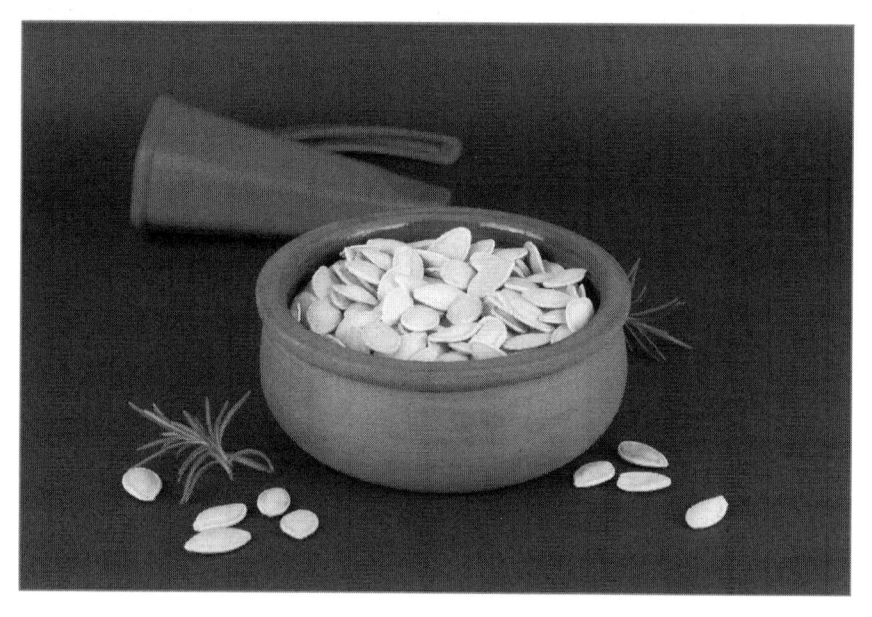

Sie enthalten viele Vitamine (A, B1, B2, B5, C, D, E), viele Mineralstoffe (Kupfer, Mangan, Phosphor, Zink, Eisen, Kalium, Magnesium) und viele Ballaststoffe.

Epidemiologische Studien zeigen einen Zusammenhang zwischen dem Konsum von Kürbis und einem verminderten Risiko für bestimmte Krebsarten.

Kürbiskerne enthalten eine große Menge Phytosterole. Diese Substanzen wirken sehr positiv auf die Gesundheit: Gegen Herz-Kreislaufbeschwerden und Prostatavergrößerung. Sie werden in Afrika für bestimmte Präparate gegen viele Krebsarten und besonders Prostata- und Brustkrebs genutzt.

Kürbiskerne enthalten viele Antioxidantien, wie die Carotinoide (Beta-Carotin, Lutein und Zeaxanthin, beta-Cryptoxanthin), deren Verzehr mit einem niedrigeren Krebsrisiko verbunden sein soll.

Dazu senken Kürbis und Kürbiskerne den Blutzucker und wirken gegen Blasenentzündungen und Diabetes.

Auch das Öl von Kürbiskernen ist sehr wertvoll.

C3.10.18. Afrikanische Kohlenhydrate: Die effektivsten Anti-Krebs-Lebensmittel

Ich nenne hier vorwiegend Lebensmittel, die man überall in Asia- und Afro-Geschäften kaufen kann und auch in gut sortierten Lebensmittelmärkten.

Du wirst bei den Eigenschaften dieser Lebensmittel schnell verstehen, warum wenige Menschen in Afrika unter sogenannten ernährungsbedingten Krebserkrankungen leiden. Diese Lebensmittel sind nicht solche, die man nur zufällig und nebenbei isst, wie Obst in den westlichen Ländern. Sie gehören zum täglichen Gebrauch: morgens, mittags, abends und auch zwischendurch. Das heißt, dass die Menschen den ganzen Tag ihren Körper mit Anti-Krebs-Lebensmitteln versorgen und sich so vor Krebs schützen oder

Krebs so zurückdrängen und seine Ausbreitung verlangsamen oder stoppen.

Es ist kein Zufall, dass die Pharmaindustrie viele dieser Lebensmittel in ihren Medikamenten verwendet, auch wenn sie das nicht immer deutlich deklariert. Sie will selbstverständlich, dass ihre Medikamente verkauft werden. Eine Krebstherapie, kombiniert mit diesen Lebensmitteln und der Lehre der Naturmedizin, kann den Kranken sehr helfen, denn alle diese Lebensmittel stören in keinem Fall die medikamentöse Therapie, können dafür aber die Krebsausbreitung signifikant bremsen.

Fast ohne Ausnahme enthalten all diese Grundnahrungsmittel aus Afrika Nitriloside bzw. Vitamin B17.

Wurzeln und Knollen

- **Yamswurzel**

Enthält das berühmte Vitamin B17, das manchen Studien zufolge Krebszellen in Menschen töten soll.

Die Yamswurzel ist eine große Wurzel der Yamspflanze. Ihre Schale ist braun und das Innere gelb oder weiß. Sie wächst in tropischen Ländern. Die Wurzel wird geschält und in verschiedenen Variationen und Formen gekocht oder frittiert als Beilage zu unterschiedlichen Saucen gegessen.

Yams werden in Kamerun als Heilmittel benutzt. Es wird auch ihre klebrige Flüssigkeit gewonnen, um chronische Krankheiten zu heilen. Yamswurzel, Yamswurzel-Blätter und -Stängel sind Anti-Krebs-Mittel in der Naturmedizin. Auch gegen Knochenschwund, Thrombose, Diabetes, psychische Krankheiten, wie

Depression, Stress und viel mehr hilft Yams, ebenso, um Gewicht zu verlieren. Als ich klein war und Muskelschmerzen hatte, hat meine Mutter mich mit Yamswurzel massiert und einige Minuten später waren alle Schmerzen weg.

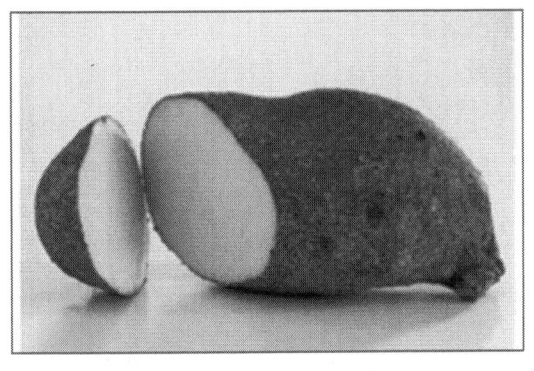

Yams sind arm an Fett, ziemlich reich an Vitamin C und sie enthalten noch andere wichtige Substanzen: Alkaloide, Tannine und Sapogenine wie Diosgenin, die die Pharmaindustrie gern benutzt.

Wissenschaftliche Studien an Tieren bestätigen vielleicht, warum die Afrikaner Yams als Heilmittel benutzen. Versuche an Tieren mit Diosgenin zeigten erstaunliche Ergebnisse. Diosgenin ist ein Antioxidans, das auf das Entzündungssystem wirkt, gegen Mikroben und Viren, gegen Krebs (im Tierversuch hat man eine Hemmung des Zellwachstums von Dickdarm- und Brustkrebszellen festgestellt) und den Cholesterinspiegel senkt.

Yams wirkt auch gegen Gelenkentzündungen und rheumatische Entzündungen und gegen Osteoporose.

Yams steigert die Libido und hilft Frauen sehr effektiv bei Wechseljahrbeschwerden.

Die Blätter vom Yamswurzel-Baum sind ein leckeres Gemüse mit vielen Vitaminen und Mineralstoffen.

- **Maniok**

Maniok enthält auch das Vitamin B17.

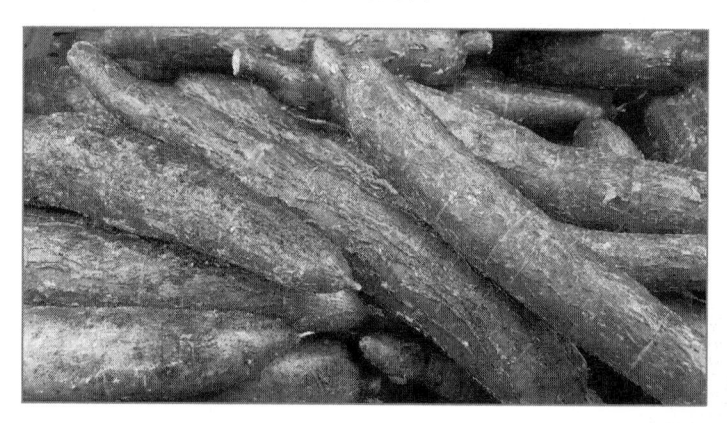

Bericht einer Krebskranken, die mit Maniok geheilt wurde:

This letter is about how manioc, which also contains Vitamin B17, has the potential to combat cancer.

My story starts with a cancer I developed seven years ago. A cystoscopy revealed transitional cell cancer. The kidney, ureter and a little part of the bladder where the ureter enters the bladder were surgically removed. I was given radiation treatment, and I remained in good health over the next seven years (I was examined once a year). My bladder was cancer-free until November 2009. That month I started passing blood. Another cystoscopy was done, and a polypoidal growth close to the bladder neck was removed. The biopsy this time again revealed transitional cell cancer.

I had read on world without cancer.org that manioc – also known as cassava or tapioca – has a high B17 component. For a whole month following the removal of the polypoidal growth in the bladder, I ate manioc daily, usually twice a day. A cystoscopy done a month later showed that the bladder was completely symptom-free. I felt very well.

Was my wellbeing the result of the cancer-fighting properties of manioc's Vitamin B17? It would be wonderful, I thought, if a test group of cancer patients used manioc in order to confirm that manioc really does have the ability to fight cancer, as it seemed to have done in my case.

Here is what happens when a cancer patient eats manioc:

Once the manioc is consumed, the manioc's Vitamin B17 combines in the normal human cell with an enzyme called Rhodanese, which breaks down the B17 into three sugars. The cancer cell, which is an immature cell, has a different enzyme, beta-glucosidase, which breaks the B17 into glucose, benzaldehyde and hydrocyanic acid. The hydrocyanic acid acts like an LTTE cyanide capsule, killing the cancer cell.

I appeal to all cancer patients to try the manioc solution. If it works, it could be a great discovery for cancer patients around the world, especially those living in the tropics of Asia, Africa and the Americas, where manioc / cassava / tapioca grows and is freely available. Dr. Cynthia Jayasuriya, Ear, Nose and Throat Surgeon

***http://www.sundaytimes.lk/100207/Plus/plus_03.html

Maniok ist, wie Yams, eine Wurzel, die sehr gern in Afrika, besonders in Zentralafrika und Kamerun, gegessen wird. Sie ist, wie alle Wurzeln, ein sehr wichtiges Nahrungsmittel in Afrika, das fast täglich in verschiedensten Formen gegessen wird. Die Blätter werden in Kamerun als leckeres Gemüse zubereitet.

In verschiedenen Berichten kann man lesen, dass Maniok im Rohzustand giftig ist, wegen des enthaltenen cyanogenem Glykosids. Das stimmt nicht ganz. Es kommt darauf an, welchen Maniok man isst. Wir essen Maniok manchmal roh, aber nicht viel. Das Problem wird auf natürliche Weise gelöst, denn es schmeckt roh einfach nicht. Roh ist Maniok ein bisschen wie Kartoffel. Damit das Gift wirkt müsste man viel zu viel davon essen. Diese Substanz, die man Gift nennt, gilt aber gleichzeitig als starkes Heilmittel in der Naturmedizin Kameruns, gerade bei chronischen Entzündungen wie Krebs. Tatsächlich wird Maniok hauptsächlich gekocht, gebraten oder getrocknet gegessen und hat erstaunliche Heilwirkungen. Die gefährliche Maniokwurzel ist nicht die, die wir hier überall zu kaufen bekommen, sondern die „wilde" Manioksorte. Diese ist wirklich giftig. Da muss man aufpassen! Aber du müsstest nach Brasilien in den Wald gehen, um diese zu finden. Das Risiko ist deswegen sehr klein und quasi nicht gegeben.

Maniok und Maniokblätter helfen gegen Verbrennungen, Bindehautentzündungen und Anämie.

Während meiner Recherchen bei Naturmedizinern in Kamerun habe ich erfahren, dass Maniok bei chronischen Entzündungen und auch als Krebsvorsorge empfohlen wird. Sie sagten alle, dass auch die Blätter von Maniok ein Wunder für den Körper seien.

Als ich nun wissenschaftlichen Studien und die Eigenschaften von Maniok analysierte, fand ich heraus, warum diese Annahme der kamerunischen Naturärzte wahr sein könnte. Maniok enthält eine große Menge Vitamin B17, außerdem die Vitamine B1, B2, B3, B5, B6, B7, B9, B12 (Folsäure), Vitamin C, Vitamin K, Calcium, Chlor, Kalium, Magnesium, Natrium, Phosphor, Schwefel, Eisen Fluor, Kupfer, Jod, Mangan, Zink sowie viele Aminosäuren – alles Substanzen, vor denen Krebs Angst hat und die dazu beitragen, vor dieser Krankheit zu schützen oder ihre Ausbreitung und Entwicklung einzudämmen. Die Wirkung von Maniok gegen Krebs zeigt sich auch darin, dass Maniok viele Antioxidantien enthält.

- **Taro**

Taro gilt in Kamerun als Grundnahrungsmittel, genauso wie Yamswurzel, Kochbanane und Maniok. Taro nennt man die Pflanze selbst, aber auch die essbare Knolle, die ebenfalls unter dem Namen Wasserbrotwurzel bekannt ist. Generell kann Taro ähnlich wie Kartoffeln zubereiten werden. In Kamerun werden die Knollen in Wasser gekocht und erst dann geschält. Taro ist roh nicht genießbar und ist sehr schleimig.

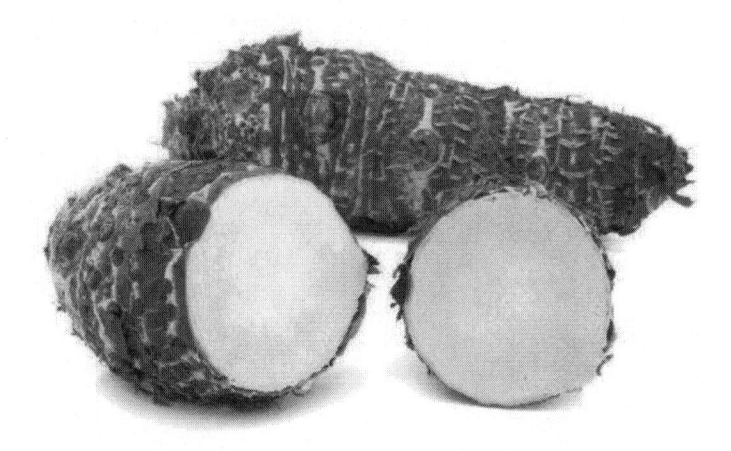

Die Nährwerte von Taro allein zeigen, wie gesund und heilsam er sein kann:

Vitamine: Vitamin A, Beta-Carotin, Vitamin B1, Vitamin B2, Vitamin B3, Vitamin B5, Vitamin B6, Vitamin B7, Vitamin B9, gesamte Folsäure, Vitamin C, Vitamin K

Mineralstoffe: Calcium, Chlor, Kalium, Magnesium, Natrium, Phosphor S, Schwefel

Spurenelemente: Eisen, Fluor, Jod, Kupfer, Mangan, Zink

Taro ist ein Anti-Krebs-Lebensmittel. Die Taro-Wurzel spielt eine bedeutende Rolle für die antioxidativen Aktivitäten in unserem Körper. In dieser Wurzel stecken viele Vitamine und verschiedene phenolische Antioxidantien. Sie stärken unser Immunsystem und helfen bei der Bekämpfung gefährlicher freier Radikale. Freie Radikale entstehen beim Zellstoffwechsel und sie können dazu führen, dass gesunde Zellen zu Krebszellen mutieren.

Taro wirkt auch gegen Diabetes, gegen den Grauen Star oder bei Darmproblemen, es reinigt die Darmflora und vieles mehr.

- **Cocoyam, Macabo**

Macabo ist auch eine Wurzel und ähnelt Taro sehr. Sie ist nur fester und weniger schleimig.

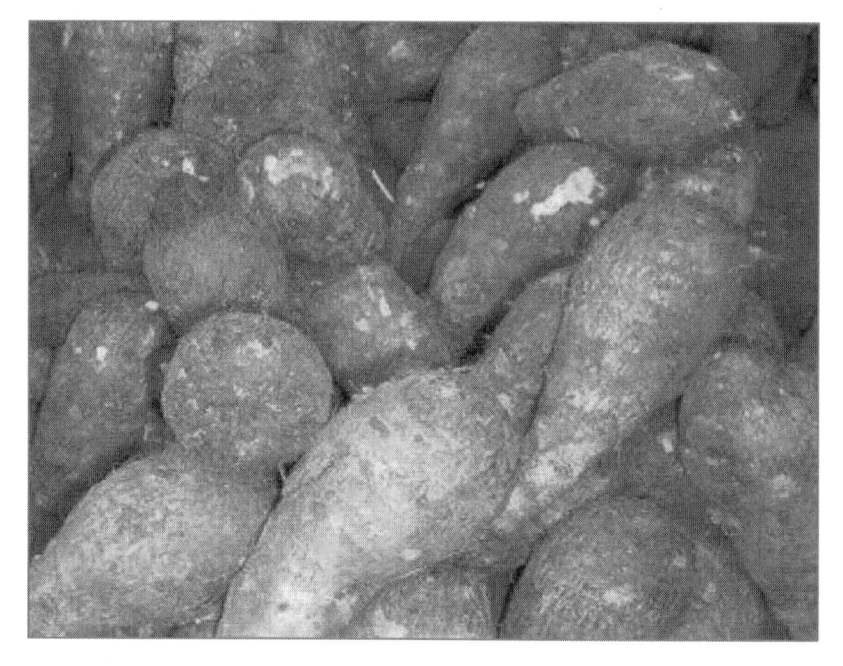

- **Kochbanane**

Die Kochbanane ist die Frucht des Bananenbaums, der in den tropischen und subtropischen Regionen wächst. Kochbanane ist für die Menschen in Afrika wie Nudeln oder Weißmehl für den westlichen Menschen. Kochbanane wird jeden Tag mehrmals gegessen, gekocht, frittiert, geröstet und getrocknet. Grün schmeckt sie fast wie Kartoffel, reif ist sie gelb und schmeckt ähnlich wie Banane. Kochbanane mag für viele nur ein normales Nahrungsmittel sein, aber sie hat erstaunliche Heilwirkung durch ihre erstaunlichen Eigenschaften. Kochbanane ist regelrecht ein Lebensmittelmedikament.

Das ist die Kochbanane:

- Sie ist Quelle von Stärke und Energie.
- Sie ist fast fettfrei.
- Sie ist ballaststoffreich.
- Sie ist reich an Vitaminen: Vitamin A, Retinol, Carotin, Vitamin B1, Vitamin B2, Vitamin B3, Vitamin B5, Vitamin B6, Vitamin B7, Vitamin B9 (Folsäure), Vitamin C, Vitamin E, Vitamin K.
- Sie ist reich an Mineralstoffen: Calcium, Chlor, Kalium, Magnesium, Natrium, Phosphor, Schwefel.
- Sie ist reich an Spurenelementen: Eisen, Fluor, Jod, Kupfer, Mangan, Zink.
- Sie ist reich an Aminosäuren.
- Sie ist reich an Antioxidantien.
- Sie ist basisch.
- Sie enthält resistente Stärke.

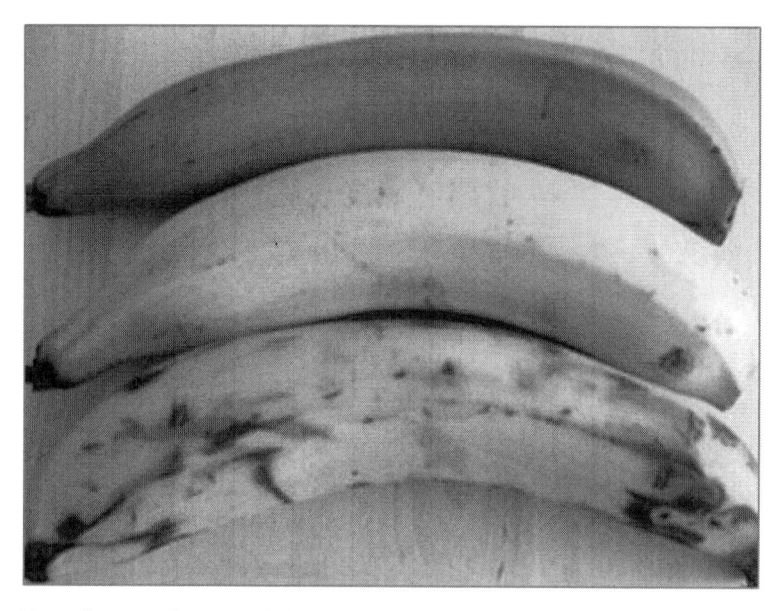

Das kann die Kochbanane:

Kochbanane wirkt gegen:

- Nieren- und Blasenprobleme
- Menstruationsbeschwerden
- Knochenschwund
- Herzkrankheiten
- Anämie
- Nervenentzündungen
- Freie Radikale

Außerdem heilt sie den Darm und befreit ihn von bakteriellen Erregern!

C4. SEX und Bewegung: Keine Lebensmittel, aber als natürliche Mittel helfen sie auch gegen psychische und körperliche Krankheiten

Bewegung ist eine gute Unterstützung beim Abnehmen.

Sport und Bewegung helfen, die Muskulatur zu stärken und den Stoffwechsel anzuregen, was dazu führt, dass die Fettverbrennung beschleunigt und gesteigert wird.

Ich finde ein moderates Sporttreiben am besten, zum einen, um nicht sehr schnell wieder die Lust zu verlieren und zum anderen, weil du sofort wieder zunimmst, wenn du erst sehr viel Sport machst und dann keinen mehr.

Besonders wenn man schon sehr kräftig war, ist es ratsam, das Abnehmen mit Sport zu kombinieren, damit du hinterher nicht dünn aussiehst, aber dafür die Haut hängt.

Als Sport reicht es schon, ein bisschen zu joggen, zu walken, öfter spazieren zu gehen und vieles zu Fuß zu machen. Besorge dir ein Trampolin und hüpfe zu Hause jedes Mal, wenn du ein paar Minuten Zeit hast: Du wirst staunen, wie ein bisschen Bewegung deinem Körper und deiner Seele guttut.

Sex allein hilft meiner Meinung nach nicht so sehr beim Abnehmen. Bestimmte Sexpraktiken allerdings schon. Wenn der Sex aktiv und intensiv ist, mit vielen Bewegungen und wechselnden Stellungen und mindestens 10 Minuten dauert, kann er auch bewirken, dass Kalorien verbrannt werden.

C5. Gifte in Lebensmitteln, Gegenmaßnahmen und Alternativen

http://www.gesundheitstabelle.de/index.php/schadstoffe-gifte/gifte-lebensmittel

Gift	Empfehlungen, was tun	Alternativen
Acrylamid	Seltener Konsum von Kartoffelchips, Pommes frites / Frittiertes nicht über 175°C erhitzen. Pommes frites lieber hell, dick, saftig, als dünn, dunkel und trocken.	Z.B. Maischips statt Kartoffelchips
Agaritin	Champignons nicht roh essen! Agaritin wird beim Kochen/Braten vernichtet (ab 70°C).	Gegarte Champignons. Keine ungekochten, getrockneten Pilze essen
Alkohol (Ethanol)	Nicht jeden Tag trinken, möglichst nie „besaufen"	THC; Spaß haben ohne Drogen ;)
Anthrachinon	Vorerst seltener Schwarz- und Grüntee trinken, warten bis Problem gelöst wurde...	Andere Teesorten, vornehmlich Bio-Tees (Bio-Schwarztee enthält jedoch nicht weniger Anthrachinon)
Antibiotika	Wenig oder kein Fleisch essen. Konsum von Milchprodukten reduzieren. Meeresfrüchte aus Aquakultur, nur Bio	Fleisch und Milchprodukte aus Bio-Produktion (Bio-Tiere dürfen nur einmal Antibiotika in ihrer Lebenszeit bekommen)

Gift	Empfehlungen, was tun	Alternativen
Aluminium	Insbesondere säurehaltige Lebensmittel meiden, die mit Aluminium in Berührung kommen.	Kochtöpfe aus Stahl, Getränke in Glasflaschen, anstatt in Dosen
Arsen	Reis vor dem Kochen waschen oder einweichen und das Wasser abkippen! Besonders belastet: Reis aus Asien	Geschälter Reis weniger belastet, parboild Reis höher, Vollkornreis am höchsten.
Aspartam	Der Konsum von Aspartam sollte gemieden werden: Krebsverdacht. Für Allergiker bedenklich. Viele unterschiedliche Meinungen und Einschätzungen!	Stattdessen Zucker in Maßen oder Stevia
Azofarbstoffe	Gefärbte Lebensmittel und Süßigkeiten, die knallrot oder gelb sind, sind häufig mit Azofarbstoffen gefärbt.	Natürliche Lebensmittelfarben
BHT	Häufige Aufnahme vermeiden.	Produkte ohne BHT
Benzol	Lebensmittel meiden, die sowohl Benzoesäure als Konservierungsstoff als auch Ascorbinsäure enthalten!	Produkte ohne Benzoesäure.

Gift	Empfehlungen, was tun	Alternativen
Benzoesäure Natriumbenzoat	Konsum reduzieren, insbesondere, wenn E 210 in Getränken mit Ascorbinsäure enthalten ist. E-Nummer: E 211	Konservierungsstoffe meist nicht unbedingt notwendig
Bisphenol A (BPA)	Löst sich aus Plastik beim Erhitzen in Mikrowelle oder Wasserkocher heraus!	Polyethylenverpackungen enthalten meist kein BPA. Der Ersatzstoff BPS ist im Übrigen ebenso schädlich.
Cadmium	Bio-Lebensmittel haben geringere Cadmium-Anteile, da sich Cadmium an Phostphate (Kunstdünger) anlagert. Bitterschokolade aus Südamerika viel stärker belastet als afrikanische. Weniger Schokolade essen.	Bio-Lebensmittel, afrikanische Schokolade (Achtung Kinderarbeit)
Cholesterin		Keine. Cholesterin ist wichtiger Stoff. Tipp: Kein Fleisch konsumieren, bzw. tierische Fette in der Ernährung stark reduzieren.
Cumarin	Produkte mit Cassia-Zimt meiden. Offizieller Grenzwert für Cumarin: nicht mehr als 4 Zimtsterne für Kinder pro Tag!	Ceylonzimt, andere Gewürze

Gift	Empfehlungen, was tun	Alternativen
Cyclamat	Cyclamat meiden.	Zucker in Maßen, Stevia
Funghizide	Vorsicht bei Caipirhina mit nicht-bio Limetten! Obst, Gemüse gut waschen!	
Gehärtete Fette	Margarine und Fertigprodukte meiden.	Olivenöl, Bio-Margarine ohne gehärtete Fette, Butter
Gentechnisch veränderte Lebensmittel	Gentechnisch veränderte Lebensmittel meiden und politisch bekämpfen.	Konventionell, durch Kreuzung gezüchtete Lebensmittel
Gesättigte Fettsäuren		Pflanzliche Fette, v.a. Diestel-, Oliven-, Raps- und Sonnenblumenöl. Reduktion des Konsums tierischer Fette!
Glutamat / Geschmacksverstärker		Qualitativ hochwertiges Essen benötigt keinerlei Geschmacksverstärker. Hefeextrakt enthält weniger Glutamat als das industriell hergestellte E-621.

Gifte in Lebensmitteln, Gegenmaßnahmen und Alternativen

Gift	Empfehlungen, was tun	Alternativen
Glycidamid	Seltener Konsum von Kartoffelchips, Pommes frites / Frittiertes nicht über 175°C erhitzen. Pommes frites lieber hell, dick, saftig, als dünn, dunkel und trocken. Bratöl sollte wenig ungesättigte Fettsäuren enthalten.	Z.B. Maischips statt Kartoffelchips
Glyphosat	Glyphosat ist vermutlich krebserregend und ist durch die tägliche Aufnahme durch den Menschen ein entscheidendes Gesundheitsrisiko.	Bio-Nahrungsmittel! Für die Herstellung von Lebensmitteln aus konventioneller Landwirtschaft werden sehr häufig glyphosathaltige Pestizide verwendet.
Histamin		Diese Nahrungsmittel meiden, Konsum reduzieren. Insbesondere Rotwein. Histaminfreier Wein ist käuflich zu erwerben.
Melamin		Melamingeschirr ohne Erhitzen gut verwendbar. Alternativen natürlich Porzellan und Steingut.
Methanol		Weniger Alkohol trinken, oder weniger belastete Getränke höher belasteten vorziehen.

Gift	Empfehlungen, was tun	Alternativen
Mineralöl (MOSH / MOAH)		Keine Lebensmittel essen, die direkten Kontakt zu bedruckter oder recycelter Papierverpackung hatten.
Natriumnitrit, Nitritpökelsalz	Wurst/Käse mit Nitrit auf keinen Fall über 130 Grad erhitzen! Pizza keinesfalls mit Salami, Schinken, Gouda belegen! Sonst entstehen bei der Verdauung krebserregende Nitrosamine. Gefährlich für Babys.	Käse und Wurst mit anderen Konservierungsmitteln oder nicht ~~un~~konserviert
Natriumfluorid, Fluor	Alle Produkte mit Fluoriden meiden!!!	Meersalz (und Zahnpaste) ohne Zusätze
Natamycin	Käserinde auf keinen Fall mitessen, es sei denn, sie wird auf der Verpackung explizit als essbar bezeichnet. Rinde und 5 mm vom Käse abtrennen und wegwerfen, da Natamycin auch in den Käse hineindiffundiert	Bio-Käse enthält kein Natamycin.
Nitrat		Weniger betroffene Gemüse vorziehen. Vor allem in den Wintermonaten.
Patentblau		-
PET-Flaschen: Acetaldehyd/ Östrogen		Glasflaschen! PET-Flaschen sind überflüssig.

Gift	Empfehlungen, was tun	Alternativen
Phthalate	Packungen mit Weichmachern grundsätzlich meiden! Vor allem wenig Lebensmittel aus Konservendosen essen.	Kunststoffe ohne Weichmacher, alternative Verpackungsmaterialien
Phytoöstrogene	Nicht zu viel Soja essen und nicht jeden Tag. Bei normalem Konsum überwiegen die positiven gesundheitlichen Eigenschaften deutlich. Kinder sollten nur **wenig** Sojaprodukte essen.	Für Vegetarier: Statt Tofu auch mal Ei, Käse, Saitan, Falafel essen.
Polyzyklische Kohlenwasser-stoffe (PAK)	Gegrillte Lebensmittel meiden. Insbesondere die schwarzen Stellen! Konsum geräucherter Lebensmittel reduzieren.	Braten statt grillen. Gasgrill statt Kohlegrill, ungeräucherte Nahrung vorziehen.
Pyrrolizidinalkaloide	Lebensmittel meiden, bei deren Produktion giftige Pflanzen mit den Nahrungspflanzen vermischt werden können (leider sind das auch sehr häufig Kräutertees).	Lebensmittel, bei denen man sich über die Herkunft sicher sein kann. Bio-Tees sind nur selten mit dieser Substanz belastet.
Radioaktivität	Entsprechende Lebensmittel meiden und sich weiterhin informieren, wie sich Strahlenwerte z.B. in Pazifikfisch (Seelachs / Fischstäbchen!) entwickeln.	Lebensmittel aus anderen Regionen / Fanggebieten (Fisch).

Gift	Empfehlungen, was tun	Alternativen
Saccharin		Stattdessen Zucker in Maßen oder Stevia.
Safrol		Diese Lebensmittel meiden oder nur in geringen Mengen aufnehmen.
Schimmelgift / Aflatoxine u.a.	Verschimmelte Lebensmittel wegwerfen! Insbesondere welche aus Getreide, Gemüse, Obst (bei Käse kann man ihn großzügig abschneiden).	Gefährdete Lebensmittel aus vertrauenswürdigen Ländern kaufen (Stichwort gute Lagerung)
Schmelzsalze, Phosphate	Nicht essen. Bei Hamburgern weglassen	Guter Käse enthält keine Schmelzsalze und schmeckt sehr viel besser.
Semicarbazid		Beschichtungen ohne Weichmacher (z.B. Polyethylen, Polypropylen. Lebensmittel ohne entsprechende Verpackung.
Silikone		Rein pflanzliches Bratöl ohne Additive
Solanin	Stängel der Tomate rausschneiden und nicht essen. Jegliche Sprossen von Kartoffeln großzügig abschneiden. Keine grünen Kartoffeln oder Tomaten essen!	
Stevia		Wenig Zucker

Gift	Empfehlungen, was tun	Alternativen
Sulfite		Wein ohne künstlich zugesetzte Sulfite
Trans-Fettsäuren		Risikolebensmittel meiden
Vanillin		Echte Vanille, Verzicht auf das Aroma
Zuckerkulör (Ammoniumsulfit)	Es gibt keine Grenzwerte, sollte aber gemieden werden.	Getränke ohne Farbstoffe oder mit natürlichen Farbstoffen wie Malzextrakt

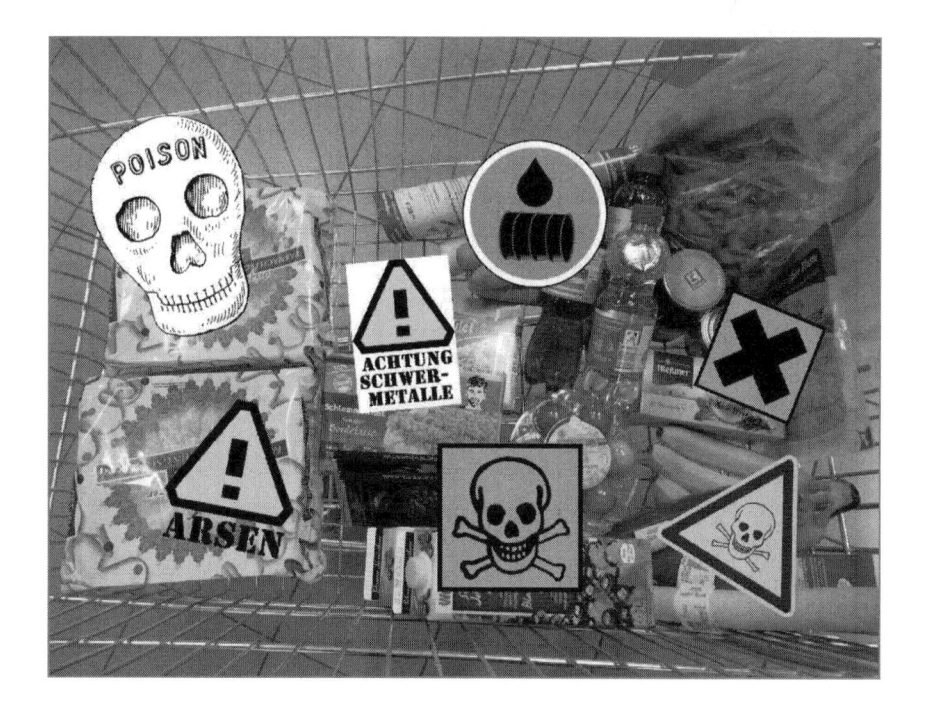

C6. Tipps für Veganer und Vegetarier

Lebensmittel | Thema	Vorkommen | Verwendung	Tipps | Alternativen
Begriffe 'Vegan' und 'Vegetarisch'	Begriffe sind nicht geschützt.	Genau hinschauen, welche Zutaten auf Produkten ausgewiesen sind. Man sollte sich generell genau informieren, wenn man Vegetarier oder Veganer ist.
Bienenwachs / Honig	Bienenwachs dient als Überzugmittel bei vielen Süßigkeiten. Honig wird pur gegessen und findet sich in vielen Fertigprodukten und Süßigkeiten.	Veganer verzichten meist auf Produkte mit Honig- oder Bienenwachsanteilen. Die Bienenhaltung wird von vielen Veganern als negativ gesehen.
Eier	Männliche Küken werden in der Regel direkt nach dem Schlüpfen aussortiert und getötet. Dies gilt ausdrücklich auch bei fast allen Bio-Eiern!	In manchen Bio-Läden finden sich auch Eier aus einer Tierhaltung, die männliche Küken am Leben lässt (zumindest bis zur Schlachtung). Die einzige wirklich tierfreundliche Variante beim Eierkonsum, sind Eier von Hof-Hühnern, die nicht zur Schlachtung gehalten werden und wo auch die Hähne nicht getötet werden.
Eisen	Bei vegetarischer und veganer Ernährung sollte Rücksicht auf Eisen genommen werden.	Wer Veganer ist, sollte zumindest etwas darauf achten, regelmäßig eisenhaltige pflanzliche Lebensmittel zu essen.

Lebensmittel | Thema	Vorkommen | Verwendung	Tipps | Alternativen
Fleischersatz	Vegetarier und Veganer haben in der Regel (genau wie ihre karnivorischen Artgenossen) das Bedürfnis nach der Aromanote "Umami". Als Fleischersatz eignen sich besonders gut Gemüsefrikadellen oder Tofu, Sojageschnetzeltes und Saitan, die in Bezug auf die Konsistenz sehr ähnlich sind. Wichtig ist aber die Zubereitung, sonst schmecken sie fade.	Tipp für Tofu/Sojageschnetzeltes: Würzen mit reichlich Sojasauce, Kreuzkümmel und Koriander. Dann in Pfanne mit reichlich Öl und kleingeschnittenen Zwiebeln braten (Sojageschnetzeltes zuvor in kochendem Wasser einweichen).
Fruchtsäfte und Limonaden	Klare Fruchtsäfte werden meist mit Gelatine (z.T. Fisch-Gelatine) gefiltert. Die Gelatine ist im Endprodukt nicht mehr enthalten.	Direktsäfte, frisch gepresste Säfte. Limonaden ohne Saftanteil.
Gelatine (E 441)	Weingummi/Gummibärchen, Kaubonbons, Pudding etc. Tierisch: Vom toten Schwein oder Rind (Haut). **Achtung:** Auch in vielen Medikamenten, analogen Filmrollen und in Photopapier enthalten. Außerdem in Paintball-Munition.	Pektin, Agar-Agar, Stärke, Johannisbrotkernmehl, Kelp-Alge. Einige weiche Süßigkeiten wie Lakritzschnecken enthalten keine Gelatine.

Lebensmittel | Thema	Vorkommen | Verwendung	Tipps | Alternativen
Glycerin (E 422)	Glycerin ist zum Teil tierischen Ursprungs.	Meistens ist Glycerin pflanzlicher Herkunft. Es fällt unter anderem als Reststoff in der Biodieselproduktion an.
Medikamente	Sehr viele Pillen und Tabletten haben eine Hülle aus Gelatine.	Viele Medikamente sind auch mit nicht-tierischer Hülle verfügbar.
Käse (Lab)	Viele Käse werden mit Lab hergestellt und sind damit NICHT VEGETARISCH!	Beim Kauf von Käse ist darauf zu achten, dass auf der Packung "mit mikrobiologischem Lab hergestellt" steht.
Margarine	Achtung: Margarinen sind nicht immer vegetarisch oder vegan. Zum Teil sind sie mit Fischöl (Omega-3-Margarinen) oder Molke angereichert.	Zutatenliste auf der Verpackung beachten!
Omega-3-Fettsäuren	Nahrungsergänzungsmittel häufig hergestellt aus Fisch und oder Robben.	Pflanzliche Träger von Omega-3-Fettsäuren sind verfügbar. Z.B. in Leinöl, Chiaöl, Perillaöl usw.
Milchprodukte	Vegetarier essen häufig Milchprodukte. Hierbei kann eine Reduktion der Aufnahme aus gesundheitlichen Gründen und aus Gründen des Tierschutzes sinnvoll sein.	Es wird ein Zusammenhang zwischen Milchkonsum und Krebserkrankungen vermutet. Auch zu beanstanden: Der Tierschutz in der Massentierhaltung.

Lebensmittel | Thema	Vorkommen | Verwendung	Tipps | Alternativen
Proteine / Eiweiß	Eiweiße sind wichtig für eine ausgewogene Ernährung. Auch für Vegetarier und Veganer besteht eigentlich kein Mangel. Dennoch sollte man auf die tägliche Aufnahme auch eiweißhaltiger pflanzlicher Lebensmittel achten.	
Schellack (E 904)	Unbedenkliches Baumharz, das von Läusen aus dem Baum geholt wird. Möglicherweise für Veganer problematisch. Vegetarier dürften im Allgemeinen wenig Mitleid mit Läusen haben :)	Wird als Kunststoffersatz, Möbelpflege oder Nahrungsergänzungsmittel verwendet. Alternativen sind meist chemisch.
Talg	Tierfett, das Bestandteil in vielen Kosmetika, Vogelfutter, Kerzen (Stearin), Schmiermitteln (z.B. für Saiteninstrumente) und zum Teil vegetarischen Speisen ist. Nicht verwechseln mit mineralischem Talk in Lebensmitteln (E-553b).	Rein pflanzliche Kosmetika. Naturkosmetika haben meist keine tierischen Bestandteile.

Lebensmittel | Thema	Vorkommen | Verwendung	Tipps | Alternativen
Taurin	In Energy-Drinks findet sich in der Regel Taurin als Zusatzstoff. Es erhöht laut Marketing angeblich die Konzentration, was aber wissenschaftlich nicht belegt ist. Taurin ist zwar ein Stoff, der in Säugetieren vorkommt, es gibt aber auch synthetisch hergestelltes.	Für Vegetarier und Veganer ist das Taurin in Energy-Drinks unbedenklich, da synthetisch hergestellt.
Tierversuche	Tierversuche werden meist in der medizinischen/ pharmazeutischen Forschung angewendet. Seltener auch für die Entwicklung von Kosmetika.	Für Kosmetika bestehen Listen von Unternehmen, die nicht von Tierversuchen Gebrauch machen. Tierversuche für Medikamente und Grundlagenforschung können aus Konsumentensicht schwer verhindert werden.
Vitamin A	Zwei Drittel der Vitamin-A-Zufuhr stammt bei den meisten Menschen aus Fleisch- und Milchprodukten. Ein Mangel ist selten.	Veganer sollten darauf achten, genügend pflanzliche Lebensmittel mit der Vitamin-A-Vorstufe Carotine (Provitamin A) zu sich zu nehmen.
Vitamin B12	Vegetarier decken in der Regel ihren Vitamin B12-Bedarf über Milchprodukte und Eier.	Wer Veganer ist, sollte sich um eine ausreichende Vitamin B12-Aufnahme Gedanken machen. Über rein pflanzliche Nahrung kann eine solche nicht gewährleistet werden.

Lebensmittel | Thema	Vorkommen | Verwendung	Tipps | Alternativen
Vitamin D und Vitamin D3-Präperate	Vitamin D3 ist immer tierischer Herkunft. Gewonnen entweder aus Fisch, Milch, Eiern oder tierischen Fetten.	Synthetische Herstellung ist auch möglich.
Wein	Tierische Zusatzstoffe. Billiger Wein und die meisten klaren Säfte werden mit Gelatine vom toten Schwein oder Fischen gefiltert. Gelatine ist zwar nicht mehr im Endprodukt enthalten, wurde aber für die Produktion verwendet.	Es gibt Hersteller, die den Wein anders filtern. Dies gilt vor allem für teurere Weine oder dann, wenn es auf der Verpackung vermerkt ist (Vegan).
Wolle / Wollfett	Wolle in der Regel vom Schaf. Wollfett zum Teil auch in Kosmetika enthalten.	Grundsätzlich in Ordnung. Ggf. fragwürdige Tierhaltung. Schafe werden (wie andere Zuchttiere) außerdem meist lange vor der natürlichen Lebenserwartung geschlachtet.
Zusatzstoffe	Viele Lebensmittel-Zusatzstoffe (E-Nr) enthalten tierische Anteile, ohne dass dies dem Verbraucher unbedingt bewusst ist. Die Wichtigsten sind in dieser Tabelle aufgeführt, alle weiteren sind aus entsprechenden Tabellen zu entnehmen.	Wer sichergehen will, welche natürlichen Zusatzstoffe tierischer Herkunft ist, sollte die entsprechenden Tabellen studieren.

Lebensmittel | Thema	Vorkommen | Verwendung	Tipps | Alternativen
Zucker (raffiniert)	Raffinierter Zucker wird in einigen Ländern zum Teil mit Tierkohle entfärbt (z.B. USA). In Deutschland wird dies nicht gemacht.	In der Regel braucht man sich hierzulande wenig Gedanken zu diesem Thema machen. In anderen Ländern ggf. recherchieren, ob dort Tierkohle in der Zuckerproduktion üblich ist.

Quelle: mit Unterstützung von http://gesundheitstabelle.de/index.php/2012-11-04-20-02-49/tips-fuer-vegetarier-veganer

Geheimtipp:

Afrikaner bzw. Kameruner essen sehr vegetarisch und auch vegan. In Kamerun werden fast alle typisch vegetarischen und veganen Gerichte mit Palmöl zubereitet. Schau nach Kochrezepten in Kapitel D9.

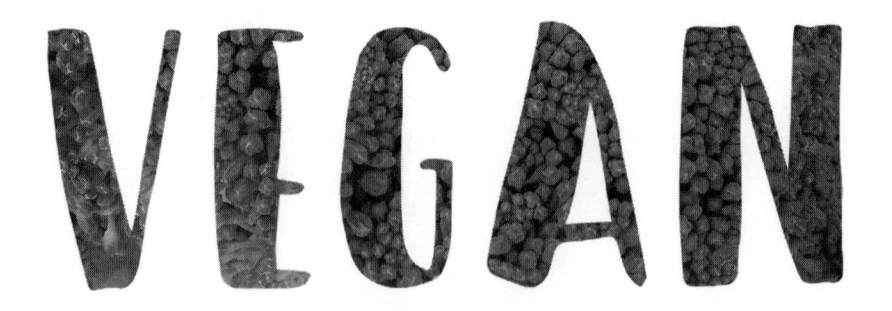

D. ERNÄHRUNG GEGEN ERNÄHRUNGSBEDINGTE KREBSERKRANKUNGEN

Experten schätzen, dass Brustkrebs, Eierstockkrebs, Gebärmutterkrebs, Darmkrebs, Prostatakrebs, Magenkrebs, Leberkrebs und Bauchspeicheldrüsenkrebs in direktem Zusammenhang mit falscher Ernährung stehen. Es heißt, ca. 1/3 aller Krebserkrankungen ließen sich durch eine gesündere Ernährung vermeiden.

Meine Auswertung vieler Studien zeigt, dass Menschen, die sich vorwiegend basisch ernähren, mit vielen antioxidativ wirkenden Lebensmitteln, mit ausreichend essentiellen Fettsäuren, regelmäßig verzehrtem Obst, gesundem Fleisch und Fisch ein erheblich geringeres Krebsrisiko aufweisen als andere Menschen, die diese gesunden Lebensmittel nicht zu sich nehmen. Dieser Effekt verstärkt sich, je sportlich aktiver die Menschen sind.

Die Naturmediziner in Kamerun raten, dass die Ernährung ganzheitlich sein muss und Lebensmittel von allen Lebensmittelgruppen enthalten sollte. Je vielfältiger die Ernährung, umso eindrucksvoller der Schutz vor und der Kampf gegen Krebs. Es bringt nicht viel, wenn man die ganze Woche immer nur zwischen zwei gesunden Lebensmitteln abwechselt, oder wenn man sich grundsätzlich schlecht ernährt und dann jeden Tag einen Apfel isst. Gefährlich ist es auch zu glauben, dass man gesund isst, wenn man einen Salat isst. Wichtiger ist das Dressing. Das Salatdressing, das man überall bekommt, ist viel schlimmer, als gar keinen Salat zu essen.

D1. In unserer Ernährung und in unserer Psyche steckt die Prävention gegen Krebs: Was man beachten sollte

Die beste Krebsprävention und Unterstützung jeglicher Krebstherapie ist die Ernährung und ein gesunder Lebensstil. Wie ich schon erwähnte, nicht nur eine giftfreie Ernährung schützt uns vor Krebs oder bekämpft den Krebs, sondern auch die Auswahl und die Art der Lebensmittel.

Ernährung kann Krebs verhindern. Durch den Verzehr bestimmter Lebensmittel kann man das Krebsrisiko reduzieren, betonen heute immer mehr Forscher und Wissenschaftler.

Die Frage ist dann nur, wie und mit welchen Lebensmitteln?

Das ganze Buch zeigt dir, welche Lebensmittel dich vor Krebs schützen oder ihn eindämmen. In Teil C hast du gelesen, wie man sich gesund ernährt. Dieser Teil D ist wie eine kleine Zusammenfassung gezielt bezogen auf Krebs. Ich werde hier in Teil D bei vielen Lebensmitteln keine weiteren Kommentare mehr hinzufügen, sondern sie nur noch auflisten, denn die ausführlichen Erklärungen findest du in Teil C.

Die Zweite Prävention, die aber eigentlich die erste sein sollte: Unsere Psyche

Was du bei der Anwendung dieser Tipps beachten solltest ist einfach: Höre auf dich, glaube an dich, erkenne, dass die Natur und die Welt dir nichts Böses tun wollen. Deine geistige Einstellung dem Krebs gegenüber ist das Wichtigste. Du sollst niemals in Panik verfallen, denn die Wissenschaft hat schon viele Fortschritte gemacht und man muss nicht immer und nicht unbedingt wegen Krebs sofort sterben. Wenn du dann der Natur vertraust und ihre immensen Schätze nutzt, kannst du den Krebs besiegen, auch wenn er vielleicht nicht verschwindet. Der Sieg fängt im Kopf an. Wenn du ablehnst, dass er dir Angst macht und Panik bereitet, wenn du ihn akzeptierst und Kontakt zu diesem „fremden Körper", der nun ein Teil von dir ist, aufnimmst, wirst du seine Bedrohung untergraben und den richtigen Weg finden – denn die nächste Präventionsstufe, wenn der Krebs ausgebrochen ist, sind nicht die Medikamente, sondern deine Psyche.

Kopf hoch, wenn du nicht erkrankt bist, Kopf höher, wenn du erkrankt bist. Alles liegt in deinen Händen. Gib nicht auf und fange jetzt an, gesund zu essen.

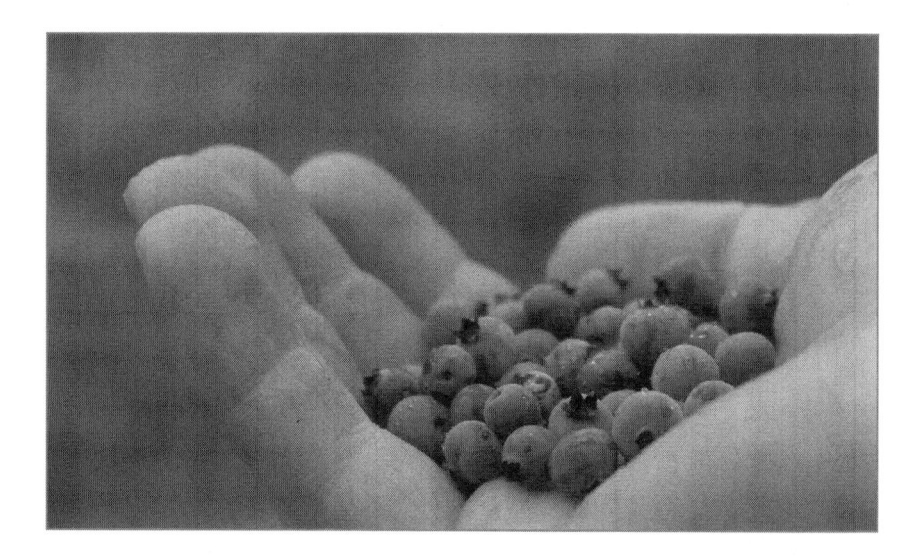

D2. Auch die Sonne ist eine „Nahrung" gegen Krebs

Die Sonne ist nicht direkt ein Lebensmittel, aber auch sie ernährt den Körper. Die Sonnenstrahlung regt die Haut an, große Mengen des Krebs-hemmenden Vitamins D zu bilden. Vitamin D-Mangel kann zu chronischen Krankheiten wie Krebs führen. Viele wissenschaftliche Studien bestätigen, dass es eine Verbindung gibt zwischen Vitamin-D-Mangel, Dickdarm-, Prostata- oder Brustkrebs, ebenso wie zu Typ I Diabetes, Multipler Sklerose oder rheumatischer Arthritis. Mehr dazu in Kapitel D5.

Es wurde festgestellt, dass Menschen, die wenig Sonne abbekommen, häufiger an Krebs erkranken. Dabei ist bewiesen, dass künstliche Strahlung im Sonnenstudio null heilende Wirkung hat und den Körper überhaupt nicht anregt, Vitamin D zu produzieren.

Forscher meinen, dass Sonnenstrahlung ihre größte Wirkung bei Menschen zeige, die schon an Krebs erkrankt sind.

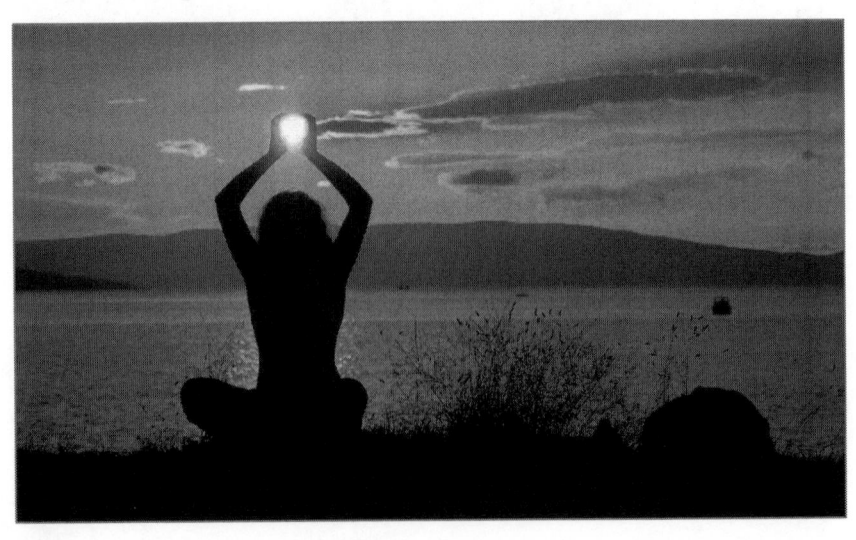

D3. Sport kann auch ein „Nahrungsmittel" gegen Krebs sein

Wenn ich als Kind krank war, sagte mein Vater zu mir: „Geh' kurz mal raus und lauf ein bisschen!"

Sport betrachte ich als „Anti-Krebs-Nahrungsmittel". Mein Vater sagte immer, dass ein gesunder Geist nur in einem gesunden Körper leben kann und wenn der Körper gesund ist, stärkt er wiederum den Geist. Beide werden aber durch Ernährung und Bewegung gestärkt. Das heißt, sowohl eine gesunde Ernährung, als auch Sport können heilen. Ich gehe noch weiter und behaupte, dass Sport auch eine Ernährung für den Menschen ist. Ebenso wie die Ernährung, hat der Sport eine heilende Wirkung auf Krebs. Sport kann Krebs vorbeugen, wie ein Medikament. Er kann davor schützen, dass Tumore entstehen und bei denjenigen, die schon erkrankt sind, kann er die Therapie positiv unterstützen und ihre Lebenserwartung verlängern.

Warum ich Sport als Nahrungsmittel betrachte?

Das hat mit der Art zu tun, wie Sport in uns wirkt und welche Reaktionen er auslöst. Dies sind fast die gleichen Reaktionen, die manche Lebensmittel in unserem Körper auslösen.

Der Sport wirkt auf Vorgänge im Körper ein, die eine Krebsentstehung erschweren, genau wie manche Lebensmittel. Außerdem wirkt er positiv auf Krebspatienten und unterstützt die medikamentöse Therapie. Es gibt in Bezug auf Prostata-, Brust- und Gebärmutterkrebs zahlreiche Hinweise auf die positive

Wirkung. Manche Studien zeigen, dass Sport das Krebsrisiko senkt: Bei Brustkrebs um 20-40%, bei Darmkrebs um 40-50%.

- Sport bringt und erzeugt Energie
- Sport lindert schlechte Nebenwirkungen der Chemotherapie
- Sport kurbelt das Immunsystem an und stärkt es
- Sport bekämpft Übergewicht und wirkt so gegen Krebs, Diabetes und Herz-Kreislauf-Erkrankungen
- Sport kann einen Rückfall verhindern
- Sport senkt den Östrogenspiegel in Blut und Gewebe, besonders bei Frauen mit hormonabhängig wachsendem Brustkrebs. In diesem Fall wirkt Sport sogar genauso gut wie eine medikamentöse, antihormonelle Therapie
- Sport hat eine positive Wirkung auf die Psyche, was bei einer Krebserkrankung wichtig ist
- Sport verbessert die Merk- und Gedächtnisfähigkeit und stärkt das Gehirn
- Sport kurbelt die DNA-Reparatur an
- Sport verbessert die Funktion des Herz-Kreislauf-Systems
- Sport verbessert die Fitness des Körpers und seine Widerstandskraft gegen Erkrankungen
- Sport beschleunigt die Entgiftung
- Sport senkt den Spiegel bestimmter Wachstumsfaktoren und Hormone
- Sport bringt Tonus in die Zellen
- Sport regt den Stoffwechsel an

- Sport hilft abzunehmen und senkt somit auch den Cholesterinspiegel
- Durch Sport wirken Antioxidantien effektiver, bzw. Sport hat eine antioxidative Wirkung, so werden freie Radikale bekämpft

Es scheint so zu sein, dass das Risiko an Krebs zu erkranken stärker sinkt, je mehr und je häufiger man Sport treibt.

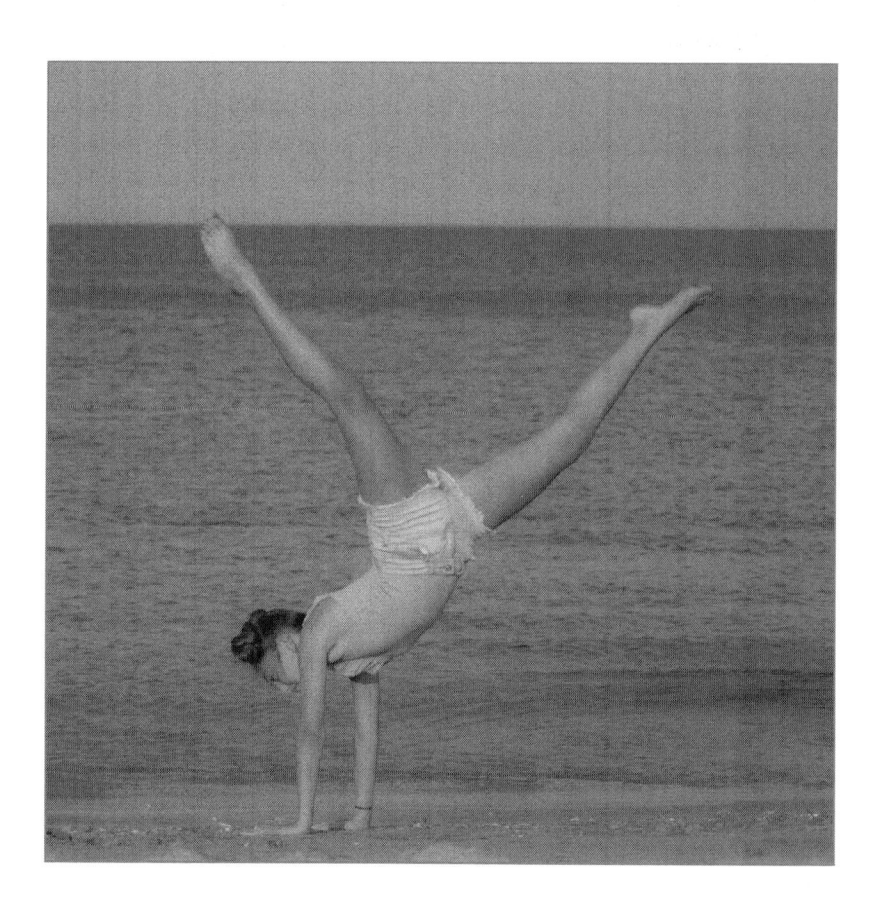

D3.1. Bewegung und Sport bei Brustkrebs

- Vermeiden Muskelverkürzungen
- Verbessern ein bereits bestehendes Lymphödem
- Gleichen fehlende Kraft aus (rechts-links-Vergleich)
- Verbessern eingeschränkte Bewegungsfähigkeit (Kontrakturprophylaxe)
- Verbessern die allgemeine Fitness
- Bekämpfen chronische Erschöpfung (Fatigue-Syndrom)
- Verringern die Osteoporose
- Mindern das Hand-Fuß-Syndrom (Polyneuropathie)
- Fördern das Selbstwertgefühl und bekämpfen so das Gefühl einer „Entweiblichung"

(Auszug: www.krebshilfe.de)

D3.2. Bewegung und Sport bei Prostatakrebs

- Verbessern die Inkontinenz
- Verbessern die Wahrnehmung des eigenen Körpers
- Stärken die Beckenbodenmuskulatur
- Bekämpfen chronische Erschöpfung (Fatigue-Syndrom)
- Helfen entlastende Körperhaltungen zu erlernen
- Helfen richtige Atemtechniken zu erlernen

- Verbessern die allgemeine Fitness
- Helfen rücken- und beckenbodenfreundliche Alltagstechniken zu erlernen
- Stärken das Selbstvertrauen

(Auszug: www.krebshilfe.de)

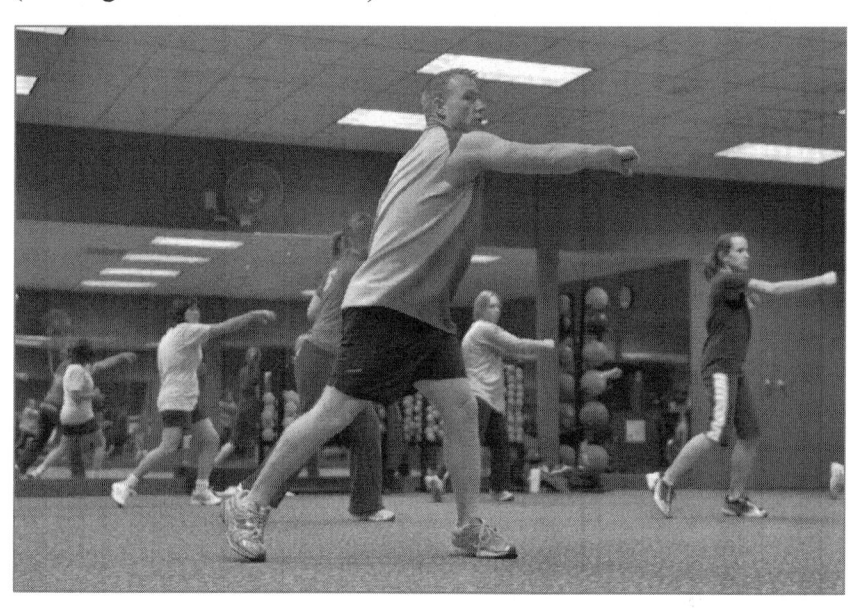

D3.3. Bewegung und Sport bei Magen- und Darmkrebs

- Fördern die Körperwahrnehmung
- Verbessern die Beweglichkeit im operierten Bereich
- Kräftigen die Rumpf- und Rückenmuskulatur

- Dehnen und kräftigen die Bauchmuskulatur
- Verbessern die gesamte körperliche Verfassung
- Bauen für den Alltag die Leistungsfähigkeit auf
- Verbessern die allgemeine Fitness
- Fördern das Selbstwertgefühl
- Stärken das Selbstvertrauen

(Auszug: www.krebshilfe.de)

D3.4. Bewegung und Sport bei Leukämie- und Lymphomerkrankungen

- Beugen Mangelerkrankungen (etwa Herz-Kreislauf-Erkrankungen) durch zu wenig Bewegung vor
- Bekämpfen Müdigkeit und Erschöpfung
- Bauen insgesamt Muskeln auf
- Kräftigen speziell die Bein- und Rückenmuskulatur
- Verbessern die Lungenfunktion
- Mindern das Hand-Fuß-Syndrom (Polyneuropathie)

(Auszug: www.krebshilfe.de)

D4. Die Anti-Krebs-Lebensmittel: Welche Lebensmittel helfen gegen Krebs, bzw. beugen vor?

Nach Herz-Kreislauferkrankungen zählen Krebserkrankungen zu den häufigsten Todesursachen in der westlichen Welt. Wie auch bei Herzerkrankungen spielt die Ernährung bei Krebserkrankungen eine sehr wichtige Rolle. Ein erster wichtiger Schritt ist das Vermeiden von Milch und Milcherzeugnissen. Du solltest insgesamt den Verzehr von Milchprodukten stark verringern. Viele wissenschaftliche Studien belegen, dass eine gesunde Ernährung Krebs vorbeugen oder begleitend bei einer Krebstherapie sehr helfen kann. Einige dieser Lebensmittel sind:

D4.1. Basische Lebensmittel

Ein ausgeglichenes und sogar mehr basisch als säuerliches Darmmilieu ist perfekt, damit Krebs nicht entsteht oder sogar verdrängt wird, denn viele basische Lebensmittel sind die Quelle zahlreicher krebshemmender Stoffe und Antioxidantien.

Siehe Kapitel C3.9. „Basische Lebensmittel"

D4.2. Bittere Lebensmittel, wie Grünkohl, Brokkoli und Co.

In Kamerun sagt man oft, dass gute Heilmittel bitter schmecken. Und tatsächlich, viele Naturmedikamente, besonders in Form von Getränken, sind bitter. Der Kampf gegen Krebs fängt oft in unserem Darm an. Eine gesunde Darmflora ist wichtig, um sich vor dieser Krankheit zu schützen und bittere Lebensmittel sind ein hervorragendes Heil- und Reinigungsmittel für den Darm.

Bittere Lebensmittel regen die Verdauung an und es ist bekannt, dass eine schlechte Verdauung die Ursache vieler Krankheiten ist, denn so können Bakterien und Viren entstehen, die auch Krebs auslösen.

Neben dem bereits bekannten bitteren Aprikosenkern, sind auch weitere bittere Lebensmittel gute Kämpfer gegen den Krebs. Viele bittere Lebensmittel enthalten zahlreiche Antioxidantien.

Siehe Kapitel C3.8. „Bittere Lebensmittel"

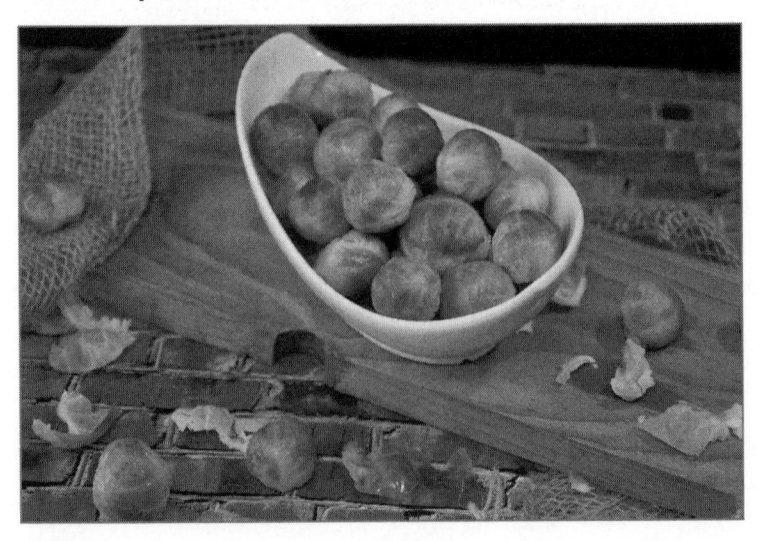

D4.3. Anti-Krebs-Gewürze und Kräuter

Eigentlich sollte man Kräuter nicht Lebensmittel nennen, denn sie sind echte Heilmittel. Sie sind die wahre kostenlose und gesunde Apotheke der Natur.

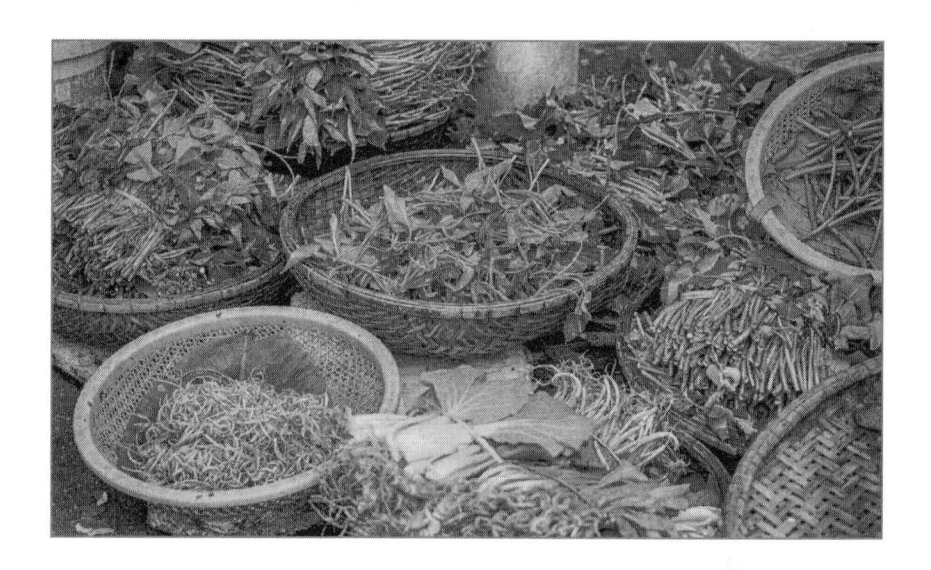

Folgende Kräuter und Gewürze sind Krebsfeinde:

- Ingwer
- Zwiebel
- Knoblauch
- Scharfe Chili
- Petersilie
- Basilikum
- Thymian

- Salbei
- Koriander
- Rosmarin
- Oregano
- Zimt
- Kurkuma/Curcumin
- Wermut
- Schwarzkümmel
  „Die schwarzen Samen sind ein Heilmittel für alle Krankheiten außer dem Tod", sagte schon der Prophet Mohamed zu seiner Zeit.

D4.4. Anti-Krebs-Obst und Früchte

D4.4.1. Tropisches Obst

Ananas

Siehe Kapitel C3.10.6

Papaya

Die Papaya hemmt das Wachstum von Krebszellen und wird in Afrika grün oder gelb als starkes Heilmittel gegen chronische Entzündungen, u.a. Krebs, benutzt.

Die Wissenschaft erkennt langsam die Vorteile dieser Frucht im Kampf gegen den Krebs. Hunderte von Studien über die Papaya belegen ihre Heilkräfte. Die australischen Behörden werben sogar damit, dass die Papaya eine Heilpflanze gegen Krebs ist. Sie soll gegen Brustkrebs sowie Gebärmutterhals-, Bauchspeicheldrüsen- und andere Krebsarten wirken. Diese Wirkung wird mit den zahlreichen Antioxidantien, die durch phenolische Verbindungen (Catéchines, Beta Cryptoxanthin, Lycopin, Papain) in großen Mengen in der Papaya zu finden sind, erklärt.

Mehrere Studien haben gezeigt, dass eine Erhöhung des Verbrauchs von Nahrungsmitteln, die reich an Lycopen sind, das Risiko von Prostatakrebs verringert.

Siehe Kapitel C3.10.7.

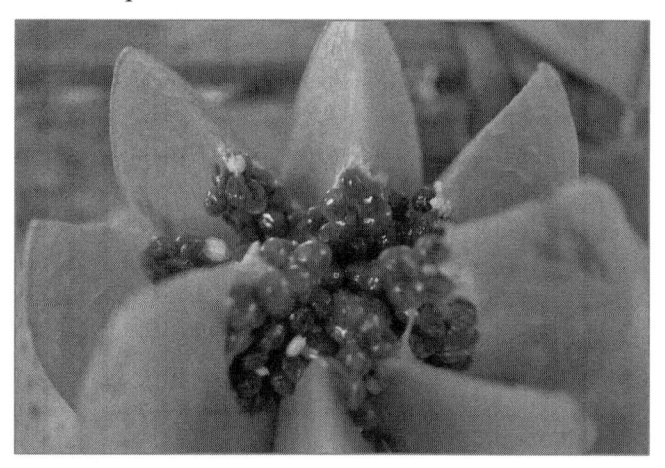

Avocados

Avocados sollen eine Wunderwaffe gegen Krebs sein.

Dass der Avocadobaum mit seiner Frucht eine Heilpflanze ist, die man auch gegen chronische Krankheiten anwendet, wissen viele Menschen und Naturmediziner in Kamerun.

Nun erkennt auch die Wissenschaft die Heilkraft dieser Pflanze und sie soll sogar antikanzerogen sein, wie eine Studie aus Kanada belegt. Forscher der University of Waterloo entdeckten in der

Avocado einen Inhaltsstoff, der den Krebs bekämpfen kann. Dieser Stoff, Avocatin B, ist ein Fett, das bei der Behandlung der akuten myeloischen Leukämie (AML) erfolgreich war. Das Besondere dabei ist, dass dieses Fett den Krebs dort bekämpft, wo er entstanden ist, ohne die gesunden Zellen anzugreifen.

Zwar sagen die Forscher, dass es noch Jahre dauern wird, bis dieses Fett als Medikament verkauft wird, aber das Gute daran ist, dass wir nicht so lange warten müssen, denn Avocados können wir jederzeit essen. Einfach die Sache selbst in die Hand nehmen und diese Frucht nun regelmäßig essen.

Siehe Kapitel C3.10.8.

Kokosnuss und Kokosöl

Kokosöl soll Darmkrebszellen beseitigen, wie Laborstudien belegen. Kokosöl enthält ca. 50% Laurinsäure. Diese Säure hat im Labor bis zu 93% der Darmkrebszellen zerstört. Laborstudien kann man nicht immer 1 zu 1 auf Menschen übertragen, aber es ist für mich ein Zeichen, dass dieses Lebensmittel den Körper unterstützen kann, dem Krebs vorzubeugen oder ihn verdrängen und seine Entwicklung verlangsamen kann.

Siehe Kapitel C3.10.5.

Safou

Diese Tropenfrucht und ihre Samen enthalten eine zytotoxische Substanz, die gegen Krebs 10.000-mal besser wirkt als die normale Chemotherapie mit dem Medikament Adriamycin, wie Untersuchungen, die im *Journal of Natural Products* 1996 veröffentlicht wurden, ergaben.

Siehe Kapitel C3.10.9.

Zitrusfrüchte: Grapefruit, Zitronen, Orangen

Sie gehören zu den antioxidativ wirksamsten Früchten, die freie Radikale flachlegen.

Siehe Kapitel C3.10.11.

Mango

Siehe Kapitel C3.10.12.

Guave

Siehe Kapitel C3.10.14

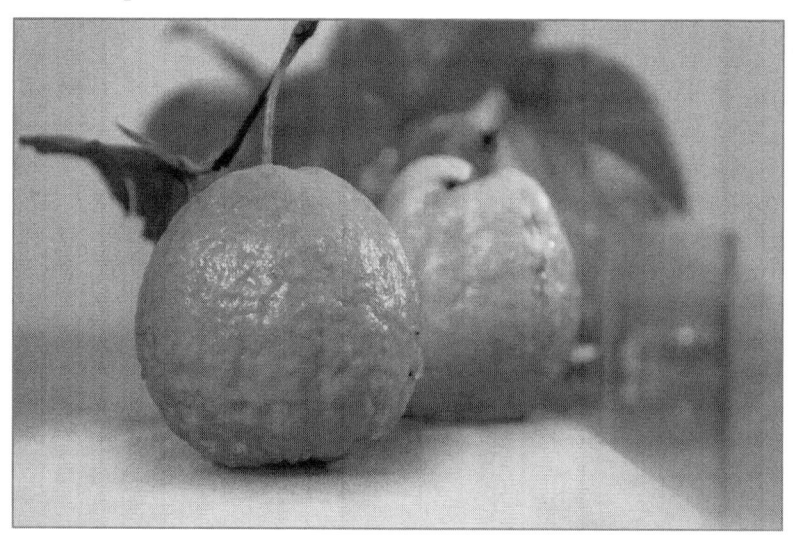

Corossol

Ein sehr wirksames Anti-Krebs-Mittel.

Siehe Kapitel C3.10.10

D4.4.2. Weiteres Obst

Tomaten

Tomaten enthalten große Mengen an Lycopin. Es ist ein Carotinoid, das für die rote Farbe der Tomaten verantwortlich ist. Die Tomate ist bei weitem die beste Nahrungsquelle. Von allen Carotinoiden ist Lycopin dasjenige mit dem größten Einfluss auf die Krebsprävention, denn es zählt zu den starken Antioxidantien und gilt als Radikalenfänger. So kann es reaktionsfreudige Moleküle im menschlichen Körper unschädlich machen und Zellen vor der Zerstörung bewahren.

Mehrere epidemiologische Studien haben darauf hingewiesen, dass ein hoher Konsum von Tomaten Lungen und Magen vor Krebs schützen kann.

Granatapfel

Granatapfelsaft hat entzündungshemmende und antioxidative Wirkungen. Der Granatapfel ist eine Frucht mit vielen Antioxidantien, den Flavonoiden, Tanninen und der Ellagsäure (40%). Die Aktivität seiner Antioxidantien sei noch größer als die des grünen Tees.

Dadurch ist der Granatapfel ein Heilmittel gegen viele chronische Krankheiten und soll auch gegen Krebs wirken. Im Rahmen verschiedener Studien mit Granatapfel-Polyphenolen wurde laut Wikipedia ein gehemmtes Wachstum von Krebszellen in der Brustdrüse, Lunge, Haut, dem Darm und der Prostata beobachtet.

Beeren, je dunkler desto besser

Die kleinen roten Früchte wie Himbeeren, Heidelbeeren, Brombeeren, usw. enthalten große Mengen an Polyphenolen mit der bekannten Antikrebswirkung.

Ein Polyphenol, das die Entwicklung von Krebs stören kann, ist die Ellagsäure. Sie hat bei Tierversuchen eine krebsvorbeugende Wirkung gezeigt. Ellagsäure soll laut Berichten die Zellteilung von Krebszellen stoppen.

Das Polyphenol ist vor allem in Himbeeren und Erdbeeren in großen Mengen vorhanden. Bei Himbeeren ist die Ellagsäure zu 90% in den Samen. Damit diese nicht unzerkaut wieder ausgeschieden werden, weil sie schwierig für den Organismus aufzunehmen sind, würde ich empfehlen, die ganze Frucht zu pürieren, bevor sie verzehrt wird. Bei Erdbeeren ist es anders. Die Säure ist im ganzen Erdbeerfleisch zu finden.

Die zweite Art von Polyphenolen in den Beeren, die auch antikanzerogen sind, sind die Anthocyanidine. Sie haben ein starkes antioxidatives Potential. Sie sind meist in Blaubeeren und Heidelbeeren zu finden, aber auch in kleinen Mengen in Himbeeren, Erdbeeren und Preiselbeeren.

Schließlich enthalten rote Früchte die Proanthocyanidine, ebenfalls ein starkes antioxidatives Mittel. Im Labor wurde festgestellt, dass die Einnahme dieses Stoffes das Wachstum von verschiedenen Krebszellen hemmt.

Pflaume

Die Pflaume enthält verschiedene phenolische Verbindungen, insbesondere Flavonoide und Phenolsäuren – wirksame Antioxidantien. Getrocknet enthalten Pflaumen immer noch fast die gleiche Menge Antioxidantien und stehen somit auf dem zweiten Platz der getrockneten Obstsorten, die Antioxidantien enthalten.

Als Pflaumensaft verliert die Frucht ebenfalls seine Kraft als Antioxidans nicht.

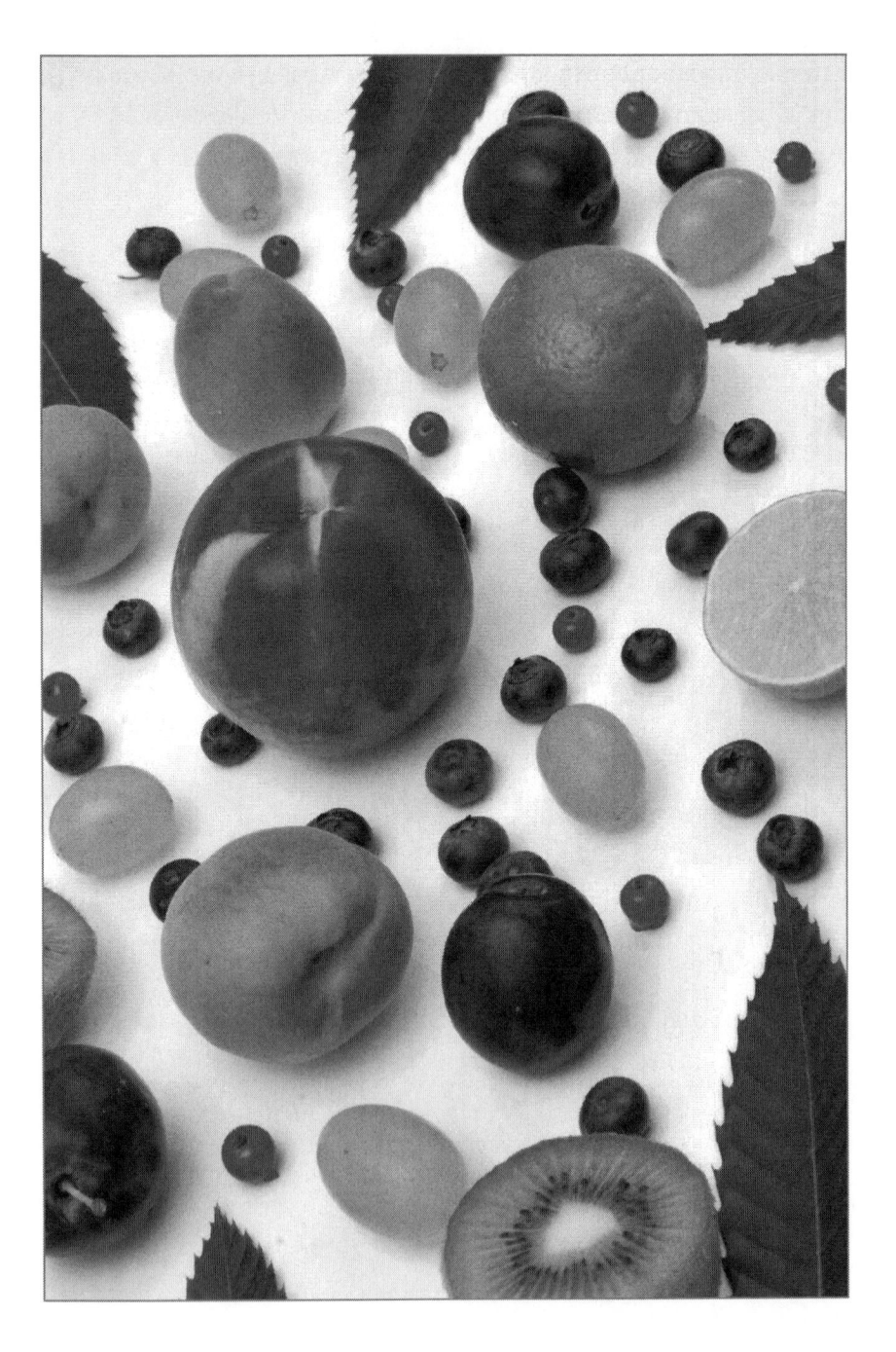

Die Anti-Krebs-Lebensmittel: Welche Lebensmittel helfen gegen Krebs, bzw. beugen vor?

Studien im Labor haben gezeigt, dass der Verzehr von Pflaumen das Wachstum von Dickdarmkrebszellen reduziert hat.

Eine Studie der Universität von Texas belegte außerdem die Wirkung von Pflaumenextrakten gegen das Brustkrebswachstum.

Pfirsich und Nektarine

Pfirsiche und Nektarinen sind gute Antioxidantien wegen ihres hohen Gehalts an phenolischen Verbindungen. Die Verbindung mit Vitamin C und Carotinoiden verstärkt ihre antioxidative Wirkung. Diese Früchte reduzieren Schäden durch oxidativen Stress. Sie wirken entzündungshemmend und krebsvorbeugend.

Rosine

Die Rosine hat eines der höchsten Gehalte an Antioxidantien bei den Früchten.

Aprikosenkerne

Aprikosenkerne enthalten das Vitamin B17, das von manchen Menschen in Kampf gegen Krebs benutzt wird. B17-Tabletten mit Aprikosenkernextrakt sind in Australien und in den USA verfügbar.

Aronia

Eine dunkelblaue Beere mit wissenschaftlich bewiesener Anti-Krebs-Wirkung.

D4.5. Anti-Krebs-Gemüse

Moringa ist das beste Gemüse, um dem Krebs nicht nur vorzubeugen, sondern auch seine Ausbreitung und Metastasen zu stoppen. Mit über 46 Antioxidantien kann der Moringa gegen viele Krebsarten vorgehen. Siehe Kapitel C3.10.1.

Weitere Gemüse sind: Bambussprossen, Broccoli, Kohl, Chicorée, Blumenkohl, Karotten, Knoblauch, Süßkartoffeln, Pilze, Bohnen, Maniok, Yamswurzel, Taroblätter, Bitter Leaf, Bohnenblätter, Kürbisblätter, Erbsen, Linsen und Kürbiskerne

D4.6. Anti-Krebs-Salate

Folgende Salate können in einer gesamten Anti-Krebs-Ernährung positiv wirken: Chicorée, Eichblattsalat, Eisbergsalat, Endiviensalat, Feldsalat, Kopfsalat, Löwenzahn, Lollo.

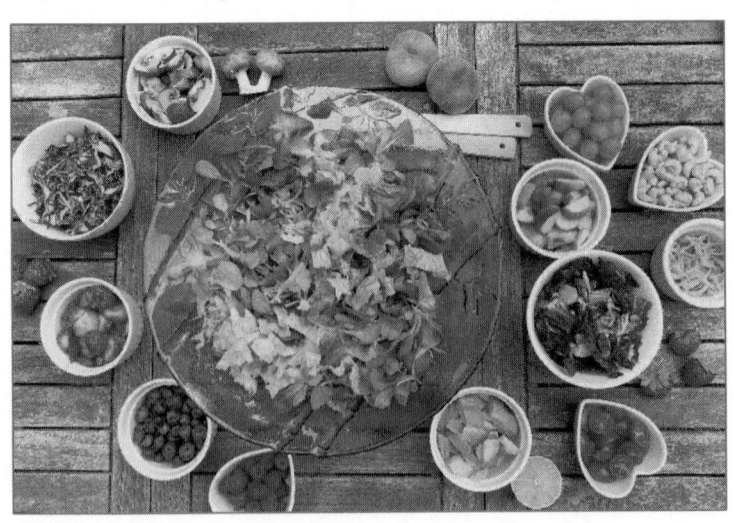

D4.7. Anti-Krebs-Nüsse

Auch in Nüssen sind wichtige Stoffe enthalten, die dem Krebs vorbeugen können. Haselnüsse, Paranüsse, Walnüsse, Mandeln, Palmkernnuss, Cashewnüsse und kleine kamerunische Erdnüsse (natur), am besten, wenn sie frisch geerntet sind, direkt aus der Schale gegessen.

Nüsse bevorzugt unbehandelt, ungeröstet und ungesalzen essen.

D4.8. Anti-Krebs-Fleisch

Entgegen der Aussagen vieler Ernährungsexperten ist Fleisch nicht unbedingt ungesund. Es kommt darauf an. Ärzte in Kamerun sagten mir, dass die Nordkameruner, die viel Rindfleisch essen, am wenigsten Krebserkrankungen haben. Die Frauen dort haben die festesten Brüste, auch nach mehreren Kindern und Brustkrebs ist dort fast unbekannt.

In Kamerun ist Rindfleisch sehr gesund. Die Rinder leben im Freien und ernähren sich nur von Gras. Sie sind fast fettfrei und voller Muskeln. Das Fleisch schmeckt total anders als das Fleisch in Europa. Das ist bBio, total ohne Chemie. Nicht Fleisch an sich ist schlecht, sondern die Gifte im Fleisch. Dass Rindfleisch hier in Europa so fett ist, hat mit der chemiereichen Ernährung der Rinder zu tun und der Art der Fütterung mit Fleischmehl, Weizen usw. Das ist nicht natürlich. Rind- und Wildfleisch haben Nährstoffe, die für den Körper wichtig sind. Manche Studien zeigen, dass der kontrollierte Verzehr von magerem Fleisch das Risiko bestimmter Krebsarten senkt.

In Kamerun werden auch Innereien als Nährstoffspender angesehen.

Anstatt dass die Forscher die Fleischqualität beurteilen, verurteilen sie Fleisch gleich komplett, obwohl es Völker gibt, die sehr viel Rindfleisch essen, bei denen man aber kaum Krebserkrankungen feststellt, wie zum Beispiel auch im Tschad in Afrika.

Und wenn doch gesundes Rindfleisch Brustkrebs bekämpfen würde?

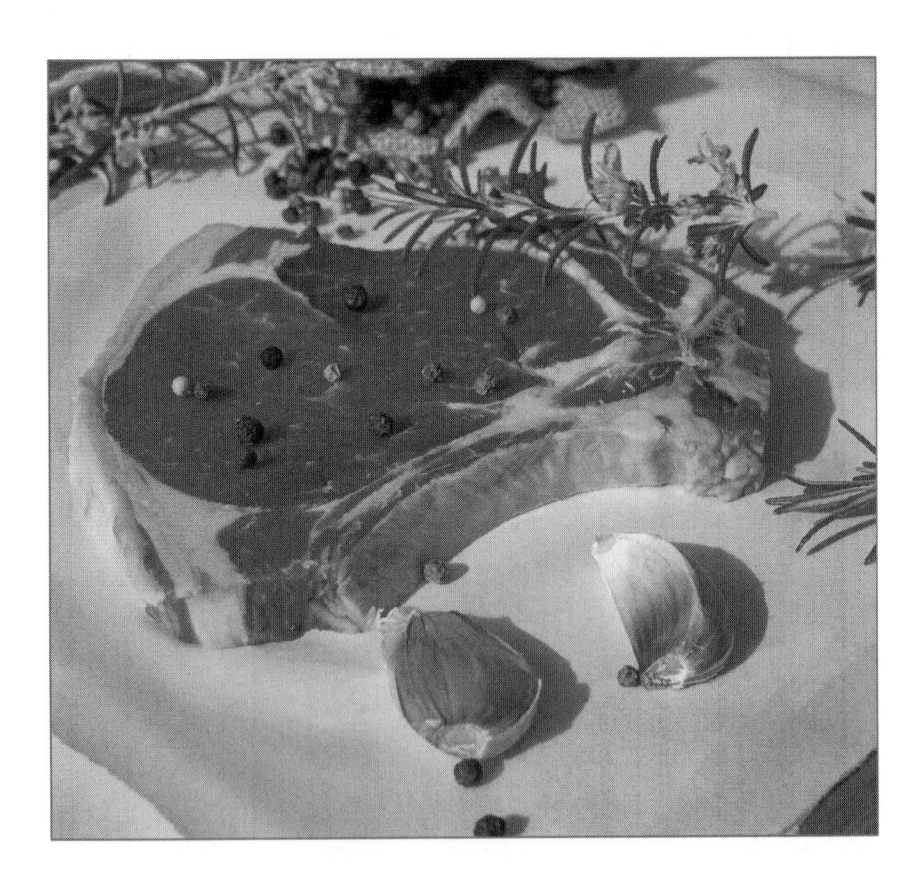

D4.9. Anti-Krebs-Fische

Meeresfische hemmen die Krebsbildung. Zwei- bis dreimal Fisch pro Woche senkt das Risiko für Brust-, Darm- und Prostatakrebs signifikant. Manche Studien sagen sogar bis um fast 40%.

Geeignete Fische sind:

Lachs, Makrele, Hering und Sardinen.

D4.10. Anti-Krebs-Fette

Omega-Fettsäuren sind gut, aber Fettsäuremischungen (gesättigte und einfach oder mehrfach ungesättigte Fettsäuren) sind besser für die heilende Kraft eines Öls, besonders gegen den Krebs, sagte mir mein Lehrer in Afrika. Manchmal kann sogar, wie im Fall des Palmöls, ein höherer Gehalt an gesättigten Fettsäuren besser helfen. Wichtiger ist die gesamte Zusammensetzung des Öls.

Lebensmittel, die reich an Omega-3-Fettsäuren sind, gehören in jede effektive Anti-Krebs-Diät. Studien haben einen Zusammenhang zwischen dem Verzehr von Fisch, der reich an Omega-3 ist, und einem niedrigeren Risiko für bestimmte Krebsarten wie Brust-, Eierstock-, Prostata- und Darmkrebs gezeigt. Aber diese Fette sind nur wirksam gegen Krebs, wenn sie über Lebensmittel aufgenommen werden, sonst wird sich die Wirkung umkehren, besonders bei Frauen in der Postmenopause, wie eine koreanische Studie aus dem Jahr 2009 belegte.

Omega-3-Fettsäuren sind besonders in pflanzlichen Ölen enthalten wie Palmöl, Olivenöl, Leinöl, Hanföl, und in Fischen wie zum Beispiel Lachs.

Eine Mischung aus verschiedenen Fettsäuren macht das Fett zu einem wirksamen Mittel gegen den Krebs. In der westlichen Ernährung werden Fettsäuren getrennt und isoliert betrachtet. Es werden Omega-3-Fettsäuren als das gesündeste Fett dargestellt. Aber in der ganzheitlichen Heilernährung funktioniert es nicht so. Eine gute Zusammensetzung der verschieden Fettsäuren ist viel wichtiger bei der Heilung von Krankheiten.

- **Palmöl**
- **Kokosnussöl**
- **Erdnussöl**

Erdnussöl ist ein Pflanzenöl aus gepressten Erdnüssen. Es ist ein sehr gesundes Öl. Auf Wikipedia ist nach zu lesen, dass das europäische Arzneibuch zur Reinheit des raffinierten Erdnussöls folgende Fettsäurezusammensetzung vorgibt: 35 bis 72% einfach-ungesättigte Ölsäure, 13 bis 43% zweifach-ungesättigte Linolsäure, 7 bis 16% Palmitinsäure, 1,3 bis 6,5% Stearinsäure, 0,5 bis 3% Arachinsäure, 1 bis 5% Behensäure und 0,5 bis 3% Lignocerinsäure. Des Weiteren kommen Tocopherole (mehrere Vitamin E-Formen), weitere Antioxidantien, Lecithin, Kohlenwasserstoff, Sterole und 13 verschiedene Vitamine einschließlich A, B, C und E darin vor. Eine perfekte Mischung für die Gesundheit. Es gibt einen Unterschied zwischen afrikanischem Erdnussöl und anderen Erdnussölen. Das afrikanische Erdnussöl ist gelbstichig, schmeckt noch ein bisschen nach Erdnuss und ist sehr gesund.

Erdnussöl senkt wegen seines Gehalts an ungesättigten Fettsäuren in den Triacylglyceriden den Cholesterinspiegel.

Dieses Öl wurde früher als Erdnusspaste sogar in viele Salben hineingemischt, da es eine schmerzstillende Wirkung hat. Es wird benutzt, um Muskel-, Gelenk- und Rheumaschmerzen zu lindern. Auch bei Hautproblemen und Akne ist dieses Öl sehr hilfreich. Das Öl wird in Afrika auch gegen Erkältung und eine verstopfte Nase eingesetzt und ist ein hervorragendes Reinigungsmittel für den Darm. Es regt die Verdauung an, macht die Darmflora gesund und hilft dem Körper, Nährstoffe gut aufzunehmen.

Das Öl ist antioxidativ und schützt den Körper vor Schäden durch freie Radikale und somit vor chronischen Krankheiten wie Krebs. Gerade das Erdnussöl aus Afrika ist laut Naturmedizinern in Kamerun ein gutes Vorbeugungsmittel gegen Krebs. Mindestens viermal pro Woche einen Esslöffel Erdnussbutter essen reduziert das Risiko für kardiovaskuläre Erkrankungen und hilft, Darmkrebs und Alzheimer zu reduzieren.

- **Karité-Butter oder Sheabutter aus dem Baum des Lebens**

Sheabutter ist ein fettiges Öl aus dem afrikanischen Shea-Baum, auch bekannt als „The Tree of Life". Sheabutter wird seit tausenden von Jahren für ihre zahlreichen heilenden Eigenschaften und Anwendungsmöglichkeiten anerkannt. Dabei handelt es sich um nicht raffinierte Butter. Raffinierte und hoch verarbeitete Butter ist nicht mehr so gesund und hat viele ihrer Nährstoffe bereits verloren.

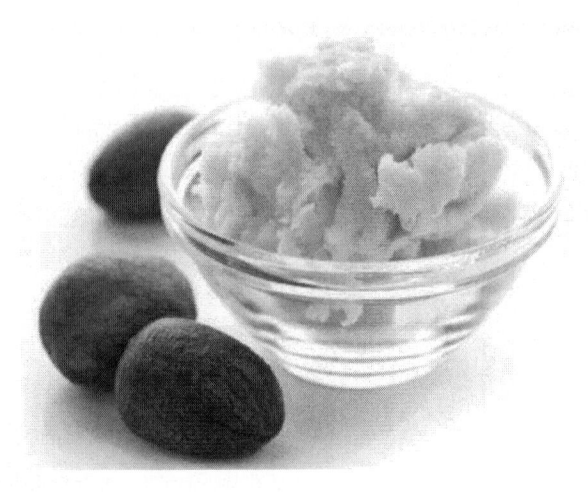

Sheabutter hilft nicht nur dem Aussehen und macht eine schöne Haut, wie viele denken, nein, Sheabutter enthält viele Vitamine – D, E, F – essentielle Fettsäuren und Mineralstoffe. Sie wirkt somit auch antioxidativ und wird in Afrika gegen chronische Infektionen angewendet. Viele Naturmediziner in Kamerun benutzen Sheabutter, um Hautkrebs vorzubeugen oder ihn zu heilen.

- **Oliven und Olivenöl**

In Olivenöl sind Antioxidantien, die die anfängliche Entwicklung von Krebs blockieren können. Olivenöl enthält auch phenolische Verbindungen. Schwarz Oliven enthalten mehr als grüne und haben somit auch eine größere antioxidative Kapazität.

Oliven und Olivenöl haben laut Studien eine schützende Wirkung gegen Brustkrebs, Darmkrebs und Uteruskrebs. Kalt gepresstes Olivenöl soll die Bildung von Metastasen erschweren, hieß es in einer kanadischen Studie.

- **Weitere Öle: Walnussöl, Leinöl**

Auch gibt es eine bestimmte Algensorte, die sehr reich an Omega-3-Fettsäuren ist. Das Öl dieser Alge kann sehr einfach in Form einer speziellen Ölmischung gemeinsam mit Leinöl, Nachtkerzenöl und weiteren wertvollen Zutaten eingenommen werden.

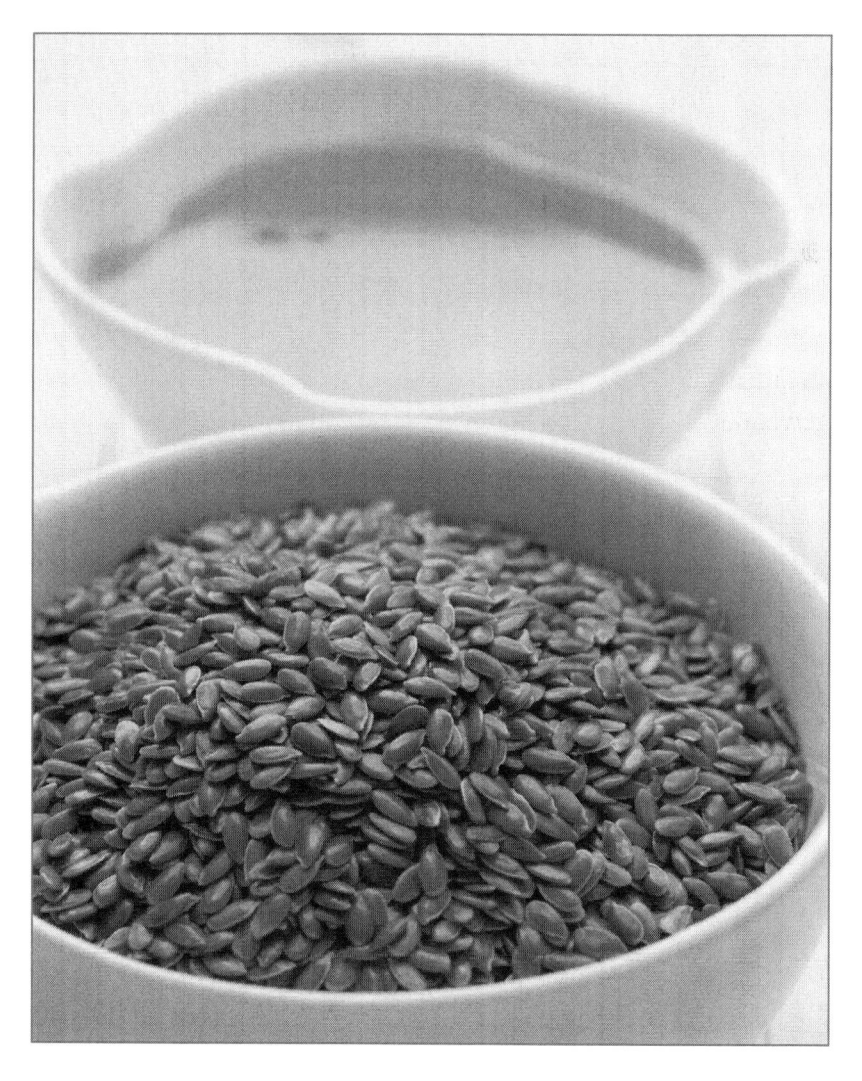

D4.11. Anti-Krebs-Getränke und Tees

Auch Getränke können vor Krebs schützen. Folgende Teesorten sind besonders reich an Antioxidantien:

- Rooibos-Tee
- Grüner Tee
- Grüner Tee mit Ingwer
- Ingwertee (auch mit Zitrone)
- Moringa-Tee ist top!
- Tee mit Kolanuss Pulver
- Zitrussäfte in verschiedenen Zusammensetzungen
- Zitrone mit Honig, lauwarm
- Kokosmilch aus frischer Kokosnuss
- Kokosmilch mit Himbeeren
- Granatapfelsaft
- Granatapfelsaft mit Zitrone
- Granatapfelsaft mit grünem Tee
- Saft aus Papaya, Ananas und Mango (fast wie Smoothies, häufig benutzt bei den Naturmedizinern in Kamerun gegen chronische Infektionen. Manchmal wird dabei die grüne Papaya zugemischt)
- Sauersack Saft
- Mango Saft (auch mit Ananas, Orangen und Apfel usw.)
- Traubensaft
- Tomatensaft

- Beerensäfte, wie z.B. Himbeersaft
- Saft aus: Zitrone, Karotte, Rote Beete, Apfel. Dieser Saft soll sehr stark gegen Krebs wirken. (Quelle für diesen Tipp: http://livefreelivenatural.com/the-miracle-drink-that-kills-cancer-cells/)
- Ananas und Ingwer
- Orange und Himbeersaft
- Safou-Saft
- Salzwasser mit Zitrone und Ingwer: In Afrika sagen viele Heiler, dass Meerwasser gegen Krebs wirken soll

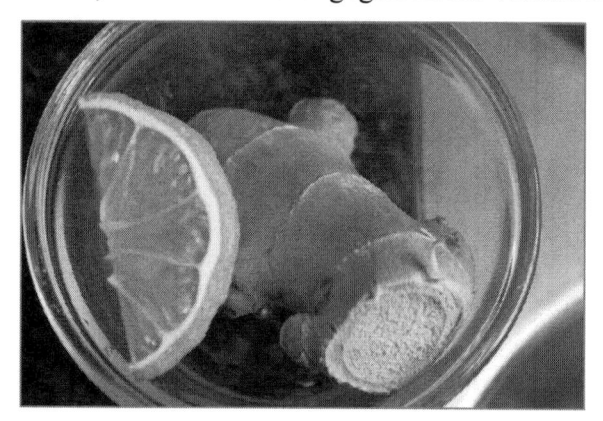

- Knoblauch-Getränke: Knoblauch und Ingwer pürieren, in warmes Wasser geben und 48 Stunden stehen lassen. Filtrieren und tassenweise mit Zitronensaft und Honig trinken. Das ist für die Gesundheit allgemein ein super Energy-Getränk

Und viel mehr

*** Man sagt, dass grüner Tee hilft, aber während meiner Recherchen habe ich festgestellt, dass die meisten Frauen, die Krebs hatten, auch sehr viele Tees und grüne Tees tranken????

D5. Die wichtigsten Anti-Krebs-Vitamine

Vitamine sind gute Helfer gegen den Krebs. Aber nur, wenn sie auf natürliche Weise aufgenommen wurden, das bedeutet, aus der Ernährung. Künstlich hergestellte Vitamine verarbeitet der Körper schlecht und versucht sich dagegen zu wehren, was den Körper weiter stresst, freie Radikale entstehen lässt und so eher das Gegenteil bewirkt.

Künstliche Vitamine in Tablettenform als Nahrungsergänzungsmittel sind gefährlich für den Körper. Sie sind völlig überdosiert, lassen manche Tumore richtig wachsen und lassen manche Krebserkrankten sogar früher sterben. Das Krebsrisiko ist noch viel höher, wenn gleichzeitig andere wichtige Substanzen fehlen. So verstärkt zum Beispiel die Einnahme von künstlichem Vitamin-E Prostatakrebs, wenn es gleichzeitig an Selen mangelt.

Deswegen ist es sehr wichtig, diese Vitamine aus frischen Lebensmitteln aufzunehmen.

- **Vitamin D, ein sehr wichtiges Hormon gegen Krebs**

Mehrere Studien weltweit haben gezeigt, dass Vitamin D (oder „calciferol") Brust-, Prostata- und Darmkrebs verhindern könnte. Es kann auch die Entwicklung des Krebses verlangsamen.

Vitamin D ist ein fettlösliches Vitamin, das auf natürlichem Wege, unter Einfluss von UV-Strahlen (Sonne), in der Haut produziert wird. Schon einige Stunden pro Woche an der frischen Luft helfen dem Körper, Vitamin D zu synthetisieren. Auch bei schlechtem Wetter oder bedecktem Himmel ist es wichtig hinaus zu gehen. Denn trotz Wolkendecke schafft es noch genug UV-Strahlung bis auf die Erdoberfläche. Bis zu 90% des benötigten Vitamin D wird durch die Sonne in der Haut gebildet.

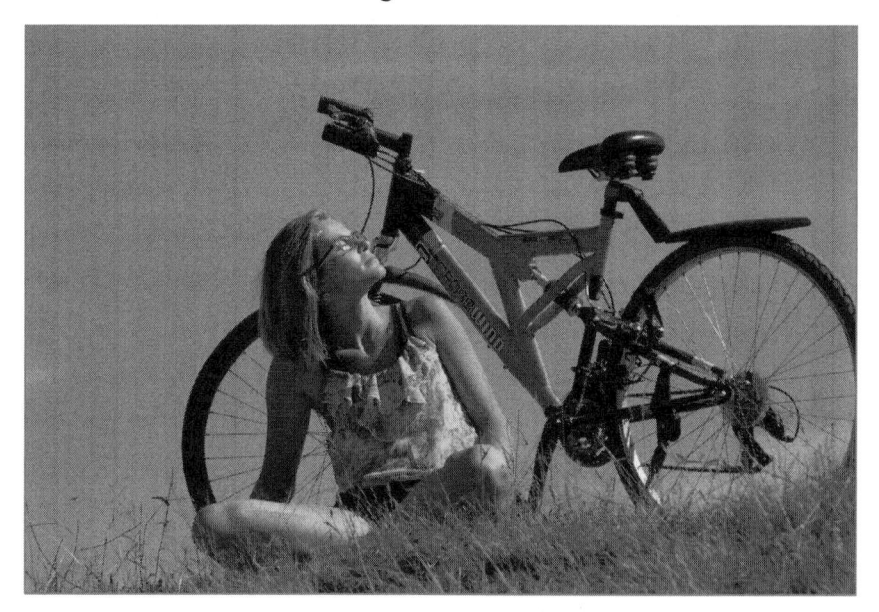

Vitamin D kann auch sehr begrenzt über die Nahrung aufgenommen werden. Es ist vor allem in Pilzen (Steinpilzen), Lebertran, Rinderleber, Ei, und in Fisch (Lachs, Makrelen) vorhanden. Bei Pilzen ist es notwendig, diese in Öl kurz zu braten, denn Vitamin D ist fettlöslich und es kommt erst beim Kochen zur Entfaltung bzw. zur besseren Aufnahme durch den Körper.

Vitamin D ist kein Vitamin im eigentlichen Sinn, sondern ein Hormon. Fälschlicherweise wurde es so benannt und den Vitaminen zugeordnet, nachdem man es im Lebertran gefunden hatte und feststellte, dass es bei Kindern Rachitis bekämpfen kann.

Das Vitamin D spielt eine bedeutende Rolle für unsere Gesundheit. Es hilft beim Calcium- und Phosphatstoffwechsel und ist dadurch wichtig für den Knochenaufbau. Es ist außerdem an vielen Stoffwechselvorgängen beteiligt, schützt den Körper gegen Infektion und hilft beim Muskelaufbau mit.

Menschen, denen es an Vitamin D mangelt, nehmen schwer ab, besonders im Bauchbereich. Eine gute Versorgung mit Vitamin D ist wichtig, wenn man abnehmen will. Diese Erkenntnis wird von immer mehr wissenschaftlichen Studien bestätigt.

Vitamin D hat auch einen Einfluss auf die Verteilung der Fettpolster am Körper: Mit einer guten Vitamin D-Versorgung wird das Bauchfett besser „verbrannt" und verschwindet schneller. Gerade für Menschen, die Muskeln aufbauen und ein Sixpack haben wollen ist Vitamin D unumgänglich. Studien belegen, dass Frauen, die wenig Vitamin D zu sich nehmen, eine höhere Fetteinlagerung in der Muskulatur aufweisen.

Vitamin-D-Mangel kann zu chronischen Krankheiten, wie Krebs, führen. Viele wissenschaftliche Studien bestätigen, dass es eine Verbindung gibt zwischen Vitamin-D-Mangel und Dickdarm-, Prostata- und Brustkrebs sowie mit Typ I Diabetes, Multipler Sklerose und rheumatischer Arthritis.

Vitamin D- Mangel kann auch Osteoporose fördern, besonders bei Frauen, aber auch bei Männern (verstärkt bei alten Menschen); sowie Rachitis bei Kindern und Osteomalazie bei Erwachsenen (Knochenerweichung).

Da das Vitamin D fettlöslich ist, wird es im Fett gut gebunden und aus dem Blut entfernt, sodass übergewichtige Menschen (wegen zu viel Fett) Vitamin D verlieren und es nicht speichern können. Sie leiden letztendlich unter Vitamin D-Mangel, was dazu führt, dass ihre Nebenschilddrüse nicht mehr gut funktioniert (Überaktivität der Nebenschilddrüse). Weiterhin leiden sie an Mineralisationsdefekten im Knochen.

Vitamin D schützt die Zellen und schützt vor Krebs. Gewichtsverlust, kombiniert mit Vitamin D, reduziert merklich Entzündungen, die im Zusammenhang mit Krebs stehen, sowie andere chronische Krankheiten.

Vitamin D ist außerdem ein hervorragendes Anti-Aging-Mittel. Vielleicht ist es auch einer der Gründe, warum Menschen in Afrika weniger Krebs und im Vergleich weniger Falten haben?

Achtung: Das UV-A Licht von Sonnenstudios führt nicht zur Vitamin D Bildung in unserem Körper.

- **Vitamin A und Pro Vitamin A**

Dank seiner antioxidativen Effekte ist Vitamin A ein Antikanzerogen.

- **Vitamin C: Anti-freie-Radikale**

Vitamin C ist ein mächtiges wasserlösliches Antioxidans, das sehr gut freie Radikale bekämpft und somit die Zellen und die DNA vor oxidativen Angriffen und Zerstörung schützt. Es trägt dazu bei, dass die Zellen nicht mutieren. Der Körper wird vor bösen Entzündungen bewahrt und so wird dem Krebs sein Milieu zum Ausbreiten genommen.

- **Carotinoide**

Wie Vitamin C sind Carotinoide sehr effektive Antioxidantien und Radikalenfänger. Sie schützen Körpersubstanzen und Stoffwechselsysteme vor schädlichen Einflüssen.

Als Carotinoide (auch: Karotinoide) bezeichnet man laut Wikipedia eine umfangreiche Klasse an natürlichen Farbstoffen, die eine gelbe bis rötliche Färbung verursachen. Carotinoide zählen zu den Terpenen. Mittlerweile sind 800 verschiedene Carotinoide identifiziert.

Carotinoide bewirken die Rot- und Gelbfärbung in verschiedenen Pflanzenteilen. Aber auch grünes Gemüse wie Spinat, Erbsen, Bohnen oder Brokkoli enthält Carotinoide. Sie sind aber nicht sichtbar, weil sie vom grünen Chlorophyll der Pflanzen verdeckt werden. Betakarotin stellt 20- 35% der im Blut vorhandenen Menge an Carotinoiden dar.

Indem Carotinoide oxidativen Veränderungen von biologisch wichtigen Molekülen entgegenwirken, vermindert eine erhöhte Carotinoidaufnahme das Risiko für bestimmte Krebserkrankungen: Prostata-, Speiseröhren- und Magenkrebs.

Die interessanten Carotinoide sind vor allem Betakarotin, Alphakarotin, Lykopin, Lutein, Zeaxanthin und Cryptoxanthin.

Carotinoide findet man zum Beispiel in:

- Aprikosen
- Paprika
- Garnelen, Hummer, Lachs
- Möhren
- Grünkohl
- Orangen
- Spinat
- Tomaten
- Pfifferlingen

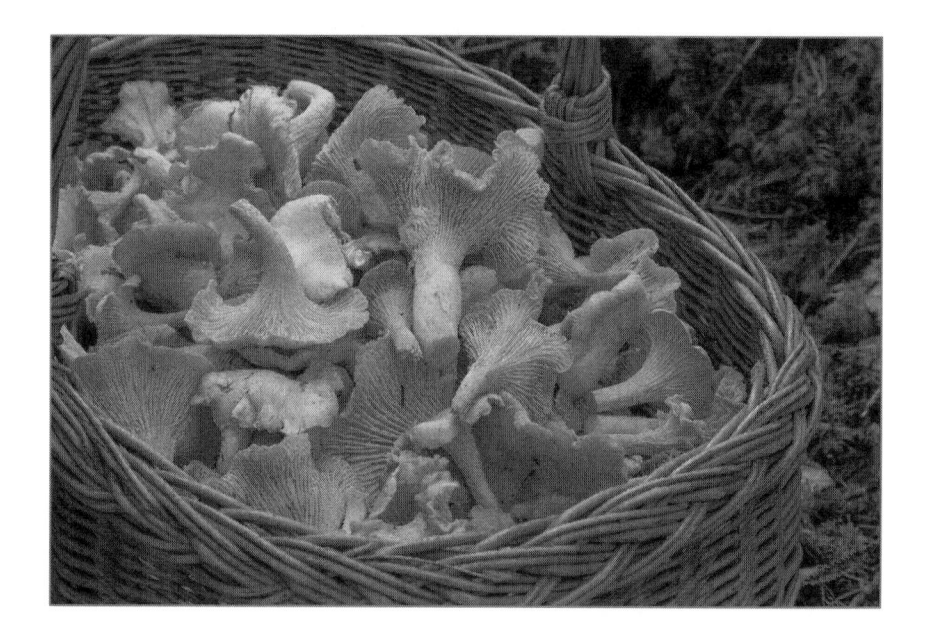

- **Die Vitamin B-Reihe: Wichtige Stoffe gegen Krebs**

Vitamin B ist eine Vitamingruppe mit 8 Vitaminen (B1, B2, B3, B5, B6, B7 oder Vitamin H, B9 oder Folsäure, B12). Man findet sie in tierischen Lebensmitteln, besonders in Leberprodukten und Fisch und in pflanzlichen Lebensmitteln (außer Vitamin B12) wie Spinat, Grünkohl, Broccoli, in vielen afrikanischen Lebensmitteln usw.

  o **Vitamine B9:**

  Eine Studie aus Schweden, die über 7 Jahren andauerte und fast 90.000 Probanden umfasste, zeigte, dass Vitamin B9 das Risiko von Bauchspeicheldrüsenkrebs reduziert.

  Mehrere andere Studien haben gezeigt, dass Vitamin B9 verschiedene Krebsarten bekämpfen könnte. Insbesondere

Darmkrebs, Brustkrebs und Eierstockkrebs. Es kann auch helfen, die Nebenwirkungen einer Anti-Krebs-Behandlung zu lindern.

Vitamin B9 soll außerdem Herzerkrankungen verhindern oder ihre Heilung verbessern. Vitamin B9 ist in der Leber von Rind und Geflügel zu finden.

- **Vitamine B12**

Es findet sich besonders in Leber, Fleisch, Eiern, Milch und Algen, dagegen kaum in Pflanzenprodukten.

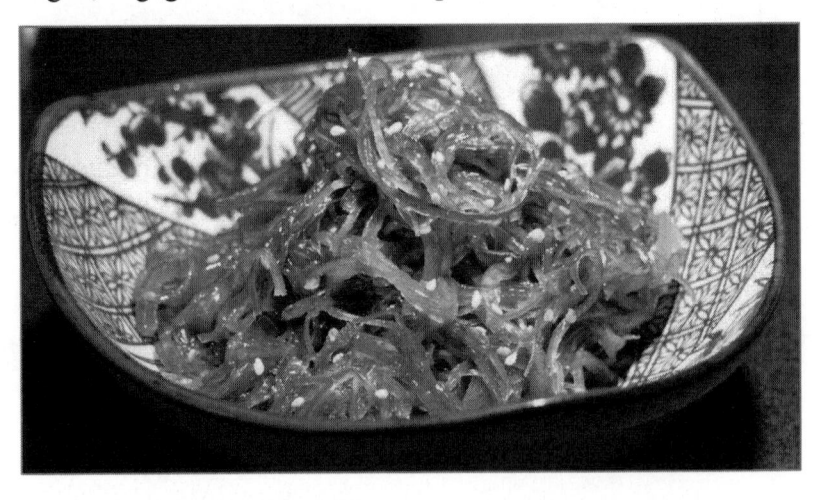

- **Vitamin B17**

Soll sehr effektiv gegen Krebs sein. Viele Menschen berichten, wie sie mit Vitamin B17 erfolgreich Krebs gestoppt haben. Viele Wissenschaftler bezweifeln diese Theorie.

Ich kann nur sagen, dass Vitamin B17 allgemein gute Eigenschaften hat und es nicht schaden kann, gesunde Lebensmittel zu essen, die es enthalten.

Vitamin B17 wird in Aprikosenkernen gefunden.

In Maniok, Yamswurzeln und -blättern findet man genügend Vitamin B17. Vor allem Maniok enthält viel von diesem Vitamin und wird seit jeher in Kamerun gegen Krebs eingesetzt. (Vielleicht wegen dieses Vitamins???)

Vitamin B17 kann man finden in:

- sehr kleinen Mengen in manchen Beeren: Wildbrombeeren, Holunderbeeren, Stachelbeeren, Heidelbeeren, Erdbeeren, Himbeeren
- den Kernen mancher Obstsorten: Äpfel, Aprikosen, Kirschen, Nektarinen, Pfirsiche, Birnen, Pflaumen
- manchen Bohnen: Mungo, Fava, Linsen, grüne Erbsen, Kidney

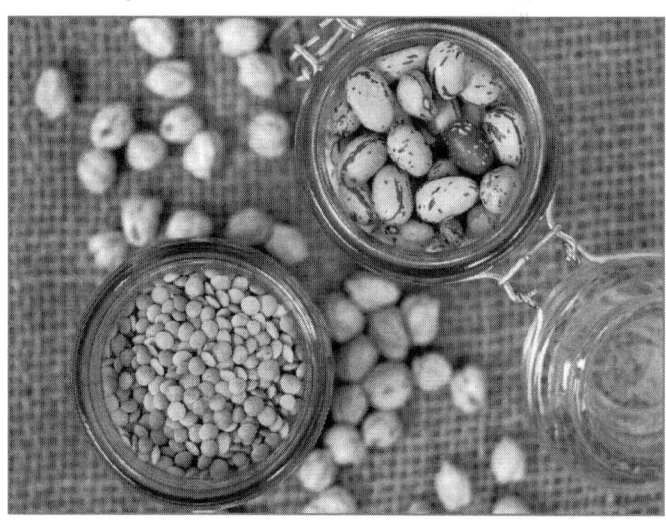

- Nüssen: Macadamia, Cashew, Bittermandel
- Blättern: Eukalyptus, Alfalfa, Spinat
- Sprossen: Bambus

Ich würde einfach die afrikanische Variante vorziehen, mit Maniok und Yams, weil sie nicht nur Vitamin B17 enthalten, sondern auch weitere B-Vitamine. Sie sind einfach zu kochen und schmecken gut. Außerdem empfehle ich, Smoothies mit den oben genannten Obstsorten herzustellen.

- **Vitamin E**

Vitamin E soll Krebsstammzellen eliminieren und es wird von manchen als Anti-Prostatakrebs-Mittel betrachtet. Es ist stark antioxidativ und ein guter Radikalenfänger, der die Entstehung bestimmter Krebstumore verhindert. Eine Studie aus den USA von 2008 hat die Nützlichkeit dieses Vitamins bei der Prävention von Prostatakrebs, vor allem bei Rauchern, hervorgehoben.

Vitamin E kann man in Pflanzenölen, wie Palmöl, Kokosnussöl, oder Olivenöl sowie in Haselnüssen, Walnüssen, Mandeln, Moringa und in vielen afrikanischen Lebensmittel finden.

- **Vitamin K: Beugt es Krebs vor?**

Eine Studie, die im *Journal of the American Medical Association* veröffentlicht wurde, zeigte, dass Vitamin K (und speziell das Vitamin K2) sehr erfolgreich Krebs vorbeugen kann. In der Studie wurden Menschen, die ein erhöhtes Leberkrebs-Risiko vorwiesen, in zwei Gruppen eingeteilt. Eine der Gruppen bekam Vitamin K2. Am Ende war das Ergebnis klar und sehr deutlich: Weniger als

10% der Probanden, die Vitamin K2 bekommen hatten, erkrankten später an Leberkrebs. Aus der Kontrollgruppe, die kein Vitamin K bekommen hatte, erkrankten hingegen 47% an Leberkrebs.

Eine deutsche Studie, die im Jahr 2010 im *American Journal of Clinical Nutrition* veröffentlicht wurde, zeigt ein ähnliches Ergebnis. Vitamin K2 verringert das Krebsrisiko (Prostata, Lungen) und verhindert Todesfälle durch den Krebs.

Diese Studien sind nur Hinweise, jedoch keine Beweise, dass Vitamin K wirklich Krebs vorbeugt. Aber da diese Vitamine auch in gesunden Lebensmitteln vorkommen, schadet es nicht, sie über die Ernährung zu sich zu nehmen.

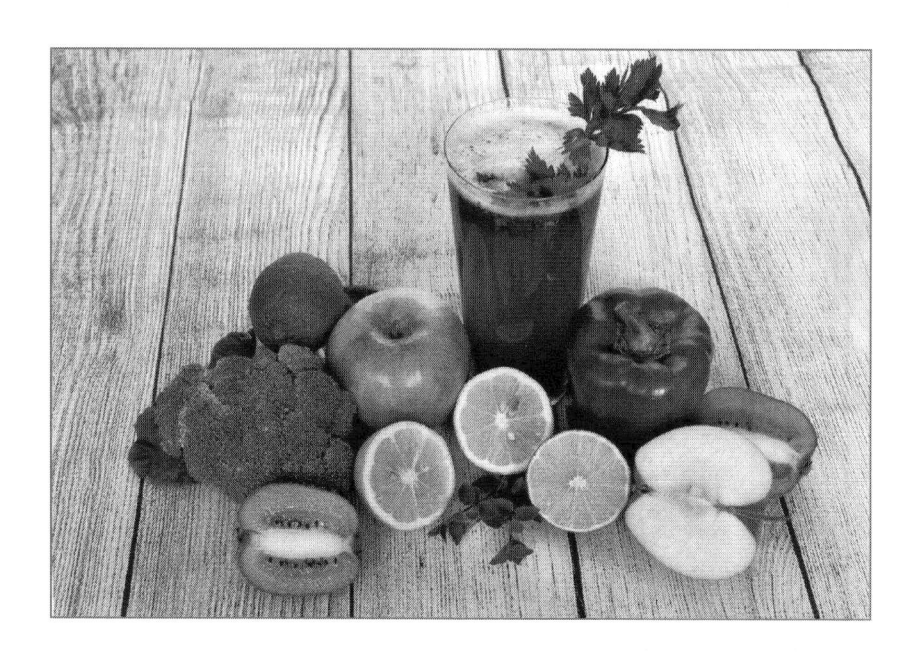

D6. Anti-Krebs-Mineralstoffe

- **Selen**

Laut mehrerer Studien könnte Selen bei der Prävention von verschiedenen Krebsarten wie Prostata-, Lungen-, Blasen-, und Darmkrebs helfen. Dieses Spurenelement ist eines der stärksten natürlichen Antioxidantien, zusammen mit den Vitaminen C und E und den Carotinoiden.

Man findet es zum Beispiel in Kabeljau, Thunfisch, Seeteufel, Hering oder Austern.

- **Eisen, Mangan**

Hat man Eisen und Mangan in sehr geringen Mengen im Körper, tragen sie dazu bei, dass freie Radikale, die dem Körper schaden und das Krebsrisiko erhöhen, eliminiert werden. Dazu fördert Mangan auch die Produktion von Vitamin E, einem starken Antioxidans.

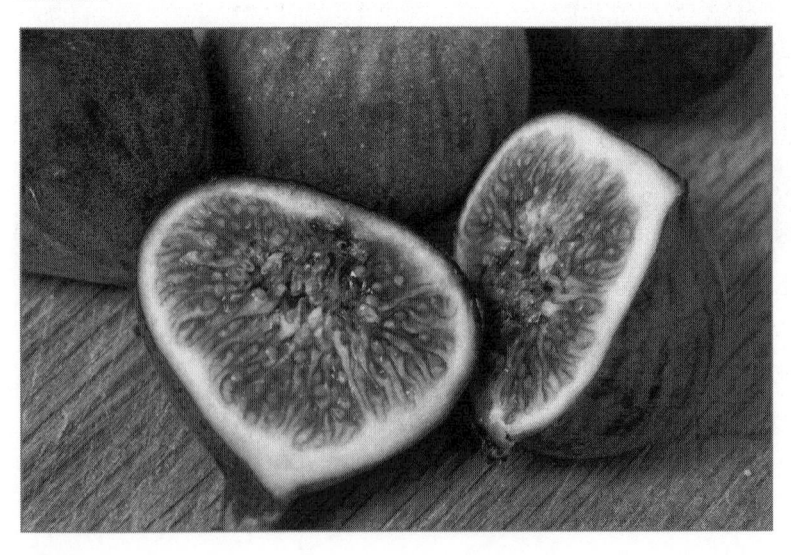

D7. Essentielle Fettsäuren und Öle gegen Brustkrebs?

Essentielle Fettsäuren kann unser Körper nicht selbst herstellen, deswegen müssen sie über die Nahrung aufgenommen werden. Es kann zu einer schwerwiegenden Mangelernährung kommen, wenn dem Körper nicht genügend essentielle Fettsäuren zugeführt werden. Diese langkettigen, mehrfach ungesättigten Fettsäuren sind für unseren Körper lebensnotwendig.

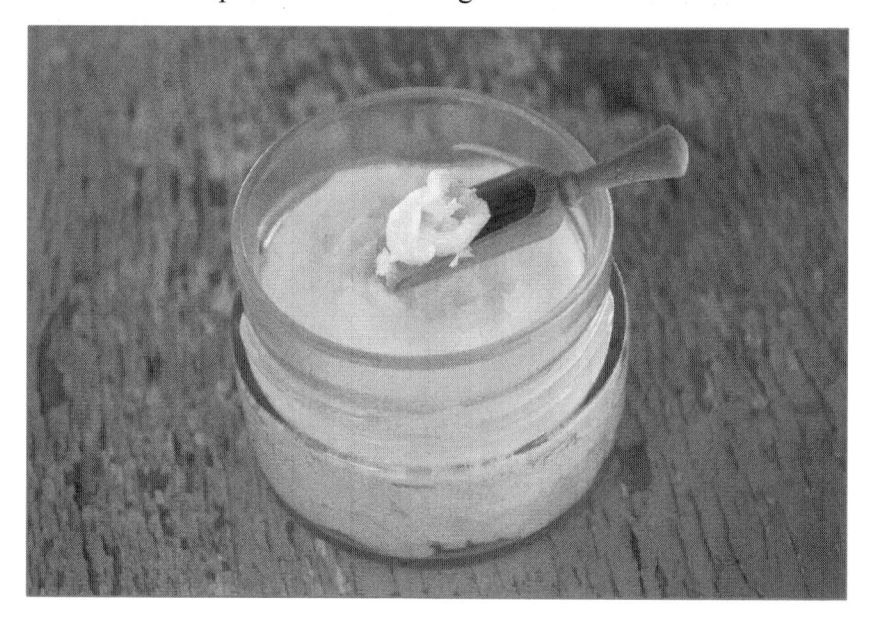

Ein Mangel an essentiellen Fettsäuren kann dem Körper schaden und viele Krankheiten hervorrufen. Der Mangel kann auch zu chronischen Krankheiten und Infektionen führen, zu Migräne und Depression, zu Störungen des Hormonhaushaltes, zu Hautveränderungen und Haarausfällen.

Essentielle Fettsäuren sorgen dafür, dass Transportvorgänge, wie die des Sauerstoffes, und andere Funktionen in den Zellmembranen ausgeführt werden können. Sie tragen somit zum Aufbau und Unterhalt der Zellwände bei.

Naturmediziner in Kamerun empfehlen diese Fettsäuren, um chronischen Krankheiten, besonders Brust-, Darm- und Prostatakrebs, vorzubeugen. Das Öl wird mit einigen anderen Stoffen (u.a. Ingwer) gemischt und die Frauen sollen ihre Brüste damit massieren und/oder jeden Morgen und Abend einen Löffel davon trinken. Das soll sogar bereits entstandenen Krebs verdrängen. Auch viele wissenschaftliche Studien lassen erkennen, dass es einen Zusammenhang geben könnte zwischen bestimmten Krebsarten und mangelnden Pflanzenölen. Diese Öle versorgen die Brust mit wichtigen Nähstoffen und genug Sauerstoff und fangen freie Radikale. So tragen sie dazu bei, dass gar kein Zellschaden entsteht und wenn doch, dass dieser schnell wieder repariert oder die Zelle reaktiviert wird.

So oder so, auch ohne 100%ige wissenschaftliche Beweise, schadet es nicht, seine Ernährung um ein bisschen gutes Öl zu erweitern. Es kann nur helfen.

Essentielle Fettsäuren bestehen ausschließlich aus der zweifach ungesättigten Linolsäure und der dreifach ungesättigten alpha-Linolensäure. Diese befinden sich fast nur in pflanzlichen Nahrungsmitteln und Pflanzenölen (Leinöl, Kokosöl, Erdnussöl, Palmöl, Distelöl, Sojaöl, Sonnenblumenöl, Walnussöl, Weizenkeimöl).

Die Verwendung von Ölen als Heilmittel wird in Afrika seit Tausenden von Jahren praktiziert.

D8. Welche Lebensmittel gegen welchen Krebs?

Gibt es je nach Krebs eine ganz besondere Art sich zu ernähren? Bestimmte Lebensmittel, die nur bestimmte Krebsarten bekämpfen?

Wenn ich die Literatur durchlese oder wissenschaftliche Studien und Naturlehren studiere, finde ich, dass es aus der Ernährungssicht keinen großen Unterschied macht, welcher Krebs vorliegt. Zwar wird bei manchen Krebsarten dies oder das mehr betont als bei anderen, aber am Ende sollte man im Sinne dieses Buches alles ganzheitlich sehen. Ich würde aus ganzheitlicher Sicht nicht besonders trennen. Es mag sein, dass es bei Medikamenten und Heilpflanzen anders ist, aber die Basis von Heilung durch die Ernährung ist gleich für alle Krebsarten. Klar ist, dass bei Brustkrebs mehr essentielle Fettsäuren gefragt sind als bei anderen Krebserkrankungen. Aber diese Fettsäuren helfen immer und schaden nie, auch wenn man keinen Brustkrebs hat. Wer sich allgemein gesund ernährt, gute und vor allem geeignete Lebensmittel zu sich nimmt und sportlichen Aktivitäten nachgeht, senkt das Risiko an Krebs – egal welcher Art – zu erkranken. Wer schon erkrankt ist, hilft sich ganz allgemein, wenn er seine Ernährung grundsätzlich ändert mit den Tipps, die in diesem Buch enthalten sind, um die Krebsausbreitung zu verlangsamen oder vielleicht den Krebs gar zu verdrängen.

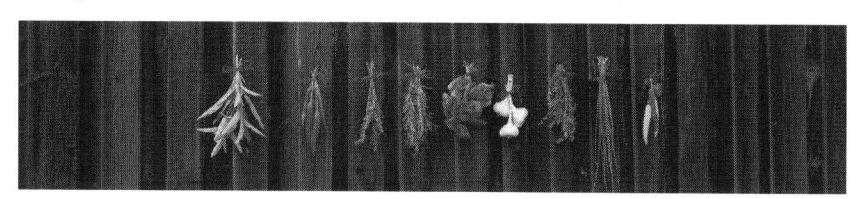

D9. Afrikanisch-inspirierte Kochrezepte für eine Woche: Essen, das heilt

Bei den folgenden afrikanisch-inspirierten Kochrezepten handelt es sich um spezifisch kamerunische Rezepte, die ich persönlich kenne und oft koche.

Grundsätzlich gehören zur kamerunischen Küche viele Kräuter und Gewürze: Ingwer, Knoblauch, Zwiebel und Chili-Schoten sollten nicht fehlen. Dazu kommen, je nach Sauce, Basilikum, Petersilie, Lauch und mehr. Wie du gleich sehen wirst, enthält die kamerunische Küche zu über 90% nur gesunde Lebensmittel, die auch für ihre Heilkräfte bekannt sind.

Eine abwechslungsreiche und ausgewogene Ernährung zu haben ist wichtig. Meine Kochrezepte, mit ihrer Kombination von unterschiedlichen Lebensmitteln, die eine antikanzerogene Wirkung haben, zielen auf unterschiedliche Prozesse ab, die mit Tumorbekämpfung assoziiert werden, um damit ihre Wirksamkeit gegen den Krebs zu erhöhen. Die gemeinsame Aktion ist immer stärker als eine isolierte Aktion.

In diesem gesamten Ernährungskonzept sind auch Ausnahmen mit „nicht so gesunden Lebensmitteln" erlaubt, denn sie nehmen keine Bedeutung mehr an. So darfst du auch gesund „sündigen", ohne dir zu schaden. Sehr strikte und harte Ernährungsumstellung kann auch schaden, besonders seelisch, was wiederum einen Einfluss auf deine Gesundheit hat. Wenn man weiß, dass die Psyche auch eine große Rolle beim Krebs spielt, kann man verstehen, warum man zwar gesund essen sollte, aber auch das Essen genießen muss.

Alle folgenden Gerichte, von Montag bis Sonntag, können auch ohne Fleisch und Fisch zubereitet werden. In meinem ausführlichen Handbuch über Krebs und seine Bekämpfung findest du ein extra Kapitel mit einigen kamerunischen Mahlzeiten, die rein vegetarisch und vegan sind, denn der normale Kameruner isst alles: Er ist Fleischesser, Vegetarier und Veganer gleichzeitig. Nach dem Motto: Der Mensch ist eins, der Mensch ist ganzheitlich.

Wie du sehen wirst, ist die tägliche Ernährung eines durchschnittlichen Kameruners kraft- und energievoll, entgegen der westlichen Annahme, wie man sich ernähren sollte. Die Kameruner sind daher muskulöser, stärker und haben allgemein weniger Fett an sich. Die Menschen in Kamerun essen durchschnittlich zweimal am Tag warm und abends ist immer die Familienzeit, zu der man gemeinsam isst.

Meine Rezepte sind afrikanisch. In Kamerun habe ich noch nie jemanden kochen sehen wie in einem westlichen Kochbuch, mit genauen Mengenangaben. So ist es auch am besten, finde ich, denn kochen ist wie Kunst. Du machst es mit Gefühl. Das bedeutet, du bist selbst gefragt. Du bist im Zentrum des Geschehens und kannst somit deine Ideen einbringen. Wie viel Salz nimmst du, wie scharf soll dein Essen sein? Welche Menge Öl brauchst du? Das entscheidest du selbst. Hier gebe ich dir nur einen Rahmen und den Rest machst du selbst. Nimm von Zwiebeln, Ingwer, Knoblauch und anderen Kräutern immer große Mengen. Sie sind, wie gesagt, hervorragende Heilmittel. Für deine heilsamen Gerichte solltest du mindesten 150g Zwiebeln, 100g Ingwer und 5 große Zehen Knoblauch verwenden.

Alle afrikanischen Mahlzeiten kann man auch vegetarisch oder vegan kochen. Dafür einfach Fisch oder Fleisch beiseitelassen. Alle anderen Zutaten sind voll vegetarisch und vegan.

Montag:
Spinat, gebraten mit Lachs und Nudeln (oder auch gebratener Kochbanane)

Zutaten:

- Frischer oder gefrorener Blattspinat oder junger Spinat, gehackt. Achtung: kein gewürzter Spinat oder Spinat mit Sahne
- Ingwer, Zwiebel, Knoblauch, Chilischoten (Habaneros), Lauchzwiebel, Lauch, Petersilie, Basilikum, 1 Tomate
- Lachsfilet mit Haut
- Reife, süße Kochbanane oder Nudeln
- Öl, Salz, Bio-Gemüsebrühe

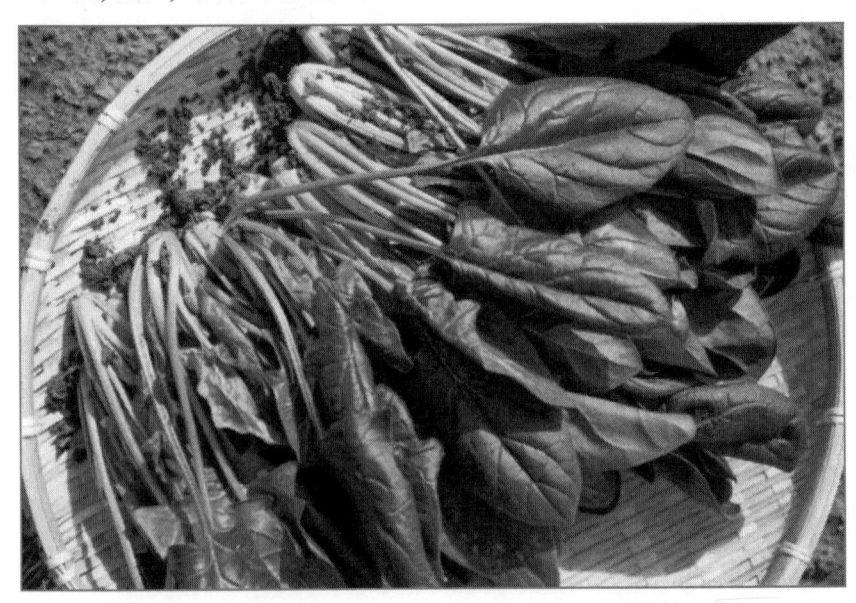

Zubereitung:

1. Spinat waschen und abtropfen lassen (du kannst ihn auch gern klein schneiden). Gefrorenen Spinat kann man direkt benutzen oder auftauen lassen

2. Lachs mit ein bisschen Salz und Pfeffer würzen

3. Öl in eine Pfanne geben und erhitzen. Die Hitze muss nicht stark sein, weniger als die mittlere Stufe. Dann Lachs hineinlegen, beide Seiten kurz anbraten, Herd ausmachen und dann einigen Minuten im Öl stehenlassen und anschließend herausnehmen.

4. Zwiebeln schneiden und zusammen mit Ingwer und Brühepulver in die vorgeheizte Pfanne mit dem Öl des gebratenen Lachs geben.

5. Wenn die Zwiebeln ein bisschen braun geworden sind, Spinat dazu mischen und dabei ständig umrühren. Nun einige Minuten köcheln lassen ohne Wasser zuzugeben.

6. Die frische Tomate, die Chilischote, die Lauchzwiebeln, die Petersilie und den Knoblauch dazugeben, noch weiter braten und ein bisschen salzen.

7. Danach das Basilikum kleinschneiden und hineingeben, sofort den Herd ausmachen, Lachs in die Pfanne legen, und diese mit Deckel auf der Herdplatte stehen lassen.

8. Die Nudeln kochen und mit dem leckeren Gemüse und Lachs essen.

Will man es ohne Weizen noch gesünder haben, kann man statt der Nudeln die Kochbanane braten oder wie Kartoffeln in Wasser kochen.

Kochbanane braten

Geeignete Kochbananen sind solche, die schon gelb geworden sind. Sie sind dann süß und können, wenn sie sehr gelb sind, sogar wie normale Banane gegessen werden. Aber sie schmecken total anders als Banane, auch wenn sie ähnlich aussehen.

Und so geht's: Die gelbe, süße Kochbanane mit einem Messer schälen. Die Frucht dann in Scheiben von ca. 0,5 cm schneiden oder die Frucht in der Länge halbieren und dann in Stücken von ca. 5 cm schneiden Leicht salzen, wenn man will.

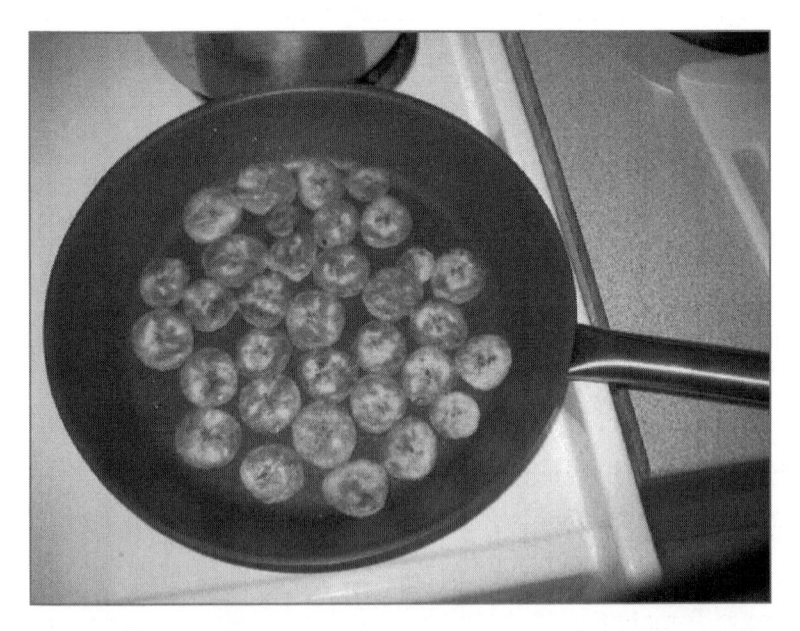

Genug Öl in die Pfanne geben und wenn es heiß ist (mittel, es muss nicht sehr heiß sein), die Kochbananen hineinwerfen und immer die Seiten wechseln bis sie braun sind, dann sind sie fertig. Nimm sie heraus und iss sie so oder mit dem Gemüse, mit Avocados oder anderen Saucen.

Du kannst, wenn du willst, auch die grünen, ungesüßten Kochbananen nehmen.

Kochbanane kochen

Grüne Kochbananen schmecken danach wie Kartoffeln. Gelbe Kochbananen schmecken süß.

Die Kochbananen einfach schälen, in zwei oder drei Stücke teilen, oder auch die ganze Banane nehmen, in einen Topf mit Salzwasser geben und ca. 25 Minuten kochen.

Für eine Person reichen zwei Kochbananen.

Dienstag:
Kürbiskern-Sauce mit Fisch/Rind und Yamswurzel

Zutaten:

- Trockene Kürbiskerne aus Afrika: sie sind weiß (nicht die dunkle Sorte, die man im Supermarkt findet. In Afroshops sind diese speziellen, nährstoffreiche, Kerne zu bekommen, auch in gemahlener Form.)
- Ingwer, Zwiebel, Knoblauch, Chilischoten (Habaneros), 2 frische Tomaten
- Ein Fisch deiner Wahl oder auch Rindfleisch
- Yams, ca. 350g für eine Person
- Öl, Salz, Bio- Gemüsebrühe

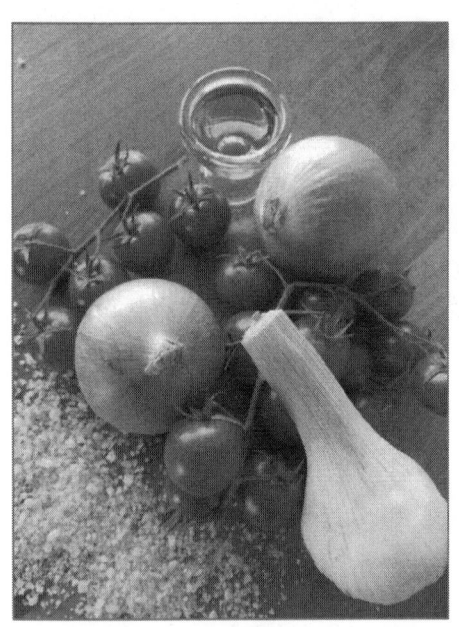

Zubereitung:

1. Kürbiskerne in einer Küchenmaschine zermahlen bis sie zu einer Paste werden. Du kannst auch direkt die fertige Paste in Afro-Shops kaufen

2. Fisch mit ein bisschen Salz und Pfeffer würzen oder das Fleisch in kleinere Stücke schneiden, so groß, wie man möchte

3. Öl in einen Topf gießen und erhitzen. Die Hitze muss nicht stark sein, weniger als die mittlere Stufe. Dann den Fisch darin braten und wieder herausnehmen. Man muss den Fisch aber nicht braten, man kann ihn auch einfach gegen Ende in die fertige Sauce legen und ca. 5-10 Minuten bei niedriger Temperatur mit garen.

Falls man es lieber mit Fleisch möchte, ist der Punkt 3 hinfällig. Du gehst direkt zu Punkt 4.

4. Zwiebeln schneiden und zusammen mit Ingwer und Knoblauch in die vorgeheizte Pfanne mit dem Öl des gebratenen Fischs werfen.

Falls du mit Rindfleisch kochen willst, erst Rindfleisch in Öl kurz anbraten, dann Zwiebeln, Knoblauch und Ingwer dazugeben und salzen

5. Wenn die Zwiebeln ein bisschen braun geworden sind, pürierte Tomaten mit frischem Chili hineingeben und ständig

rühren. Danach Wasser hinzugießen, den Topf schließen und ca. 20 Minuten kochen lassen.

6. Anschließend die fein gemahlenen Kürbiskerne dazugeben, die Hitze reduzieren und noch 25 Minuten kochen, bis das Wasser ein bisschen verdampf ist und das Fleisch zart geworden ist. Du kannst auch wieder Wasser nachgießen und noch weiter kochen, falls das Fleisch noch mehr Zeit braucht. Wenn du willst, gib Brühe dazu.

7. Wenn das Fleisch für dich okay ist, warte noch ein bisschen, bis das Wasser verdampft und du langsam Öl siehst. Die Sauce ist dann ganz weiß. Das Wasser über der weißen Paste sollte nicht höher als 2 cm sein. Deine Sauce ist fertig.

8. Vorher, nachher oder während die Sauce kocht, Yams kochen. Yams wie Kartoffeln schälen in ca. 3-4 Stücke schneiden und wie Kartoffeln einfach in Salzwasser ca. 15-20 Min. kochen. Wasser abgießen und fertig. Sauce dazu und genießen.

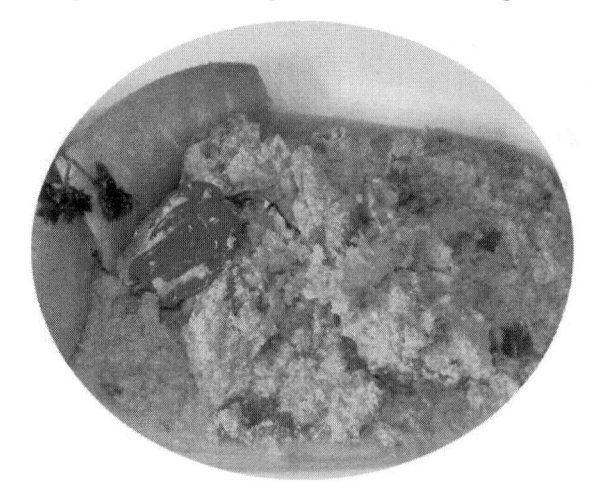

Kürbiskern-Sauce mit Kochbanane

Mittwoch:
Grünkohl mit ungerösteten Mandeln (Erdnüssen) und Kochbananen. Nationalgereicht in Kamerun

Zutaten:

- Mandeln oder frische, getrocknete, ungeröstete Erdnüsse aus Afro-Shops. Man kann auch direkt die fein gemahlenen Mandeln benutzen
- Gefrorenen Grünkohl, aufgetaut
- Ingwer, Zwiebeln, Knoblauch, Chilischoten (Habaneros), 3 frische Tomaten, Lauch, Lauchzwiebeln, Petersilie
- Ein Fisch deiner Wahl oder auch Rindfleisch (heute darfst du auch gerne Schweinefleisch benutzen)
- Gelbe Kochbananen: 2 Stück pro Person
- Öl, Salz, Bio- Gemüsebrühe

Zubereitung:

1. Mandeln oder Erdnüsse in Wasser kochen, ca. 30 Minuten. Die braune Haut entfernen und dann die weißen Kerne (oder auch direkt die vorgemahlenen Mandeln) mit Wasser in einer Küchenmaschine zu einer Paste fein pürieren.
2. Grünkohl kurz kochen und Wasser herauspressen.
3. Fisch mit ein bisschen Salz und Pfeffer würzen oder das Fleisch in kleinere Stücke schneiden, so groß, wie man möchte.

4. Öl in einen Topf gießen und erhitzen. Die Hitze muss nicht stark sein, weniger als die mittlere Stufe. Dann den Fisch darin braten und wieder herausnehmen. Man muss den Fisch aber nicht braten, man kann ihn auch einfach gegen Ende in die fertige Sauce legen und ca. 5-10 Minuten bei niedriger Temperatur mit garen.

   Falls man lieber mit Fleisch kochen will, dann ist der Punkt 4 hinfällig. Du gehst direkt zu Punkt 5.

5. Zwiebeln schneiden und zusammen mit Ingwer und Knoblauch in die vorgeheizte Pfanne mit dem Öl des gebratenen Fischs geben.

   Falls du mit Rindfleisch kochen wolltest, erst Rindfleisch in Öl kurz anbraten, dann Zwiebeln, Knoblauch und Ingwer dazugeben und salzen

   Hier machen viele Kameruner es auch anders. Sie pürieren alle Zutaten – Zwiebeln, Chili, Gewürze, Kräuter und frische Tomaten – zusammen, außer Petersilie, Lauch und Lauchzwiebel. Das ist gesünder und die Nährstoffe werden gut vom Körper aufgenommen.

6. Wenn die Zwiebeln leicht braun geworden sind, die pürierte Mischung (oder alle geschnittenen Kräuter und Gewürze inkl. frische Chili) dazugeben, einige Minuten ständig rühren, dann Wasser zugießen, den Topf schließen und ca. 30 Minuten kochen lassen.

7. Danach die feine gemahlene Paste, Lauchzwiebeln, Lauch, Petersilie und ein bisschen Wasser dazu. Die Hitze reduzieren und noch 25 Minuten kochen, bis das Wasser ein bisschen verdampft ist und das Fleisch zart geworden ist. Du kannst auch wieder Wasser nachgießen und noch weiter kochen, falls

das Fleisch noch mehr Zeit braucht. Wenn du willst, dann gib Brühe dazu.

8. Wenn das Fleisch für dich okay ist, den Grünkohl zu der weißen Mischung im Topf geben und ständig umrühren. Warte noch ein bisschen, bis das Wasser verdampft ist und du langsam Öl siehst. Die leckere Grünkohl-Sauce ist weiß-grün. Deine Sauce ist fertig.

Vorher, nachher oder während die Sauce kocht, Kochbanane kochen.

Grüne Kochbananen schmecken danach wie Kartoffeln.
Gelbe Kochbananen schmecken süß.

Die Kochbananen einfach schälen, in zwei oder drei Stücke teilen, oder auch die ganze Banane nehmen, in einen Topf mit Salzwasser geben und ca. 25 Minuten kochen.

Für eine Person reichen zwei Kochbananen.

Auch gebratene Kochbananen passen hervorragend dazu, genauso wie auch Kartoffeln, Reis, usw. – wie man will.

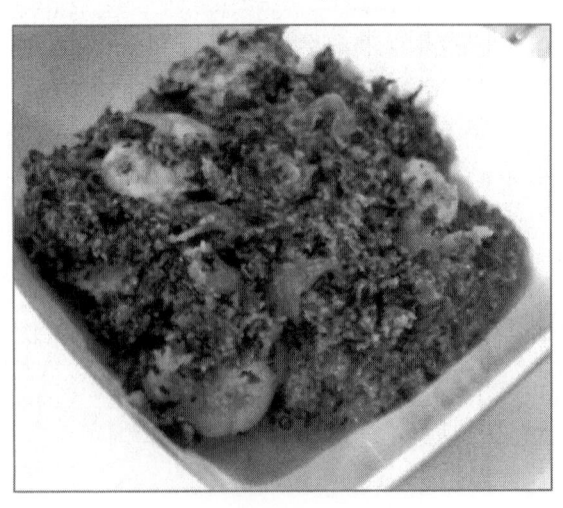

Donnerstag:
Djansang in Tomaten, Hähnchen und Maniok

Zutaten:

- Djansang-Kerne: sind in Afro-Shops zu bekommen
- Ingwer, Zwiebeln, Knoblauch, Chilischoten (Habaneros), 4 frische Tomaten, Lauch, Lauchzwiebeln, Petersilie
- Hähnchenfleisch (ob Keule, Filet, Flügel usw. entscheidest du)
- Maniok, ca. 400 g pro Person
- Öl, Salz, Bio-Gemüsebrühe

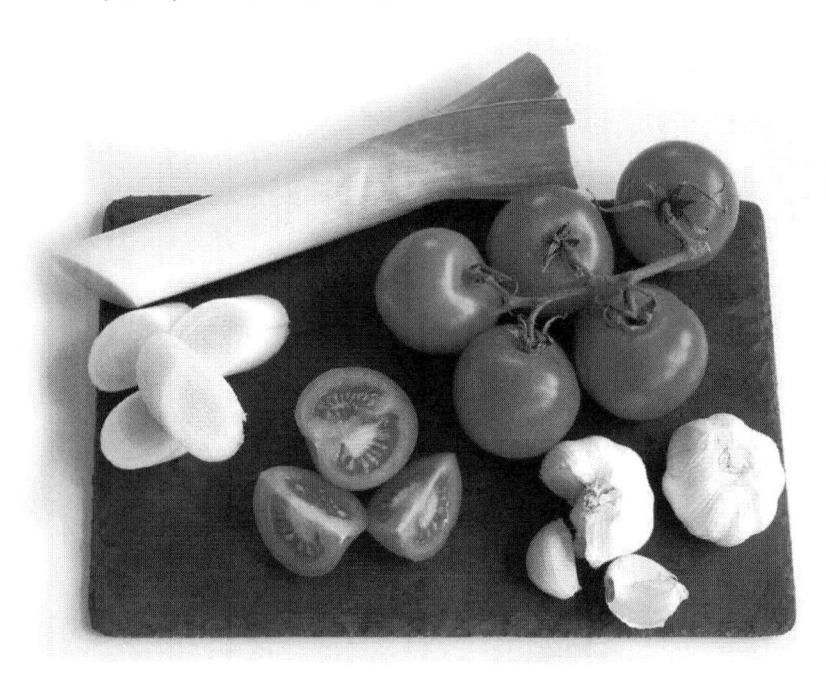

Zubereitung:

1. Djansang-Kerne mahlen. Pro Person ca.10-20 Stück.
2. Hähnchen nach deinen Wünschen würzen
3. Öl in einen Topf gießen und erhitzen. Dann Hähnchen kurz braten – ca. 10 Minuten. (Man muss das Hähnchen aber nicht braten, man kann es einfach später in die Sauce legen und mitkochen.)
4. Zwiebeln schneiden und in den Topf, in dem das Hähnchen gebraten wird, geben.
5. Wenn die Zwiebeln ein leicht braun geworden sind, alle klein geschnittenen Kräuter und Gewürze inkl. frische Chili untermischen, einige Minuten ständig rühren und dann die klein geschnittenen Tomaten dazugeben. Den Topf schließen und einige Minuten kochen.
6. Danach die fein gemahlenen Djansang-Kerne hinzugeben und ca. 5 Minuten köcheln lassen. Mit Brühe verfeinern. Die leckere, einfache und gesunde Sauce ist fertig.
7. Vorher, nachher oder während die Sauce kocht, Maniok kochen.

Einfach Maniok wie Kartoffeln schälen, in zwei oder drei Stücke teilen und in einem Topf mit Salzwasser kochen, bis er weiß ist, ca. 20-30 Minuten.

Auch Reis, Nudeln, Kartoffeln, Kochbananen und vieles mehr passen dazu.

Freitag:
Eintopf Macabo mit Palmöl und getrocknetem Fisch

Zutaten:

- Macabo-Wurzel, erhältlich in Afro-Shops (oder Yamswurzel oder Kochbanane (grün) als Ersatz)
- Ingwer, Zwiebeln, Knoblauch, Chilischoten (Habaneros)
- Getrockneter und geräucherter Fisch wie Makrele, Forelle, Lachs
- Palmöl, Salz

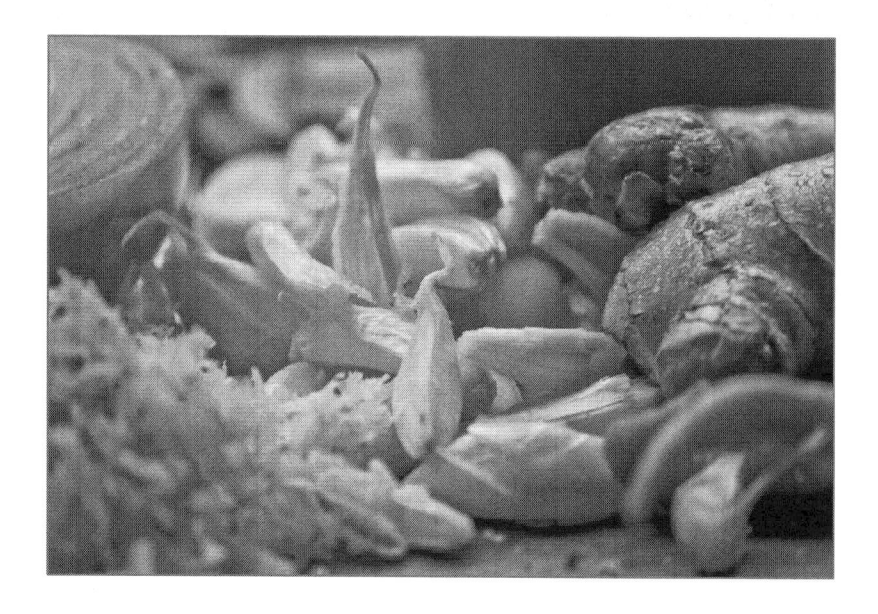

Zubereitung:

1. Macabo schälen, ca. 400 g pro Person, in große Stücke schneiden, so groß wie eine durchschnittliche Kartoffel.
2. Die Stücke in einen Topf geben. Alle pürierten (oder klein geschnittenen) Zutaten dazu, genug Öl und Wasser hineingeben, salzen und alles zusammen kochen. Wasser immer nachgießen, falls nötig, bis das Macabo durch ist wie eine Kartoffel (ca. 30-45 Minuten).

Kurz vor dem Ende den geräucherten Fisch hinzugeben und das Feuer ausmachen. Topf noch ca. 15 Minuten geschlossen lassen. Wasser verdampfen lassen. Manche mögen viel Flüssigkeit darin haben, andere lassen das Wasser so lange verdampfen, dass man nur noch Öl mit ein bisschen Wasser sieht. Jeder, wie er will.

*** Geräucherten Fisch aus Afrika von Anfang an mitkochen. Denn bei dieser Methode werden die Fische sehr trocken geräuchert.

Samstag:
Kochbananen-Brei mit Kidneybohnen und Palmöl

Zutaten:

- Frische gelbe, süße Kochbananen, 2-3 Stück pro Person.
- Kidneybohnen aus der Dose (besser und gesünder wären trockene Rote Bohnen, die man vorher in Wasser einweicht und dann kocht)
- Chili, Öl, Salz

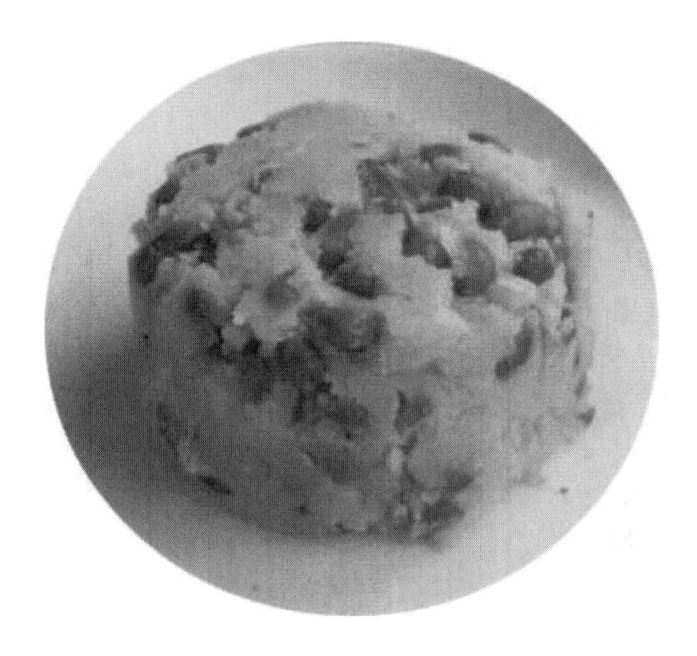

Zubereitung:

1. Kochbananen gut waschen, quer halbieren und samt Schale in einem Topf mit Wasser kochen. Wenn der Topf groß genug ist, die Kochbananen als ganze lassen und so kochen.
2. Nach ca. 25-30 Minuten die Kidneybohnen hinzugeben und kurz darauf den Herd abstellen.
3. Wasser abgießen und die Kochbananen von den Bohnen trennen.
4. Kochbananen aus der Schale befreien und noch warm zerstampfen. In einem Mörser, wenn man einen hat, sonst geht es auch gut in einem normalen Topf. Man kann auch alles in einem Mixer pürieren.

Palmöl und zerkleinerte Chilischoten dazugeben und weiter zerstampfen. Danach kommen die Bohnen dazu. Mit einem Holzlöffel umrühren, bis alles vermischt ist und hinterher salzen. Das sehr leckere und gesunde Essen ohne jeglichen tierischen Zusatz ist nun fertig.

Sonntag:
Okrasauce mit Fufu aus Maniok oder Klößen

Zutaten:

- Frische grüne Okra aus Afro- oder Asia-Shops. Pro Person 250g

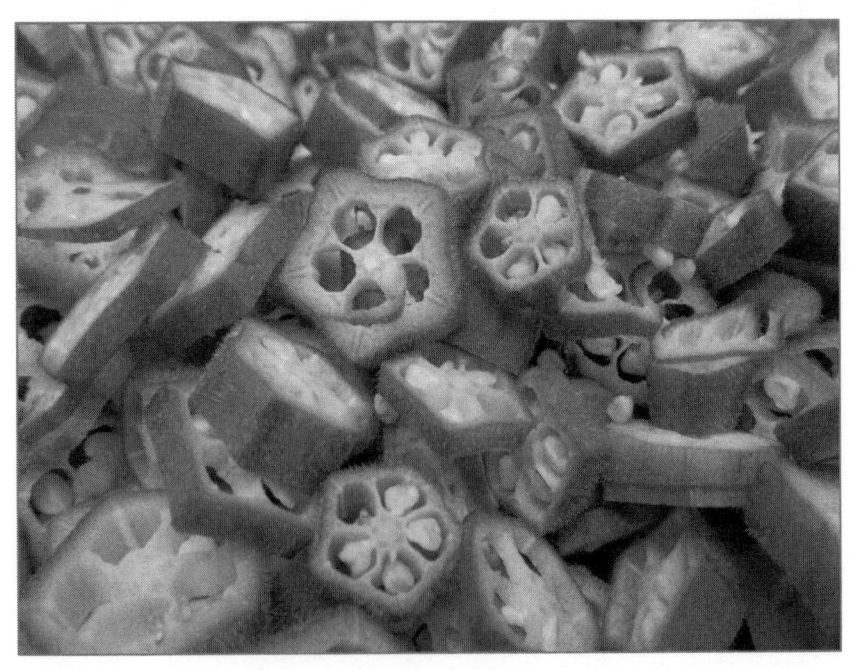

- Ingwer, Zwiebeln, Knoblauch, Chilischoten (Habaneros), Lauchzwiebeln, Lauch
- Lachs oder Fleisch
- Maniok frisch, oder Maniokmehl
- Öl, Salz, Bio- Gemüsebrühe

Zubereitung:

1. Frische Okra werden klein geschnitten und mit einem Mixer leicht püriert. So schmecken sie mir am besten. Ich püriere sie nur kurz, sodass sie wie sehr stark zerkleinerte Okra aussehen. Manche aber pürieren sie bis sie schleimig werden. Jeder, wie er mag.

2. Fisch mit ein bisschen Salz und Pfeffer würzen oder das Fleisch in kleinere Stücke schneiden, so groß, wie man möchte.

3. Öl in einen Topf gießen und erhitzen. Die Hitze muss nicht stark sein, weniger als die mittlere Stufe. Dann Fisch hineinlegen, braten und wieder herausnehmen. Man muss den Fisch aber nicht braten, man kann ihn auch einfach gegen Ende in die fertige Sauce legen und ca. 5-10 Minuten bei niedriger Temperatur mit garen.

   Falls man lieber mit Fleisch möchte, ist der Punkt 3 hinfällig. Du gehst direkt zu Punkt 4.

4. Zwiebeln schneiden und zusammen mit Ingwer, Knoblauch, den anderen Zutaten und Brühepulver in den vorgeheizten Topf mit dem Öl des gebratenen Fischs geben.

Falls du mit Rindfleisch kochen willst, erst Rindfleisch in Öl kurz braten, dann Zwiebeln, Knoblauch und Ingwer dazugeben und salzen.

5. Wenn die Zwiebeln leicht braun geworden sind, pürierte Tomaten (ich nehme gerne klein geschnittene Tomaten) mit frischem Chili dazugeben, ständig rühren und dann mit ein wenig Wasser ca. 20 Minuten lang kochen. (wenn man Rindfleisch benutzt, eventuell mehr Wasser nehmen und länger kochen oder vorher das Fleisch separat kochen. Dann geht es schneller). Bevor die Okra dazu kommt, sollte es nicht mehr viel Wasser sein.

6. Nach 20 Minuten die zerkleinerte Okra dazugeben und den Topf zugedeckt lassen. Nach ca. 5 Minuten den Deckel wegnehmen und die Sauce unter ständigem Umrühren noch ca. 15 Minuten bei milder Temperatur kochen, bis das Wasser nur noch leicht über der Okra zu sehen ist. Abschmecken mit Salz und Herd ausmachen.

7. Fufu

   Aus frischem Maniok: Maniok in Stücke schneiden, etwa 20 Minuten kochen und in einem Mörser zerstampfen oder mit dem Mixer pürieren, bis eine zähe Masse entsteht. Danach mit der Hand die Masse in kleine Portionen, wie ein Tennisball, formen. Sie sehen dann aus wie dickere Knödel. Jetzt sind sie fertig und können zu der Sauce gegessen werden.

   Aus Maniok-Mehl: Maniok-Mehl sieht aus wie Kartoffelmehl und wird ein bisschen wie Grießbrei oder Milchreis zubereitet. Zuerst Wasser in einem Topf kochen. Danach einen Teil in einen anderen Behälter geben. Zu dem Wasser im Topf im Verhältnis 2:1 (zwei Tassen Wasser und eine Tasse Maniok-

Mehl) das Mehl langsam dazu geben und ständig mit einem Holzkochlöffel rühren. Die Hitze muss, nachdem das Wasser gekocht hat, ganz mild sein, damit es nicht anbrennt. Immer ein bisschen Wasser dazugeben und weiterrühren bis eine feste, zähe Masse entsteht, die nicht mehr nach Mehl riecht. Daraus anschließend kleine Klöße formen. Nun ist es fertig und kann zu der Sauce gegessen werden.

Normale deutsche Knödel sind mit der Sauce ebenfalls sehr lecker.

Man kann auch mit Kartoffeln weiter experimentieren, wenn man will.

Gebratener Grünkohl

Man kann Grünkohl genauso braten, wie den Spinat aus dem Montagsrezept. Es schmeckt sehr gut zu allem.

Vorher Grünkohl kochen und entwässern (ausdrücken).

Suppen

- Kürbissuppe mit Süßkartoffeln und Karotten, Kurkuma (pur), Pfeffer, Öl, Ingwer, Salz, grüner Tee, Chili (Habaneros)

  Die typische Antikrebs-Dosis von Kurkuma beträgt ca. 3 g eines guten Kurkuma-Extrakts, die man drei- bis viermal täglich einnimmt. Das Problem ist, dass Kurkuma nicht so einfach und gut vom Körper aufgenommen wird. Um dieses

Problem zu umgehen, sollte man Kurkuma-Pulver mischen und Pfeffer dazugeben.

- Mango-Suppe mit Süßkartoffeln, Ingwer, Knoblauch, Zwiebeln, Salz, Chili (Habaneros), Öl
- Okra, Yams, viel Ingwer, Kurkuma, viel Knoblauch, viele Zwiebeln, Kokosöl, Pfeffer, Salz, Chili (Habaneros), wenn man möchte Lachs
- Erdnuss-Suppe: Olivenöl, Chili (Habaneros), Erdnussbutter mit kleinen Stücken, Gemüsebrühe, große Zwiebeln, gehackte Knoblauchzehen, schwarzer Pfeffer
- Von Dr. Béliveau: Knoblauch, Rosenkohl, Rote-Bete, Cranberries, Green Onion, Broccoli, Spinat, grüne Bohnen, Grapefruit (100 g), Gelbwurz in Leinöl (2 TL Kurkuma mit 10 ml Leinöl gemischt), 6 Tassen grüner Tee (2 g grüne Teeblätter auf 6 Tassen Wasser), schwarzer Pfeffer (2 Teelöffel)

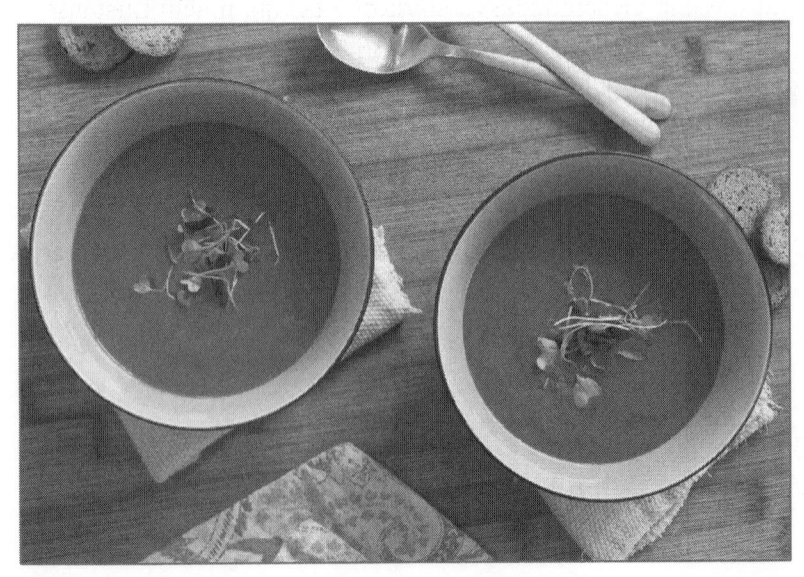

Makossa hot rotic, die magische scharfe Sauce mit Ingwer, Knoblauch, Zwiebel und mehr

So lecker hat dir noch keine Sauce geschmeckt. Einmal essen und süchtig werden. Stärkt den Körper gegen viele Beschwerden und hilft beim Abnehmen.

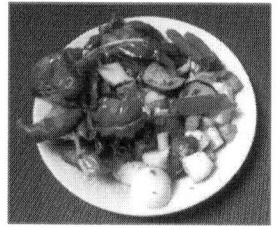

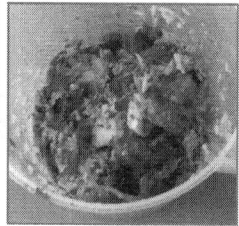

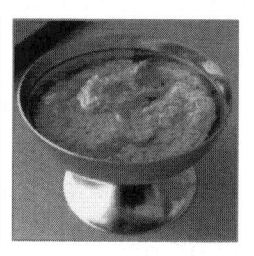

Dies ist eine wunderscharfe Sauce, die ursprünglich als Potenzsteigerungssauce gedacht war, die aber auch sehr gut beim Abnehmen hilft. Die Sauce ist eine Mischung aus ausgewählten potenzsteigernden Kräutern. Natürlich, ohne Chemie, ohne Konservierungsstoffe und Geschmacksverstärker! Regt an, macht Lust auf Sex, fördert die Durchblutung, der Körper wird wärmer und erregter. Nicht nur hilfreich bei Potenzstörungen! Die Sauce wirkt antibiotisch und ist sehr gut zur Bekämpfung oder zur Prävention von Krebs geeignet und außerdem eine echte Delikatesse zu Fleisch, Fisch, Käse, Weißbrot, Reis, Nudeln etc. Regelmäßig gegessen wirst du eine dauerhafte positive Entwickelung und ein allgemeines Wohlbefinden verspüren. Diese Sauce sollte nicht mehr auf deiner Speisekarte fehlen! Wirksam bei Männern wie Frauen!

Zutaten: ca. 30% frischer Ingwer (am besten Bio-Qualität und möglichst frisch und saftig, nicht faserig), ca. 25% Zwiebeln, Knoblauch, frische gelbe, rote oder grüne Habanero-Chilis (sehr, sehr scharf, also Vorsicht bei der Zubereitung! Gibt es im Asia-

oder Afro-Shop, manchmal auch in gut sortierten Supermärkten mit Feinkostabteilung), Lauchzwiebeln, viel frisches Basilikum, scharfes Chilipulver, frischer Bärlauch (wenn vorhanden), frische Petersilie, getrockneter Liebstöckel (im Gewürzhandel erhältlich, manchmal auch in Teeläden), Salz, Bio-Brühepulver und Öl (ich benutze ganz normales Pflanzenöl, man kann auch Olivenöl benutzen, wenn es einem schmeckt)

Zubereitung:

Liebstöckel kurz in Wasser aufkochen und ca. 1-2 Stunden stehen lassen. Kräuter und Gewürze klein schneiden (wichtig: Ingwer nicht schälen!) und zusammen mit dem abgegossenen Liebstöckelsud zu einer Paste pürieren. In einem Schraubglas mit viel Öl gründlich vermischen; zum Schluss noch so viel Öl dazugeben, dass die Paste vollständig von einer 1-2cm hohen Ölschicht bedeckt ist (Wichtig für die Haltbarkeit. Kann mehrere Wochen im Kühlschrank aufbewahrt werden.).

Achtung: Ihr Körper muss sich wahrscheinlich an die Schärfe erst mal gewöhnen, deshalb entweder den Schärfegrad langsam steigern oder nur kleine Mengen der Sauce auf einmal verzehren – sonst kann es unter Umständen zu Magen-Darm-Problemen kommen.

Tipp: Diese Sauce eignet sich auch als Dip für alles und kann mit Brot, Fleisch, Käse usw. gegessen werden.

Bei solchen natürlichen Mitteln kann man keine allgemeingültige Dosierungsempfehlung geben, hier muss jeder seine individuelle Dosierung finden. Grundsätzlich hängt die Wirkung natürlich auch immer mit der eingenommenen Menge zusammen, d.h. viel hilft viel (aber wie gesagt: Schärfegrad langsam steigern!).

Hast du Fragen bei der Zubereitung? Dann schreib mir einfach und ich helfe dir mit tollen Tipps.

Über den Autor

Anders sein, anders sehen, anders handeln, damit etwas Erfrischendes hereinkommt.

Mein Name ist Dantse Dantse, ich bin gebürtiger Kameruner und Vater von fünf Kindern, die zum Teil schon studieren. Meine Hobbys sind schreiben, joggen, träumen, Gott und alles, was er gemacht hat, zu bewundern und zu lieben.

Als ältester Sohn einer afrikanischen „Truppe" von 8 Kindern meiner Mutter und als Drittältester Sohn und siebtes aller Kinder meines verstorbenen Vaters, der insgesamt 25 Kinder mit drei amtlich verheirateten Frauen hatte, war mein Leben immer ein spannender Film, seit ich ein Kind war. Alle Kinder und alle Frauen wohnten zusammen in einer Anlage, die Kinder in einem eigenen Haus, der Vater und seine Frauen in einem separaten Haus. Wir aßen alle zusammen und spielten zusammen. Eine Frau kochte für alle Kinder. Wir Kinder haben immer eine Ansprechpartnerin gehabt, denn jede einzelne Frau war unsere Mutter. Wenn die eigene Mutter verreist war, kümmerte sich die andere Mutter um dich. Diese Erfahrung muss man machen. Das ist etwas Besonderes. Man lernt zu teilen und zu lieben, mit 24 gleichwertigen anderen. Automatisch ist die Definition von wichtigen Werten, wie Geben, Teilen, Gefühlen, Liebe, Eifersucht, Geduld, Verständnis uvm. anders als bei Kindern einer sogenannten „normalen" Familie. Wenn du aus solch einer Familie kommst wie ich, erfährst du so viele Sachen, die dich im Leben weiterbringen. Du lernst viel, weil du schnell lernen musst, um nicht runterzufallen.

Mein Leben ging auch im Erwachsenenalter spannend weiter, nicht nur, weil ich Vater von fünf Kindern von unterschiedlichen, schönen Frauen aus unterschiedlichen Kulturen bin, sondern auch, weil ich Grenzerlebnisse hatte, seien sie gut oder schlecht, die mich geformt haben. Ich habe viele Menschen verloren und viele dazu gewonnen. Ich habe so viele schöne Dinge erlebt, aber auch sehr schmerzhafte Erfahrungen gemacht. Ich habe in meinem Leben fast alles probiert, denn ich bin ein Mensch, der ständig das Neue sucht und vor Risiken keine Angst hat, der bereit ist, bis zum Ende zu gehen, um zu wissen, was aus etwas wird.

Frauen waren und sind immer meine Leidenschaft gewesen, auch heute noch, wenn auch nicht mehr in diesen Mengen. Ein kleiner Star war ich immer gewesen, mein Star. Ich brauchte nicht den Erfolg von Robbie Willams, um bei den Frauen anzukommen. Frauen haben somit mein Leben sehr geprägt. Wichtig dabei ist, dass ich mich nicht verloren habe, sondern im Gegenteil mich stetig weiterentwickelt habe. Viele kennen mich als jemanden, der unkonventionell denkt und lebt, der sehr positiv ist, der ein guter Vater ist, dem die Freiheit (die innere und die äußere) fundamental wichtig ist, der an das Gute im Menschen glaubt, trotz mancher unschöner Vorfälle, der hilfsbereit ist und gerne verzeiht, kurz, als eine Person, die glücklich ist, wie sie ist, aber dennoch weitermacht.

Beruflich passierte sehr viel vom Studium bis heute. Ich habe unterschiedliche Dinge gemacht und dabei nicht immer die Rahmenbedingungen beachtet, denn die bremsen meistens. Ich lebe und arbeite seit über 25 Jahren in Deutschland und arbeite heute als Erfolgs-Coach und Marketingberater. Ich berate Menschen und Firmen, wenn sie nicht mehr wissen, wie es weitergeht! Vor dem Coaching gab es, wie gesagt, noch vieles anderes: Studium, Geschäftsführer, Außenhandel, Firmengründer, Internet, PR, und vieles mehr...

Die Idee zu schreiben habe ich schon als Kind gehabt, aber erst die Erfahrungen aus meiner Tätigkeit als Berater und Coach brachten mich dazu, mein Hobby in die Tat umzusetzen. Da mein afrikanisch-inspiriertes Coaching gerade immer mehr Deutsche anspricht und ihnen hilft, habe ich mich auf Anraten einer Kundin entschlossen, meine Erfahrungen und Ratschläge in Büchern weiterzugeben.

Meine Begeisterung für alles, was mit Menschen zu tun hat ist fast selbstverständlich:

1. Seit 23 Jahren bin ich Vater und Erzieher von mehreren Kindern aus verschiedenen Kulturkreisen, dem afrikanischen und dem europäischen. Das macht für mich als Vater die Erziehung jedes Kindes anders und spannend, aber auch herausfordernd. Durch diese Kinder habe ich außerdem viele andere Kinder und Eltern kennengelernt.

2. Durch meine Erziehung habe ich gelernt, dass Werte und Persönlichkeit sehr wichtig sind. Mein Vater, der beruflich sehr aktiv war als Politiker und hoher Beamter des Landes, fand immer Zeit am Wochenende, um uns Geschichten zu erzählen und Lieder beizubringen. Wir saßen dann stundenlang im Dunkeln auf der Wiese vor unseren Häusern (dem Haus der Eltern und dem Haus der Kinder) und hörten

ihm zu. Seine Geschichten hatten immer mit etwas zu tun, was uns beschäftigte oder was uns als Individuum stärken würde. Er konnte aus einem Zitat aus der Bibel eine herzliche Geschichte erzählen. Diese Geschichten sind Jahrzehnte später immer noch in meinem Kopf. In Afrika sagt man, erst ein starker Mensch als Individuum macht eine starke Gesellschaft. Anders herum ist es ungesund. Die Gesellschaft wäre zwar stark, aber die Menschen darin kaputt und krank. Deswegen sollte jedes Kind seinen eigenen Weg suchen und finden und sich nicht immer dem Diktat der Allgemeinheit beugen. Alleine dastehen bedeutet nicht, dass die anderen Recht haben und auf Seite der Wahrheit stehen, nur weil sie viele sind. Du kannst Recht haben und sie alle nicht. Man sollte keine Angst haben, den Weg zu nehmen, den kein anderer nimmt. Man kann es Sonderweg nennen. Dein Weg aber ist der richtige für dich.

Die Kinder, sagte mein Vater, müssen mit Werten und Liebe zur Selbstständigkeit und Unabhängigkeit erzogen werden. Kinder müssen so erzogen werden, dass sie aus eigener Kraft das Gute vom Schlechten trennen können, erkennen können, was ihnen guttut, damit sie der Gesellschaft auch Gutes tun können. Die Kinder müssen so erzogen werden, dass sie glücklich sind und das Vertrauen haben, dass sie auch nach schwierigen Zeiten, die immer im Leben eines Menschen kommen, trotzdem weiter glücklich sein werden.

Solche Lehre begleitete mich und mit der Zeit war ich auch immer mehr davon überzeugt, dass das wichtig ist. Wir sehen in den westlichen Ländern, wie die Gesellschaft stark ist, aber viele Menschen schwach und krank sind.

In einer solchen Großfamilie musst du bestimmte Eigenschaften und Strategien entwickeln, um auf dich aufmerksam zu machen, ohne den anderen zu schaden. Vieles, das dich sehr beschäftigt, passiert schon in sehr frühem Alter, unter anderem ist der Kampf um die Gerechtigkeit und Gleichheit zwischen allen Geschwistern gegenüber den Eltern sehr bedeutend. Da die Eltern nicht so viel Zeit für dich haben wie in einer Familie mit nur zwei Kindern, musst du sehr aufmerksam sein und manche deiner Probleme alleine lösen. Das bedeutet, dass du schon als Kind Philosoph, Psychologe und Therapeut bist.

Als ältester Sohn musste ich, nach der afrikanischen Kultur, schon sehr früh praktisch die Funktion eines Erziehers (hier Vater und Mutter) übernehmen. Dafür wurde ich auch speziell geschult. Das Beste dabei war, dass man die ältesten Kinder geschlechtsneutral ausbildete, damit sie gleichzeitig die Funktion von Papa und Mama übernehmen können. Das heißt, dass ich Papa und Mama bin, seitdem ich 10 war.
Und heute freue ich mich sehr, diese Erfahrungen gemacht zu haben und dass ich die Chance hatte, meine jüngeren Geschwister mit zu erziehen und viel daraus für mich zu lernen. All das hat mir sehr bei der Erziehung von meinen eigenen Kindern geholfen. Aus diesen Erfahrungen habe ich sehr viel gelernt und viel Wissen gesammelt, das man kaum aus Büchern lernen kann.

3. Als Coach und Berater habe ich viele Menschen, Frauen, Männer, Paare, Kinder aus unterschiedlichen Kontinenten, Kulturen, sozialen und beruflichen Kreisen betreut.

Ich schreibe, wie ich bin. Ich schreibe vielseitig, weil mein Leben auch vielseitig ist und keinen "normalen und üblichen und planmäßigen" Weg, wie die Menschen ihn gewohnt sind, genommen hat. Das wollte ich auch nie so haben. Ich war und bin die Art von Mensch, die man üblicherweise Lebenskünstler nennt. Unkonventionell, frei in meiner Person und in meiner Denkweise, unabhängig von Etabliertem, das ich aber voll respektiere. Meine Werte sind Liebe, Gerechtigkeit, Verzeihen können, Kulanz, Optimismus, Freigiebigkeit, Verantwortung tragen, Freiheit mit mir selbst und mit anderen sowie dazu noch ein guter Vater sein.

Fast alle meine Bücher beruhen auf wahren Begebenheiten. Ich schreibe Bücher über moderne Themen, die die Menschen und die Gesellschaft bewegen, Bücher über schwere Schicksale, Tabuthemen, Ethik und Moral, über Erziehung, über das Glück. Ich schreibe auch Ratgeberbücher und Kinderbücher mit interkulturellem Hintergrund, da meine Kinder in interkulturellen Verhältnissen leben. Ich bringe Erfahrungen aus zwei unterschiedlichen Kulturen mit, die ich vereinen musste, um meinen Kindern das Bestmögliche zu geben.

Dieses Wissen und diese Erfahrungen waren für Menschen, die meinen Rat gesucht haben, stets eine große Bereicherung.

Meine afrikanisch-inspirierten Tipps und Tricks helfen in allen Lebensbereichen, von Kindererziehung über Partnerschaft, Sexualität, Gesundheit, Ernährung bis zum Glücklichsein. Auch noch so harte Nüsse können weichgekocht werden und das alles mit Liebe, Geduld, Konsequenz und Gerechtigkeit. Dafür ist es sehr wichtig sich selbst zu kennen, zu lieben und sich selbst zum Glücklichsein zu erziehen.

Mein Schreibstil ist authentisch und angenehm zu lesen. Die Wortwahl ist einfach, unkompliziert, verständlich sowie deutlich. Meine Bücher sollen neugierig und nachdenklich machen, sowie Spaß und Lust am Lesen wecken. Ich möchte meinen Stil unbedingt beibehalten, damit die Leser mich so kennen, so akzeptieren und durch ihn auch erkennen, dass ich kein gebürtiger Deutscher bin. Das ist mein Anreiz, auf Deutsch zu schreiben.

Lies meine Bücher, und du wirst verstehen, was ich über mich geschrieben habe. Gerne können wir weiter streiten, diskutieren und ausdiskutieren und Frieden schließen. Gerne lese ich auch dein Lob.

Meine Autorenseite ist: www.dantse-dantse.com,

E-Mail: Leser@dantse-dantse.com

Meine Coachingseite ist: www.mycoacher.jimdo.com,

E-Mail: mycoacher@yahoo.de

DIFO - DANTSE IMMUN FORTE
Life & health protect energy sauce

Die therapeutische, magische Gesundheits-Sauce aus Ingwer, Knoblauch, Zwiebel, Chili und vielem mehr. Eine Sauce, die körperliche und psychische Krankheiten heilt und magisch schmeckt. Die wunderscharfe Sauce bekämpft sehr wirksam Krankheiten und macht außerdem schlank.

Eine echte Delikatesse zu Fleisch, Fisch, Käse, Weißbrot, Reis, Nudeln etc. Regelmäßig gegessen wirst du ein dauerhaftes Ergebnis und allgemeines Wohlbefinden verspüren. Diese Sauce sollte nicht mehr auf deiner Speisekarte fehlen! Sie wird auch nie mehr fehlen, sobald du sie das erste Mal probiert hast!

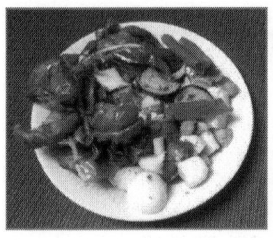

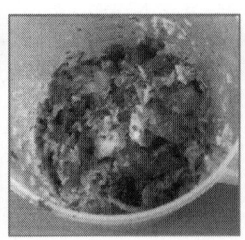

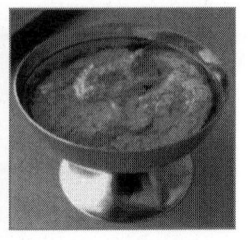

Möchtest du diese Sauce bestellen? Dann gehe auf www.mycoacher.jimdo.com! Mehr Info über DIFO – DANTSE IMMUN FORTE findest du in meinem Buch **Nutrazeutika** (ISBN 97839465581492).

DIFO-Immun-Formel,

trägt zur normalen Funktion des Immunsystems bei.

(enthält Vitamine A, B und C außerdem Natrium, Calcium, Kalium, Magnesium, Silizium, Schwefel, Phosphor, Iod, Eisen, Zink)

DIFO schützt deinen Körper vor Krankheitserregern und hilft dir bei sämtlichen Erkrankungen **schneller gesund zu werden.** Damit dein Immunsystem stark bleibt empfehle ich DIFO®:

- Mit der einzigartigen „Vital-Formel" aus bewährten Pflanzen
- Mit der Kraft der Natur
- Enthält wichtige Mineralien, die Zellen vor oxidativem Stress schützen
- Enthält bereits die Tagesdosis an Vitamin C, A und mehr
- Enthält wichtige Aminosäuren

DIFO, die leckere therapeutische Sauce zur optimalen Stoffwechsel-Harmonisierung

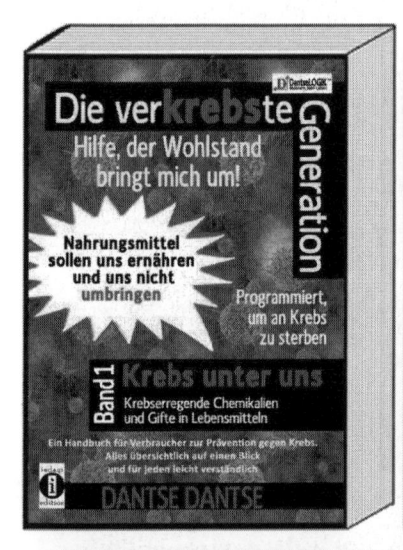

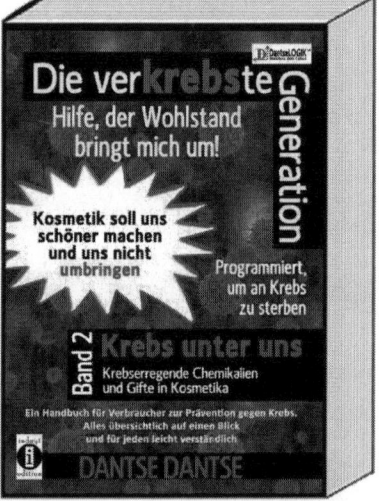

Weitere Bücher des Autors bei indayi edition (Auszug)

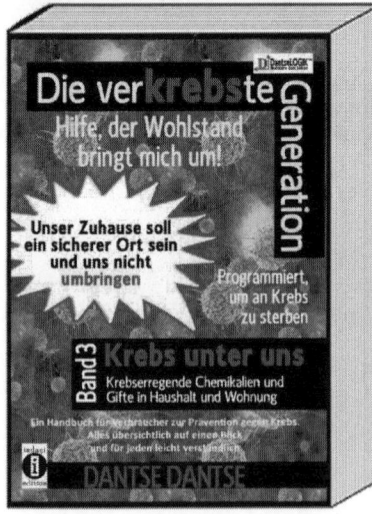

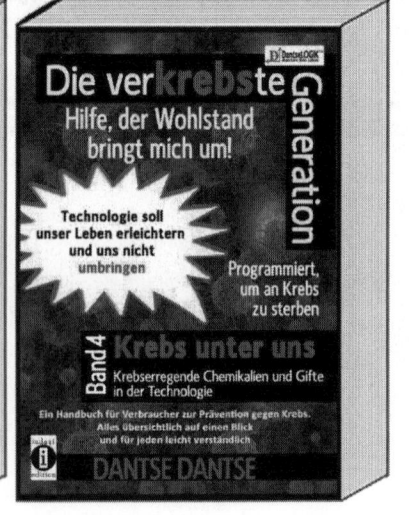

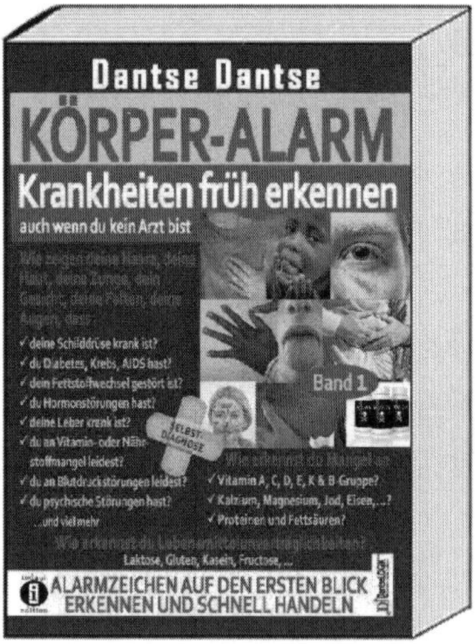
Dantse Dantse
KÖRPER-ALARM
Krankheiten früh erkennen
auch wenn du kein Arzt bist
Band 1
ALARMZEICHEN AUF DEN ERSTEN BLICK
ERKENNEN UND SCHNELL HANDELN

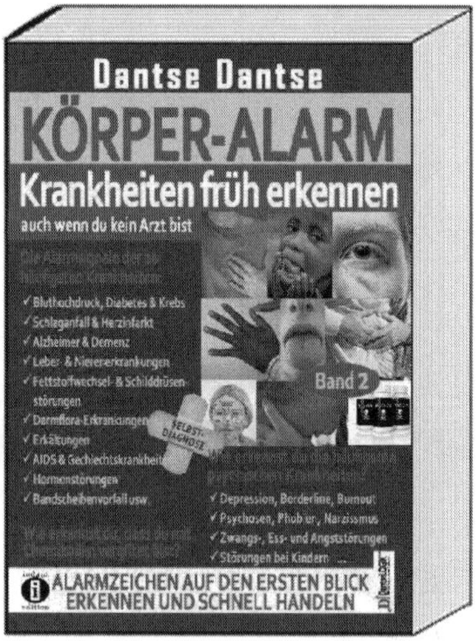
Dantse Dantse
KÖRPER-ALARM
Krankheiten früh erkennen
auch wenn du kein Arzt bist
Band 2
ALARMZEICHEN AUF DEN ERSTEN BLICK
ERKENNEN UND SCHNELL HANDELN

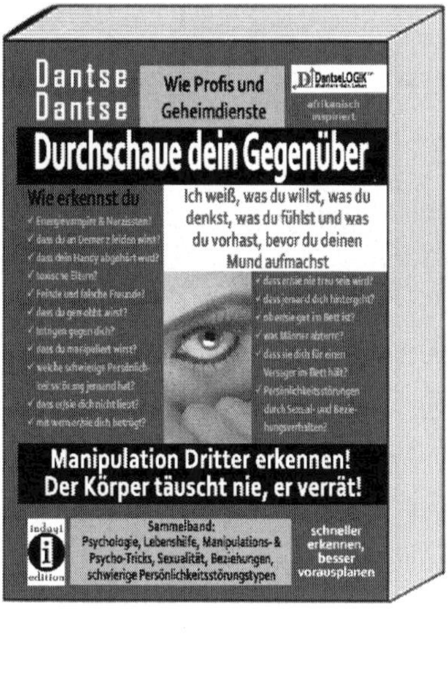
Dantse Dantse
Wie Profis und Geheimdienste
Durchschaue dein Gegenüber
Wie erkennst du
Ich weiß, was du willst, was du denkst, was du fühlst und was du vorhast, bevor du deinen Mund aufmachst
Manipulation Dritter erkennen!
Der Körper täuscht nie, er verrät!
Sammelband:
Psychologie, Lebenshilfe, Manipulations- & Psycho-Tricks, Sexualität, Beziehungen, schwierige Persönlichkeitsstörungstypen
schneller erkennen, besser vorausplanen

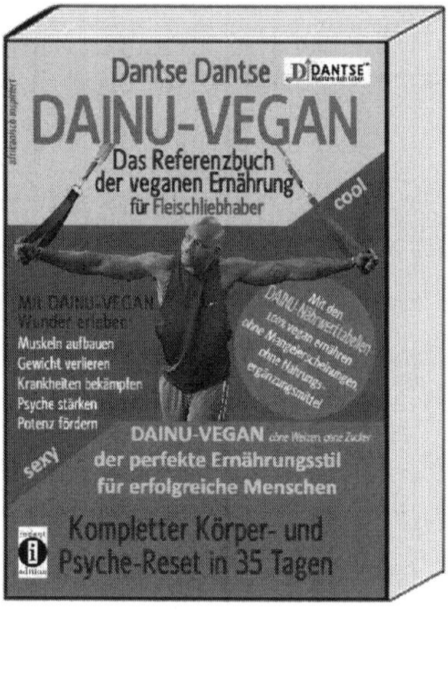
Dantse Dantse
DAINU-VEGAN
Das Referenzbuch der veganen Ernährung für Fleischliebhaber
cool
Muskeln aufbauen
Gewicht verlieren
Krankheiten bekämpfen
Psyche stärken
Potenz fördern
sexy
DAINU-VEGAN
der perfekte Ernährungsstil für erfolgreiche Menschen
Kompletter Körper- und Psyche-Reset in 35 Tagen

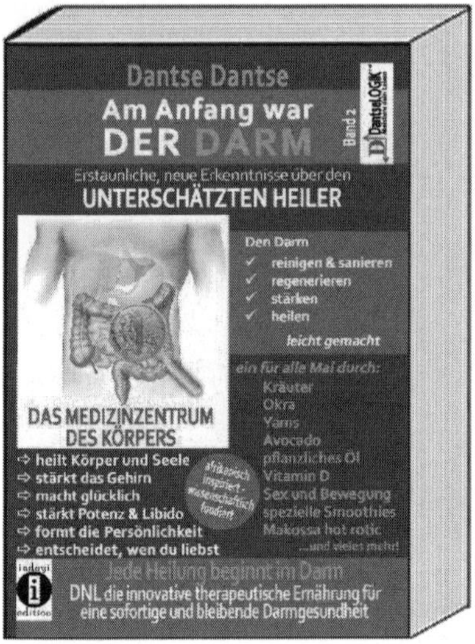
Dantse Dantse
Am Anfang war
DER DARM
Band 2
Erstaunliche, neue Erkenntnisse über den
UNTERSCHÄTZTEN HEILER
Den Darm
reinigen & sanieren
regenerieren
stärken
heilen
leicht gemacht
ein für alle Mal durch:
Kräuter
Okra
Yams
Avocado
pflanzliches Öl
Vitamin D
Sex und Bewegung
spezielle Smoothies
DAS MEDIZINZENTRUM DES KÖRPERS
heilt Körper und Seele
stärkt das Gehirn
macht glücklich
stärkt Potenz & Libido
formt die Persönlichkeit
entscheidet, wen du liebst
afrikanisch inspiriert - wissenschaftlich fundiert
Jede Heilung beginnt im Darm
DNL die innovative therapeutische Ernährung für eine sofortige und bleibende Darmgesundheit

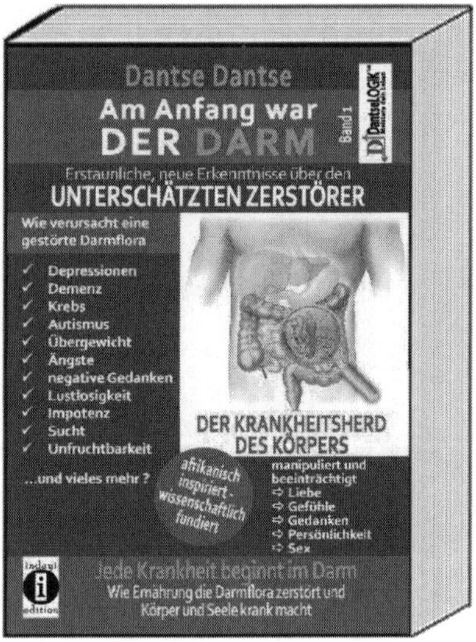
Dantse Dantse
Am Anfang war
DER DARM
Band 1
Erstaunliche, neue Erkenntnisse über den
UNTERSCHÄTZTEN ZERSTÖRER
Wie verursacht eine gestörte Darmflora
Depressionen
Demenz
Krebs
Autismus
Übergewicht
Ängste
negative Gedanken
Lustlosigkeit
Impotenz
Sucht
Unfruchtbarkeit
...und vieles mehr ?
DER KRANKHEITSHERD DES KÖRPERS
manipuliert und beeinträchtigt
Liebe
Gefühle
Gedanken
Persönlichkeit
Sex
afrikanisch inspiriert - wissenschaftlich fundiert
Jede Krankheit beginnt im Darm
Wie Ernährung die Darmflora zerstört und Körper und Seele krank macht

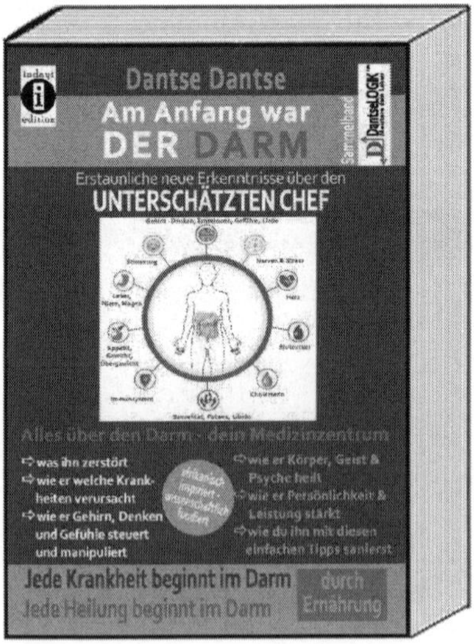
Dantse Dantse
Am Anfang war
DER DARM
Sammelband
Erstaunliche neue Erkenntnisse über den
UNTERSCHÄTZTEN CHEF
Alles über den Darm - dein Medizinzentrum
was ihn zerstört
wie er welche Krankheiten verursacht
wie er Gehirn, Denken und Gefühle steuert und manipuliert
wie er Körper, Geist & Psyche heilt
wie er Persönlichkeit & Leistung stärkt
wie du ihn mit diesen einfachen Tipps sanierst
afrikanisch inspiriert - wissenschaftlich fundiert
Jede Krankheit beginnt im Darm
Jede Heilung beginnt im Darm
durch Ernährung

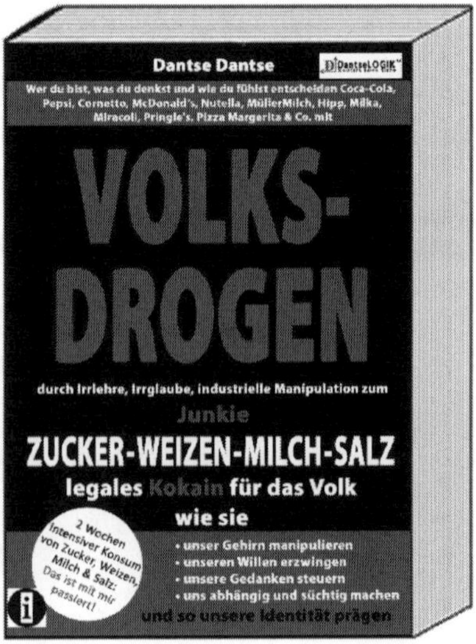
Dantse Dantse
Wer du bist, was du denkst und wie du fühlst entscheiden Coca-Cola, Pepsi, Cornetto, McDonald's, Nutella, MüllerMilch, Hipp, Milka, Miracoli, Pringle's, Pizza Margarita & Co. mit
VOLKS-DROGEN
durch Irrlehre, Irrglaube, industrielle Manipulation zum
Junkie
ZUCKER-WEIZEN-MILCH-SALZ
legales Kokain für das Volk
wie sie
unser Gehirn manipulieren
unseren Willen erzwingen
unsere Gedanken steuern
uns abhängig und süchtig machen
und so unsere Identität prägen
2 Wochen intensiver Konsum von Zucker, Weizen, Milch & Salz: Das ist mit mir passiert!

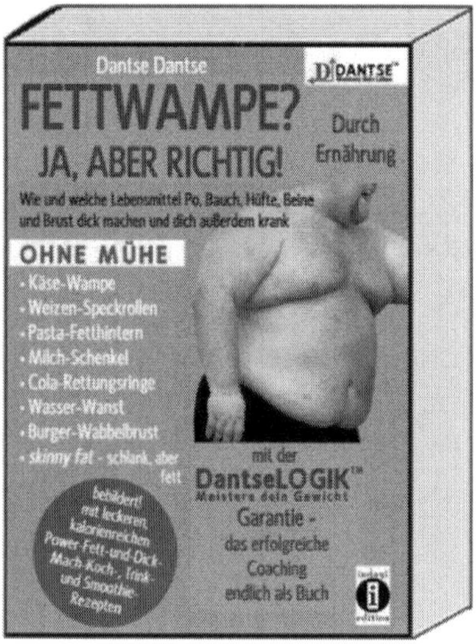
Dantse Dantse
DANTSE
FETTWAMPE?
JA, ABER RICHTIG!
Durch Ernährung
Wie und welche Lebensmittel Po, Bauch, Hüfte, Beine und Brust dick machen und dich außerdem krank
OHNE MÜHE
- Käse-Wampe
- Weizen-Speckrollen
- Pasta-Fetthintern
- Milch-Schenkel
- Cola-Rettungsringe
- Wasser-Wanst
- Burger-Wabbelbrust
- skinny fat - schlank, aber fett
bebildert! mit leckeren, kalorienreichen Power-Fett-und-Dick-Mach-Koch-, Trink- und Smoothie-Rezepten
mit der
DantseLOGIK™
Meistere dein Gewicht
Garantie -
das erfolgreiche
Coaching
endlich als Buch
indayi edition

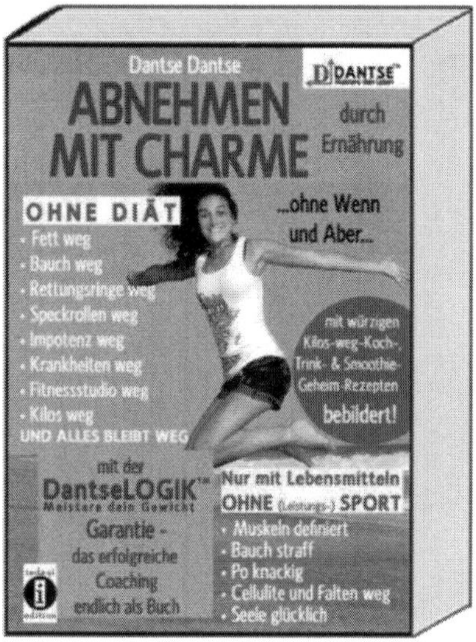
Dantse Dantse
DANTSE
ABNEHMEN MIT CHARME
durch Ernährung
OHNE DIÄT
- Fett weg
- Bauch weg
- Rettungsringe weg
- Speckrollen weg
- Impotenz weg
- Krankheiten weg
- Fitnessstudio weg
- Kilos weg
UND ALLES BLEIBT WEG
...ohne Wenn und Aber...
mit würzigen Kilos-weg-Koch-, Trink- & Smoothie-Geheim-Rezepten
bebildert!
mit der
DantseLOGIK™
Meistere dein Gewicht
Garantie -
das erfolgreiche
Coaching
endlich als Buch
Nur mit Lebensmitteln
OHNE (Leistungs-) SPORT
- Muskeln definiert
- Bauch straff
- Po knackig
- Cellulite und Falten weg
- Seele glücklich
indayi edition

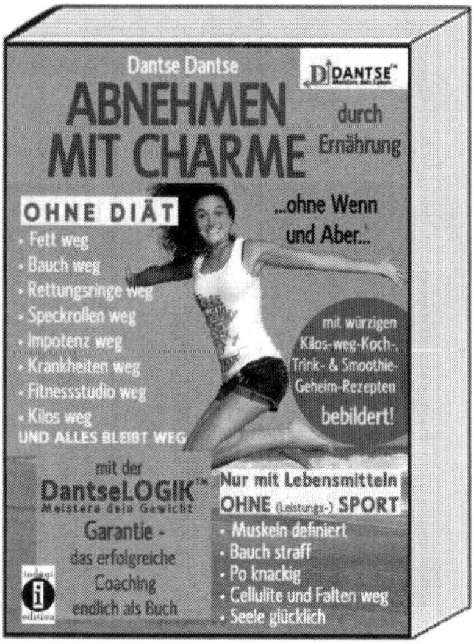
Dantse Dantse
DANTSE
ABNEHMEN MIT CHARME
durch Ernährung
OHNE DIÄT
- Fett weg
- Bauch weg
- Rettungsringe weg
- Speckrollen weg
- Impotenz weg
- Krankheiten weg
- Fitnessstudio weg
- Kilos weg
UND ALLES BLEIBT WEG
...ohne Wenn und Aber...
mit würzigen Kilos-weg-Koch-, Trink- & Smoothie-Geheim-Rezepten
bebildert!
mit der
DantseLOGIK™
Meistere dein Gewicht
Garantie -
das erfolgreiche
Coaching
endlich als Buch
Nur mit Lebensmitteln
OHNE (Leistungs-) SPORT
- Muskeln definiert
- Bauch straff
- Po knackig
- Cellulite und Falten weg
- Seele glücklich
indayi edition

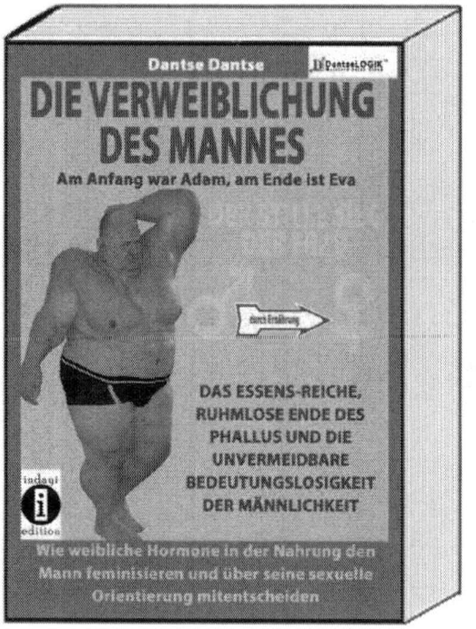
Dantse Dantse
DantseLOGIK™
DIE VERWEIBLICHUNG DES MANNES
Am Anfang war Adam, am Ende ist Eva
durch Ernährung
DAS ESSENS-REICHE, RUHMLOSE ENDE DES PHALLUS UND DIE UNVERMEIDBARE BEDEUTUNGSLOSIGKEIT DER MÄNNLICHKEIT
indayi edition
Wie weibliche Hormone in der Nahrung den Mann feminisieren und über seine sexuelle Orientierung mitentscheiden

DANTSE DANTSE — „Ich hasse glückliche Menschen"

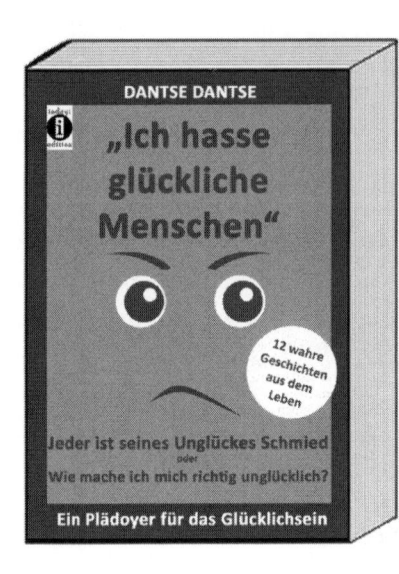

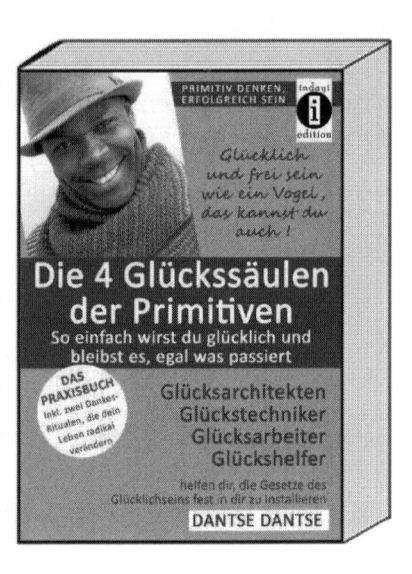

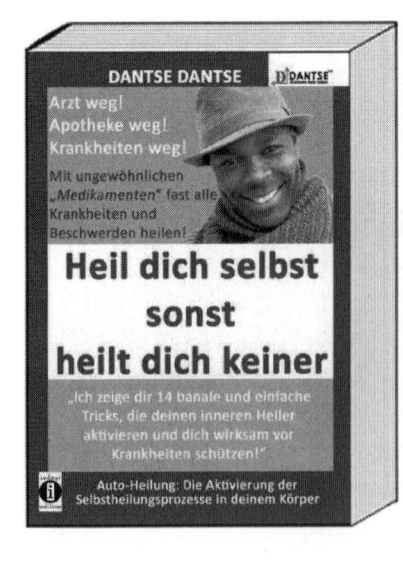

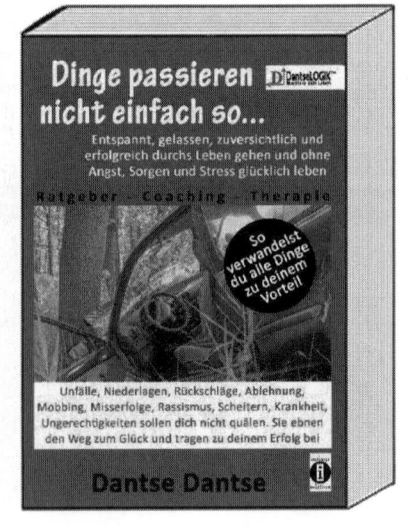

12 wahre Geschichten aus dem Leben

Jeder ist seines Unglückes Schmied
oder
Wie mache ich mich richtig unglücklich?

Ein Plädoyer für das Glücklichsein

PRIMITIV DENKEN, ERFOLGREICH SEIN

Glücklich und frei sein wie ein Vogel, das kannst du auch!

Die 4 Glückssäulen der Primitiven

So einfach wirst du glücklich und bleibst es, egal was passiert

DAS PRAXISBUCH
Inkl. zwei Dankes-Ritualen, die dein Leben radikal verändern

Glücksarchitekten
Glückstechniker
Glücksarbeiter
Glückshelfer

helfen dir, die Gesetze des Glücklichseins fest in dir zu installieren

DANTSE DANTSE

DANTSE DANTSE

Arzt weg!
Apotheke weg!
Krankheiten weg!

Mit ungewöhnlichen „Medikamenten" fast alle Krankheiten und Beschwerden heilen!

Heil dich selbst sonst heilt dich keiner

„Ich zeige dir 14 banale und einfache Tricks, die deinen inneren Heiler aktivieren und dich wirksam vor Krankheiten schützen!"

Auto-Heilung: Die Aktivierung der Selbstheilungsprozesse in deinem Körper

---

Dinge passieren nicht einfach so...

Entspannt, gelassen, zuversichtlich und erfolgreich durchs Leben gehen und ohne Angst, Sorgen und Stress glücklich leben

Ratgeber – Coaching – Therapie

So verwandelst du alle Dinge zu deinem Vorteil

Unfälle, Niederlagen, Rückschläge, Ablehnung, Mobbing, Misserfolge, Rassismus, Scheitern, Krankheit, Ungerechtigkeiten sollen dich nicht quälen. Sie ebnen den Weg zum Glück und tragen zu deinem Erfolg bei

Dantse Dantse

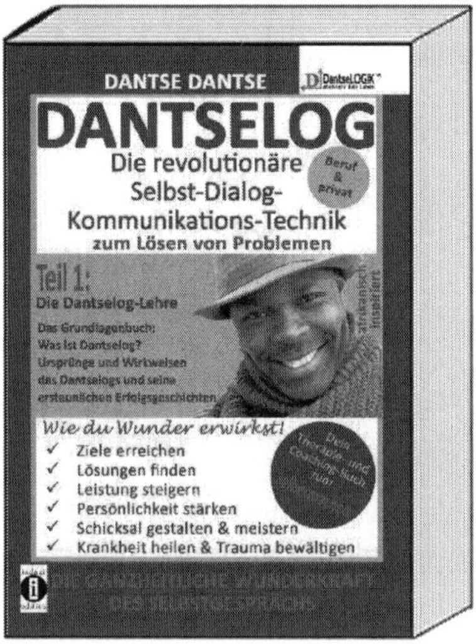
DANTSE DANTSE
DANTSELOG
Die revolutionäre Selbst-Dialog-Kommunikations-Technik
zum Lösen von Problemen
Beruf & privat
Teil 1:
Die Dantselog-Lehre
afrikanisch inspiriert
Wie du Wunder erwirkst!
Ziele erreichen
Lösungen finden
Leistung steigern
Persönlichkeit stärken
Schicksal gestalten & meistern
Krankheit heilen & Trauma bewältigen

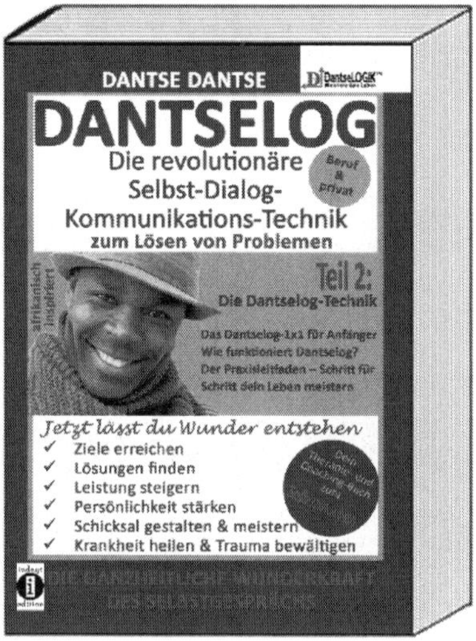
DANTSE DANTSE
DANTSELOG
Die revolutionäre Selbst-Dialog-Kommunikations-Technik
zum Lösen von Problemen
Beruf & privat
Teil 2:
Die Dantselog-Technik
afrikanisch inspiriert
Jetzt lässt du Wunder entstehen
Ziele erreichen
Lösungen finden
Leistung steigern
Persönlichkeit stärken
Schicksal gestalten & meistern
Krankheit heilen & Trauma bewältigen

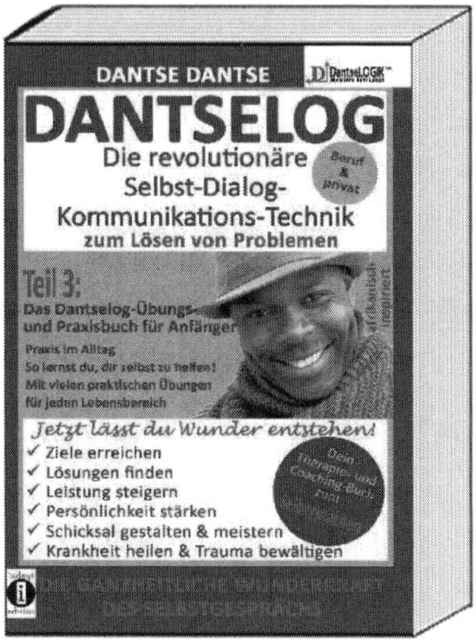
DANTSE DANTSE
DANTSELOG
Die revolutionäre Selbst-Dialog-Kommunikations-Technik
zum Lösen von Problemen
Beruf & privat
Teil 3:
Das Dantselog-Übungs- und Praxisbuch für Anfänger
afrikanisch inspiriert
Jetzt lässt du Wunder entstehen!
Ziele erreichen
Lösungen finden
Leistung steigern
Persönlichkeit stärken
Schicksal gestalten & meistern
Krankheit heilen & Trauma bewältigen

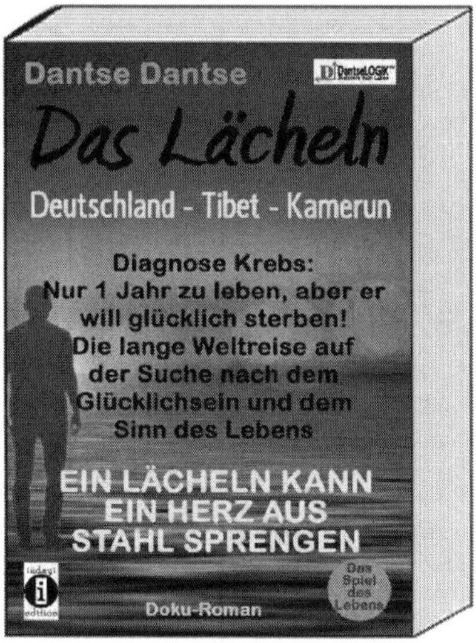
Dantse Dantse
Das Lächeln
Deutschland - Tibet - Kamerun
Diagnose Krebs: Nur 1 Jahr zu leben, aber er will glücklich sterben! Die lange Weltreise auf der Suche nach dem Glücklichsein und dem Sinn des Lebens
EIN LÄCHELN KANN EIN HERZ AUS STAHL SPRENGEN
Das Spiel des Lebens
Doku-Roman

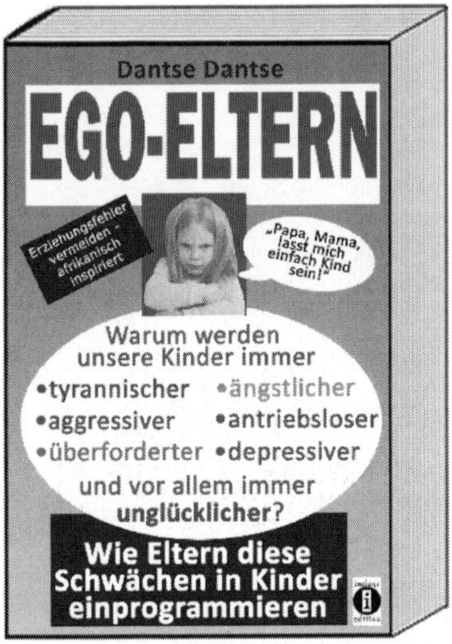
Dantse Dantse
EGO-ELTERN
Erziehungsfehler vermeiden - afrikanisch inspiriert
„Papa, Mama, lasst mich einfach Kind sein!"
Warum werden unsere Kinder immer
•tyrannischer •ängstlicher
•aggressiver •antriebsloser
•überforderter •depressiver
und vor allem immer unglücklicher?
Wie Eltern diese Schwächen in Kinder einprogrammieren

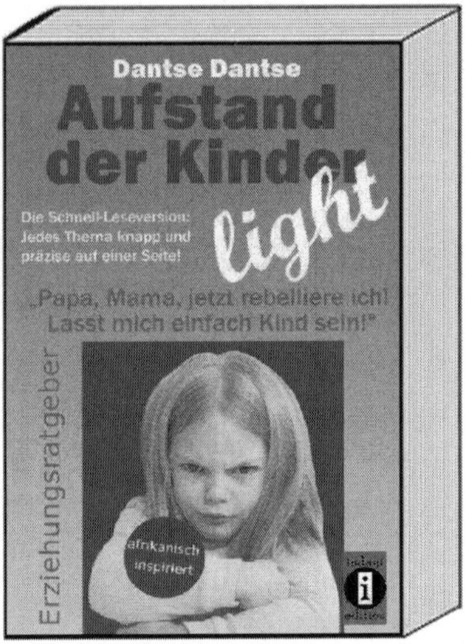
Dantse Dantse
Aufstand der Kinder
light
Die Schnell-Leseversion: Jedes Thema knapp und präzise auf einer Seite!
„Papa, Mama, jetzt rebelliere ich! Lasst mich einfach Kind sein!"
Erziehungsratgeber
afrikanisch inspiriert

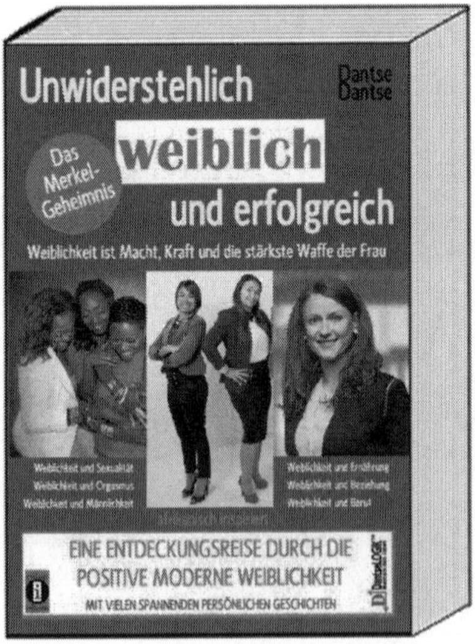
Unwiderstehlich
Dantse Dantse
Das Merkel-Geheimnis
weiblich
und erfolgreich
Weiblichkeit ist Macht, Kraft und die stärkste Waffe der Frau
EINE ENTDECKUNGSREISE DURCH DIE POSITIVE MODERNE WEIBLICHKEIT
MIT VIELEN SPANNENDEN PERSÖNLICHEN GESCHICHTEN

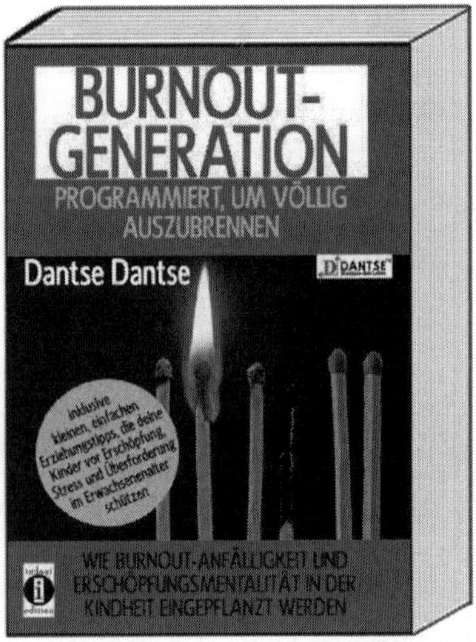
BURNOUT-GENERATION
PROGRAMMIERT, UM VÖLLIG AUSZUBRENNEN
Dantse Dantse
Inklusive kleinen, einfachen Erziehungstipps, die deine Kinder vor Erschöpfung, Stress und Überforderung im Erwachsenenalter schützen
WIE BURNOUT-ANFÄLLIGKEIT UND ERSCHÖPFUNGSMENTALITÄT IN DER KINDHEIT EINGEPFLANZT WERDEN

Weitere Bücher von indayi edition (Auszug)

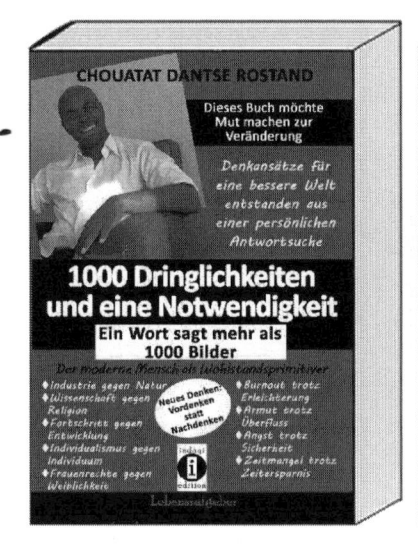

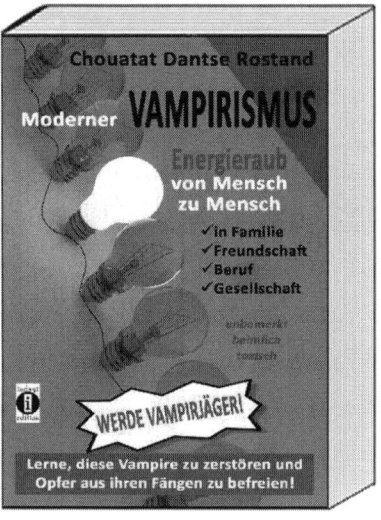

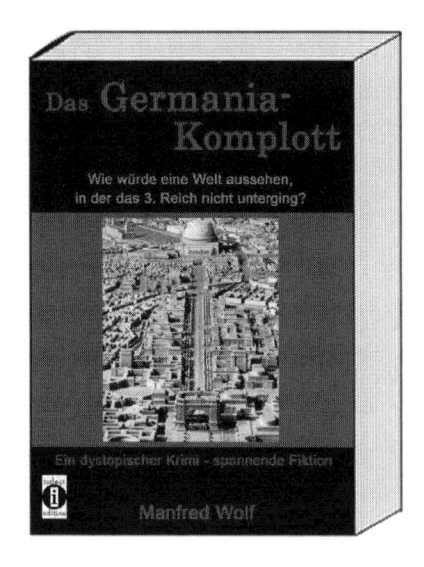

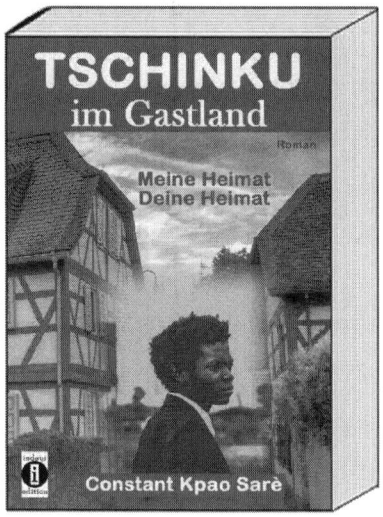

Isarsilber

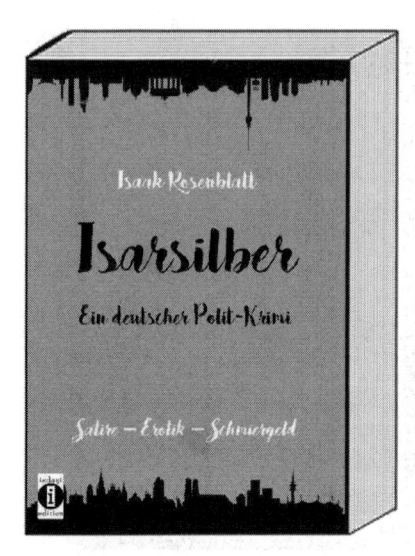

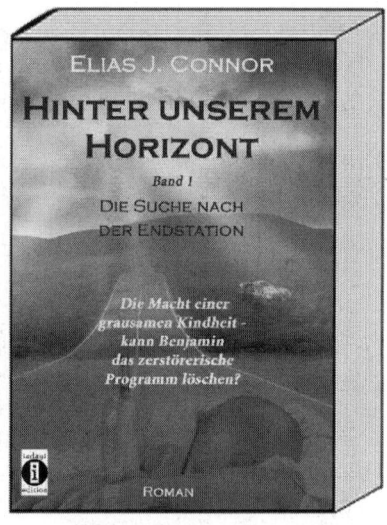

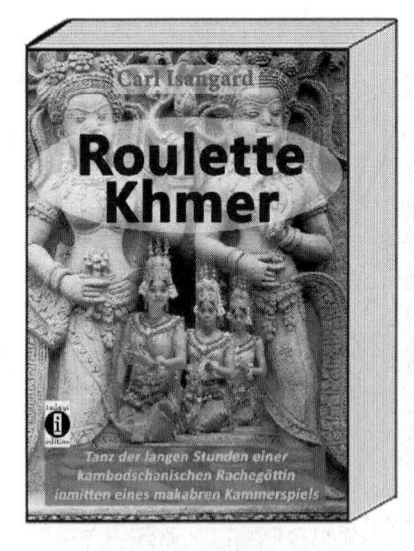

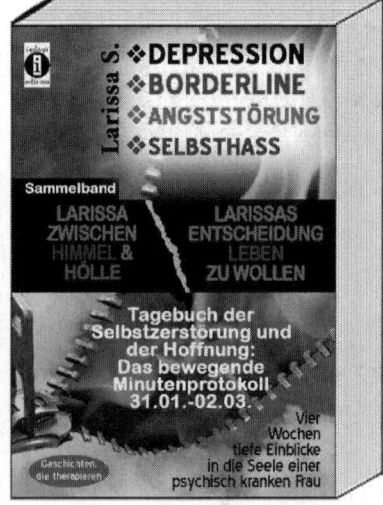

Isaak Rosenblatt

Isarsilber

Ein deutscher Polit-Krimi

Satire – Erotik – Schmiergeld

Hinter unserem Horizont

Elias J. Connor

HINTER UNSEREM HORIZONT

Band 1
DIE SUCHE NACH DER ENDSTATION

Die Macht einer grausamen Kindheit – kann Benjamin das zerstörerische Programm löschen?

ROMAN

Roulette Khmer

Carl Isangard

Roulette Khmer

Tanz der langen Stunden einer kambodschanischen Rachegöttin inmitten eines makabren Kammerspiels

Larissa S.

Larissa S.
- DEPRESSION
- BORDERLINE
- ANGSTSTÖRUNG
- SELBSTHASS

Sammelband

LARISSA ZWISCHEN HIMMEL & HÖLLE

LARISSAS ENTSCHEIDUNG LEBEN ZU WOLLEN

Tagebuch der Selbstzerstörung und der Hoffnung: Das bewegende Minutenprotokoll 31.01.–02.03.

Vier Wochen tiefe Einblicke in die Seele einer psychisch kranken Frau

Geschichten, die therapieren

Buch 1

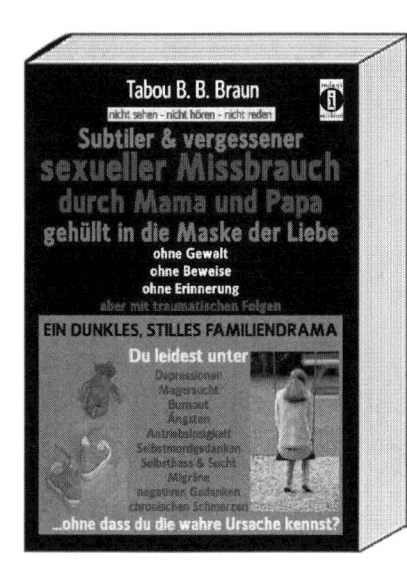

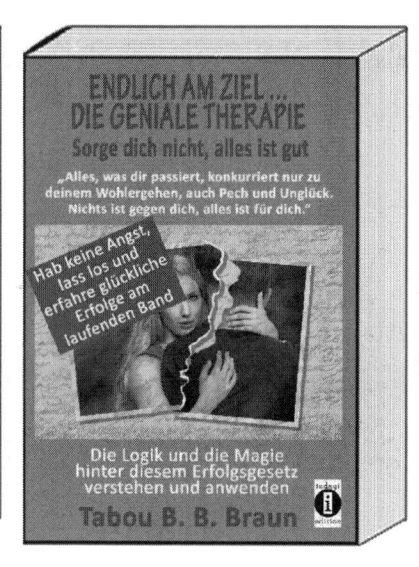

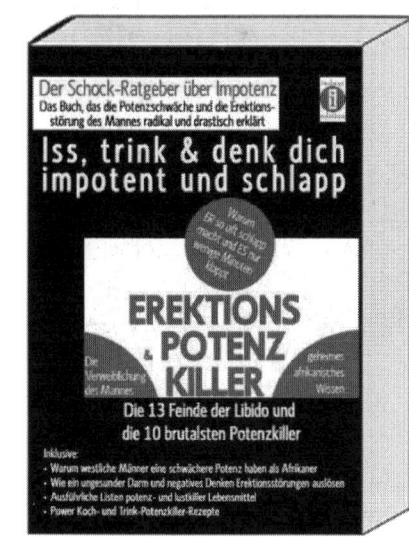

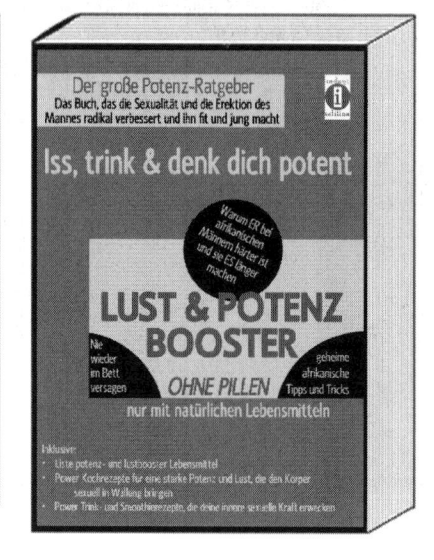

Tabou B. B. Braun

nicht sehen – nicht hören – nicht reden

Subtiler & vergessener sexueller Missbrauch durch Mama und Papa gehüllt in die Maske der Liebe

ohne Gewalt
ohne Beweise
ohne Erinnerung

aber mit traumatischen Folgen

EIN DUNKLES, STILLES FAMILIENDRAMA

Du leidest unter
Depressionen
Magersucht
Burnout
Ängsten
Antriebslosigkeit
Selbstmordgedanken
Selbsthass & Sucht
Migräne
negativen Gedanken
chronischen Schmerzen

...ohne dass du die wahre Ursache kennst?

Buch 2

ENDLICH AM ZIEL... DIE GENIALE THERAPIE

Sorge dich nicht, alles ist gut

„Alles, was dir passiert, konkurriert nur zu deinem Wohlergehen, auch Pech und Unglück. Nichts ist gegen dich, alles ist für dich."

Hab keine Angst, lass los und erfahre glückliche Erfolge am laufenden Band

Die Logik und die Magie hinter diesem Erfolgsgesetz verstehen und anwenden

Tabou B. B. Braun

Buch 3

Der Schock-Ratgeber über Impotenz

Das Buch, das die Potenzschwäche und die Erektionsstörung des Mannes radikal und drastisch erklärt

Iss, trink & denk dich impotent und schlapp

Warum ER so oft schlapp macht und ES nur seinen Meister misst

EREKTIONS & POTENZ KILLER

Die Verweiblichung des Mannes

geheimes afrikanisches Wissen

Die 13 Feinde der Libido und die 10 brutalsten Potenzkiller

Inklusive:
- Warum westliche Männer eine schwächere Potenz haben als Afrikaner
- Wie ein ungesunder Darm und negatives Denken Erektionsstörungen auslösen
- Ausführliche Listen potenz- und lustkiller Lebensmittel
- Power Koch- und Trink-Potenzkiller-Rezepte

Buch 4

Der große Potenz-Ratgeber

Das Buch, das die Sexualität und die Erektion des Mannes radikal verbessert und ihn fit und jung macht

Iss, trink & denk dich potent

Warum ER bei afrikanischen Männern härter ist und sie ES länger machen

Nie wieder im Bett versagen

LUST & POTENZ BOOSTER

OHNE PILLEN

geheime afrikanische Tipps und Tricks

nur mit natürlichen Lebensmitteln

Inklusive:
- Liste potenz- und lustbooster Lebensmittel
- Power Kochrezepte für eine starke Potenz und Lust, die den Körper sexuell in Wallung bringen
- Power Trink- und Smoothierezepte, die deine innere sexuelle Kraft erwecken

K.T.N. Len'ssi

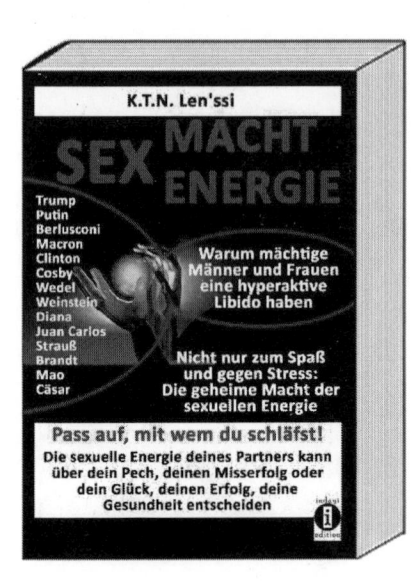

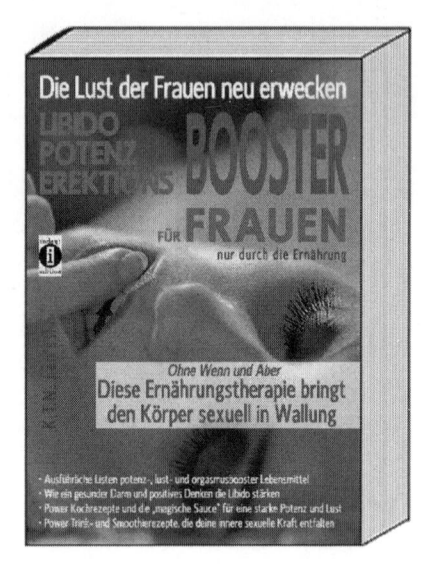

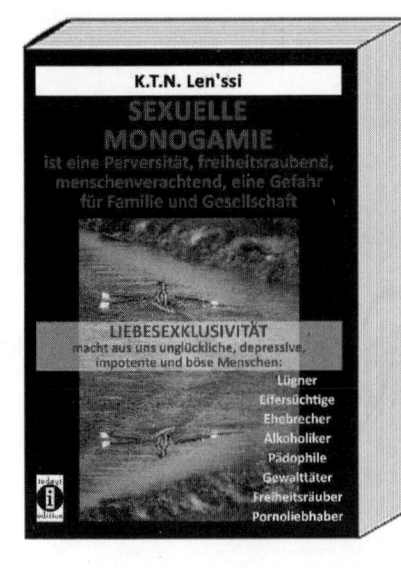

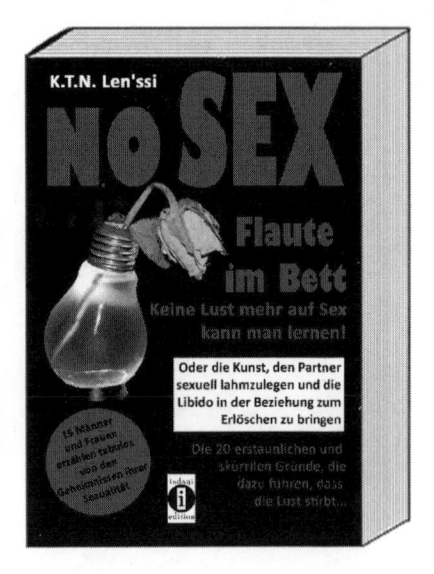

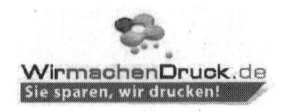

SEX MACHT ENERGIE

Trump
Putin
Berlusconi
Macron
Clinton
Cosby
Wedel
Weinstein
Diana
Juan Carlos
Strauß
Brandt
Mao
Cäsar

Warum mächtige Männer und Frauen eine hyperaktive Libido haben

Nicht nur zum Spaß und gegen Stress: Die geheime Macht der sexuellen Energie

Pass auf, mit wem du schläfst!
Die sexuelle Energie deines Partners kann über dein Pech, deinen Misserfolg oder dein Glück, deinen Erfolg, deine Gesundheit entscheiden

---

Die Lust der Frauen neu erwecken

LIBIDO
POTENZ
EREKTIONS **BOOSTER**
FÜR **FRAUEN**
nur durch die Ernährung

Ohne Wenn und Aber
Diese Ernährungstherapie bringt den Körper sexuell in Wallung

- Ausführliche Listen potenz-, lust- und orgasmusbooster Lebensmittel
- Wie ein gesunder Darm und positives Denken die Libido stärken
- Power Kochrezepte und die „magische Sauce" für eine starke Potenz und Lust
- Power Trink- und Smoothierezepte, die deine innere sexuelle Kraft entfalten

---

K.T.N. Len'ssi

SEXUELLE MONOGAMIE
ist eine Perversität, freiheitsraubend, menschenverachtend, eine Gefahr für Familie und Gesellschaft

LIEBESEXKLUSIVITÄT
macht aus uns unglückliche, depressive, impotente und böse Menschen:

Lügner
Eifersüchtige
Ehebrecher
Alkoholiker
Pädophile
Gewalttäter
Freiheitsräuber
Pornoliebhaber

K.T.N. Len'ssi

NO SEX

Flaute im Bett
Keine Lust mehr auf Sex kann man lernen!

15 Männer und Frauen erzählen tabulos von den Geheimnissen ihrer Sexualität

Oder die Kunst, den Partner sexuell lahmzulegen und die Libido in der Beziehung zum Erlöschen zu bringen

Die 20 erstaunlichen und skurrilen Gründe, die dazu führen, dass die Lust stirbt...

WirmachenDruck.de
Sie sparen, wir drucken!